Elisabeth Huwer

Das Deutsche Apotheken-Museum

Schätze aus zwei Jahrtausenden
Kultur- und Pharmaziegeschichte

Herausgegeben von der
Deutschen Apotheken Museum-Stiftung

SCHNELL + STEINER

Impressum

**Bibliografische Informationen
der Deutschen Bibliothek**

Die Deutsche Bibliothek verzeichnet diese Publikation in der
Deutschen Nationalbibliografie; detaillierte bibliografische
Daten sind im Internet über http://dnb.ddb.de abrufbar.

ISBN: 978-3-7954-3026-9

3. überarbeitete Auflage 2015
© 2006 Verlag Schnell & Steiner GmbH,
Leibnizstraße 13, D-93055 Regensburg

Satz und Gestaltung: ID-Kommunikation, Mannheim
Bearbeiter: Michael Kleinböhl
Druck: BGZ Druckzentrum GmbH, Berlin
Umschlaggestaltung: ID-Kommunikation, Mannheim
Umschlagabbildung: Dieter Keller, Mühltal
Offizin des Benediktinerklosters in Schwarzach, um 1724

Weitere Informationen zum Verlagsprogramm erhalten Sie
unter: www.schnell-und-steiner.de

Vorwort

Dem häufig von unseren Besuchern geäußerten Wunsch, die Texte der Dauerausstellung zusammen mit zahlreichen Abbildungen der vielfältigen Exponate in Buchform erhalten zu können, kommen wir mit diesem Museumsführer gerne nach.

Nach einer Einleitung zur Geschichte des Museums und zu dessen Organisationsstruktur (Kap. 1) ist die vorliegende Publikation im ersten Hauptteil (Kap. 2) eng an das Konzept der Dauerausstellung angelehnt – es nimmt die dort behandelten Themen auf und zeigt viele der Exponate: Nach einer Einführung zur Geschichte der Heilkunde und des Apothekenwesens (Kap. 2.1) wird die Apotheke als Arbeitsplatz näher vorgestellt (Kap. 2.2). Das Berufsbild im Wandel der Zeit und drei wichtige Arbeitsbereiche stehen dabei im Vordergrund. Der anschließende Abschnitt beschäftigt sich ausführlich mit dem Arzneimittel (Kap. 2.3).

Wie in vielen anderen Museen kann auch im Deutschen Apotheken-Museum nur ein Teil der Exponate in den Schauräumen gezeigt werden. Um dennoch eine umfassende Übersicht zu den einzigartigen und vielfältigen Beständen zu ermöglichen, werden die übergeordneten Sammlungsschwerpunkte im zweiten Hauptteil (Kap. 3) in vierzehn Abschnitten vorgestellt (Kap. 3.1.-3.14). Den Abschluss von Kapitel 3 bildet ein „Blick hinter die Kulissen", bei dem der Museumsbesucher mehr zu den mannigfaltigen Aufgaben des Museumsalltags erfahren kann (Kap. 3.15).

Da in einem Museum wie auch in einem Museumsführer freilich immer nur eine Auswahl aus der vielschichtigen, enger oder weiter damit verknüpften Thematik geboten werden und darüber hinaus vieles Aufgegriffene nur schlaglichtartig beleuchtet werden kann, findet sich im Anhang in Kap. 4.1 eine Auswahl von Literatur zur allgemeinen Pharmaziegeschichte sowie zu speziellen Sammlungsschwerpunkten. Ein Abbildungsnachweis folgt in Kapitel 4.2. Den Abschluss bilden Serviceinformationen zum Deutschen Apotheken-Museum und ein Gesamtplan der Ausstellungsräume (Kap. 4.3) sowie Informationen über den Museumsfreundeskreis, den Förderverein Deutsches Apotheken-Museum (Kap. 4.4).

Mein herzlicher Dank gilt allen, die zur Umsetzung des Vorhabens, einen Museumsführer zu Dauerausstellung und Sammlung herauszugeben, mit beigetragen haben - nicht alle können hier genannt werden:

Dem Engagement der Deutschen Apotheken Museum-Stiftung und des Fördervereins Deutsches Apotheken-Museum e.V. – vertreten durch ihre Vorstände, Herrn Dr. Hermann Vogel, Ehrenpräsident der Bayrischen Landesapothekerkammer, München, und Herrn Volker Articus, Husum, – ist die gelungene Weichenstellung für die Umsetzung zu verdanken. Die hervorragenden wissenschaftlichen Mitarbeiter des Deutschen Apotheken-Museums sowie die Herren Dr. Albert Borchardt, Beratender Apotheker am Deutschen Apotheken-Museum, Professor Peter Dilg, Institut für Geschichte der Pharmazie, Marburg, Achim Wendt, M.A., Historiker, Heidelberg, und Klaus Wolff, Apotheker, Eilsleben, haben während der Manuskripterarbeitung und für die Folgeauflagen wertvolle Anregungen gegeben und freundlicherweise Lektoratsarbeiten übernommen.

Frau Claudia Schäfer, Fotografin, Mannheim, hat mit nachhaltigem Einsatz zahlreiche der für dieses Buch benötigten Fotografien angefertigt. Bei den weiteren Abbildungen wurde auf Archivaufnahmen der Fotografen Lothar Baur, Heidelberg, Dieter Keller, Mühltal, und der Fa. Lossen Foto, Heidelberg, zurückgegriffen. Sie alle haben dazu beigetragen, Objekte wie Ausstellungsräume angemessen in Szene zu setzen.

Das Layout entwickelte die Firma ID-Kommunikation, Mannheim, deren qualifizierten Betreuung bereits die Gestaltung der Text-/Bildtafeln der Dauerausstellung oblag. Michael Kleinböhl sorgte dabei in bewährter Qualität für unverwechselbares Design.

Dem Verlag Schnell + Steiner gebührt bester Dank für die Aufnahme ins Verlagsprogramm und die hervorragende Betreuung des Projektes in der mittlerweile 3. Auflage.

Dr. Elisabeth Huwer (Museumsdirektorin)
Im März 2015

Inhaltsverzeichnis

Inhaltsverzeichnis

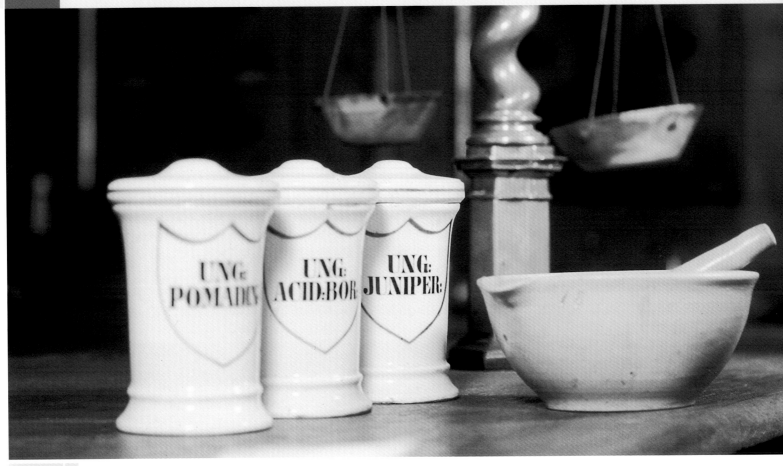

Das Deutsche
Apotheken-Museum

Museumsgeschichte

Im Jahre 1937 in Form einer Stiftung gegründet, konnte das Deutsche Apotheken-Museum ein Jahr später in München mit sieben Räumen im Obergeschoss des Hauses der Bezirksapothekerkammer Bayern eröffnet werden (Abb. 1 + 2). Die Grundlage der Museumsausstattung bildeten Sachspenden aus vielen Apotheken Deutschlands und die beiden umfangreichen privaten Sammlungen von Walter Heinrici (1868–1946), Halle, und der Familie Emil Rath, Frankfurt am Main, übergeben von Betti Rath (1895–1950).

Recht bald schon erwiesen sich die Platzverhältnisse im gut besuchten Museum in der Herzog-Heinrich-Straße als zu beengt und ein neuer Standort kam ins Gespräch: Frankfurt am Main. Wenig später aber brach der 2. Weltkrieg aus und der ehrenamtliche Kurator Apotheker Dr. Fritz Ferchl (1892 – 1953), ein profilierter Pharmaziehistoriker und die treibende Kraft auf dem Weg zur Errichtung und Fortentwicklung des

Museums, sowie sein Stellvertreter Apotheker Dr. Carl Sieberger (1871–1952) wurden eingezogen. Der Betrieb kam bald ganz zum Erliegen; kurz nach dem letzten Eintrag ins Gästebuch im April 1940 schloss das Museum. Aufgrund der Kriegsverhältnisse konnte auch der geplante Umzug nach Frankfurt nur teilweise durchgeführt werden. In München waren bereits viele der beweglichen Exponate verpackt worden und wurden – wie auch in Frankfurt – zur Sicherheit in ländliche Gegenden ausgelagert.

Im Herbst 1943 trafen Brandbomben das Museumsgebäude in München und zerstörten einen noch dort befindlichen Teil der Sammlungen, wie die qualitätsvolle Materialkammer der Elefanten-Apotheke Regensburg mit dem barocken Rezepturtisch aus der Löwen-Apotheke Dinkelsbühl. Nur wenige Gegenstände konnten – mit Brandspuren – aus den Trümmern gerettet werden.

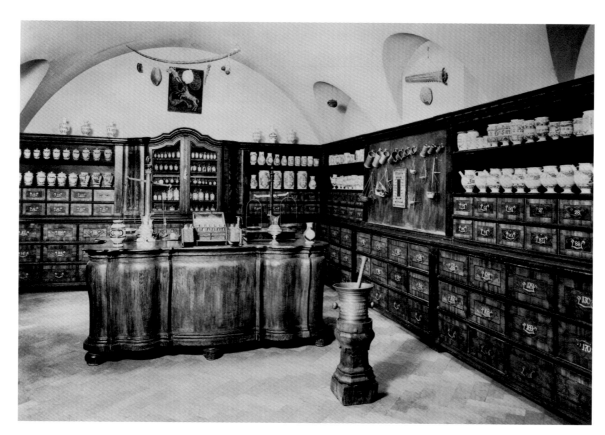

Abb. 1 Barockoffizin der Elefanten-Apotheke Regensburg mit dem Rezepturtisch der Löwen-Apotheke Dinkelsbühl am Museumsstandort München 1938.

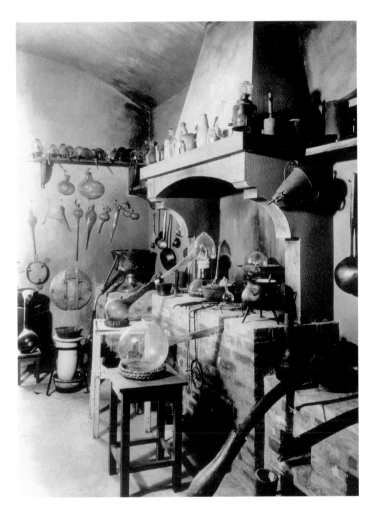

Nach Kriegsende begann Ferchl ab 1946 unter großen Schwierigkeiten, alle ausgelagerten Bestände wieder zusammenzuführen. Er schlug die wenig zerstörte Stadt Bamberg als neuen Museumsstandort vor und erreichte, dass Räumlichkeiten in der Fürstbischöflichen Residenz zur Verfügung gestellt wurden.

Ab 1948 waren Helfer mit dem Auspacken und Sichten der Gefäße, Gerätschaften und Bücher beschäftigt. Dabei stellte sich heraus, dass sie zwar teilweise beschädigt, aber relativ vollständig erhalten geblieben waren. Neben einigen anderen Ausstellungsstücken gilt seitdem vor allem die ab 1938 in München gezeigte Mörsersammlung von höchster Qualität als verloren.

1950 konnten die Bestände, verteilt auf sechs Räume, den Teilnehmern der Tagung der Internationalen Gesellschaft für Geschichte der Pharmazie erstmals neu aufgestellt präsentiert werden (Abb. 3). Danach waren sie nur auf vorherige Anfrage zugänglich, auch Mittel für Vitrinen oder Aufsichtspersonal waren nicht vorhanden, so dass ein regulärer Publikumsverkehr nicht stattfinden konnte.

Abb. 2 Ausstellungsraum zum Thema Laboratorium am Museumsstandort München 1938.

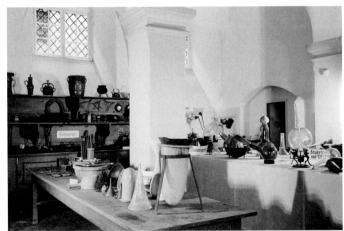

Abb. 3 Die Laborgerätesammlung am Museumsstandort Bamberg, ca. 1954.

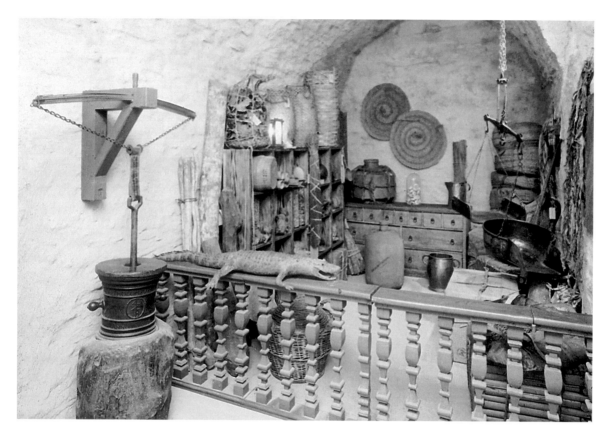

Abb. 4 Die „Sammlung Merck" wurde 1963 bis 1972 in Raum 13 (Abb.) und bis 1999 in Raum 12 im Obergeschoss des Museums gezeigt. Heute befinden sich hier Bibliotheksräume, die Sammlung ist jetzt in den Bereich „Arzneimittel" der Dauerausstellung integriert.

Nachdem Ferchl im Jahre 1953 überraschend verstorben war, wurde als Nachfolger im Kuratorenamt Apotheker Anton Lauer (1890–1955), München, Landessekretär der Bayerischen Apothekerkammer, berufen. Der Museumsstandort und der „Dornröschenschlaf" der Sammlungen kamen nun verstärkt in die Diskussion. Parallel zu Überlegungen, das Museum in Bamberg zu belassen, begann die Suche nach einem alternativen Standort, was sich durch mehrmaligen weiteren Wechsel im Kuratorenamt und durch die Grundsatzfrage „Verbleib weiterhin in Bayern oder in einem anderen Bundesland" schwierig gestaltete. Zunächst übernahm Apotheker Kurt Gugel (1910–1983), Burghausen, Vorsitzender des Bayerischen Apothekervereins, im Jahre 1955 das Amt, im Jahre 1956 dann Apotheker Hermann Schroller (1900–1959), Reutlingen, Geschäftsführer der

Apothekerkammer Württemberg-Hohenzollern. Neben zusätzlichen Räumen in der Bamberger Residenz, einem Flügel in der Residenz in Würzburg und Sälen in der Münchner Residenz standen für das endgültige Domizil des Deutschen Apotheken-Museums auch Räume im Ottheinrichsbau des Heidelberger Schlosses zur Diskussion. Der letztgenannte Standort überzeugte, und in Zusammenarbeit mit den Kunsthistorikern des Kurpfälzischen Museums Heidelberg, Dr. Klaus Mugdan (1913–2003) und Dr. Annelise Stemper (1915–2003) entwickelte Apotheker Dr. Werner Luckenbach (1900–1982), Heidelberg – der von 1957 bis 1982 auch das Kuratorenamt innehatte und die Geschicke des Museums in diesem langen Zeitraum erfolgreich bestimmte – ein Konzept für die Museumsgestaltung. Geräte und Gefäße wurden mit neu erworbenem Mobiliar, z. B. der Offizin des Ursulinenklosters Klagenfurt, zu einem schlüssigen Ensemble inszeniert. Die Arzneimittelsammlung war wie in München erneut Herzstück des Museums; ihre Einrichtung wurde von Professor Wolfgang Schneider, Braunschweig, sowie den Herren Schroller und Luckenbach vorgenommen.

Im Oktober 1957 konnte das Museum im Ottheinrichsbau des Heidelberger Schlosses mit einem Festakt der Öffentlichkeit übergeben werden. Seitdem wird die Sammlung stetig erweitert, und es kommen regelmäßig herausragende Exponate hinzu, wie die Offizin des Benediktinerklosters Schwarzach in Baden oder die Offizin der Kronen-Apotheke, Ulm. Als Beispiel aus jüngerer Zeit ist die im Jahre 2002 übernommene Sammlung von Apotheker Walter Dörr (1900–1952) zu nennen, die sich durch eine einzigartige Bandbreite hochqualitativer Fayencen und Emailgläser sowie viele weitere sehr kostbare „pharmaziehistorische Altertümer" auszeichnet.

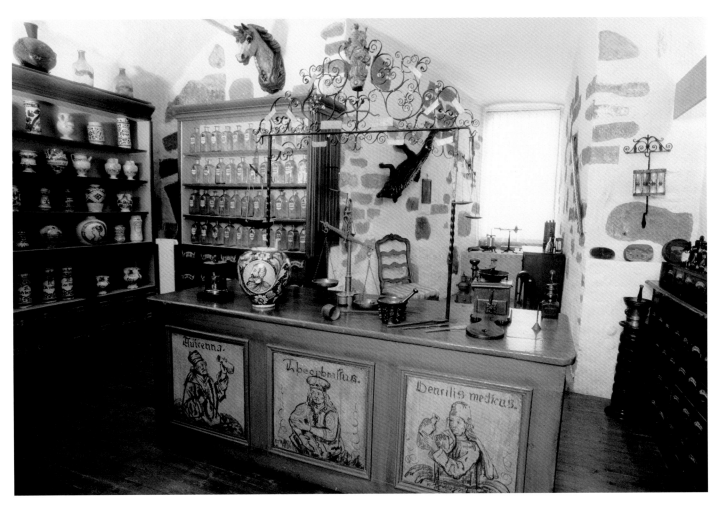

Abb. 5 Die pharmaziehistorische Sammlung der Fa. Knoll, dem Museum 1970 als Geschenk übergeben und bis 1999 in den Museumsräumen gezeigt, ziert seit 2002 als Leihgabe die Apotheke des Klostermuseums Seligenstadt bei Frankfurt a. M.

Nach dem Tod Dr. Luckenbachs lag das Kuratorenamt interimsweise in den Händen des stellvertretenden Kurators Apotheker Jürgen Keidel (geb. 1920), Heidelberg, bis es 1986 an Professor Wolf-Dieter Müller-Jahncke, Kirchen a. d. Sieg, übertragen wurde. Er bestimmte die Geschicke des Museums nach innen und außen über mehr als zehn Jahre hinweg. Nationale und internationale pharmaziehistorische Kontakte des Museums wurden ausgebaut, eine fundiert bestückte wissenschaftliche Bibliothek errichtet und Veränderungen in der Dauerausstellung vorgenommen. Bei-

spielsweise integrierte er die bis dahin nur mittels Führung zugänglichen drei Räume im Obergeschoss in die öffentliche Präsentation und richtete dort einen Schwerpunkt zum Thema „Pharmazie im 19. und 20. Jh." ein.

Im Jahre 1997 ging die Leitung des Museums erstmals seit der Gründung von ehrenamtlichen in hauptamtliche Hände über. Verwaltung und Bibliothek zogen aus finanziellen und administrativen Gründen von der Altstadt Heidelbergs in das Obergeschoss des Museums um. Während einer mehrmo-

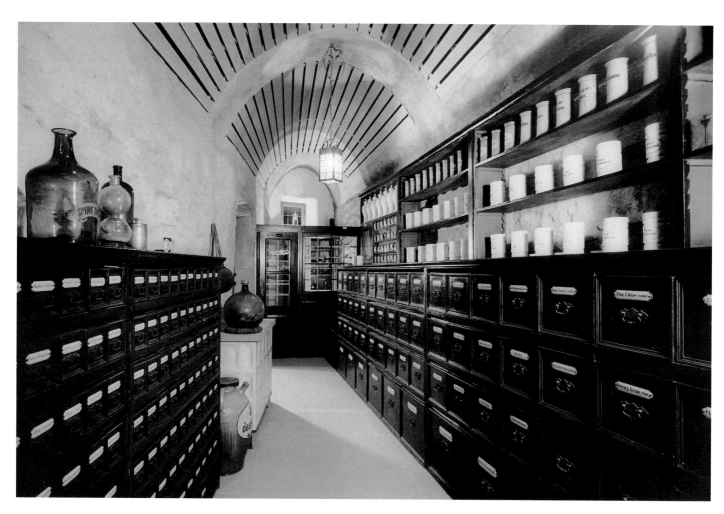

Abb. 6 Von 1969 bis 1989 wurde die Materialkammer der Apotheke „Zum Weißen Adler" Berlin im Obergeschoss gezeigt. Heute befindet sich hier der Bibliotheksraum 2.

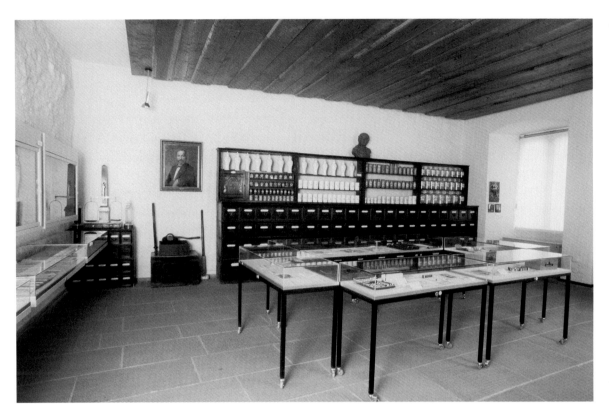

Abb. 7 Das Museumsobergeschoss war 1989 bis 1999 der „Pharmazie des 19. und 20. Jh." gewidmet. Heute ist der ehemalige Raum 14 in zwei Räume für die Museumsverwaltung unterteilt.

natigen Vollschließung unter Regie der Museumsdirektorin Dr. Elisabeth Huwer konnte die Neukonzeption der Dauerausstellung und eine Erneuerung der Haustechnik umgesetzt und das Museum im Oktober 1999 der Öffentlichkeit in neuem Glanz übergeben werden.

In regelmäßigen Wechselausstellungen und mit Museumsaktionen werden seitdem unterschiedlichste Themen rund um Sammlung und Pharmaziegeschichte vermittelt. Das Deutsche Apotheken-Museum präsentiert sich heute als moderne, leistungsfähige und publikumsorientierte Institution und gehört mit Besucherzahlen von bis zu 625.000 Personen im Jahr inzwischen zu den meistfrequentierten Museen Deutschlands.

Museen unterliegen stetem Wandel, und die Museumstätigkeit beinhaltet eine gleichermaßen gesteuerte wie andauernde Zunahme der Sammlung und Veränderung der Prä-

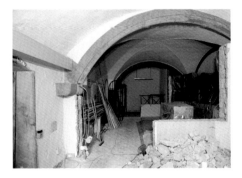

Abb. 8 Museumsbaustelle – Raum 2 während des Umbaus im Jahre 1999 (Offizin Kloster Schwarzach).

sentation. Räume werden umgestaltet, neue oder bislang magazinierte Exponate erstmals ausgestellt, während Altbekanntes für eine Weile weicht. Die Abbildungen 4 bis 8 geben einen kleinen Einblick in die Veränderungen der letzten Jahrzehnte.

Organisationsform

Das Deutsche Apotheken-Museum wird durch Spenden getragen und von der gemeinnützigen Deutschen Apotheken Museum-Stiftung unterhalten, die unter dem Dach der ABDA (Bundesvereinigung Deutscher Apothekerverbände, Eschborn) angesiedelt ist.

Die Stichworte Erweiterung, Erhaltung und Pflege der Sammlungen mit dem Ziel, die Geschichte des Apothekenwesens in einem lebendig gestalteten Museum darzustellen, umreißen den Stiftungszweck. Den ehrenamtlichen Vorstand stellen im vierjährigen Turnus jeweils fünf hochrangige Persönlichkeiten des Apothekerstandes.

Die Museumsverwaltung obliegt der Museumsdirektorin und drei wissenschaftlichen Mitarbeitern. Ihr Tätigkeitsprofil erwächst zum einen aus den vielfältigen Anforderungen der vier Säulen des Museumsbetriebes – Sammeln, Bewahren, Forschen und Vermitteln – und beinhaltet außerdem die in jedem Betrieb anfallenden Verwaltungsarbeiten.

Ein Team von täglich je drei Mitarbeitern beaufsichtigt die Dauerausstellung, betreut Besucher, bietet zusätzlich Führungen an und gestaltet Abendveranstaltungen sowie Sonderaktionen mit.

Um das Deutsche Apotheken-Museum für den Besucher als lebendiges und wandlungsfähiges Museum zu erhalten, aber auch um die ständig fortschreitenden Entwicklungen und Neuerungen im Apothekenwesen zu dokumentieren, ist außerdem der Förderverein Deutsches Apotheken-Museum e.V., eine wichtige Voraussetzung. Ohne eine solche Unterstützung sind Museen als „non-profit"-Institutionen heute nur noch schwer in der Lage, ihren Basisaufgaben nachzukommen. Weiteres zum Förderverein können Sie auf der Homepage des Museums unter www.deutsches-apotheken-museum.de erfahren. Ein Beitrittsformular findet sich im Anhang.

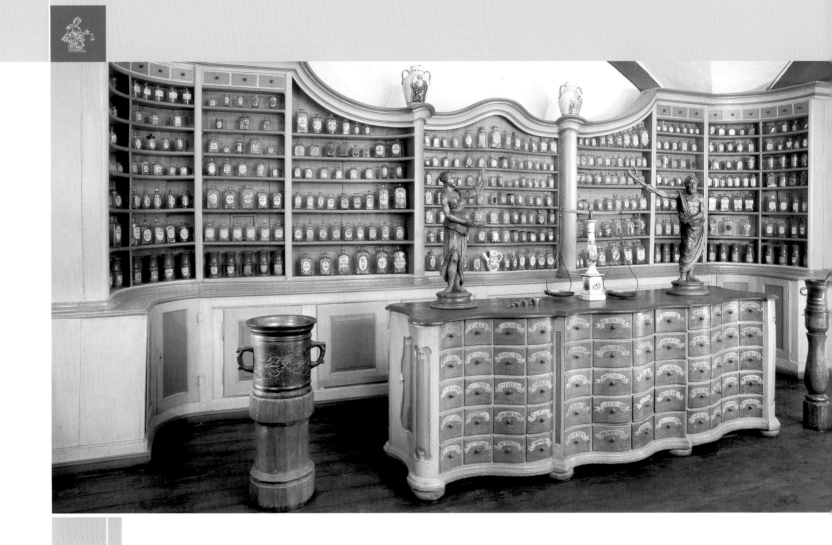

Dauerausstellung

Krankheit und das Streben nach Gesundheit sind von Beginn an gleichermaßen Teil der gesamten Menschheitsgeschichte. Da Krankheit in vielen Kulturen als Strafe der Götter betrachtet wurde, war es zunächst ein „Mittler" – sei er als Priester, Magier, Medizinmann, Schamane o.ä. bezeichnet – zwischen der „höheren Macht" und dem Erkrankten, der die Heilkunde ausübte und Heilmittel bereitete. Über die Art und Weise der Heilungsversuche in vorgeschichtlicher Zeit ist jedoch kaum etwas überliefert. Aber sobald der Mensch – gleich in welcher Kultur er lebte – begann, sich schriftlich auszudrücken, finden sich Belege für oftmals als „seit Alters her lange bewährt" bezeichnete Mittel gegen zahlreiche Gebrechen und für Maßnahmen zur Gesundheitspflege in der Gesellschaft.

So beschreibt etwa der chinesische Kaiser Shennong um 3700 v. Chr. über 200 Heilpflanzen seiner Heimat, Keilschrifttafeln aus Mesopotamien aus der Zeit um 2700 v. Chr. verzeichnen Listen und Rezepte mit Arzneipflanzen, und der um 1500 v. Chr. entstandene ägyptische Papyrus Ebers (Abb. 9) enthält Rezepturvorschriften für Wundsalben, zu Augen- und Hustenmitteln und vielem anderen mehr. Entscheidende Einflüsse der ganz unterschiedlichen Kulturen wurden über die Jahrhunderte tradiert und lebten zu Teilen in der klassischen Antike fort. Die Erkenntnisse der antiken Heilkunde wiederum bestimmten zusammen mit dem byzantinischen und dem

Abb. 9 Fragmentstück aus dem Papyrus Ebers, um 1500 vor Chr., Detail. Das Original wird in der Universitätsbibliothek Leipzig aufbewahrt.

arabisch-islamischen Wissen bis weit in die Neuzeit hinein auch das Grundkonzept der Heilkunde in Westeuropa.

Unser Begriff „Pharmazie" stammt aus der Griechischen Antike und leitet sich vom griechischen Wort „pharmakeia" ab. Es kann mit „der Gebrauch von Heilmitteln", als „Heilmittel" oder als „Zaubermittel" übersetzt werden.

Heilkunde in der Antike

Der Begriff Antike (von lat. antiquus, alt, altertümlich) bezeichnet die Epoche des Altertums im Mittelmeerraum. Sie reicht etwa von 800 v. Chr. bis ca. 600 n. Chr. und unterscheidet sich von vorhergehenden und nachfolgenden Epochen durch eine gemeinsame und kontinuierliche kulturelle Tradition. Seit dem ersten Jahrhundert n. Chr. bildete zudem der Mittelmeerraum im Rahmen des Römischen Reiches eine politische und kulturelle Einheit.

Das antike System der Heilkunde mit seinen Krankheitstheorien und den darauf abgestimmten Behandlungsmethoden wurde maßgeblich geprägt von berühmten Ärzten der griechischen und römischen Antike, wie Hippokrates (um 460–370 v. Chr.) oder Galen (ca. 130–200 n. Chr.). Es bildete bis weit über das europäische Mittelalter hinaus auch eine wichtige Grundlage für die Arzneimittelbereitung.

Zukunftsweisend wurde die um 600 v. Chr. aufkommende griechische Naturphilosophie. Für die Heilkunde bewirkte sie zunächst die Ablösung von magisch-religiösen Vorstellungen über die Ursache einer Krankheit. In der Folge legte man – wenn auch im heutigen Sinne naive – Hypothesen zur Krankheitsursache zu Grunde, und versuchte, die aufgrund von Beobachtungen gewonnenen Feststellungen in einen größeren Zusammenhang einzuordnen. In dieser Tradition steht auch die frühe Ärzteschule Griechenlands auf der Insel Kos und die historisch schwer fassbare Person des Arztes Hippokrates. Ein Teil der in Kos entstandenen Schriften ist im „Corpus Hippocraticum" überliefert. Diese Zusammenstellung heilkundlicher Schriften verschiedener Autoren aus mehreren Jahrhunderten mit Schwerpunkt im 5. und 4. Jh. v. Chr. ist

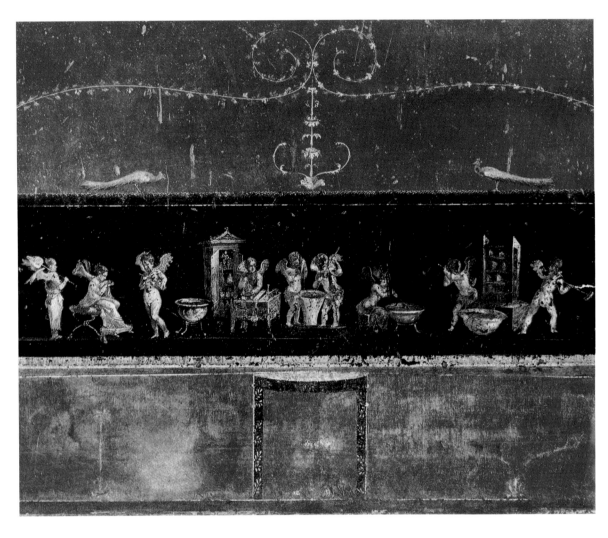

Abb. 10 Herstellung von Salben und duften- den Essenzen. Wand- gemälde im Säulen- gang des Hauses der Vettier, Pompeji, 70 n. Chr. Aus: David L. Cowen, Die Geschich- te der Pharmazie in Kunst und Kultur, Köln 1990, S. 33.

ein bedeutendes Zeugnis griechischer Heilkunde, wenngleich darin nur eine Hand voll Schriften Hippokrates selbst zuge- wiesen werden können.

In dem großem Territorium des Römischen Reiches wirkten zahlreiche, meist griechische Ärzte, wie z. B. der vielgereiste Pedanios Dioskurides (1. Jh. n. Chr.). Er stellte das damalige Wissen über die Arzneipflanzen und die in den Medikamen- ten ebenfalls verarbeiteten Tiere und Mineralien unter dem Titel „De materia medica libri quinque" (Fünf Bücher über den Arzneischatz) übersichtlich zusammen. Bis in das 17. Jh. hinein genoss sein Werk größtes Ansehen.

Der aus Pergamon stammende Galen, u. a. Leibarzt Kaiser Marc Aurels, fasste das gesamte Wissen der antiken Heil- kunde in einem umfassenden System zusammen. Neben seinem Hauptwerk, der „Methodus medendi" sind auch zahlreiche Schriften zur Arzneikunde überliefert. Sein Wirken war in seiner Geschlossenheit so überzeugend, dass es bis in die Neuzeit hinein Grundlage medizinischen wie pharma- zeutischen Handelns und Denkens blieb. Galen war also nicht nur in der Antike eine der größten medizinischen Auto- ritäten, sondern blieb dies auch im europäischen Mittelalter und der Frühen Neuzeit.

„Vier-Säfte-Lehre"

Im Umfeld des Hippokrates entstand um 400 v. Chr. die „Vier-Säfte-Lehre" (Abb. 11). Galen baute sie entscheidend aus. Mit einigen mittelalterlichen Erweiterungen stellte sie bis in die Neuzeit die vorherrschende Grundlagentheorie für jegliches Handeln der Medizin und Pharmazie dar.

Nach dieser Lehre sollten im menschlichen Körper vier „Säfte" wirken: Blut, Schleim, Gelbe und Schwarze Galle. Als – nur annähernd zu erreichender – Idealzustand galt ein Gleichgewicht (gr. Eukrasie) aller Säfte. Gesund sollte der Mensch bei nahezu ausgeglichenem Verhältnis sein; krank, wenn ein „zuviel" oder „zuwenig", ein Ungleichgewicht, entstanden war (gr. Dyskrasie). Jede pharmazeutische und medizinische

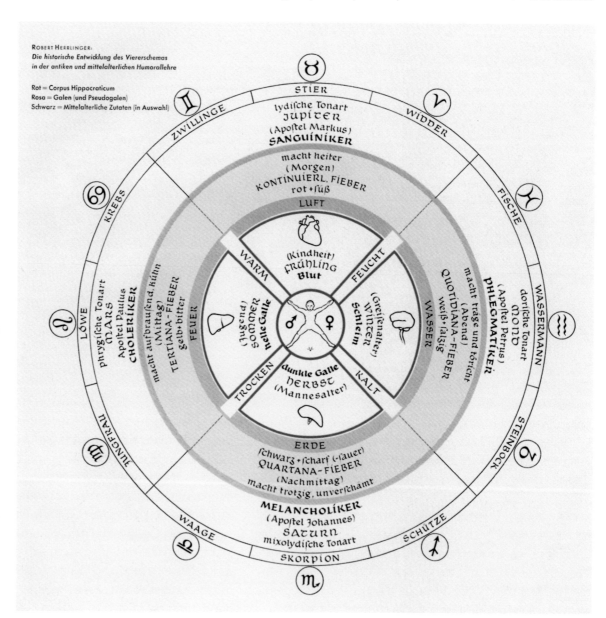

Abb. 11 Viererschema mit der Zuordnung von Säften und deren Qualitäten (Eigenschaften) sowie Elementen, Planeten und Sternzeichen. Der innerste Kreis (rot) geht auf das Corpus Hippocraticum zurück, der mittlere Kreis (rosa) auf Galen bzw. Pseudo-Galen, der äußere zeigt in schwarz die mittelalterlichen Erweiterungen. Aus: Erich Schöner, Das Viererschema in der antiken Humoralpathologie, Wiesbaden 1964. Bibl.-Sign. Scho 4/1.

Behandlung zielte daher darauf ab, das verlorene Gleichgewicht möglichst wieder herzustellen. Zur Vorbeugung eines Ungleichgewichts wurden auch diätetische Maßnahmen empfohlen.

Jedem der vier Säfte waren außerdem bestimmte „Primärqualitäten" (warm, kalt, feucht, trocken) zugeordnet. Hinzu kam später der Bezug zu den vier Elementen Feuer, Erde, Wasser, Luft und den vier Jahreszeiten. Beim Patienten unterschied man vier „Temperamente" (Sanguiniker, Phlegmatiker, Choleriker, Melancholiker) und stellte überdies Bezüge zu Planeten und Sternzeichen her.

Vereinfacht stellt sich Diagnose und Therapie folgendermaßen dar: Hatte man die Natur der Krankheit als „warm und feucht" erkannt, setzte man Arzneimittel mit der Qualität „kalt und trocken" ein. Ebenso häufig war auch die vorbeugende Verabreichung abführender, brechreizerregender, harn- oder schweißtreibender Mittel mit „reinigender Wirkung". Sie sollten – wie auch der Aderlass – vom „Übermaß" des einen oder anderen Saftes befreien und damit positiv auf das Gleichgewicht der Säfte wirken. Dabei mussten noch viele weitere Faktoren berücksichtigt werden: Beispielsweise nahm man an, das Lebensalter des Patienten, aber auch die Jahreszeit hätte grundsätzlichen Einfluss auf die Mischung (Temperierung) der Säfte. Was für einen jungen Patienten nützlich war, konnte einem älteren schaden, was im Winter galt, konnte im Frühling das Gegenteil bedeuten.

Für den Apotheker war aufgrund dieser Theorie über die Entstehung und Behandlung von Krankheiten bis in das 16./17. Jh. die Zuordnung der „Primärqualitäten" kalt, warm, trocken, feucht zu jedem Arznei- und Nahrungsmittel wichtig. Er kannte die Mittel, die aufgrund dieser Qualitäten der „Natur der Krankheit" entgegengesetzt wirken sollten. Gleichzeitig musste er darüber Bescheid wissen, welche davon das „zuviel" oder „zuwenig" des einen oder anderen der vier Säfte beeinflussen konnten.

Die Viersäftelehre (Humoralpathologie) war bis in das 17. Jh. hinein die anerkannte Grundlage der Heilkunde und wurde erst mit dem Aufstreben der Naturwissenschaften durch unser heutiges, naturwissenschaftlich fundiertes System abgelöst.

Byzanz

Nach der Teilung des Römischen Reiches im Jahre 395 in einen Westteil (mit Rom als Hauptstadt) – und einen Ostteil erwies sich letztlich nur der von der Hauptstadt von Byzanz, dem 330 gegründeten Konstantinopel (heute Istanbul), aus regierte, überwiegend griechischsprachige oströmische Teil auf Dauer als lebensfähig. Im Byzantinischen Reich (330–1453) lebte die Tradition des antiken römischen Staates vor allem nach dem Ende des Weströmischen Reiches im Jahre 476 das ganze Mittelalter hindurch weiter. Die Byzantiner betrachteten sich als Römer. Die mächtige Territorialmacht – jahrhundertelang von überragendem politischen wie kulturellen Einfluss – erlebte in diesem Zeitraum an allen Grenzen erheblich Gebietsverluste, im Osten vor allem durch die islamisch-arabische Expansion seit der Zeit um 630.

Die Einbindung des Christentums in das römische Staatsgefüge während des 4. Jh. versetzte die Kirche im oströmischen Gebiet früh in die Lage bzw. die Notwendigkeit, das Prinzip der aktiven Nächstenliebe auf breiterer Basis umzusetzen. Die Praxis der Heilkunde stand in hippokratisch-galenischer Tradition und war daneben vom Anspruch des Christentums als Heilslehre für Seele und Körper geprägt. Die Umsetzung erfolgte auch in krankenhausähnlichen Institutionen. Für die Praxis der Heilkunde sind eine strukturierte Ärzteschaft und spezialisiertes Personal wie beispielsweise Salbenbereiter (byz. myrepsoi und pementarioi, von lat. pigmentarii) nachweisbar.

Die medizinische Literatur knüpfte bis zu Beginn des 7. Jh. stark an die der Spätantike an. Vor allem Galens Werk wurde weiterentwickelt, um 500 entstand auch eine Prachtausgabe von Dioskurides' „De materia medica". Dabei konnte zunächst auch auf Restbestände aus der mehrfach zerstörten berühmten Bibliothek von Alexandria (gegründet 330 v. Chr., in der Blütezeit 90.000 Schriftrollen) zurückgegriffen werden.

Das hohe medizinische Niveau in Byzanz, die Bewahrung antiker Texte und eigene Weiterentwicklungen sowie eine Wechselwirkung mit dem Wissen des arabisch-islamischen Kulturkreises hatten Einfluss auf die Entwicklung der Heilkunde in Mittelalter und Früher Neuzeit auch im Gebiet des ehemaligen Weströmischen Reiches.

Arabisch-islamische Heilkunde

Die im islamischen Glauben geeinten Araber herrschten im 8. Jh. nach einem beispiellosen Eroberungszug von Sevilla bis Samarkand und von Aden bis Tiflis. Zum großen Teil handelte es sich dabei um ehemals oströmisches Territorium, mit seinen vielerlei – auch schriftlichen – Hinterlassenschaften aus der Zeit der Antike. Die unterschiedlichen Kulturen, Glaubensrichtungen und Verwaltungssysteme wurden dabei nicht bekämpft oder ersetzt, sondern übernommen und toleriert. Dies vereinfachte den Durchsetzungsprozess der neuen Herrschaft erheblich und sorgte für Kontinuität in den wichtigen gesellschaftlichen Institutionen.

Die Vereinigung von antikem und islamisch-arabischem Wissen ließ im Orient – auch auf dem Gebiet der Heilkunde – eine außergewöhnlich fruchtbare Epoche anbrechen. Viele Schriften berühmter Ärzte der Antike wurden vom Griechischen ins Arabische übersetzt und gemeinsam mit den eigenen genutzt. Dies trug wesentlich zur Bewahrung der antiken Texte bei. Denn beim Niedergang und Ende des weströmischen Reiches waren dort viele verloren gegangen, während sie sich im oströmischen Reich in Byzanz und vor allem im arabisch-islamischen Raum erhalten haben, von wo aus sie dann in Medizin- und Übersetzerschulen gelangten.

Eine wichtige Rolle spielte dabei die Schule im südpersischen Gondischapur, die in der Tradition der antiken Medizinschulen stand. Hier wurden beispielsweise unter Leitung des Arztes Mesue (Yuhanna ibn Masawaih, 777–857) zahlreiche medizinische Schriften der Antike ins Arabische übersetzt. Von besonderer Bedeutung ist auch die Übertragung der Abhandlungen des griechischen Arztes Dioskurides „De materia medica" ins Arabische durch einen Mesue-Schüler, Hunain ibn Ishaq al-Ibadi (lat. Johannitius, 808–873).

Auch an anderer Stelle im arabisch-islamischen Raum wirkten bedeutende Persönlichkeiten: Aus dem Werk des in der Nähe von Teheran geborenen Arztes Abu Bakr Muhammad ibn Zakariya ar-Razi (lat. Rhazes, 865–925) sei das „Kitab al-Hawi" genannt, eine stattliche und systematisierte Sammlung von Zitaten griechischer, indischer und arabischer Autoren. Es gilt als eines der bedeutendsten Werke der Medizin und Pharmazie in arabischer Sprache. Der Universalgelehrte Abu Ali al-Husain ibn Abdallah ibn Sina (span.-lat. Avicenna), 980 geboren in Usbekistan und im Jahre 1037 im iranischen Hamadhan verstorben, verfasste in stattlicher Anzahl Texte zur Heilkunde, Arzneilehre, Botanik und Alchemie, darunter auch den auf Galen und Hippokrates aufbauenden „Kanon der Medizin" (lat. Canon medicinae, arab. Kitab al-Qanun fi t-tibb), eine medizinische Enzyklopädie, die bis zum 20. Jh. die arabische und – aufgrund der Übersetzung ins Lateinische durch Gerhard von Cremona (1114–1187) – die europäische Heilkunde bis ins 17. Jh. hinein beeinflusste.

Nach der Verlegung des arabisch-islamischen Machtzentrums von Damaskus in das 762 gegründete Bagdad kam es in der neuen Residenz- und Hauptstadt des Kalifenreichs von Anfang an zu wohlorganisierten Maßnahmen für eine geregelte Gesundheitspflege und -gesetzgebung. Zum Aufbau wurden fähige Persönlichkeiten verpflichtet, so berief man beispielsweise kurz nach der Stadtgründung an eines der Krankenhäuser (Bimaristan) den bisherigen Direktor der Medizinschule im nur wenige Tagesreisen entfernten Gondischapur. Unter seiner Leitung entwickelte sich das Krankenhaus und die daran angeschlossene Medizinschule zu einer Institution mit Vorbildcharakter im gesamten arabisch-islamischen Einflussgebiet.

Bis zum 11. Jh. hatte sich im Orient ausgehend von den Arzneibereitern in den Krankenhäusern und von den Händlern für

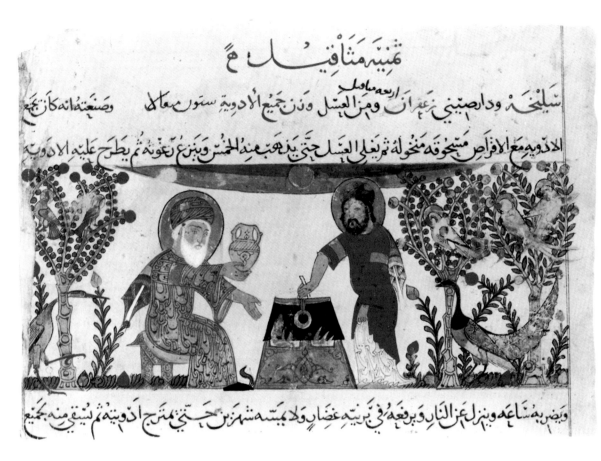

Abb. 12 Zubereitung eines Arzneimittels, arabische Galen-Handschrift, um 1220. Original in der Österreichischen Nationalbibliothek Wien, Codex A.F. 10.

arzneilich verwendete Stoffe eine neue Berufsgruppe, die „assaidalani" (ursprgl. „Sandelholzhändler"), herausgebildet. Sie kannten die zahlreichen in der Heilkunde gebrauchten Mittel, deren Herkunft, ihre Eigenschaften und Wirkung. Daneben trugen sie Verantwortung für die Qualität der Rohstoffe, für die Herstellung der Medikamente nach den Vorschriften eines Arzneibuches und für die Zubereitung der Arzneien nach ärztlichem Rezept. Die Einhaltung dieser Berufspflichten wurde durch Kontrollen seitens der Obrigkeit überwacht.

Die im Orient entscheidend weiterentwickelte, schon in der Antike verankerte Alchemie (arab. al-kimiya, von gr. chemeia, wohl von gr. „chein", gießen), ist für die pharmazeutische Technik auch im Abendland später von großer Bedeutung. Durch Experimentieren wurden im arabisch-islamischen Raum bestehende chemische Verfahren verfeinert und eine ansehnliche Anzahl neuer Verfahren entdeckt, ebenso wie neue Gerätschaften zur Herstellung von Arzneien erfunden wurden. Viele Fachausdrücke sind arabischen Ursprungs, auf welchen die Vorsilbe „al" oder „el" deutlich hinweist, z. B. Alembik, Alkohol, Aludel, Elixier.

Aus der Perspektive unserer Zeit ist als bedeutende Leistung der arabischen Medizin und Pharmazie die Überlieferung des antiken Wissens an das Abendland anzusehen, was nicht nur durch die Übersetzungen und deren Weitergabe geschah. Gerade die Assimilation der Texte und die Schaffung einer lebendigen, logisch durchdachten, systematischen Form durch die Kapazitäten des Orients trugen dazu wesentlich bei. Dies alles stand besonders seit dem 12. Jh. dem lateinisch orientierten Europa zur Verfügung.

Heilkunde im christlichen Abendland

Nach dem allmählichen Verfall des Weströmischen Reiches und dessen Ende im Jahre 476 übernahm die Kirche die spätantike episkopale Verfassung und bildete einen stabilisierenden Ordnungsfaktor. Damit wurden die Kirche und später insbesondere die Klöster die Zentren der Wissensbewahrung und -vermittlung des Mittelalters.

Die Klöster betrachteten sich als Heilsorte und Heilstätten zugleich. Der Regel des Heiligen Benedikt (ca. 480–547) folgend wirkten gebildete Mönche und Nonnen dort in ärztlicher und arzneibereitender Funktion. Der um 830 wahrscheinlich im einflussreichen Kloster Reichenau entstandene Idealplan eines Klosters (nach dem Aufbewahrungsort „St. Galler Klosterplan" genannt) weist demzufolge Räumlichkeiten auch für Arzneimittel aus. Arzneipflanzen, wie sie aus den Versen eines bedeutenden Abtes von Kloster Reichenau, Walahfrid Strabo (ca. 809–849), bekannt werden, belegen deren Anbau in Klostergärten.

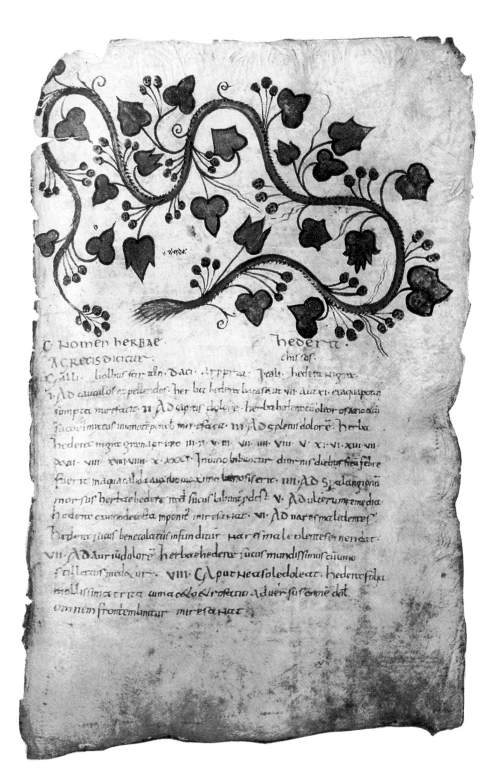

Abb. 13 Abhandlung zu Efeu im Kräuterbuch des „Pseudo-Apuleius", entstanden in einem französischen Kloster in der zweiten Hälfte des 9. Jh. Original in der Hessischen Landesbibliothek Kassel, Codex 2° Ms. Phys. et hist. nat. 10, Blatt 26r. Aus: Heimat- und Kulturverein Lorsch (Hg.), Das Lorscher Arzneibuch, Lorsch 1990, S. 199.

In den europäischen Klosterbibliotheken wurde ebenfalls auf antike Texte zurückgegriffen. Sie wurden auch hier bewahrt, und in den Schreibstuben (lat. Scriptorien) fertigte man Abschriften davon an. Die antiken Schriften – auch die heilkundlichen – waren jedoch nicht unumstritten, galten doch die antiken Quellen als Zeugnisse von Heiden, denen aus diesem Grunde kein Wahrheitsgehalt innewohnen konnte. Diese Skepsis überwand vor allem der einflussreiche Mönch Kassiodor (485–580). Er bewirkte die Hinwendung des Benediktinerordens zu den Wissenschaften und brachte den Mönchen nicht nur die christliche Literatur, sondern auch die antiken Schriften nahe. Viele waren inzwischen jedoch durch Desinteresse, die Wirren der Völkerwanderung und den endgültigen Zusammenbruch des weströmischen Imperiums verloren gegangen. Auf eine so breite Quellenbasis wie in Byzanz oder im arabisch-islamischen Raum konnte nördlich der Alpen daher nicht zurückgegriffen werden.

Der Entstehungsprozess der späteren abendländischen Pharmazie wurde daneben jedoch vor allem durch enge Kontakte zur byzantinischen und besonders der islamisch-arabischen Heilkunde maßgeblich beeinflusst. Dabei sind Entwicklungen ausschlaggebend gewesen, die sich insbesondere an der kulturellen „Nahtstelle" von Abendland und Morgenland abzeichneten. Hier bildete sich der erste Kristallisationspunkt wissenschaftlicher Heilkunde des Abendlandes. In zwei Rezeptionswellen im 11. Jh. erreichten die arabischen Texte Europa. Zwei Städte mit ganz unterschiedlicher Geschichte spielten dabei eine wesentliche Rolle: Toledo und Salerno. Im mittelitalienischen Salerno – die Stadt war nach dem Fall Roms bis ins 8. Jh. byzantinisch, dann langobardisch und ab dem 11. Jh. normannisch-staufisch beherrscht – entstand Ende des 10. Jh. eine bedeutende Medizinschule. Hier trafen sich Kleriker und Laien der verschiedensten Glaubensbekenntnisse. Mit Constantinus Africanus (1018–1087) kam ein großer Gelehrter aus dem islamischen Nordafrika nach Salerno. Er brachte arabische und antike Schriften mit und erschloss sie dort – und im einflussreichen Benediktinerkloster in Montecassino – dem Abendland durch Übersetzung ins Lateinische. Im südspanischen

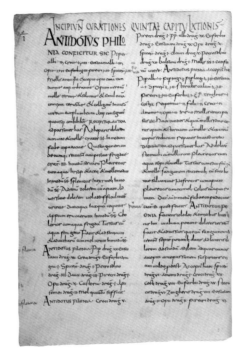

Abb. 14 Rezeptur aus dem um 795 entstandenen „Lorscher Arzneibuch" für „Antidotus Philonia", angewendet bei einem „Überschuss an Galle", bei Husten und Schlafstörungen. Um 795. Original in der Staatsbibliothek Bamberg, Codex Msc. Med. 1, Blatt 57v. Aus: Heimat- und Kulturverein Lorsch (Hg.), Das Lorscher Arzneibuch, Lorsch 1990, S. 130.

Toledo, das von 711 bis 1085 unter arabischer Herrschaft gestanden hatte und danach eine Bastion der christlich-kastilischen Herrschaft bildete, verschmolzen ebenfalls unterschiedlichste kulturelle Hintergründe. Im 12. Jh. übertrug man auch dort zahlreiche Texte aus dem Arabischen ins Lateinische und ermöglichte damit der westlichen Welt den Zugriff darauf.

Antike, arabische und einheimisch-volksmedizinische Kenntnisse vermischten und ergänzten sich, es zeigten sich aber auch Widersprüche. Fehlerhafte Übersetzungen ins Arabische und teils auch wieder von dort zurück ins Lateinische, aber auch mangelhafte Abschriften führten zu weiteren Unklarheiten. Die Rezepturen, vor allem die arabischen, wurden immer umfangreicher und komplizierter. Das heilkundliche Wissen des Abendlandes vermehrte sich zwar erheblich, wurde aber gleichzeitig damit auch zunehmend unübersichtlich.

Einen ersten Ansatz zu einer Strukturierung und Straffung dieses enormen „Wissenspools" bot der in Salerno in der Zeit vor 1100 entstandene „Antidotarius magnus", ein Sammelwerk mit ca. 1100 Rezepten unterschiedlichster Autoren. Nikolaus von Salerno (wohl Arzt, näheres zur Person nicht bekannt) traf daraus wiederum eine Auswahl von ca. 120 Rezepten und schuf damit ein grundlegendes Standardwerk (Antidotarium Nicolai, um 1160) für die Arzneibereitung bis in die Frühe Neuzeit hinein. Auch das berühmte Werk „Circa instans" trägt zu einer weiter fortschreitenden Standardisierung der Fachliteratur bei, die den sich nun langsam in Südwesteuropa ausformenden Apothekerberuf begleitet. Wohl kurz vor dem Antidotar Nicolai entstanden, ist es eine aus mehreren älteren Texten kompilierte Schrift mit Beschreibungen von Arzneipflanzen, deren Lagerhaltung, Einsatzgebieten und Arzneiformen.

Apotheker und Apotheken im Mittelalter

Mit dem griechisch-lateinischen Begriff „apotheca" wurde ursprünglich ganz allgemein ein Lagerraum für Waren unterschiedlichster Art bezeichnet. Dessen Verwalter benannte man mit dem lateinischen Wort „apothecarius". Erst ab dem 14. Jh. engte sich die Bezeichnung zunehmend auf „die Apotheke" und „den Apotheker" im heute vertrauten Sinn ein.

Die mit der Etablierung des Berufes verbundenen Übergänge zu anderen Gewerben sind noch im 13. Jh. fließend. Es wird davon ausgegangen, dass sich der Apothekerberuf auch nördlich der Alpen im Zuge der zunehmenden Spezialisierung der Handwerke in den aufstrebenden Städten aus dem Umfeld des Gewürzhändlers/Krämers herausbildete. Dies spiegelt sich auch in der Begriffsvielfalt in den schriftlichen Quellen bis ins 14. Jh. hinein. Ob mit den Begriffen „aromatarius", „spec(ion)arius" oder „herbarius" (lat., Gewürz-/Kräuterhändler) in einer lateinischen Quelle wirklich Apotheker bezeichnet wurden, oder allgemein Gewürzhändler, kann in dieser Zeit nur Fall für Fall entschieden werden.

Die Etablierung im Gefüge eines geordneten Gesundheitswesens war auch eng mit dem Anstieg medizinischer Bedürfnisse sowie hygienischer Probleme (Seuchenzüge) in den aufstrebenden mittelalterlichen Städten des 13. und 14. Jh. verflochten.

Dem Beruf des Apothekers begegnet man im Abendland um das Jahr 1241 in einem Gesetzeswerk, das auf Initiative und unter der Herrschaft des Stauferkaisers Friedrich II. (1194 – 1250) entstand. Mit ihm betritt eine der bemerkenswertesten Persönlichkeiten des christlichen Abendlandes die Bühne der Geschichte. Seine Zeitgenossen nannten ihn „stupor mundi", d. h. Staunen der Welt, worin insbesondere die Verblüffung – nicht selten auch das Befremden – der im gottbezogenen Universalismus des Mittelalters befangenen Beobachter über das hoch entwickelte Individualitätsbewusstsein des Staufers, seinen temperamentvollen Eigensinn und seine unorthodoxe Wissbegierde zum Ausdruck kam. Dazu wird beigetragen haben, dass dieser überaus gebildete mächtige Kaiser seit frühester Kindheit Kontakt mit arabisch-islamischen Gelehrten hatte, die ihm – gleichberechtigt mit seinen christlichen Erziehern und Beratern – zur Seite standen. Ganz der Idee eines mittelalterlichen Universalherrschers verpflichtet, ließ er – aufbauend auf die bereits unter seinem Großvater Roger II. begonnene Rechtsreform – von Gelehrten ein umfassendes Gesetzeswerk (Edikt) für sein Königreich Sizilien zu allen Bereichen des öffentlichen Lebens erarbeiten. Das Reich bestand in etwa aus den heutigen italienischen Provinzen Kampanien, Abruzzen, Molise, Apulien, Basilikata, Kalabrien und natürlich Sizilien.

Die „Bestimmungen für das Königreich beider Sizilien" (Constitutiones regni utriusque Siciliae, Liber Augustalis) mit 219 Einzelgesetzen wurden beim Hoftag in der süditalienischen Stadt Melfi beraten und gelangten anschließend im Spätjahr 1231 zur Gültigkeit. Noch war darin jedoch keine Rede von Apotheken und Apothekern. Erst in den folgenden Jahren wurden Nachträge erlassen, und dabei kamen auch Bestimmungen hinzu, die darauf Bezug nahmen. Ein Paragraph befasst sich explizit mit Apothekern („confectionariis"). Wann und wo genau diese Ergänzung erfolgte, ist unklar, wahrscheinlich im Zeitraum um 1241. Dort wird Folgendes festgelegt: Verbot einer Interessengemeinschaft zwischen Arzt und Apotheker; Verbot des Apothekenbesitzes für Ärzte; Beschränkung der Apothekengründung auf bestimmte Orte; Notwendigkeit, einen Eid zur Führung einer Apotheke („stationes") abzulegen; der Preis der Arzneimittel. Diese erstmals unter Friedrich II. formulierten Grundgedanken sind noch in unserer heutigen Apothekengesetzgebung zu finden.

Die gesetzgeberische Tätigkeit, die zu diesen Regelungen im Liber Augustalis führte, belegt, dass in Sizilien – das immerhin vom 9. bis zum 11. Jh. von Arabern besetzt gewesen war und dadurch mit der arabisch-islamischen Kultur in engen Kontakt gekommen war – in Hinblick auf den Apothekerstand ein Zustand gesetzlich geregelt werden musste, der dort bereits vorher schon eine Weile lang herrschte. Der sich konsolidierende Berufsstand beginnt also erst im Spiegelbild der Abgrenzung zu anderen Berufen deutlich fassbar zu werden, weshalb auch die Frage nach den ersten Apothekern und Apotheken beim derzeitigen Forschungsstand nur näherungsweise zu beantworten ist.

Die „Constitutiones" galten zwar gleichsam als Gründungsurkunde des europäischen Apothekerstandes, sie waren aber ausschließlich für das Königreich Sizilien gültig. Regelungen zum Apothekenwesen gab es – zuerst im Südwesten Europas – bereits vorher, aber nicht in Form eines „Staatsgesetzes". So gilt es bereits um 1180 in Montpellier – der Stadt mit der einflussreichen Universität – für die „apothecayres" einen Eid zu leisten. Ab der Mitte des 13. Jh. treten in weiteren bedeutenden Städten wie Arles (um 1245) oder Venedig (1258) Regelungen entgegen, die sich teils vom Liber Augustalis beeinflusst zeigen. Es dauert jedoch noch eine Weile, bis auch nördlich der Alpen das Apothekenwesen zu regeln ist.

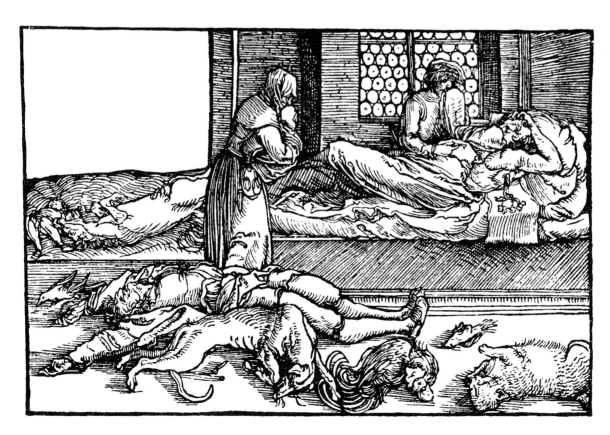

Abb. 15 „Von der Wirkung der Pestilenz auf alle Kreaturen" – Der sog. Petrarca-Meister stellte das große Sterben während der Pestzeiten ohne Beschönigung dar. Aus: Francesco Petrarca, Von der Arzney bayder Glück, Augsburg 1532.

Erste öffentliche Apotheken sind hier ab dem 13. Jh. vereinzelt und im 14. Jh. sicher zunächst in bedeutenden Handels- und Residenzstädten des deutschsprachigen Raumes, wie beispielsweise in Basel, Mainz, Köln, Trier oder Heidelberg, nachweisbar.

Eine obrigkeitliche Reglementierung für das Gesundheitswesen wurde auch in den hiesigen aufstrebenden mittelalterlichen Städten unumgänglich. Die rechtliche Grundlage für Apotheken unterlag jedoch unterschiedlicher Handhabung. Im Spätmittelalter musste der Apotheker beim jeweiligen Landesherrn einen Eid ablegen, daneben entwickelte sich das landesherrliche Privileg (Vorrecht, Erlaubnis) zur gängigen Erlaubnis zum Betrieb einer Apotheke. In manchen Städten regelten Zunftwesen und Ratsverfassung die Apothekenzulassung. Ungeachtet der engeren Rechtsform bedeutete dies Rechte und Pflichten für beide Seiten. Einerseits wurde die Zahl der Apotheken am Ort beschränkt und damit dem Apotheker durch Konkurrenzschutz ein Auskommen gesichert, andererseits verpflichtete sich der Apotheker, die Bevölkerung Tag und Nacht stets zuverlässig und nach allen Regeln der Apothekerkunst mit Arzneimitteln zu versorgen.

Erste Zeugnisse einer Apothekengesetzgebung im deutschsprachigen Raum sind Anfang des 14. Jh. greifbar. So heißt es, in heutiges Deutsch übertragen, im „Nürnberger Apothekereid" (1338/1360): *Es soll ein jeder Apotheker schwören, dass er Armen und Rei-*

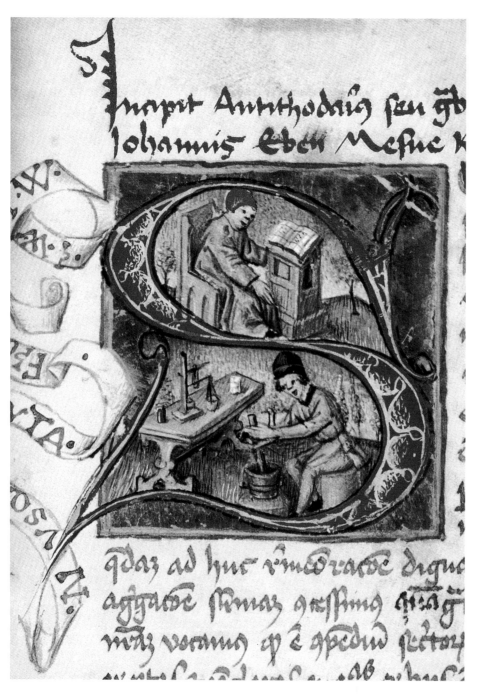

Abb. 16 Arzt mit Arzneibuch und Apotheker mit typischen Gerätschaften wie Waage, Mörser und Salbengefäß. Ausschnitt mit Initiale „S" aus der medizinischen Handschrift Grabadin des „Pseudo-Mesue", 15. Jh. Original in der Zentralbibliothek Luzern, Ms. K.B. Msc. 20.

chen, ohne sie zu gefährden, ... in jedem Fall das anfertigen will, was man ihm mündlich befohlen oder aufgeschrieben hat ... Für seine Arbeit möge er solches Entgelt nehmen, dass er nach seinem Gewissen ... bescheidenen Gewinn zu seiner Kost, Nahrung und Arbeit hat."

Die Vorschrift, Medikamente „Armen und Reichen" gleichermaßen abzugeben, spiegelt anschaulich den Bezug zum christlichen Gedanken der Nächstenliebe wider. Der Begriff des „bescheidenen Gewinns" wurde ab dem 15. Jh. nach und nach durch in den Arzneitaxen streng festgelegte Arzneipreise ersetzt, um einen aus der Not der Kranken heraus denkbaren skrupellosen Handel mit Heilmitteln zu unterbinden. Die im Eid enthaltene Auflage, Arzneien nur nach Anweisung des Arztes zu bereiten, sei sie „mündlich befohlen oder aufgeschrieben", diente zur Sicherung der Arzneiqualität: Hier wird geregelt, dass der Apotheker genau nach Rezept vorgehen soll und keine Zutat der Rezeptur durch eine andere ersetzen darf (Substitutionsverbot, Verbot des „quid pro quo"). Auch die Bereitung „nach Arzneibuch" wird häufiger verlangt. Damit war beispielsweise das „Antidotar Nicolai" oder das im 13. Jh. wohl in Norditalien entstandene „Antidotarium Mesue" gemeint. Stadtärzte – in Universitätsstädten die Mitglieder der Medizinischen Fakultät – hatten die Einhaltung aller Vorschriften durch regelmäßige Überprüfung der Apotheken zu kontrollieren (Visitation, Revision).

Heilkunde der Frühen Neuzeit

Humanismus als Geisteshaltung und Individualismus als Lebensgefühl kennzeichnen ebenso wie die allgemeine Anerkennung der Antike als höchster Autorität in allen Fragen des literarisch-künstlerischen Schaffens wie des philosophisch-historischen Denkens die Renaissance, die auch ein Zeitalter des Aufbruchs in Neue Welten war. In der Heilkunde griff eine Rückbesinnung auf die originalen Werke der Antike Raum, Natur- und Wirklichkeitsbeobachtung nahmen eine wichtige Rolle ein.

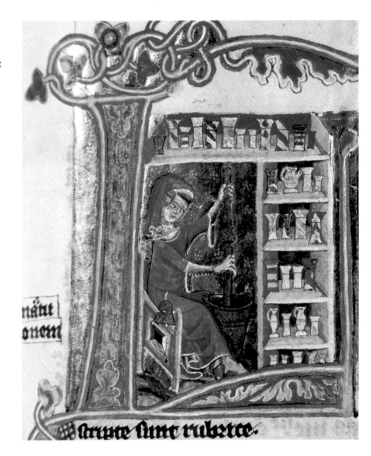

Abb. 17 Stilisierte Darstellung einer frühen Apotheke, der Apotheker am Mörser. In den Regalen bunte Holzbüchsen und keramische Gefäße für die Arzneistoffe. Ausschnitt der Initiale „L" aus einer medizinischen Sammelhandschrift, 1. H. 14. Jh. Original in der Stadt- und Regionalbibliothek Erfurt, CA 2°, 240, Blatt 152r.

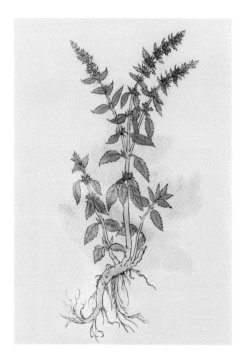

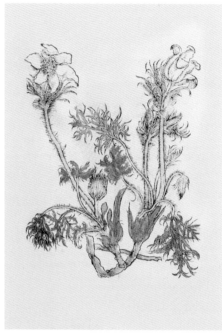

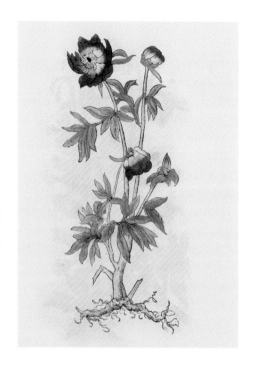

Abb. 18 Dürers Schüler Hans Weiditz zeichnete für das „Contrafayt Kreüterbuch" des Otto Brunfels als erster genau nach der Natur. Die Umsetzung in Holzschnitte als Druckvorlagen gelang ihm meisterhaft. Der Naturalismus der Abbildungen – als Beispiel Salbei, Küchenschelle und Pfingstrose – ließ dem Werk, das erstmals 1530 in lateinischer Sprache erschien, eine überragende Bedeutung zukommen. Straßburg 1532. Bibl.-Sign. 2 Bru 1/1.

Die Erfindung des Buchdrucks in der Mitte des 15. Jh. eröffnete auch der Heilkunde völlig neue Möglichkeiten. Kräuterbücher mit oftmals hervorragenden naturgetreuen Pflanzenabbildungen – wie die ab dem frühen 16. Jh. herausgegebenen von Otto Brunfels (um 1489–1534, Abb. 18), Hieronymus Bock (1498–1554), Leonhard Fuchs (1501–1566) u. a. – revolutionierten die sich nun schnell entwickelnde Pflanzenkunde. Gleichzeitig war erstmals für den Apotheker eine gute Bildvorlage zur Hand, die ihm eine eindeutige Identifizierung von Pflanzen gestattete.

Der Buchdruck ermöglichte eine Standardisierung der Texte in größeren Auflagen und begünstigte dadurch auch die Einführung und schnelle Verbreitung amtlich vorgeschriebener Arzneibücher, der sog. Pharmakopöen (von gr. pharmakon poiein, d.h. Arzneimittel machen). Diese waren auch eine Reaktion auf die Erkenntnis, dass unter dem Namen einer

Arznei in den verschiedenen bis dahin gängigen Schriften beispielsweise gravierende Unterschiede bei den Rezepturangaben bestanden. 1546 ließ der Rat der Stadt Nürnberg das „Dispensatorium" des Valerius Cordus (1515–1544) drucken und verpflichtete die Nürnberger Ärzte und Apotheker zu dessen Anwendung (Abb. 19). Cordus wählte dazu im Jahre 1543 aus verschiedenen gebräuchlichen Schriften (u. a. Galen, Avicenna, Antidotar Nicolai) eine übersichtliche Anzahl bewährter Rezepte aus und fasste sie im Dispensatorium zusammen. Mit der gesetzlich fundamentierten Pflicht zur Verwendung war aus dem Arzneibuch des Valerius Cordus zugleich die erste Pharmakopöe („Amtliches Arzneibuch") in Deutschland geworden. Durch zahlreiche Neuauf-

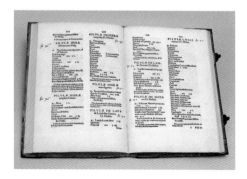

Abb. 19 Erstausgabe des „Dispensatorium" von Valerius Cordus, Nürnberg 1546. Bibl.-Sign. Cor 3/3.

lagen und Nachdrucke wurde dieses Arzneibuch in weiten Teilen Europas verbreitet und erwarb Vorbildfunktion. Die Verwendung einheitlicher Herstellungsvorschriften trug wesentlich zur Standardisierung der Arzneirezepturen bei.

Theophrastus Bombastus von Hohenheim, genannt Paracelsus (1493/94–1541, Abb. 20), übte an der Heilkunde seiner Zeit energische Kritik. Er lehnte die damaligen medizinischen Autoritäten wie Hippokrates, Galen und Avicenna und das inzwischen fast zwei Jahrtausende lang gültige System der Heilkunde ab. Statt dessen trat er konsequent für die eigene Erfahrung und Beobachtung ein und begriff den menschlichen Körper nicht als von vier Säften bestimmt, sondern als „chymischen" Organismus; die Lebensvorgänge schienen ihm vergleichbar mit chemischen Reaktionen. Krankheiten entstünden seiner Theorie nach nicht durch ein Ungleichgewicht der vier Säfte, sondern durch Störungen der Körperchemie. Er forderte daher, diese folgerichtig mit „chymischen" Heilmitteln, wie z.B. Antimonsalzen, zu behandeln.

Die Wirkung und der Einfluss des überaus streitbaren Paracelsus – wie auch seiner Anhänger und Nachfolger – auf die Heilkunde wird in den späteren Arzneibüchern am ansteigenden Anteil neuartiger Rezepturen mit mineralischen und chemischen Substanzen deutlich. Der von Paracelsus geradezu initiierte gezielte Einsatz „chymischer" Verfahren in der Medizin und Arzneiherstellung setzte sich zunehmend durch, die Epoche der Chemiatrie brach an. Im nun stetig an Bedeutung zunehmenden Apothekenlaboratorium wird die „chymische Kunst" betrieben. Das 17. Jh. war von der breiter werdenden Anerkennung paracelsischen Ideengutes und paracelsischer Arzneimittel gekennzeichnet. Die (Al)Chemie trat zunehmend ins Rampenlicht.

Mit den Entdeckungsreisen in die „Neue Welt" kamen eine stattliche Anzahl bislang unbekannter überseeischer Arzneistoffe nach Europa, die in den großen Handelszentren umgeschlagen wurden und über Messen und Märkte wie Nürnberg oder Frankfurt in den hiesigen Arzneischatz Eingang fanden. Die Apotheke hatte sich im 16. Jh. als stabile Institution der städtischen Gesundheitspflege etabliert. Apotheker begegnen im Machtgefüge der Stadt nun regelhaft als Patrizier und Ratsmitglieder. Im 16. Jh. ist in jeder größeren Stadt mit mindestens einer „apotekken" zu rechnen, im 17. Jh. bereits dann häufiger schon mit drei oder vier.

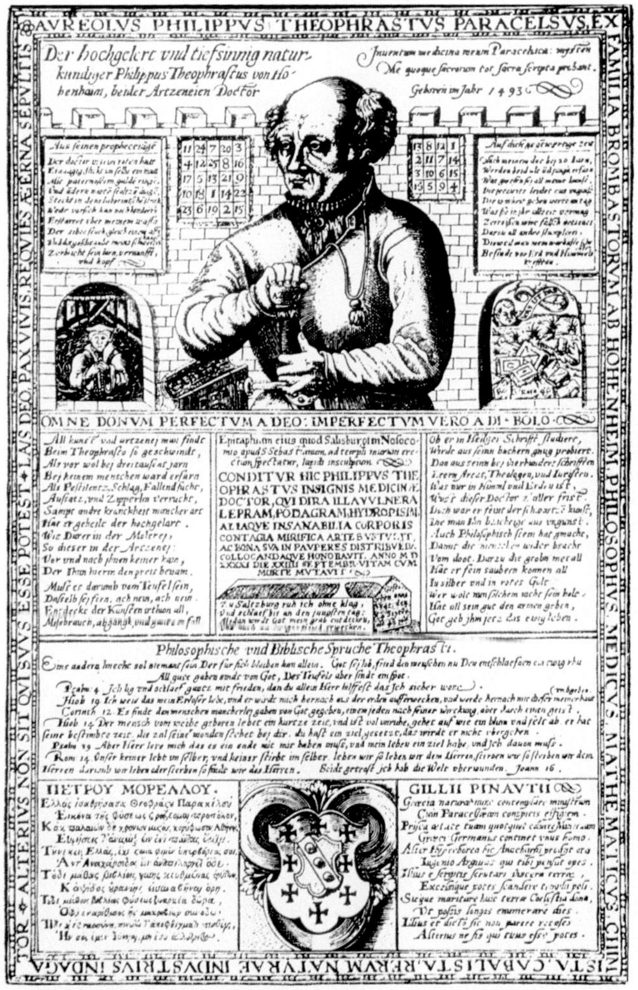

Abb. 20 Theophrastus Bombastus von Hohenheim, genannt Paracelsus, Einblattdruck. Kupferstich von Matthias Quad (1557– ca. 1610), Nürnberg, 1606.

Durchbruch zur Wissenschaft

Humanismus und Reformation bildeten die Grundlage, auf die das Zeitalter der Aufklärung folgen konnte: Die Zeit des 17. und 18. Jh. war geprägt durch eine Bewegung der Säkularisierung und eine Abkehr von der absolutistischen hin zu einer demokratischen Staatsauffassung und dem Aufkommen des Liberalismus mit seinem Konzept der Menschen- und Bürgerrechte. Die Aufklärung trat für ein vernunftgemäßes Denken und gegen Vorurteile und religiösen Aberglauben ein, gegen den sie eine Art „Vernunftreligion" entwickelte; Wissenschaft und Bildung sollten gefördert und in allen Volksschichten verbreitet werden.

Die Fachliteratur des Apothekers erweiterte sich durch zahlreiche Schriften, das Labor erhielt neben der Funktion als Arzneiherstellungsstätte nun mancherorts einen regelrechten Forschungscharakter. Mannigfaltige Theorien zu chemischen Vorgängen wurden entwickelt, von neuen überholt und auch diese wieder verworfen. Als Beispiel sei die Ende des 17. Jh. von dem Mediziner Georg Ernst Stahl (1660–1734, Abb. 21) entwickelte Phlogiston-Theorie genannt.

Er postulierte 1697, dass in allen verbrennbaren Körpern ein bestimmter Brennstoff vorhanden sei, das „Phlogiston", das bei einer Verbrennung verloren ginge. Als Verbrennungsprodukte blieben Säuren und Kalk zurück, so seine Theorie. „Phlogistonreiche" Körper, die zusammen mit „phlogistonarmen" verbrannt würden, gäben ihren Reichtum an diese ab. Erhitze man Kohle mit Metallkalken, so gebe die stark „phlogistonhaltige" Kohle Phlogiston an die Metallkalke ab und verwandele diese in Metalle.

Diese Anschauung läuft dem heutigen Kenntnisstand diametral entgegen, gestattete damals aber – als noch kaum eines der uns heute geläufigen chemischen Elemente entdeckt war – erstmals eine scheinbar sinnvolle Erklärung unterschiedlichster chemischer Reaktionen. Die Theorie hielt sich im Verlauf des 18. Jh., bis sie von Antoine Laurent Lavoisier (1743–1794) widerlegt und an ihre Stelle die „antiphlogistische" Lehre gesetzt wurde. Er erkannte nämlich, dass bei der Verbrennung nicht „Phlogiston" entweicht, sondern Sauerstoff aufgenommen wird. Das Gas Sauerstoff war erst kurz zuvor vom Apotheker Carl Wilhelm Scheele (1742–1786) und zeitgleich vom Engländer Joseph Priestley (1744–1803) entdeckt worden. Die bis ins 19. Jh. noch stark von Befürwortern und Gegnern der Stahlschen Theorie umkämpfte Ablösung der Phlogistonlehre wird in Anlehnung an die Französische Revolution heute als „Chemische Revolution" bezeichnet.

Im Verlaufe des 18. Jh. etablierte sich zunehmend eine naturwissenschaftlich-rational begründete Sichtweise in der Wissenschaft. Es begann die große Zeit der Pharmazie, eine Zeit des Umbruches auch hier. Wie in anderen Ländern leisteten auch in Deutschland Apotheker auf dem Gebiet der allgemeinen und der pharmazeutischen Chemie in ihren gut bestückten Laboratorien in Praxis und Theorie entscheidende Pionierarbeit und bestimmten den Weg der Forschung nun auch an Universitäten. Caspar Neumann (1683–1737) erhielt als erster Apotheker eine Professur am Collegium Medico-Chirurgicum in Berlin. Karl Gottfried Hagen (1749–1829) etablierte die wissenschaftliche Pharmazie an der Universität in Königsberg. Johann Wolfgang Döbereiner (1785–1849) experimentierte mit Platin und nutzte dessen dabei entdeckte katalytische Eigenschaften – die bald beliebte „Zündmaschine" ist ein

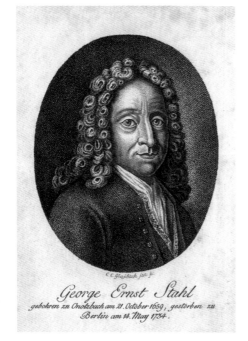

Abb. 21 Georg Ernst Stahl (1660–1734). Kupferstich von Carl Christian Glassberg (1751 bis um 1789), Berlin, nach einer älteren Vorlage. Inv.-Nr. VII B 121.

Ergebnis dessen (Abb. 22). Döbereiner gilt als Begründer der wissenschaftlichen Chemie an der Universität Jena. Martin Heinrich Klaproth (1743–1817) identifizierte im Verlaufe seiner Forschungen die chemischen Elemente Uran, Titan, Chrom, Strontium, Zirkon, Tellur und Cer. Friedrich Wilhelm Sertürner (1783–1841, Abb. 23) ging der Frage nach, warum gleich große Mengen des aus der Mohnpflanze gewonnenen Opiums oft unterschiedlich stark wirkten. Dabei entdeckte er im Jahre 1803/4 auf der Suche nach dem „schlafmachenden Prinzip der Mohnpflanze" als wirksamen Inhaltsstoff das von ihm nach Morpheus, dem antiken Gott des Schlafes, benannte „Morphin", die erste bekannte Pflanzenbase (Alkaloid).

In der Folge gelang alsbald der Nachweis weiterer Alkaloide, darunter so wichtige wie Chinin, Atropin und Codein. Genaue Dosierung eines einzelnen Wirkstoffes – und damit eine kalkulierbare Wirkung beim Patienten – war nun erstmals möglich, ein gar nicht hoch genug einzuschätzender Fortschritt im Arzneimittelwesen.

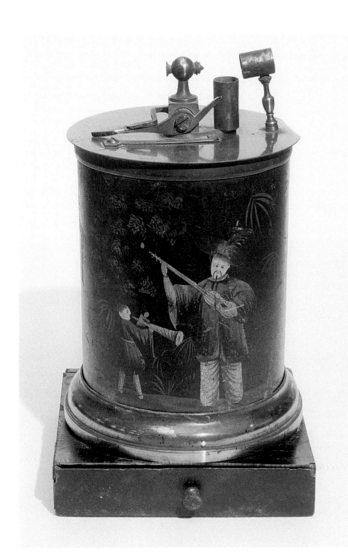

Abb. 22 Die 1823 der Öffentlichkeit vorgestellte Döbereinsche Zündmaschine („Döbereinsches Feuerzeug") ist nach ihrem Erfinder Johann Wolfgang Döbereiner (1785–1849) benannt. Im Zylinder wurde durch chemische Reaktion von Zink mit Schwefelsäure Wasserstoff entwickelt und zu einem Platinkatalysator geleitet, wo sich das Gemisch entzündete. Bis zur Einführung der „Sicherheitszündhölzer" ab etwa der Mitte des 19. Jh. waren die rasch verbreiteten „Zündmaschinen" sehr beliebt. Mannigfaltige romantisch inspirierte Dekore, hier eine Chinoiserie, verbargen das gänzlich unromantische technische Innenleben. Inv.-Nr. III O 134.

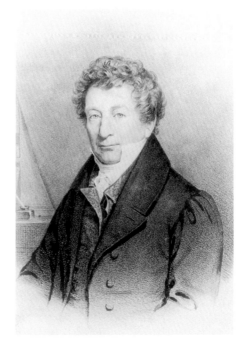

Abb. 23 Friedrich Wilhelm Sertürner (1783–1841). Nach einer Lithographie von Julius Giere (1807–1880) um 1830/40. Inv.-Nr. VII C 64.

Der Arzneischatz wandelte sich grundlegend: Bis weit ins 18. Jh. hinein war der in den amtlichen Arzneibüchern enthaltene Fundus gebräuchlicher Medikamente nicht selten von Auflage zu Auflage fast unverändert übernommen worden. Dagegen enthielt die erstmals unter Mitarbeit von Apothekern – Sigismund Friedrich Hermbstaedt (1760–1833), Valentin Rose d. J. (1762–1807) und Martin Heinrich Klaproth (1743–1817) – erstellte Preußische Pharmakopöe (Pharmacopoea Borussica) von 1799 nur noch die einer aufgeklärten Wissenschaft einsichtigen Medikamente (Abb. 24). Von der bisherigen Materia medica wurden binnen kürzester Zeit rund 2/3 der Pflanzen, Tiere und Mineralien obsolet.

Auch in der Ausbildung des Apothekers musste diese neue Situation berücksichtigt werden (vgl. auch Kap.2.2), was jedoch zunächst zögerlich anlief. In Preußen war zwar für angehende Apotheker ab 1725 der Besuch von Vorlesungen am Berliner Collegium Medico-Chirurgicum Pflicht. Auch an privaten pharmazeutischen Lehranstalten konnte man sich

Abb. 25 Johann Bartholomäus Trommsdorff (1770–1837), signiert von Portraitmaler Nötzel, um 1834. Inv.-Nr. VII B 646.

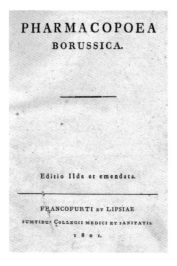

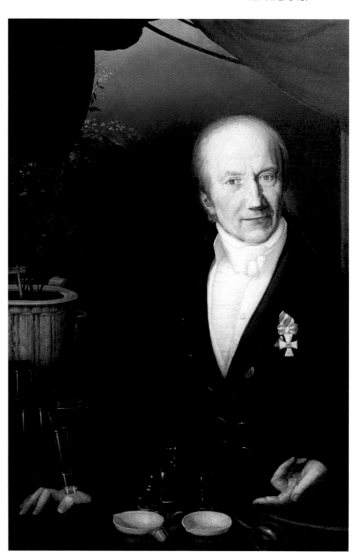

Abb. 24 Die Gestalt der neuen Zeit illustriert ein Vergleich des Titelblattes der Württembergischen Pharmakopöe in einer Auflage aus dem Jahre 1771 mit dem der Preußischen Pharmakopöe des Jahres 1801, die erstmals 1799 in dieser Form erschien. Auf der einen Seite die Umrahmung durch traditionelle Autoritäten der Heilkunde wie Hippokrates, Galen, Avicenna und Paracelsus, auf der anderen das sachlich gehaltene Deckblatt der Preußischen Pharmakopöe, die auch im Innern durch knappe Kapitel, eine neue chemische Nomenklatur und einen ausgedünnten Arzneischatz vom Aufstreben der Wissenschaft Pharmazie zeugt. Bibl.-Sign. L 245 und P 112.

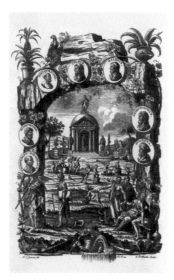

Facsimile (Systematisches Handbuch der Pharmacie, 1811)

Systematisches Handbuch der Pharmacie

für angehende Aerzte und Apotheker,

zum

Gebrauch akademischer Vorlesungen, und zum Unterricht angehender Pharmaceuten.

Von

Johann Bartholomä Trommsdorff,

der Arzneikunde und Weltweisheit Doktor, Medizinalrathe, Professor der Chemie und Pharmacie, wie auch privilegirten Apotheker zu Erfurt; der kaiserlichen Akademie der Naturforscher, der königl. Akademie zu Copenhagen, der Gesellschaft naturforschender Freunde zu Berlin, der Akademie nützlicher Wissenschaften zu Erfurt, der medizinisch pharmaceut. Gesellschaft zu Brüssel, der botanischen zu Regensburg, der naturforschenden zu Jena, der mineral. Societät daselbst, der physikal. Gesellschaft zu Göttingen, der korresp. Gesellschaft der Aerzte und Wundärzte in Zürich der naturf. Gesellschaft daselbst, der naturf. Gesellschaft Westphalens, der corresp. Gesellsch. der ärztl. Naturkunde und Pharmacie, der Societät der Künste und Wissenschaften in Mainz, der galvanischen und der pharmaceut. Gesellschaft in Paris, der physikal. Gesellschaft zu Heidelberg, der wetterauischen Gesellschaft für die gesammte Naturkunde, der physikal. medic. Gesellschaft zu Erlangen, der mathem. physikal. Gesellschaft zu Erfurt, und der kaiserl. russischen Akademie der Arzneikunde und Chirurgie zu St. Petersburg Mitgliede.

Zweite völlig umgearbeitete Ausgabe.

Erfurt, 1811
bei Georg Adam Keyser.

— 15 —

Literatur in meinem Journal der Pharmacie, Leipzig, 1794 — 1810. 19 Bände; desgleichen meine allgemeine chemische Bibliothek des 19ten Jahrhunderts. Erfurt, 1802 — 1805. 5 Bde.

Zweites Kapitel.
Von der Apotheke und ihren Einrichtungen.

§. 19.

Zur Ausübung der Pharmacie oder Apothekerkunst wird ein schickliches Locale erfordert, das man die Apotheke nennt. Es muß ein zur Einsammlung, Aufbewahrung, Zubereitung und Verkaufung der Arzneien wohl eingerichtetes Haus seyn, und außerdem noch Zimmer und Kammern zur Wohnung und andern Bedürfnissen des Apothekers, seiner Familie und Gehülfen enthalten.

§. 20.

Zum Trocknen der Kräuter, Wurzeln und andern Vegetabilien müssen geräumige, luftige gut gedielte Böden vorhanden seyn; auf diesen werden die Kräuter, Blumen rc. ausgestreut, oder noch besser auf von Weidenholze geflochtenen Horden, die zwischen ein hölzerner Gestelle geschoben werden, getrocknet. Außerdem sind

— 16 —

sind über diese Böden noch Stricke gezogen, auf welche die an Fäden gereiheten Wurzeln gehängt werden. Einige Böden dienen zu Vorrathskammern für die getrockneten Vegetabilien, und sind mit hölzernen Kasten, die gut passende Deckel haben, oder dichten Fässern versehen. An jedem Kasten ist eine Nummer, welche sich auf einen Catalog bezieht, oder es ist der Inhalt darauf gleich angezeigt. In großen Apotheken sind die Theile der Vegetabilien abgesondert in eigenen Bodenkammern, daher hat man einen Wurzelboden, Kräuterboden, Blumenboden rc.

§. 21.

Die Materialkammer muß geräumig, kühl und trocken seyn. Sie enthält den Vorrath aller rohen und vorbereiteten Materialien (Blumen, Wurzeln, Kräuter rc. ausgenommen). An den Seiten sind Repositoria angebracht, auf welchen die Arzneimittel in Kästen, Gläsern oder Büchsen, nach ihrer verschiedenen Natur, aufbewahrt sind. Auf jedem Gefäße befindet sich die Anzeige des Inhalts mit Oelfarbe aufgezeichnet, auch kann das Ganze alphabetisch angeordnet seyn, und die Gefäße überdies noch mit Ziffern bezeichnet, die sich auf einen Catalog beziehen. In der Mitte dieser Kammer muß sich ein Tisch mit den nöthigen Waagen, Gewichten, Löffeln, Spateln rc. versehen,

— 17 —

versehen, befinden. Außerdem ist in dieser Kammer noch ein besonderer Schrank befindlich, in welchem die Gifte aufbewahrt werden.

Verschiedene andere Kammern dienen zur Aufbewahrung der Gefäße, der Arzneigläser, Kolben, Retorten, Schachteln, Büchsen rc.

§. 22.

Ein steinernes, kühles, aber nicht nasses Gewölbe, dient vorzüglich zur Aufbewahrung der ätherischen Oele, Naphthen, versüßten Geister, der Tinkturen, der Syrupe, Wässer u. a. ähnlicher Arzneimittel. Es fehlt in den meisten Apotheken. Dieses Gewölbe ist im Sommer sehr nützlich, um darinnen Salze kristallisiren zu lassen.

§. 23.

Gute trockene Keller dienen zur Aufbewahrung leicht verwitternder Salze, des Essigs, Brandweins, der fetten Oele, der Säuren und verschiedener anderer Sachen. In den Apotheken, wo es an einem Gewölbe fehlt, bedient man sich, anstatt desselben, gewöhnlich des Kellers.

§. 24.

Das Laboratorium ist der Ort, wo die zubereiteten Arzneimittel verfertiget werden; B es

---

weiterbilden. Johann Bartholomäus Trommsdorff (1770–1837, Abb. 25), einer der hervorragendsten und bekanntesten Apotheker seiner Zeit, betrieb in Erfurt ein solches Privatinstitut. Die Vorschrift, im Rahmen der Ausbildung auch an einer Universität Vorlesungen zu hören, wurde erstmals 1808 in Bayern erlassen.

Der öffentliche wissenschaftliche Austausch außerhalb der Lehranstalten lief über neu gegründete Reihen und Zeitschriften. 1780 gab Johann Friedrich August Göttling (1753–1809) den „Almanach oder Taschenbuch für Scheidekünstler und Apotheker" heraus, das erste chemisch-pharmazeutische Periodikum. Professor Trommsdorff begründete 1793 das „Journal der Pharmacie", die erste pharmazeutische Zeitschrift, die ebenso wie später das „Repertorium für die Pharmacie" von Johann Andreas Buchner (1783–1852) und die von Justus von Liebig (1803–1873) herausgegebenen „Annalen der Pharmacie" sowie das noch heute bestehende, 1822 erstmals erschienene „Archiv der Pharmazie" neuen wissenschaftlichen Erkenntnissen als Forum diente.

Abb. 26 Bartholomäus Trommsdorff zur idealen Einrichtung und Ausstattung der Apotheke. Systematisches Handbuch der Pharmacie für Aerzte und Apotheker, 1811. Bibl.-Sign. Tro 2/12.

Wandel im 19. Jh.

Das rasche Aufstreben der Naturwissenschaften mit der
Entdeckung einer Vielzahl neuer chemischer Substanzen
wirkte sich ebenso wie die Industrialisierung auch auf den
alltäglichen Apothekenbetrieb aus. Die inzwischen gesetzlich
vorgeschriebene Herstellung der neuen chemischen Grundstoffe in der Apotheke erforderte großen personellen und
apparativen Aufwand, den nicht jeder leisten konnte. Manche Apotheker spezialisierten sich daher schon früh auf die
Grundstoffproduktion und belieferten ihre Kollegen mit aufwendig zu gewinnenden Wirkstoffen, wie den Alkaloiden. In
Preußen wurde schließlich 1827 per Gesetz erlaubt, was
bereits länger aus praktischen Gründen gängig war: Chemikalien zu kaufen und zu verarbeiten, die nicht in der eigenen
Apotheke angefertigt, sondern von darauf spezialisierten
Herstellern bezogen worden waren.

Abb. 27 Ab 1840 genutztes Fabrikgelände der
Firma Merck („Alte Fabrik"). Die Ansicht zeigt den
Betrieb am Ende des 19. Jh., wenige Jahre vor
dem Umzug in ein deutlich größeres Gelände
1904. Merck KgaA, Archiv, Sign.: af-46.

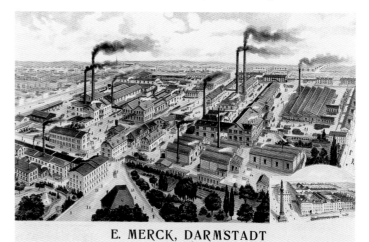

E. MERCK, DARMSTADT

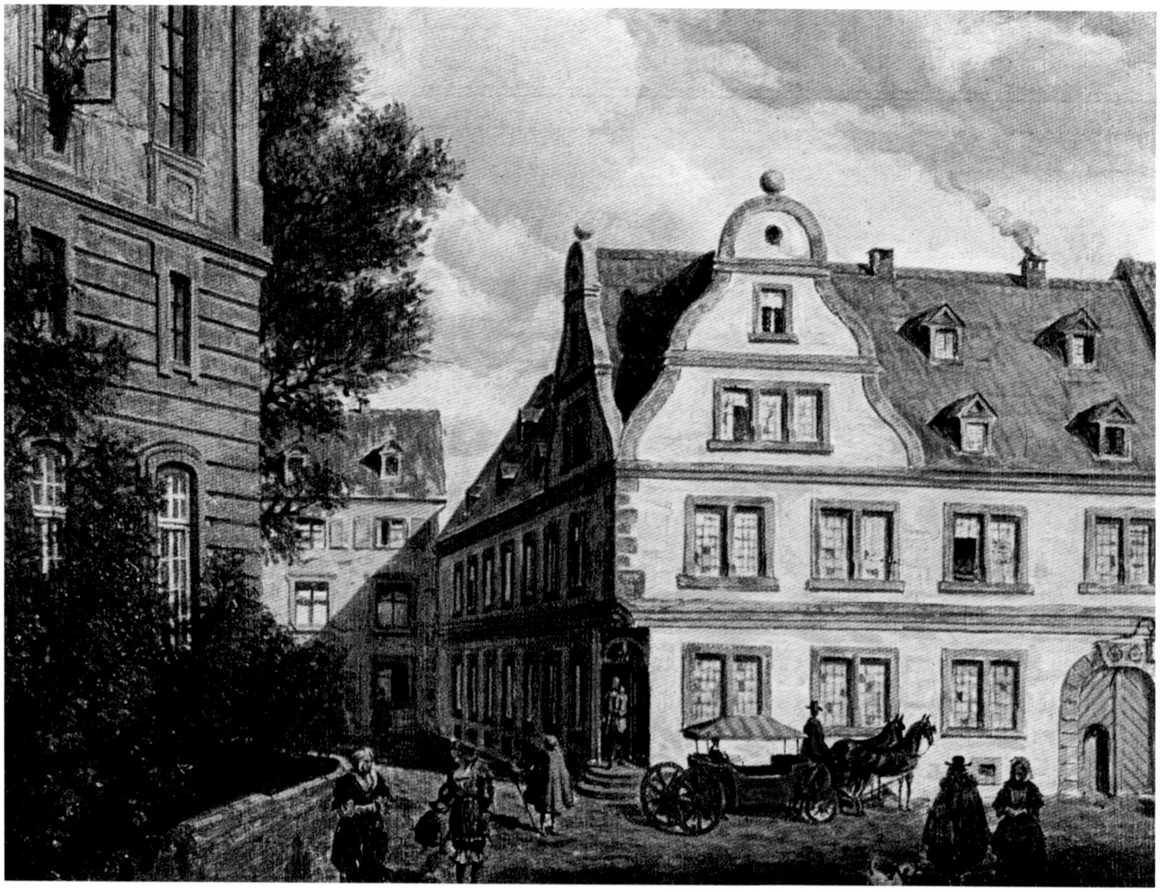

Abb. 28 Die Engel-
Apotheke der Familie
Merck, Am Schloss-
graben, Darmstadt, im
18. Jh. Merck KgaA,
Archiv, Sign.: ea-3.

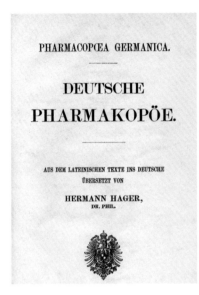

Abb. 29 Pharmaco-poea Germanica, Erstausgabe 1872. Bibl.-Sign. P 13.

Aus der Darmstädter Engel-Apotheke (Abb. 28) von Heinrich Emanuel Merck (1794–1855) konnten Apotheker bereits im Jahr 1827 immerhin 16 verschiedene Alkaloide und -salze beziehen, darunter Chinin und Morphin. Weitere Anbieter waren z. B. die Schweizer Apotheke von Johann D. Riedel (1816–1886) oder die Grüne Apotheke von Ernst Schering (1824–1889), beide in Berlin ansässig. Aus solchen Apotheken, aber auch aus der neu entstehenden Teer- und Farbstoff-industrie heraus entwickelten sich nach und nach große Unternehmen (Abb. 27). Die Forschungen der Teer- und Far-benindustrie ergaben als Nebenprodukte nicht wenige arznei-lich wirksame Substanzen und sowohl dieser frühe Industrie-zweig als auch spezialisierte Apothekenbetriebe produzierten schließlich nicht mehr nur Grundstoffe für die Rezeptur, son-dern ab dem ausgehenden 19. Jh. auch abgabefertig ver-packte Medikamente, die sogenannten „Arzneispezialitäten", die heute als Fertigarzneimittel bezeichnet werden.

Industrialisierung und Reichsgründung

Der Industrialisierungsprozess bedeutete einen erheblichen Einschnitt in die bisherige Tätigkeit des Apothekers und bewirkte nach und nach die Trennung der bisher traditionell mit der Apotheke verknüpften Einheit von Herstellung und Abgabe der Medikamente. Dies bedeutete für die Apotheker den Verlust des Herstellungsmonopols für Arzneimittel. Es ging nach vielen Jahrhunderten von der Apotheke in die Hän-de pharmazeutischer Großunternehmen über, während das Abgabemonopol für Arzneimittel beim Apotheker verblieb.

Auch in anderen Bereichen entstand Bewegung. Die Reichs-gründung 1871 beendete die territoriale Zersplitterung Deutschlands und brachte damit auch eine Vereinheitlichung der nicht nur im Gesundheitsbereich sehr unterschiedlichen Landesgesetze. 1872 erschien das erste Arzneibuch für das Deutsche Reich (Pharmacopoea Germanica, Abb. 29). Die Vielfalt der in den einzelnen Reichsteilen gültigen Pharmako-pöen hatte damit ein Ende, die Deutsche Pharmakopöe galt im gesamten Reichsgebiet. Ab 1875 trat die erste reichsein-heitliche Ausbildungsordnung für Pharmazeuten in Kraft, was auch in diesem Bereich die bisher territorial unterschiedlich gehandhabte Ausbildung vereinheitlichte.

Den notwendigen Dialog im Spannungsfeld „Apotheke – Industrie – Staat" hatten bis zur Reichsgründung regionale Apothekervereine geführt, seit 1872 setzte ihn der aus dem

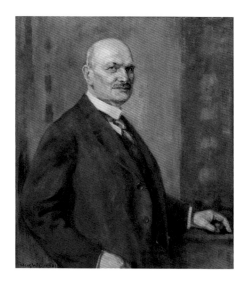

Abb. 30 Hermann Thoms (1859–1931), Portrait von Hans Wislicenus (1864–1939). Im Jahr nach Thoms' Tod 1932 fertiggestellt und signiert. Inv.-Nr. VII B 134.

Abb. 31 Heinrich Salzmann (1859–1945), Portrait von Julius Kraut (1859–1931), 1924. Inv.-Nr. VII B 343.

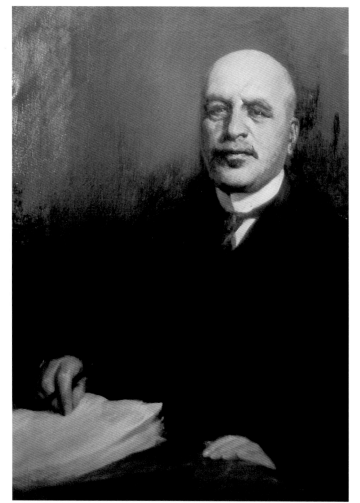

Zusammenschluss der verschiedenen Vereine erwachsene Deutsche Apothekerverein (DAV) für die inzwischen circa 4.400 Apothekeneigentümer fort. Ab dem Jahre 1902 stand ihm Heinrich Salzmann (1859–1945, Abb. 31) vor. Unter seiner Leitung entwickelte sich der DAV zum bedeutendsten Interessenverband der Apotheker.

Die wissenschaftlichen Interessen der Apotheker vertrat seit 1890 die Deutsche Pharmazeutische Gesellschaft (DPhG), gegründet von einem der profiliertesten Vertreter der Pharmazie, Hermann Thoms (1859–1931, Abb. 30). Der Förderung pharmaziehistorischer Forschungen nahm sich die 1926 – unter anderem von Fritz Ferchl, dem ersten Kurator des Deutschen Apotheken-Museums – gegründete Gesellschaft für Geschichte der Pharmazie an.

Apotheke an der Wende zum 20. Jh.

Im Zuge der industriellen Revolution entstanden zahlreiche Arbeitsplätze in den neu gegründeten Fabriken, die sich innerhalb oder am Rande der Städte angesiedelt hatten. Die Bevölkerungszahl stieg aus diesem Grunde ab der Mitte des 19. Jh. in den Städten massiv an und nahm nach der Reichsgründung 1871 weiter zu. Ab dem Ende des 19. Jh. begann die von Bismarck initiierte Sozialgesetzgebung zu greifen: Die Sozialversicherung erfasste zu dieser Zeit ein Viertel der Bevölkerung – vor allem gering verdienende Fabrikarbeiter. Sie erhielten medizinische Leistungen nahezu kostenlos. Viel mehr Menschen als zuvor konnten sich nun einen Arztbesuch und Medikamente leisten. Auch die Zahl der Apotheken stieg zwischen 1876 und 1909, nochmals vor allem in den größeren Städten, sehr stark auf rund 6.100 an. Mit dem Bevölkerungswachstum hielten die Neugründungen jedoch nicht Schritt.

Die industrielle Fertigung (Abb. 32, 33) ermöglichte eine rationellere und damit preiswertere Herstellung der Medikamente und machte diese nun auch für breitere Schichten der Bevölkerung erschwinglich. Zudem zeigten die neuen, inzwischen auch synthetisch hergestellten Arzneimittel eine zuvor nicht gekannte Wirksamkeit. Angebot und Verbrauch nahmen vor allem in den Städten zu; dementsprechend

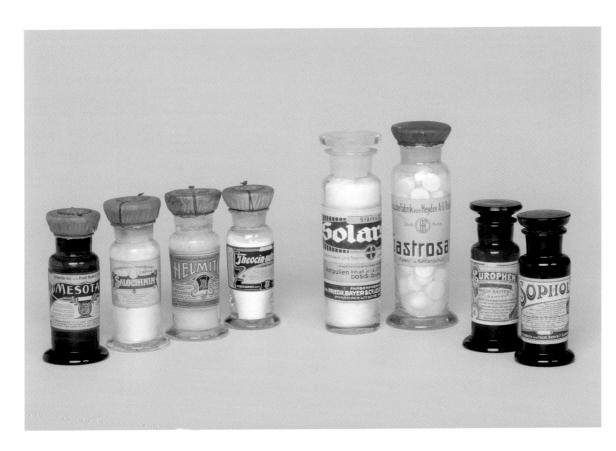

Abb. 32 Beispiele aus der Frühzeit industriell hergestellter Arznei- mittel (ca. ab 1906). Inv.-Nr. I B 1033–1036, I B 1022, I B 711, I B 585, I B 1018.

Abb. 33 Arbeiterinnen bei Merck in Darm- stadt, Foto von 1909. Morck KgaA, Archiv, Sign.: pro 689.

stieg dort der Umsatz zunächst stetig an. Die Herstellung von Arzneimitteln in der Apotheke ging hingegen konse- quent zurück. In den 1920er Jahren lag der Anteil nur noch bei rund 25%.

Nach den prosperierenden Jahren der „Gründerzeit" begannen sich die wirtschaftlichen Verhältnisse mit dem Ersten Weltkrieg extrem zu verschlechtern. Reparations- zahlungen, Exportverbot, Inflation und schließlich die Welt- wirtschaftskrise taten ein Übriges. Im Oktober 1923 sackte die Mark alle acht bis zehn Tage auf ein Zehntel ihres bis- herigen Wertes ab. Davon waren natürlich auch Arzneimit- tel und Grundstoffe betroffen. Die in der pharmazeutischen Fachpresse nahezu wöchentlich veröffentlichten neuen

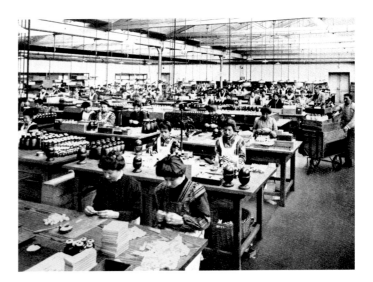

I. Chemische Produkte, Alkaloide und dergl.

Name des Produktes	Juli 1914	April 1916	April 1918	Okt. 1919	April 1920	Aug. 1921	März 1922	Juli 1922	Verhältnis der Preissteigerung wie 1 :
Acetanilid	2,15	5,70	6,80	30,50	56,50	55,—	75,—	185,—	86
Acid. acetic. puriss. 96%	1,55	2,50	—	8,60	15,30	20,75	33,—	94,—	61
— acetylosalicylic.	4,70	7,20	10,25	53,10	156,40	99,—	273,—	363,—	77
— benzoicum D. A. B.	32,—	53,—	72,—	75,—	—	250,—	450,—	1100,—	34
— — synthet.	3,55	8,10	—	19,30	—	52,—	65,—	250,—	70
— boricum	—,95	6,90	—	—	—	27,25	78,—	109,—	114
— carbol. crist.	—,86	2,15	2,35	6,30	56,50	23,50	63,—	88,—	102
— citricum	5,90	17,80	—	—	188,—	81,50	220,—	395,—	68
— diaethylbarbitur.	77,—	80,—	88,—	198,—	385,—	469,—	1123,—	1965,—	25,5
— hydrochloric. D. A. B.	—,40	—,50	—	—	3,50	4,15	6,—	8,—	20
— salicylic.	2,40	3,70	5,10	23,—	105,—	41,—	116,—	181,—	75
— tannicum	4,25	7,30	11,—	35,—	200,—	119,—	225,—	430,—	101
— tartaric.	3,10	14,30	—	—	102,—	42,50	120,—	235,—	76
Aether	4,35	5,25	6,—	24,75	55,65	60,25	112,—	85,—	19,5
Alumen	—,50	—,75	—	1,70	3,—	5,25	11,—	16,50	33
Ammon. bromatum	5,10	4,50	5,10	12,30	56,—	25,—	61,—	97,—	19
— chloratum	—,85	1,20	2,10	3,85	9,80	11,—	35,—	50,—	59
Antipyreticum	16,25	20,25	24,—	60,—	210,—	254,—	602,—	839,—	52
Apomorph. hydrochlor.	1000,—	1800,—	3500,—	6200,—	21500,—	14500,—	36000,—	48000,—	48
Argent. nitric.	59,—	99,—	155,—	635,—	1050,—	955,—	—	5200,—	88
— proteinic.	40,—	35,—	60,—	250,—	435,—	380,—	1000,—	1650,—	41
Atropin. sulfuric.	865,—	3000,—	2700,—	7000,—	17500,—	9500,—	14000,—	37000,—	43

Abb. 34 Die Apotheke in der Inflation: Preissteigerung bis August 1923 am Beispiel von Preistabellen aus der Pharmazeutischen Zeitung vom 2. August 1922 im Vergleich mit denen vom 18. August 1923. Bibl.-Sign. Z Zei 2/36, Z Zei 2/37.

Die Preise verstehen sich je Kilo und Mark für D. A.-B. V.-Qualität.

	8. 8. 23	15. 8. 23
Acetanilid. albiss. puriss. crist.	2 599 400	2 363 100
Acid. acetylosal. „Idragin"	5 293 200	4 812 100
„ boric. puriss. recrist.	1 181 500	1 074 100
„ citric. puriss. crist.	3 702 100	3 365 600
„ diaethylbarbitur.	2 296 800	3 655 600
„ salicyl. puriss. „Riedel" crist.	3 623 300	3 294 800
„ tartaric. puriss. crist.	4 214 100	3 831 000
Antipyreticum „Riedel" crist. u. pulvis (Pyrazol. phenyldimethylic.)	11 421 300	10 383 200
Antipyreticum compos. „Riedel" (Dimethylphenylpyrazoloncoffeincitrat)	12 6 3 000	11 557 400

Preistabellen (Abb. 34) legen beredtes Zeugnis dafür ab. Nach Einführung der Reichsmark herrschten ab 1924 zwar kurz stabilere Verhältnisse; „Goldene Zwanziger" gab es jedoch nur für wenige. Viele machten die neuen politischen Verhältnisse in der Weimarer Republik dafür verantwortlich. Auf rund 300 Interessenverbände und Splittergruppen verteilt, versuchten sie, den verschiedensten Forderungen Gehör zu verschaffen.

1933–1945: „Wiedergeburt der Pharmazie"

Die Folgen der Weltwirtschaftskrise und der hohen Arbeitslosigkeit blieben auch im Apothekerstand nicht ohne Wirkung. Am Vorabend der nationalsozialistischen Machtergreifung waren im Jahre 1931 beispielsweise Umsatzeinbrüche von bis zu 30 % und über 2.000 arbeitslose Apotheker zu verzeichnen. Die utopisch-nostalgische Forderung der nationalsozialistisch gesinnten „Arbeitsgemeinschaft deutscher Apotheker" (ADA) nach einer „Wiedergeburt der Pharmazie" traf daher den Nerv vieler.

Die nationalsozialistische Gleichschaltung aller gesellschaftlichen, wirtschaftlichen und politischen Kräfte führte ab 1933 zu einer totalitären Umstrukturierung der Berufsorganisationen der Apothekerschaft. Dies ging mit der Auflösung zahlreicher bestehender Institutionen einher. So war beispiels-

weise nach dem erzwungenen Rücktritt des langjährig bewährten Vorstandsvorsitzenden Heinrich Salzmann (Abb. 31) der DAV in die „Standesgemeinschaft Deutscher Apotheker" (StDA) – später „Deutsche Apothekerschaft" – überführt worden. Alle Berufsangehörigen waren verpflichtet, in der 1937 gegründeten Reichsapothekerkammer Mitglied zu werden. Die Kammer unterstand nach internem Ringen um den Posten seit 1937 dem „Reichsapothekerführer" Albert Schmierer (1899–1974). Kurz zuvor – im Jahre 1934 – war eine neue Apothekenbetriebsordnung in Kraft getreten; die seitens der Nationalsozialisten propagandistisch genutzte und angekündigte – seit dem Ende des 19. Jh. weit überfällige – Apothekenreform blieb jedoch weiterhin aus. Auch der Versuch der StDA, durch ein standeseigenes genossenschaftlich geführtes Unternehmen – das aus den zuvor zwangsvereinigten Spezialitätenunternehmen gebildet worden war – den pharmazeutischen Industriebetrieben entgegenzutreten und die Arzneimittelproduktion (Abb. 35) zumindest teilweise wieder in die Hand der Apotheker zurückzuholen, hatte nicht den erhofften Erfolg.

Mit der Machtergreifung der Nationalsozialisten setzte ab 1933 die antisemitische Gesetzgebung ein, so dass auch die bald gleichgeschaltete pharmazeutische Fachpresse gegen eine „zunehmende Verjudung" des Standes polemisierte. Tatsächlich stellten die im Jahre 1932 im Deutschen Reich tätigen ca. 650 jüdischen Apotheker jedoch nur 7 %

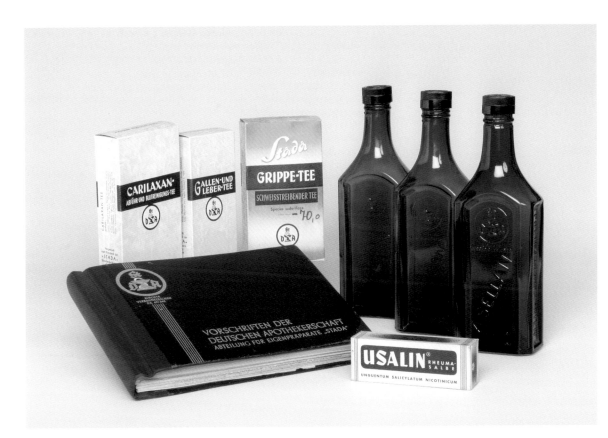

Abb. 35 Arzneimittel des standeseigenen genossenschaftlichen Unternehmens aus den 1930er Jahren und eine Sammelmappe mit Rezepturvorschriften aus den Jahren 1935–1937. Rechts im Bild Pressglasflaschen, speziell für die ebenfalls in der Apotheke hergestellte Lebertranemulsion „Asellan". Inv.-Nr. I B 2263-2264, I B 1844, I B 1815, II A 1662-1664, VII A 1056.

der Apothekerschaft. Die meisten von ihnen lebten und arbeiteten in Berlin, wo 25% der Apotheken unter jüdischer Leitung standen. Bis zum Ende der nationalsozialistischen Herrschaft hatten 310 Apotheken unter entwürdigenden Bedingungen den Besitzer gewechselt und alle deutschen Apotheker jüdischer Abstammung ihre Existenz verloren.

Während des Zweiten Weltkrieges verschärfte sich binnen kurzer Zeit die Versorgungslage auch für Arzneimittel und Grundstoffe der Herstellung (Abb. 38). Die Zerstörungen von Industriebetrieben und Großhandelslagern und in den Städten natürlich auch von Apotheken führten bald zu erheblichen Schwierigkeiten. *„In der eigenen Apotheke hatten wir kein elektrisches Licht, kein Gas, kein Wasser und große Teile der Standgefäße waren durch den Luftdruck ‚Vom Winde verweht'. Fensterglas war natürlich auch nicht da, es war eine sehr offene Apotheke. Die Anforderungen waren aber da-*

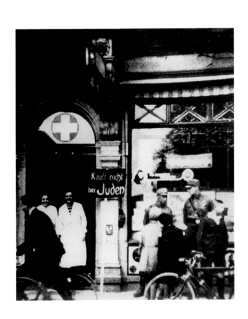

Abb. 36 Boykott jüdischer Geschäfte: SA-Männer vor der Löwen-Apotheke von Oscar Weil (1888–1955) in Karlsruhe-Durlach am 1. April 1933. Inv.-Nr. VII C 572.

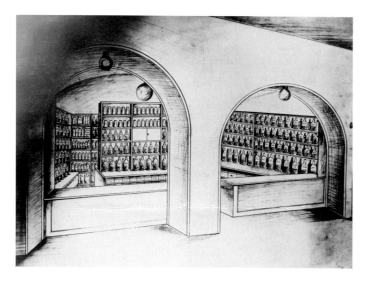

Abb. 37 Zeichnerische Ansicht der 1944 in Mannheim eingerichteten „*1. Bunkerapotheke im Deutschen Reich*", entnommen dem darüber angefertigten maschinenschriftlichen Bericht. Auszug: „*... das Schießen der Flak hört man kaum, die Bomben spürt man etwas am Zittern des Bodens, den Luftdruck nur am Klappern der Ventile. Ungenutzt aber blieb die Zeit während der Alarmstunden nicht. Da wurde Lebertran-emulsion fertig gemacht und ... Kopfwehpulver in rauen Mengen bereitet, Flaschen gespült und vor allem die Bezugsscheine ausgefüllt, die dann nach dem Alarm mit großen Hoffnungen auf Genehmigung ... der Post übergeben wurden.*" 1944. Inv.-Nr. VII A 1099.

durch, dass viele andere Apotheken ausgefallen waren (von 24 Apotheken der Innenstadt stehen zur Zeit noch 9) enorm groß ... , Verkehrsmittel und auch Telefon in der Stadt außer Betrieb gesetzt, die behelfsmäßigen Verkehrsmittel, wie Auto und Motorrad, waren verbrannt ..." So schildert der damalige Eigentümer der Löwen-Apotheke Mannheim die Situation nach einem Luftangriff im Herbst 1943. Die Zeilen entstammen seinem Artikel über die „1. Bunkerapotheke im Deutschen Reich" (Abb. 37), die er binnen sechs Wochen in den Kellerräumen eines Trümmerhauses errichtete. Sie umfasste zehn Räume: Offizin, Laboratorium, Lagerraum, Materialkammer und weitere Vorratsräume, Verbandsstoffkammer, Glas- und Kartonagenkammer, Büro und Nachtdienstzimmer.

Die „Wiedergeburt der Pharmazie" endete in Trümmern. Von den 7.500 Apotheken im Jahre 1939 waren rund 20 % am Kriegsende total zerstört, weitere 20 % konnten nur in notdürftig hergerichteten Räumen den Betrieb aufrecht erhalten.

Abb. 38 Antwortschreiben der Reichsapotheker-kammer vom 4. April 1945 an Apotheker Seeger, (Apotheke Schwedt an der Oder), der sich wegen Versorgungsengpässen bei Arzneistoffen an die Kammer in Berlin gewandt hatte: „*... Insulin ist so gut wie überhaupt nicht mehr zu haben. Die Schwierigkeiten werden mit jedem Tag größer ... Das Spiritus-Kontingent ist um die Hälfte gekürzt worden ...*". Inv.-Nr. VII A 860c.

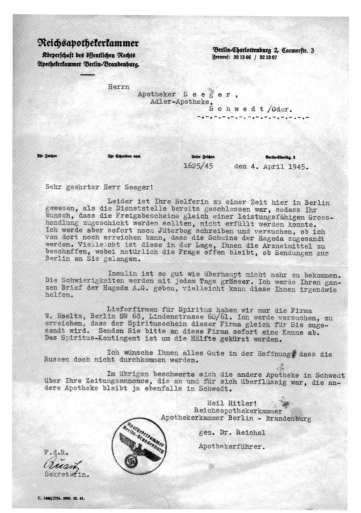

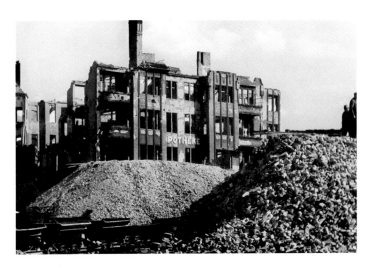

Abb. 39 Die Apotheke am Bayrischen Platz in Berlin, Aufnahme 1946. Foto-Archiv Friedhelm Reinhard, Berlin.

Getrennte Wege – Vereinigung

Nach dem Zusammenbruch 1945 musste schnellstmöglich eine flächendeckende Arzneiversorgung in den vier Besatzungszonen sichergestellt werden. Lebenswichtige Medikamente (z. B. Insulin) waren wie bereits in den letzten Kriegsmonaten nur in kleinsten Mengen verfügbar und streng rationiert, aber auch zur Arzneiherstellung benötigte Grundstoffe wie Spiritus, Zucker, Vaseline sowie Öle und alle notwendigen Behältnisse zur Abgabe der Arzneimittel waren „Mangelwaren" in der Apotheke der Nachkriegszeit (Abb. 40).

Viele Medikamente fehlten und mussten nun in den Apotheken wieder selbst hergestellt werden. Die althergebrachte „Apothekerkunst" kam zu neuen Ehren – auch Grundstoffe und spezielle Arzneiformen wie Tabletten wurden in der Apotheke wieder angefertigt, bis die teils stark kriegszerstörten und in der sowjetischen Besatzungszone (SBZ) zudem durch Demontage geschwächten pharmazeutisch-chemischen Betriebe wieder ausreichende Mengen produzieren und liefern konnten.

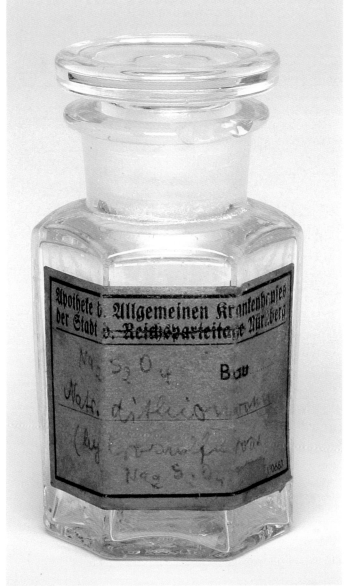

Abb. 40 Die Materialknappheit führte allerorten zur Wiederverwendung von Arzneiflaschen und, wie bei dieser Flasche, zur Weiterverwendung der oft noch in großen Mengen vorrätigen Etiketten. Die Zeit der „Stadt der Reichsparteitage" war vorbei, der Aufdruck wurde kurzerhand durchgestrichen. Inv.-Nr. II A1735.

PHARMAZEUTISCHE ZEITUNG

VEREINIGT MIT APOTHEKER-ZEITUNG

Zentralorgan für den Deutschen Apothekerstand
Begründet 5. April 1856 von H. Mueller, Bunzlau

HERAUSGEBER: ARBEITSGEMEINSCHAFT DER
BERUFSVERTRETUNGEN DEUTSCHER APOTHEKER

REDAKTION:
Dr. HANS MEYER und WOLFGANG EBERHARDT

103. JAHRGANG   19. JUNI 1958   NR. 25

Artikel: Die Entscheidung.

Tagesgeschichte. Bundesrepublik Deutschland: Berufungen in den Bundesgesundheitsrat. Das „Ende aller Bedürftnisprüfungen". Das Ausmaß der Sozialsteuern. Erster Deutscher Krankenhaustag. Fremdstoffe in Lebensmitteln grundsätzlich verboten. Hamburg: Herstellung von Arzneifertigwaren. Berlin (Ostsektor): Giftverordnung — Erteilung der Erlaubnis.

Kleine Mitteilungen / Personalnachrichten

Fachkörperschaften: Apothekerkammer Bremen. Verband der Mitarbeiter Hamburgs. Fédération Internationale des Pharmaciens Catholiques.

Öffentliches Forum

Die Entscheidung!

Nach der Überzeugung des Bundesverfassungsgerichts entspricht gegenwärtig allein die Niederlassungsfreiheit für Apotheker der Verfassungslage

I.

Dr. M. Das Bundesverfassungsgericht (BVerfG) hat am 11. Juni 1958 gesprochen und damit ist die Entscheidung über die Regelung des Apothekenwesens, über die Gestaltung eines Bundesapothekengesetzes gefallen. Sie lautet: unbeschränkte Niederlassungsfreiheit für Apotheker! Das höchste deutsche Gericht hat sich damit dem Urteil des Bundesverwaltungsgerichts vom 22. November 1956 angeschlossen; ja es geht darüber hinaus, indem es auch die Möglichkeit einer Lenkung für neu zu errichtende Apotheken offen läßt. Das ist für den deutschen Apothekerstand eine bittere Offenbarung, mit der er sich aber abzufinden haben wird. Der neunzigjährige Streit innerhalb des deutschen Apothekerstandes, zwischen dem Apothekerstand und den jeweiligen Regierungen, ist zu Ende. Das Gericht hat dem Artikel 12 Abs. 1 GG eine Auslegung gegeben, die zwangsläufig zu diesem Urteil führen mußte, wenn es für eine Beschränkung der Zahl der Apotheken nicht schwerwiegende, aus dem öffentlichen Interesse geborene Gründe als maßgeblich anerkennen wollte. Das hat das BVerfG verneint. Ob die für diese negative Einstellung des Gerichts in der Begründung der Entscheidung gemachten Ausführungen überzeugend sind, mag dahingestellt bleiben, wir auch der Ansicht sind, daß die vom Bundesverfassungsgericht getroffene Beurteilung „hypothetischer Kausalverläufe" gerade auf dem Gebiet der Arz-

neiversorgung, zumindest für einen längeren Zeitraum, auf den sich ein Gesetzgeber einzurichten hat, nicht zutreffend ist.

Das BVerfG hat durch seine Auslegung des Art. 12 Abs. 1 GG geglaubt, zu diesem Ergebnis kommen zu müssen. Es ist der Ansicht, daß durch die Niederlassungsfreiheit für Apotheker ein „überragendes Gemeinschaftsgut" nicht gefährdet und daß es andere Wege gibt, um möglichen Gefährdungen vorzubeugen. Es ist somit zu dem gleichen Ergebnis gekommen, das die amerikanische Militärregierung im Jahre 1949 dem Schreiber dieser Zeilen gegenüber vertrat, nämlich, daß jeder Apotheker seinen „Job" machen solle, daß es aber die Aufgabe des Staates sei, eine mißbräuchliche Ausnutzung dieses Jobs zu ahnden.

Das bedeutet das Gegenteil der bisherigen Praxis der deutschen Gesundheitspolitik, die durch eine Beschränkung der Zahl der Apotheken dem Apotheker eine gesicherte Existenz sichern wollte, damit er seinen verantwortungsvollen Beruf ordnungsgemäß ausüben konnte. Zugegeben werden muß, daß dieser Grundsatz von den Regierungen in den vergangenen 50 Jahren sowohl auf dem Gebiet der industriellen Herstellung von Arzneimitteln wie auch auf dem des Verkehrs mit Arzneimitteln außerhalb der Apotheken verlassen worden ist. Man hat hier die Dinge treiben lassen, ohne die notwendigen Gesetze zu erlassen und durch eine starke Exekutive für Ordnung zu sorgen.

Abb. 41 Schlagzeile in der Pharmazeutischen Zeitung 1958 zum Urteil des Bundesverfassungsgerichtes zur Niederlassungsfreiheit. Bibl.-Sign. Z Zei 2/62.

Im Apothekenwesen ging es daneben vor allem um den Aufbau einer Struktur der Apothekerorganisationen sowie um die Eingliederung der Flüchtlingsapotheker. In der amerikanischen Zone stand zudem die kurzzeitig eingeführte und heiß umstrittene Niederlassungsfreiheit zur Debatte.

In den drei Westzonen des besetzten Deutschland entstand eine neue, demokratische Organisationsstruktur der Apothekerschaft: 1950 schlossen sich die Ende der 1940er Jahre gegründeten Apothekerkammern und -vereine der Länder in der ABDA – Arbeitsgemeinschaft der Berufsvertretungen Deutscher Apotheker – zusammen, heute Bundesvereinigung Deutscher Apothekerverbände genannt. Die Arbeitsteilung von Kammer und Verein ist neben der Wahrnehmung der Gesamtinteressen des Berufsstandes durch die ABDA zum einen gesetzlich vorgegeben. Sie hat sich zum anderen dahingehend entwickelt, dass Berufsrecht, Approbationsordnung und Apothekenbetriebsordnung sowie die Fortbildung und auch die künftige Weiterbildung zum Bereich der Kammern gehören. Hingegen sind die Lieferverträge mit den Krankenkassen, die Arzneitaxe sowie Marketing-Maßnahmen der deutschen Apotheken Schwerpunkte der verbandspolitischen Aufgaben der Vereine.

Die folgenden Jahre brachten in der BRD teilweise tiefgreifende Veränderungen im Apotheken- und Arzneimittelwesen: Neben der Bewältigung der Kriegsfolgen sorgte die „Konzessionsfrage" für anhaltende Diskussionen. 1960 wurde aufgrund eines Urteils des Bundesverfassungsgerichtes aus dem Jahre 1958 die Niederlassungsfreiheit für Apotheken eingeführt (Abb. 41). Die bis dahin über Jahrhunderte bestehende gesetzlich gesteuerte Beschränkung der Apothekenzahl durch Privileg oder Konzession ist seitdem aufgehoben. Damit war ein Schlussstrich unter die seit dem 19. Jh. andauernde Streitfrage um die „Apothekenreform" gezogen: Seit dieser Zeit hatte einer durch neue Konzessionen oder Neuprivilegierung nur sehr gering wachsenden Zahl von Apotheken eine schnell ansteigende Zahl von ausgebildeten Apothekern gegenübergestanden, die keine Gelegenheit fanden, ein Geschäft zu erwerben oder zu pachten. Dies führte zu einem erbitterten Streit zwischen den Apothekenbesitzern auf der einen Seite und den ob der geringen Zahl erwerbbarer Betriebe oft lebenslang angestellt bleibenden Apothekern auf der anderen Seite. Die Apothekenzahl stieg nach dem Urteil des Bundesverfassungsgerichtes von ca. 6.500 auf schließlich rund 17.500 bis zum Jahr 1989 an. Seit der Wiedervereinigung versorgen rund 21.000 öffentliche Apotheken die Bevölkerung in Deutschland.

„Volkseigentum auch im Gesundheitswesen" hieß ein Ziel der 1949 gegründeten DDR. Das Arzneimittel- und Apothekenwesen gestaltete man einschließlich der Ausbildung im sozialistischen Sinne neu. Die Apotheken wurden nach und nach verstaatlicht. Der Grundstein dazu wurde schon kurz nach dem Krieg in der sowjetischen Besatzungszone gelegt: 1949 erloschen mit der „Verordnung über die Neuregelung des Apothekenwesens" alle vererblichen und veräußerlichen Apothekenbetriebsrechte mit sofortiger Wirkung. Die Versorgung der Bevölkerung mit Arzneimitteln galt als gesellschaftliche Aufgabe, deren Erfüllung durch die staatlichen und privaten Apotheken zu erfolgen hatte.

Schrittweise veränderte sich in Folge gesetzlicher Verordnungen, Verfügungen und Zentralisierungsmaßnahmen die Apothekenlandschaft der DDR. Eine Apotheke versorgte im Durchschnitt rund 8.000 Bewohner, so dass großräumige Betriebe mit bis zu 30 Mitarbeitern nicht selten waren.

Verstaatlichte sowie auch einige neu gegründete Landes-, Poliklinik-, Betriebspoliklinik- und Krankenanstalts-Apotheken boten ein rund 2.400 Produkte umfassendes Arzneimittelsortiment auf der Basis von etwa gleich vielen Wirkstoffen an. Trotzdem existierten aber auch einige als Privatbetriebe weiter: 1960 wurden noch 100 Pacht- und rund 170 Privatapotheken gezählt, während es 1989 nur noch wenig mehr als zwei Dutzend privat geführte Apotheken gab. Die Gesamtzahl stieg in der DDR von rund 1.700 bei Kriegsende auf ca. 2.000 im Jahr 1989 an.

Die 1926 erstmals erschienene sechste Ausgabe des Deutschen Arzneibuches (DAB 6) war wie in der BRD auch in der DDR nach dem Krieg weiterhin das amtlich vorgeschriebene gültige Arzneibuch, ergänzt durch einige Nachträge in den Folgejahren. In diesen über vierzig Jahren Gültigkeit des DAB 6 hatte sich das Arzneimittelwesen allerdings grundsätzlich gewandelt. Ab 1964 erlangte deshalb das lang ersehnte Deutsche Arzneibuch 7. Ausgabe DAB 7-DDR amtliche Gültigkeit (Abb. 42), während in der Bundesrepublik im Jahre 1968 das neue Arzneibuch DAB 7 (BRD) eingeführt wurde.

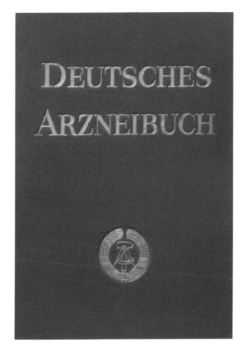

Abb. 42 Das Deutsche Arzneibuch der DDR, 7. Ausgabe (DAB 7 – DDR) 1964. Bibl.-Sign. P 271.

Wie in Westdeutschland, so hatten auch die Apotheker in der DDR – und ihre Patienten – nach Kriegsende unter dem Mangel an allen zur Arzneiherstellung nötigen Stoffen zu leiden. Auch in der Industrie fehlten die wichtigsten Grund- und Wirkstoffe. Hinzu kam erschwerend, dass die Pharmaindustrie der DDR unter einer sehr viel schwierigeren Startposition litt, denn bis 1945 wurde der größte Teil der pharmazeutischen Gesamtproduktion auf dem Gebiet hergestellt, das nach Kriegsende unter Kontrolle der drei Westmächte stand. Auf dem Territorium der späteren DDR befanden sich 1945 nur Produktionsanlagen für rund 5% des Vorkriegs-Arzneibedarfes. Um die Versorgung in Gang zu setzen, galt es, aus dem Nichts einen völlig neuen Industriezweig aufzubauen. 1959 trugen 23 volkseigene pharmazeutische Betriebe, sechs zentralgeleitete Chemiebetriebe, 20 kommunale und 64 private Arzneimittelhersteller die Arzneimittelproduktion der DDR. Ein Großteil wurde 1979 zum VEB Pharmazeutisches Kombinat GERMED vereinigt (Abb. 43). Dessen Produkte exportierte man in stattlicher Menge auch ins „befreundete sozialistische Ausland", was einen wichtigen Faktor der DDR-Wirtschaft ausmachte.

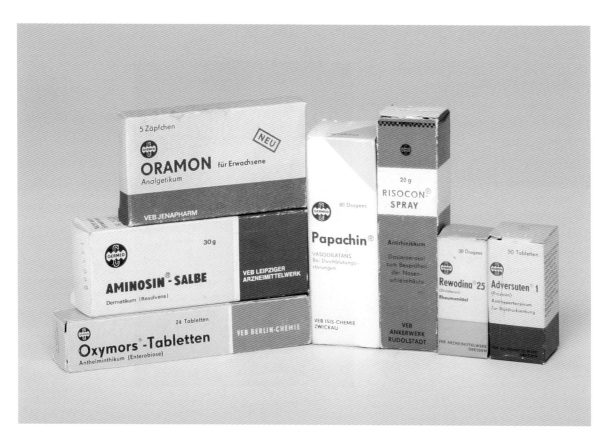

Abb. 43 Arzneimittel des Pharmazeutischen Kombinates GERMED, um 1989. Inv.-Nr. I B 2059, I B 1518, I B 1439, I B 1538, I B 1852, I B 1583, I B 1536.

Auch der Handel wurde schrittweise zentralisiert und die direkte Belieferung der Apotheken durch die Hersteller mit dem Zwischenschalten staatlicher Großhandelsorgane völlig unterbunden. Wegen nicht ausreichender Transportmittel wurden die Arzneimittel schließlich in 14-tägigem Rhythmus ausgeliefert. Eine erhöhte Lagerhaltung in den Apotheken der DDR war die Folge (zur gleichen Zeit waren und sind in der BRD – teils mehrmals – tägliche Lieferungen seitens des Großhandels die Regel). Durch Bedarfsforschung und langfristige Planung sollten die häufigen Probleme der Industrie bei Herstellung, Lagerung und Lieferung (Defekte) verringert werden, jedoch konnten damit weder die Produktionskapazität der Industrie noch die teilweise importabhängige Wirkstoffbereitstellung nachhaltig beeinflusst werden.

In den 1980er Jahren fand ein weiterer Zentralisierungsprozess im Apothekenwesen der DDR statt. Die Apotheken eines oder mehrerer Kreise wurden unter dem Dach von neu eingerichteten „Pharmazeutischen Zentren" zusammengefasst. Vorläufer waren die Versorgungsbetriebe und -zentren gewesen (Abb. 44). Ziel war eine Rationalisierung und Konzentration der verschiedenen, bislang in jeder Apotheke separat durchgeführten Arbeitsgänge und eine stärkere Reglementierung durch die staatliche Leitung. Bis dahin hatten die Apotheker im Rahmen der vorgegebenen Finanz- und Stellenpläne weitgehend selbständig gewirtschaftet. Die mit der Buchführung beginnende Zentralisierung stieß auf Skepsis, und als auch die meisten Laborarbeiten an einer Stelle im Kreis durchgeführt werden sollten, erhob sich zunächst Widerspruch der Apotheker, die sich ihrer ureigensten Aufgaben beraubt sahen.

Als Vorteil wurde angeführt, dass der wachsende Umfang der Arzneimittel-Ersatzherstellung, die aufgrund fehlender Industrieprodukte notwendig war, die Kapazität der einzelnen Apotheken überschritten hätte; auch schien die Fertigung in Pharmazeutischen Zentren rationeller und die Endkontrolle durch zentrale Kontrolllaboratorien gesichert. Allerdings beeinträchtigte die zunehmende Einflussnahme der staatlichen Leitung, die die Beschlüsse von „Staat und Regierung" auf politisch-ideologischer Ebene durchzusetzen hatte, die freie Entscheidung der Apotheker und das Arbeitsklima auch in der kleinsten Apotheke.

Nach der Vereinigung der beiden deutschen Staaten übernahmen im Jahre 1990 die neuen Bundesländer die Struktur des Apothekenwesens der BRD. Landesapothekerkammern und Landesapothekerverbände wurden gegründet, die zusammen mit denen der „alten" Bundesländer unter dem Dach der ABDA – Bundesvereinigung Deutscher Apothekerverbände – angesiedelt sind.

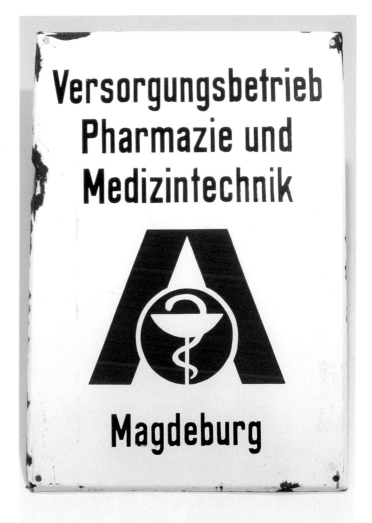

Abb. 44 Emailleschild des Versorgungsbetriebes in Magdeburg, ca. 1970. Inv.-Nr. VII E 255.

Berufsbild im Wandel

Vom Handwerk zur Wissenschaft

Abb. 45 Lehrling und
Apotheker. Kolorierte
Holzschnitte nach J.
J. Grandville, 1843.
Inv.-Nr. VII B 354.

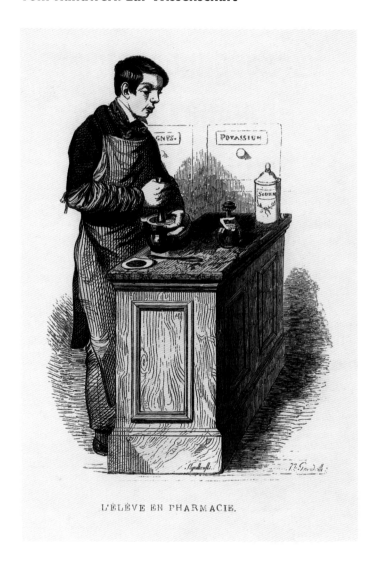

L'ÉLÈVE EN PHARMACIE.

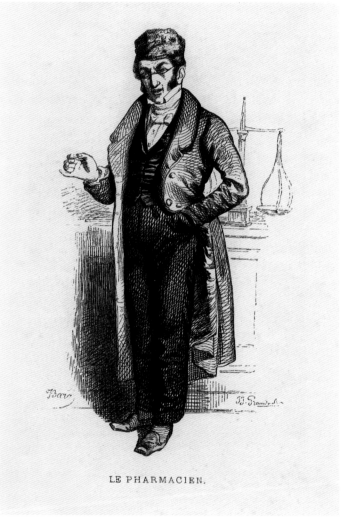

LE PHARMACIEN.

Die Ausbildung zum Apotheker vollzog sich in Deutschland bis ins 19. Jh. nach dem traditionellen Muster des Handwerks: Lehrling/Geselle/Meister. Erst vom 16. Jh. an sind vermehrt Belege für die Ausbildung vorhanden. Lateinkenntnisse waren eine häufig geforderte Bedingung für die Aufnahme als Lehrling.

Im Vordergrund der Ausbildung standen vor allem die Vermittlung praktischer Fähigkeiten und eingehender Warenkenntnisse. Bis in das 19. Jh. bedeutete das Erlernen der „Apothekerkunst" vielerorts fünf bis sieben oft schwere Lehrjahre, je nach örtlicher Regelung mit oder ohne abschließende Prüfung. Daran schlossen sich einige Jahre als Geselle auf Wanderschaft an, um die Kenntnisse zu vertiefen und zu erweitern. Danach bestand die Möglichkeit, eine bereits eingesessene Apotheke zu übernehmen, sofern man die damit verbundenen rechtlichen und finanziellen Hürden meisterte. Auch an die Neuerrichtung einer Apotheke war zu denken, wenn die Erlaubnis dazu erlangt werden konnte, da die Beschränkung der Apothekenzahl strikt gehandhabt wurde. Nicht wenige verdienten sich daher ihren Lebensunterhalt als angestellte Apotheker.

Die rasante Entwicklung der Naturwissenschaften im 18. Jh. veränderte auch die Aufgaben des Apothekers. Die weitgehend praktisch geprägte Ausbildung wurde den neuen Erkenntnissen immer weniger gerecht. Landespolitische Bestrebungen dagegen gab es zunächst kaum. Preußen hatte dabei ab 1725 eine Vorreiterrolle: angehende Pharmazeuten wurden ab dann zwar noch nicht zum Besuch einer Universität, aber immerhin zum Besuch des angesehenen Collegium Medico-Chirurgicum in Berlin verpflichtet. Hier lehrte der herausragende Berliner Hof-Apotheker Caspar Neumann (1683–1737). Berlin blieb jedoch lange Zeit hin-

weg die einzige Möglichkeit zur professionellen Weiterbildung.

Ab dem Ende des 18. Jh. entstanden in ganz Deutschland private, von Apothekern geleitete Lehrinstitute zur Unterrichtung. So verband z. B. der Apotheker Johann Christian Wiegleb (1732–1800) im heutigen Bad Langensalza bereits ab dem Jahre 1779 Vorlesungen für interessierte „Zöglinge" zu Pharmazie und Chemie mit solchen über den praktischen Teil der Apothekerkunst (Abb. 46, vgl. auch S. 281).

Unter diesen Instituten war die „Pensionsanstalt" des Apothekers Johann Bartholomäus Trommsdorff (1770–1837) in Erfurt die bekannteste und erfolgreichste Ausbildungsstätte. Die herausragende Persönlichkeit Trommsdorff gilt als Wegbereiter des akademischen Pharmaziestudiums.

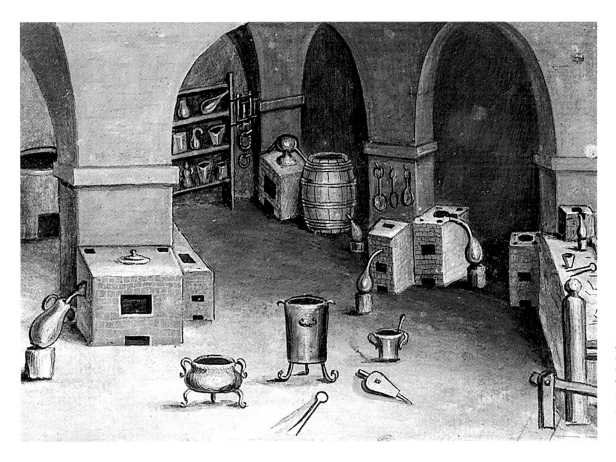

Abb. 46 Darstellung des Laboratoriums von Johann Christian Wiegleb im Stammbuch des Apothekers Jakob Friedrich Pfister, 1785. Inv.-Nr. VII A 1097.

In Deutschland schrieb dann zuerst das Königreich Bayern im Jahre 1808 den Apothekergehilfen den mindestens zweijährigen Besuch an den „Medizinal-Sektionen" der landeseigenen Universitäten vor, wo Vorlesungen in Chemie, Botanik und Pharmazie gehört werden konnten. Andere deutsche Länder folgten dem nach. Nach der Reichsgründung wurde 1875 schließlich im Deutschen Reich eine einheitliche Ausbildungsordnung eingeführt und damit ein Studium von drei Semestern Dauer allgemein verbindlich. Dominierend blieb jedoch weiterhin der praktische Ausbildungsteil.

Im frühen 20. Jh. wurden dann die Grundlagen für eine vollakademische Ausbildung geschaffen, indem man 1921 das Abitur als Voraussetzung für den Apothekerberuf festlegte. Ab 1934 mussten für die staatliche Genehmigung zur Berufsausübung (Approbation) schließlich ein 2-jähriges Praktikum in einer Apotheke mit anschließender Prüfung („Vorexamen"), sechs Semester Studium und ein Jahr Kandidatenzeit absolviert werden. Ab 1939 entfiel die Kandidatenzeit bis zu ihrer Wiedereinführung im Jahre 1951.

Im Nachkriegsdeutschland teilten sich auch in der Frage der Ausbildung die Wege. In der BRD wurde 1951 auf die Ausbildungsordnung von 1934 zurückgegriffen, und der Ausbildungsgang „Praktikum – Studium – Kandidatenzeit" blieb bis ins Jahr 1971 unverändert bestehen. Erst mit der Reform der Approbationsordnung für Apotheker – gültig ab Oktober 1971 – entfiel das zweijährige Praktikum in der Apotheke vor dem Studienbeginn. Zugleich hob man die Semesterzahl zunächst auf sieben und ab 1989 – der Notwendigkeit auf Angleichung innerhalb der Europäischen Union folgend – auf acht Semester an und legte damit einen deutlicheren Schwerpunkt auf die universitäre Ausbildung. Im ersten Ausbildungsabschnitt war seitdem außerdem eine achtwöchige Famulatur in der Apotheke zu absolvieren. Im Jahre 2000 wurde eine neue Approbationsordnung erlassen, wodurch der Ausbildungsgang durch zusätzliche Fächer erweitert und ein deutlicher Schwerpunkt auf der Theorie gesetzt wird.

Auf das Studium folgt nach wie vor eine einjährige praktische Tätigkeit, das Pharmaziepraktikum, an das sich der dritte Prüfungsabschnitt anschließt, dessen erfolgreiches Bestehen Voraussetzung zur Erteilung der Approbation ist. Danach steht der Weg frei, beispielsweise als Apotheker in einer öffentlichen Apotheke, als Krankenhausapotheker oder als Apotheker in der pharmazeutischen Industrie und in der Forschung tätig zu werden.

In der DDR hatte die Ausbildung im Rahmen der 1934 gelegten Grundlagen nur noch kurz Bestand. Bereits 1951 erfolgte mit der Verabschiedung eines neuen Studienplanes für das Fach Pharmazie eine Schwerpunktsetzung im universitären Ausbildungsbereich. Die Studiendauer wurde auf acht Semester heraufgesetzt – bei gleichzeitigem Wegfall der zweijährigen Praktikantenzeit vor dem eigentlichen Studium. Praktika wurden nun während des Studiums durchgeführt, nach Studienabschluss schloss sich eine zweijährige Kandidatenzeit in einer Apotheke an. Wenn diese Anforderungen erfolgreich erfüllt waren, erfolgte die Approbation. 1955 fand eine Überarbeitung der Regelungen statt: Das entfallene berufliche Praktikum wurde wieder eingeführt, denn die vor dem Studium erworbenen Kenntnisse aus dem Apothekenpraktikum zeigten sich als unverzichtbar und man fürchtete, sie im Studium aus Zeitgründen nicht vermitteln zu können. Rund zehn Jahre später jedoch wich das Praktikum erneut einer Neuordnung des Studienganges. Die Ausbildung sollte nun vermehrt auf andere Bereiche, beispielsweise Industrie und Hochschule, abzielen und weniger auf die Praxis in der Apotheke selbst. Einer stärkeren Verwissenschaftlichung der Ausbildung trug außerdem die Einführung eines zunächst wahlweisen, ab 1968 obligaten Diplom-Abschlusses Rechnung. Diese Regelung blieb bis 1990 bestehen, wobei ab 1985 erneut ein einjähriges Praktikum vor Aufnahme des Studiums zu absolvieren war.

Apothekerinnen

Mithelfende Apothekerehefrauen und -töchter waren zwar bereits seit den frühesten Tagen des Apothekenwesens ebenso die Regel, wie ihre Tätigkeit gleichermaßen offiziell nicht gestattet war und über die Jahrhunderte unzählige Verbote und Erlasse nach sich zog. Die zünftig-ständisch gegliederte mittelalterliche und frühneuzeitliche Gesellschaftsordnung sah die Berufsausübung durch Frauen in Apotheken bis ins 19. Jh. nur in Ausnahmefällen vor. So belegt ein Zeugnis des Münchner Stadtapothekers Franz Xaver Orthmayer, dass in seiner Apotheke Frau Elisabeth Fersterin (1752–1787) dreieinhalb Jahre in die Lehre gegangen ist und diese 1785 erfolgreich abschloss. Deren Ausbildung war zu diesem Zeitpunkt jedoch noch eine Ausnahme und nur möglich, weil sie mit dem Ziel verbunden war, die pharmazeutische Tätigkeit ausschließlich in der Apotheke eines Frauenklosters auszuüben. Nicht jede Apothekerin eines Klosters des 18. Jh. hatte jedoch eine solch fundierte Ausbildung genossen. Eine Vorreiterrolle nahm Bayern dabei ein, hier wurde seit dem beginnenden 19. Jh. von den Klosterapothekerinnen eine erfolgreich abgeschlossene Lehrzeit vor der Aufnahme der Tätigkeit in der Klosterapotheke verlangt.

Erst im Nachgang der bürgerlichen Revolution von 1848 begannen Frauen, auf vielen Ebenen offen für gleiche Rechte einzutreten, so auch im Bereich der Ausbildung und bei der Berufswahl. Im Jahre 1899 wurden Frauen schließlich erstmals zum Universitätsstudium zugelassen, und 1906 nahm mit Magdalena Neff, geb. Meub (1881–1966, Abb. 47) die erste approbierte Apothekerin ihre Arbeit in der Apotheke auf.

Heute liegt der Anteil studierter Pharmazeutinnen bei weit über 60 %. Dem waren teils in großen Worten geführte Auseinandersetzungen vorausgegangen, die sich auch in der pharmazeutischen Fachpresse anschaulich niederschlugen (Abb. 48 bis 51).

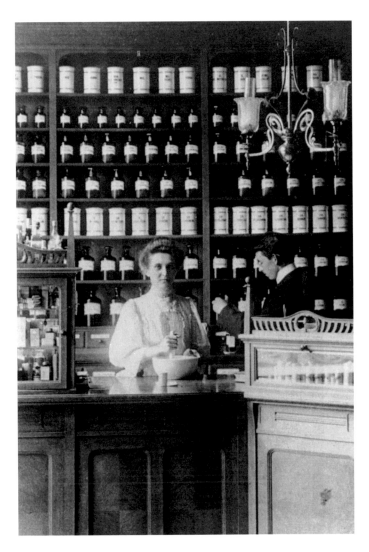

Abb. 47 Magdalena Neff, geb. Meub (1881–1966), erhielt als erste Frau im Jahre 1906 die Approbation und leitete danach gemeinsam mit ihrem Mann nahezu 50 Jahre lang die Löwen-Apotheke in Ehingen. Foto: Privatbesitz Apotheker Rüdiger Rombach, Ehingen.

Arbeitsplatz Apotheke

Abb. 48 *„Was spricht aber gegen die erwähnte Zulassung von Frauen? Eigentlich Alles! ..."* Auszug aus der Rubrik Wissenschaftliche Mitteilungen, Pharmazeutische Zeitung 1895, S. 504f. Bibl.-Sign. Z Zei 2/10.

Abb. 48

Was spricht aber gegen die erwähnte Zulassung der Frauen? — Eigentlich Alles! Die guten Eigenschaften des weiblichen Personals, welche manche Apotheker — aus egoistischen Gründen — zu dessen Gunsten anführen, müssen doch erst in der Lehre herangebildet werden. Wie stellt man sich aber die Lehrzeit eines jungen Mädchens in einem halbwegs flotten Geschäfte vor? Das weibliche Geschlecht ist weniger widerstandsfähig als das männliche. Wie soll nun ein junges Mädchen von 16 bis 18 Jahren von früh 7 bis Abends 9 oder 10 Uhr Trepp auf Trepp ab, vom Keller auf den Boden, mit einem Defektkasten oder einer Kiste beladen, thätig sein? Wie soll dieselbe den Nachtdienst versorgen; wie soll der Verkehr, die Subordination oder das Zusammenarbeiten mit dem männlichen Personal geregelt werden? — Das sind Fragen, die im Allgemeinen nicht so leicht zu beantworten sind. Dann kommt die Konditionszeit. Man hat nur ein Gehilfenzimmer und möchte gern an Stelle des theuren zweiten Gehilfen eine Assistentin engagiren. Ja, wohin mit ihr? — Wie wird es auch hier mit dem Nachtdienst? — Schliesslich hat die Betreffende ihre Approbation in der Tasche und will auf eine Konzession warten. Wer wird sie engagiren? Wer wird ihr, die doch das Recht hat, die Stelle eines ersten Rezeptars oder Verwalters auszufüllen, den nöthigen Gehorsam entgegenbringen und wie soll sie sich Respekt verschaffen? — Examinirte Assistentinnen sind noch weniger möglich als unexaminirte, sie werden aber direkt zu einer grossen Gefahr nicht nur für den ganzen Apothekerstand, sondern auch für die Allgemeinheit, sobald dieselben, was wohl in vielen Fällen der Fall sein würde, sich an einen Nichtapotheker verheirathen. Dann würde durch die Hausfrau die pharmaceutische Praxis in Kreise getragen werden, die Nichts davon verstehen. Die Hausfrau würde, soweit wie möglich, ihr eigener Apotheker und Hausarzt und auch der der ganzen Verwandtschaft sein wollen, denn die Frauen sind bekanntlich mittheilsamer und auf derartige Kenntnisse stolzer als die Männer. Es würde eine unbegrenzte Pfuscherei Platz greifen, durch welche Aerzte und Apotheker an ihrem Verdienste und die Patienten an ihrer Gesundheit schwer geschädigt werden könnten.

Das sind nur einige von den Gründen, welche gegen die Zulassung der Frauen zur Pharmacie sprechen. Wir könnten, auf Einzelheiten aus der pharmaceutischen Praxis eingehend, noch zahlreiche Fälle anführen, in denen die Thätigkeit

Abb. 49

Warum sollen einer unbescholtenen Frau die Fähigkeiten für eine verantwortliche, selbständige Stellung abgehen? Bloss weil sie sich (Pharm. Ztg. No. 42) „zu gewissenhaft" an die „gesetzlichen Bestimmungen der Pharmacie" halten würde? Was sind das für „gesetzliche Bestimmungen", deren zu gewissenhafte Befolgung dem Publikum schaden könnte? Sie sollten von der Medizinalbehörde gestrichen werden. Was sind das für „Rezepte, an deren Wortlaut man sich nicht binden" darf?

„Im Allgemeinen sind Frauen unlogisch!" heisst es dort weiter. Ach, Herr Kritiker, zeihen Sie doch unseren lieben Schöpfer nicht der Stümperei!

Wenn jene 35 Jahre lang in einer Apotheke thätige Frau (Pharm. Ztg. No. 42) aus anerkennenswerther Gewissenhaftigkeit niemals ein Rezept in Angriff nehmen würde, dessen Anfertigung ihr nicht absolut geläufig ist, so beweist das noch längst nicht, dass sie bei besserer Schulkenntnissen und gründlicher, beruflicher Ausbildung nicht zum selbständigen Betriebe befähigt gewesen wäre.

Abb. 49 *„Warum sollen einer unbescholtenen Frau die Fähigkeiten für eine verantwortliche, selbständige Stellung abgehen? ..."* Reaktion auf den Leserbrief H. Webers von Ida D. Mehling, Hamburg, Pharmazeutische Zeitung 1898, S. 431. Bibl.-Sign. Z Zei 2/12.

Abb. 50

Die Frau als Apotheker ist meines Erachtens ein Unding. Wollte man ihr eine Hilfsstellung in der Apotheke einräumen, wozu sie die Fähigkeiten durchaus besitzt, so würde ihr das auf die Dauer nicht genügen und für eine verantwortliche, selbständige Stellung gehen der Frau die Fähigkeiten unbedingt ab; man darf nicht die Frau zur Pharmacie befähigt halten, weil sie, wie Herr Ness berichtet, besonderes Talent zum Kopfrechnen besitzt und in möglichst kurzer Zeit 1²/₃ m Band berechnen kann; auch ich bin von den „goldenen Eigenschaften" der Frau, die Herr Ness erwähnt, aufrichtig überzeugt, besonders von der Gewissenhaftigkeit, — aber da gibts eine Grenze; die Frau wird sich streng an die gesetzlichen Bestimmungen der Pharmacie halten, sie wird mit derselben Gewissenhaftigkeit ihre Rezepte anfertigen, aber sie wird sich jederzeit an den Wortlaut des Rezeptes binden und da ist der Haken. Eigene logische Urtheilskraft und eine gewisse Geistesgewandtheit ist nur wenigen Frauen verliehen und im Interesse dieser wenigen Begnadeten den Frauen zu gestatten, Apotheker zu werden, wäre mindestens übereilt.

Ich war zur Vertretung in einem Geschäft, wo die Frau des Hauses ihrem Gatten 35 Jahre lang in seinem Berufe zur Seite gestanden, mit absoluter Zuverlässigkeit und vorzüglichem Erfolge mit im Geschäft thätig war und der betr. Herr Apotheker erklärte mir, dass die Gewissenhaftigkeit seiner Frau besonders anerkennenswerth desshalb sei, weil sie niemals ein Rezept in Angriff nehmen würde, dessen Anfertigung ihr nicht absolut geläufig sei. Wenn jene Dame trotz ihrer dankenswerthen 35 jährigen Thätigkeit sich nicht zum selbständig pharmaceutischen Betriebe fähig erwies, dann gelingt das erst recht nicht bei unseren sittlich ernsten, höheren Töchtern, selbst wenn sie mit Maturum und Staatsexamen gewappnet wären.

Man wird erwidern, dass es auch Frauen gibt, die exakt logisch denken und arbeiten können! Ja, aber das sind stets Ausnahmen, im Allgemeinen sind Frauen unlogisch!

Abb. 50 *„Die Frau als Apotheker ist meines Erachtens ein Unding ..."* Aus dem Leserbrief des Apothekenverwalters H. Weber, Pharmazeutische Zeitung 1898, S. 375. Bibl.-Sign. Z Zei 2/12.

Abb. 51

... Der Charakter des Weibes wird durch die Ausübung der Pharmacie gewiss nicht grade veredelt werden. Im Verkehr mit der rohen Masse werden bei der Besprechung gewisser menschlicher Krankheiten und Gebrechen die Frauen sicherlich häufig in eine das Zartgefühl verletzende Lage versetzt werden. Da indessen sonst dem weiblichen Geschlecht im Allgemeinen die Fähigkeiten zur Erlernung und Ausübung der Pharmacie nicht abzusprechen sind, so werden wir es wohl noch erleben, dass einige, allerdings wohl wenig damenhafte, Frauen unsere Kollegen werden. Das ist vielleicht bedauerlich, denn nach pessimistischer Anschauung ist ein Kollege ein Mensch, vor dem man sich in Acht zu nehmen hat. Zu fürchten haben wir von der Konkurrenz der Frauen indessen wohl nur wenig.

„Des Weibes Stärke
Wird dich nicht besiegen,
Doch ihre Schwäche
Macht dich unterliegen,
Denn sie bedarf der Kraft nicht und der List,
Weil ihre Schwäche ihre Stärke ist."

Man sehe sich nur einmal die Arbeitsfelder an, welche das weibliche Geschlecht von jeher mit den Männern gemeinsam beackern durfte. Frei und offen stand den Frauen die Ausübung von Ackerbau, Handel, Gewerbe, Kunst und ein Theil der Wissenschaft. Was hat das schöne Geschlecht dort geleistet? Von den Geschlechtsgenossinnen der heiligen Cäcilia wird weit mehr als von den Männern heute die Pflege der Musik betrieben. Trotzdem gibt es eigentlich nur einen einzigen bedeutenderen Komponisten mit einem weiblichen Namen, nämlich Maria von Weber, und das ist — ein Mann. Die im Laufe der Geschichte entstandene Arbeitstheilung zwischen den beiden Geschlechtern ist keine zufällige, sondern fusst auf deren geistiger und physischer Veranlagung. Dort wo das Zarte und Milde, die Gemüthspflege und Herzensbildung zur Geltung kommt, ist der eigentliche Wirkungskreis der Frau, nicht dort wo kühles Berechnen und Ueberlegen des Verstandes, Kombinationsgabe, Thatkraft und Energie erforderlich ist!

Abb. 51 *„Der Charakter des Weibes wird durch die Ausübung der Pharmazie nicht gerade veredelt werden ..."* Stellungnahme des Pharmaziehistorikers H. Peters (1847 – 1920), Pharmazeutische Zeitung 1895, S.692f. Bibl.-Sign. Z Zei 2/10.

Pharmazeutisches und nichtpharmazeutisches Personal

Im 20. Jh. entstanden neue Berufsbilder in der Apotheke, beispielsweise begann sich der – spätere – Ausbildungsberuf der Apothekenhelferin zu Beginn des Jahrhunderts langsam auszuformen. Bis dahin war jede Person, die in der Apotheke zur Ausbildung eintrat, auf dem Weg zum Apothekerberuf. Nicht jeder erreichte dieses Ziel, manche blieben auf der Stufe „Geselle" stehen. Mit dem Berufsbild der Apothekenhelferin entstand ein gänzlich neuer Beruf im Apothekenwesen, der bis auf wenige Ausnahmen von Frauen ausgeübt wurde. Die Umstände der Zeit trugen wesentlich zur Etablierung weiblicher Mitarbeiter in der Apotheke bei: Vor allem im Ersten Weltkrieg wäre der Apothekenbetrieb nicht mehr aufrecht zu erhalten gewesen, wenn nicht Frauen die Stellen der eingezogenen Männer eingenommen hätten.

Die im Kriegsjahr 1917 begonnene Regelung der Ausbildung zur Apothekenhelferin ging jedoch nach Kriegsende nur stockend voran, so dass der Beruf der „Helferin" noch längere Zeit in einer Art rechtlicher „Grauzone" verblieb. Die aus dem Krieg heimgekehrten Männer fanden ihre Arbeitsplätze von tüchtigen und kenntnisreichen Frauen besetzt, die überdies wesentlich weniger Lohn für die vormals von einem Mann ausgeübte Tätigkeit erhielten. Hinzu kam, dass immer mehr industriell gefertigte Arzneimittel von den Ärzten verordnet wurden, weshalb die pharmazeutischen Tätigkeiten in der Apotheke abnahmen. Frühere Nebenarbeiten wie Bestellen, „Einfassen" und „Auszeichnen" (Einräumen und Auspreisen) der Arzneispezialitäten, aber auch Buchführung und Kassenwesen hatten dagegen deutlich zugenommen. Für nichtpharmazeutisches Personal ergaben sich dadurch neue Arbeitsfelder in der Apotheke. Die Wirtschaftskrise mit Inflation und Weltwirtschaftskrise tat ein Übriges, so dass immer mehr approbierte Apotheker entlassen und durch billigeres weibliches Personal ersetzt wurden. Die „Helferinnenfrage" wuchs sich zu einem unablässig und heftig diskutierten Thema in den unterschiedlichen Interessenverbänden aus. Die im Deutschen Apothekerverein (DAV) zusammengeschlossenen

Apothekenbesitzer traten für die Beschäftigung weiblicher Arbeitskräfte ein, nicht zuletzt, da sie aufgrund des weit geringeren Lohns in den wirtschaftlich schweren Zeiten erhebliche Personalkosten sparen konnten und die vielen nichtpharmazeutischen Arbeiten – und in der Praxis auch pharmazeutische Arbeiten wie die Anfertigung von Arzneimitteln – ebenso durch Frauen zuverlässig erledigt werden konnten.

Die Forderung nach dem vollständigen Ausschluss der Frauen aus der Apotheke wurde dagegen hauptsächlich vom „Verband deutscher Apotheker" (VDA) formuliert, in dem die „nichtbesitzenden", angestellten Apotheker zusammengeschlossen waren, denen zugunsten der billigeren weiblichen Arbeitskräfte Entlassung drohte oder die nach der Ausbildung erst gar keine Anstellung fanden. Sie erhofften sich von der Ausschaltung der weiblichen Konkurrenz verbesserte Chancen auf dem Arbeitsmarkt.

Abb. 52 Aufruf an die Apothekenbesitzer in der Deutschen Apothekerzeitung 1933, S. 424. Bibl.-Sign. Z Apo 1/38.

Abb. 53 „Organisation der Apotheke" mit Tätigkeitsfeld der Apothekenhelferin sowie der „Ausbildungsgang". Beides dem „Lehrheft für die Apotheken-Helferin" von Marianne Peters entnommen, die am 21.11.1944 in der Apotheke an der Kaje in Brake/Unterweser ihre Ausbildung zur Apothekenhelferin begann und am 24.3.1946 mit Erfolg beendete. Inv.-Nr. VII A 610.

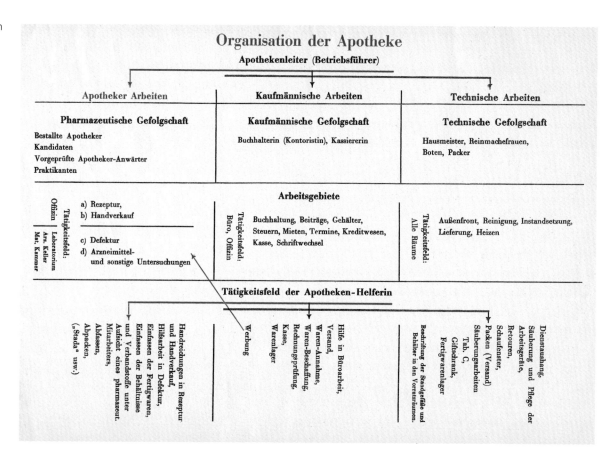

Die „Rückbesinnung" auf die Frau als nicht berufstätige, das Haus und die Kinder hütende Kameradin an der Seite des Mannes war ein beliebter Populismus der Nationalsozialisten. Damit war der ab 1933 in Kraft tretende sogenannte „Helferinnenerlass" propagandistisch vorbereitet. Als Gegengewicht zur nach unten weisenden Lohnspirale und als Hilfestellung für viele arbeitslose männliche Apothekenkräfte verbot er den Apothekenhelferinnen ein wichtiges Einsatzgebiet, die Anfertigung und Abgabe von Arzneimitteln. Gleichzeitig wurde die Zahl der zu beschäftigenden Helferinnen eingeschränkt. Als Folge verloren binnen kürzester Zeit rund 1.800 Frauen ihre Stellung, die jedoch nicht in jedem Falle mit einem Mann wiederbesetzt wurde.

Schon wenige Jahre später waren alle früheren Ressentiments wieder verdrängt: Im Verlaufe des Zweiten Weltkrieges wurden an vielen Arbeitsstellen, so auch in den Apotheken, erneut Frauen anstelle der eingezogenen Männer eingesetzt. Die 1940 erfolgte Kehrtwende in der „Helferinnenfrage" erklärt sich vor diesem Hintergrund. Nun wurde der Beruf der Apothekenhelferin in klar abgegrenztem Rahmen sogar offiziell legitimiert und als nichtpharmazeutisches Apothekenpersonal, das keinerlei pharmazeutische Tätigkeiten ausüben durfte, definiert (Abb. 53, 54). Ein umfassender Ausbildungsgang und regelmäßige Fortbildung waren die angestrebten Ziele, die jedoch kriegsbedingt nur bruchstückhaft umgesetzt werden konnten.

Nach 1945 entwickelte sich dieser Berufszweig in den beiden deutschen Staaten unterschiedlich. In der BRD regelten ländereigene Übergangsrichtlinien Ausbildung und Einsatzgebiete der Helferinnen, die weiterhin zum nichtpharmazeutischen Personal gerechnet wurden. Erst im Jahre 1962 wurde der Beruf des „Apothekenhelfers" gesetzlich verankert und mehr als zehn Jahre später auch staatlich anerkannt. Der Gesetzgeber reagierte 1993 auf das seit langem stark veränderte Einsatzgebiet: Die nun dreijährige Ausbildung spiegelt auch in der neuen Berufsbezeichnung den Tätigkeitsschwerpunkt wider: Aus der „Apothekenhelferin" hatte sich der Beruf der Pharmazeutisch-Kaufmännischen Angestellten (PKA) mit einem eindeutig umrissenen Aufgabengebiet entwickelt.

1968 war in der BRD das Geburtsjahr eines weiteren, vorwiegend von Frauen in der Apotheke ausgeübten Berufsbildes, der Pharmazeutisch-Technischen Assistentin (PTA). Dies wurde in Folge der in diesem Jahr erlassenen neuen Bundesapothekenordnung notwendig. Die darin auch festgehaltene Änderung der Approbationsordnung für Apotheker sah nämlich den Wegfall des zweijährigen Praktikums in der Apotheke vor, das bislang vor der Aufnahme des Pharmaziestudiums seit langem vorgeschrieben war.

Man befürchtete nun zu Recht, dass diese Arbeitskräfte, die sogenannten „Vorexaminierten" (später: Apothekerassistenten), in den Apotheken künftig fehlen würden. Denn es gab eine stattliche Anzahl, die teils kriegsbedingt, teils durch den Numerus-Clausus im Fach Pharmazie begründet, zwar nach dem zweijährigen Praktikum ihr Vorexamen absolviert, im Anschluss aber kein Studium aufgenommen hatten. Diese

„Vorexaminierten" wurden – und werden, denn es gibt heute noch einige, die seit der alten Ausbildungsordnung von 1971 als Apothekerassistenten bezeichnet werden – in den Apotheken als tüchtige und fähige Mitarbeiter sehr geschätzt. Ein weiterer Grund für ihre Wertschätzung lag und liegt darin begründet, dass sie den Apotheker, der eigentlich grundsätzlich persönlich in der Apotheke anwesend sein muss, in seiner Abwesenheit vertreten dürfen.

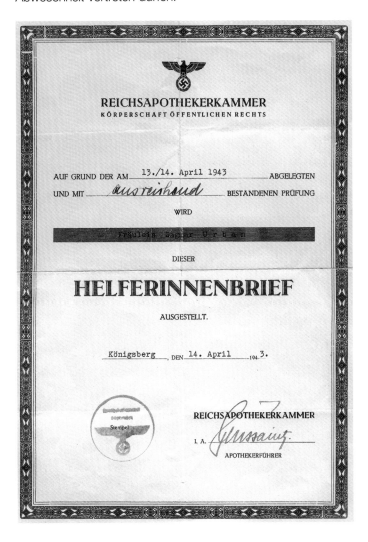

Abb. 54 Helferinnenbrief für Dagmar Urban, die in der Apotheke ihres (strengen) Vaters ausgebildet wurde. Ausgestellt in Königsberg 14.4.1943. Inv.-Nr. VII A 873.

Zugleich war durch das 1960 in Kraft getretene Gesetz zur Niederlassungsfreiheit die Zahl der Apotheken bis 1967 bereits stark angestiegen, womit die Ausbildungszahlen an den Hochschulen nicht Schritt hielten. Dem auch dadurch drohenden Mangel an Personal wirkte die gesetzlich abgesicherte Einführung des PTA-Berufes entgegen, der hauptsächlich von Frauen ausgeübt wird, so dass seitdem die in der heutigen Apotheke unentbehrliche PTA unter Aufsicht des Apothekers zahlreiche Aufgaben bei der Herstellung, Abgabe und Prüfung der Arzneimittel wahrnimmt.

In der DDR war der aus der „Helferin" hervorgegangene „Apothekenhelfer" ab 1952 ein anerkannter Beruf; die Ausbildung dauerte seit 1968 anderthalb Jahre und erfuhr eine Aufwertung durch den Facharbeiterabschluss (Apothekenfacharbeiter). 1976 wurde die Lehrzeit auf zwei Jahre verlängert und mit der Verpflichtung zur regelmäßigen Teilnahme an Fortbildungsmaßnahmen verbunden. Mit der „Wende" wurden die Apothekenfacharbeiter/innen im Jahre 1990 den Apothekenhelferinnen und späteren PKA gleichgestellt.

Das Berufsbild des Apothekenassistenten (nicht zu verwechseln mit dem westdeutschen Apothekerassistenten) war in der DDR bereits 1951 – ebenfalls nach dem Wegfall der Praktikantenzeit vor dem Pharmaziestudium und dem daraus resultierenden Fachpersonalmangel – eingeführt worden. Sie absolvierten nach einem zweijährigen Studium an der Pharmazieschule in Leipzig eine einjährige praktische Ausbildung.

1971 erhielt die Leipziger Fachschule den Status einer Ingenieurschule. Dort wurden nun in fünf Semestern theoretischer und einem halben Jahr praktischer Ausbildung in der Apotheke (und bald auch in Außenstellen in zehn weiteren Bezirksstädten) Pharmazie-Ingenieure ausgebildet. Sie führten sämtliche pharmazeutischen Tätigkeiten unter der Verantwortung des Apothekers aus und waren zur zeitweisen Vertretung des Apothekers bei dessen Abwesenheit berechtigt. Nach der „Wende" wurden Pharmazie-Ingenieure dem westdeutschen Apothekerassistenten (früher: „Vorexaminierter") gleichgestellt.

Die Apotheken-Offizin

In der mittelalterlichen Stadt konzentrierte sich das öffentliche und wirtschaftliche Leben zumeist auf dem zentral gelegenen Marktplatz. Aus einfachen hölzernen Buden heraus, oftmals an das Rathaus oder die Kirche direkt angebaut, verkauften Händler und Handwerker ihre Waren. Auch frühe Apotheken wurden in solchen „Gaden" betrieben, in denen – wenn auch beengt – dennoch alle notwendigen Arbeiten ausgeführt werden konnten (Abb. 56).

Mit der Professionalisierung kam die Einrichtung der Apothekenbetriebe in größeren Stein- oder Fachwerkhäusern, in denen die Möglichkeit bestand, die verschiedenen Tätigkeiten auf mehrere geeignete Räume zu verteilen. Im Erdgeschoss lag die „Offizin" (lat. officina: Werkstatt), der eigentliche Arbeitsraum. In Standgefäßen wurden ebenso wie in den zahlreichen Schubladen und Spanschachteln die zu-

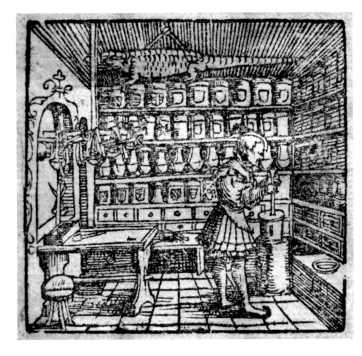

Abb. 55 Eine Apotheke in der zweiten Hälfte des 16. Jh.: Die Offizin ist für den Kunden nicht zugänglich, Arznei wird über das Fenster abgegeben. Ein Krokodil zeugt für den Betrachter von der Exotik der Arzneistoffe. Illustration aus: „Confect Buch und Hauß Apoteck" von Walter Ryff, Frankfurt, 1593. Bibl.-Sign. Ryf 1/1.

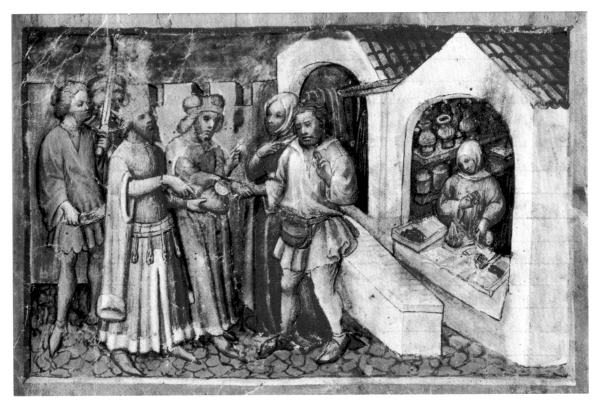

Abb. 56 Marktplatz mit ziegelgedeckten „Gaden". Links werden Lederwaren angeboten, rechts Gewürze/Arznei. Miniatur aus einer Handschrift, Salzburg um 1420, Ausschnitt. Original: Österreichische Landesbibliothek, Wien, Cod. 2675.

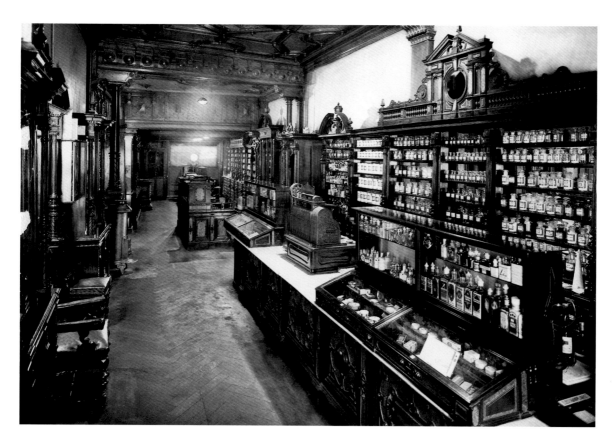

Abb. 57 Blick in die Offizin einer Münchner Apotheke, neu ausgestattet im Stil der Gründerzeit am Ende des 19. Jh. Die Regale hinter dem Handverkaufstisch bergen die Glas- und Porzellangefäße für die Rezeptur. In den Vitrinen im Vordergrund werden Produkte des „Randsortiments" wie Parfüm und Verbandstoffe angeboten. Foto um 1915. Inv.-Nr. VII C 573.

sammengesetzten Arzneien (Composita) und die Einzelbestandteile (Simplica) für die Rezeptur bereitgehalten, am zentralen Arbeitsplatz, dem ebenfalls mit Schubladen bestückten großen Rezepturtisch, bereitete der Apotheker die vom Arzt verordneten Heilmittel. Der Kunde konnte allerdings meist nur durch ein Fenster einen Blick hinein werfen (Abb. 55), denn bis weit ins 18. Jh. hinein war es üblich, nur über diese breit gestaltete Öffnung mit dem Apotheker zu kommunizieren und die Arznei dort zu erhalten (vgl. auch Abb. 356). Die Offizin war für ihn in der Regel nicht zugänglich.

Erst mit dem 18. Jh. verlagerte sich auch der Abgabe- und Wartebereich nach und nach in die Offizin hinein (vgl. Abb. 357). Dies hatte zur Folge, dass der traditionelle Herstellungsbereich, die sog. Rezeptur mit dem Rezepturtisch, optisch zunächst durch einen Sichtschutz abgeteilt und dann im Verlaufe des 20. Jh. in einen für den Kunden nicht einsehbaren, aber nahe der Offizin gelegenen Apothekenraum verlegt wurde. Mit dieser Verlagerung der Rezeptur

rückte im 19. Jh. ein funktional neues Mobiliarelement in den Mittelpunkt der Offizin, der Handverkaufstisch. Er weist nur noch auf der Seite des Apothekers Schubladen auf, die zum Kunden hingewandte Front ist glatt gestaltet oder mit Schauvitrinen versehen (Abb. 57, 58). Ab dem späten 19. Jh. werden die Größe, Lage und Ausstattung der Apothekenräume Gegenstand weiterer gesetzlicher Regelungen; die Anforderungen werden regelmäßig geprüft und deren Einhaltung streng überwacht. Bis weit in das 20. Jh. hinein findet sich der Rezepturbereich mit einem Sichtschutz abgeschrankt, aber immer noch innerhalb der Offizin oder nahe dabei (Abb. 59). Gegen Ende des 20. Jh. wird die Rezeptur aus hygienischen und räumlichen Gründen meist in den Laboratoriumsbereich verlegt. Neu hinzugekommen am Ende des 20. Jh. – und gesetzlich vorgeschrieben – ist als Ausdruck der zunehmend wichtiger gewordenen individuellen Informationstätigkeit des Apothekers ein Beratungsplatz in der Offizin, der die Vertraulichkeit des Gesprächs mit dem ratsuchenden Patienten gewährleistet.

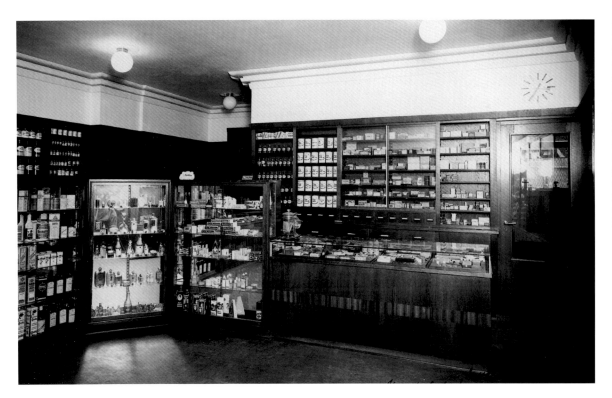

Abb. 58 „Zweckmäßig modern" präsentiert sich die neue Offizineinrichtung der Adler-Apotheke Marktredwitz im Jahre 1930. In den Regalen hinter dem Handverkaufstisch mit typischem Glasaufsatz dominieren industriell gefertigte Arzneimittel, der Rezepturbereich links ist durch Standvitrinen abgeschrankt. Inv.-Nr. VII C 574.

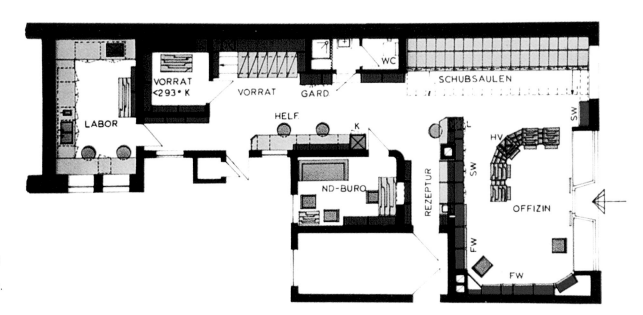

Abb. 59 Grundriss einer Apotheke der 1970er Jahre, der Rezepturbereich liegt noch immer nahe an der Offizin. Bibl.-Sign. 2 Apo 1/1.

Offizineinrichtungen des
Deutschen Apotheken-Museums

Im Bestand des Museums befinden sich acht vollständige
und sehr wertvolle Offizin-Ausstattungen sowie mehrere Einzelmöbel. Einrichtungen aus dem Barock dominieren, die
Bandbreite erstreckt sich jedoch bis ins 20. Jh. hinein.
Schon aus Platzgründen kann nur ein Teil der monumenta-
len Prachtstücke in der Dauerausstellung präsentiert werden. Manche sind daher magaziniert, andere als Dauerleihgabe außer Haus und dadurch, wenn auch nicht vor Ort, so
zumindest an anderer Stelle der Öffentlichkeit zugänglich.

Zu den außer Haus aufgestellten Einrichtungen gehört beispielsweise ein Ensemble aus dem 18. Jh. und jünger, die
sog. Sammlung Knoll (Abb. 60). Zusammengesetzt aus dem
Mobiliar und den Standgefäßen wie Gerätschaften verschiedenster Apotheken zierte die so entstandene „Schauapothe-
ke" einst den Eingangsbereich der ehemaligen Pharmafirma
Knoll in Ludwigshafen am Rhein und wurde 1966 dem
Museum als großzügige Schenkung übereignet, wo sie bis
1999 aufgestellt war. Seit 2002 stellt sie den prächtigen
Mittelpunkt des Ausstellungsbereichs „Klosterapotheke" im
Kloster Seligenstadt bei Offenbach dar.

Auch das beeindruckende Mobiliar der gründerzeitlichen
Löwen-Apotheke Wiesbaden (Abb. 61) hat nach dem Ausbau der Einrichtung am Originalstandort Anfang 1990 einen
würdigen neuen Standort gefunden. Mit allen originalen
Standgefäßen bestückt bildet es heute einen herausragenden Blickpunkt im Empfangsbereich des Hauses der Bayerischen Landesapothekerkammer München.

Für die erst in den 1990er Jahren in den Bestand übernommene, 1927 angefertigte Offizin der Diana-Apotheke, Bad
Kleinen, war zunächst ebenfalls eine Aufstellung außer Haus
angedacht. Nachdem jedoch 1999 ein zusätzlicher Raum in
die Museumsfläche integriert werden konnte, bot sich eine
Aufstellung dort an. Seitdem dominieren Teile des anmutigen
Mobiliars der Diana-Apotheke den Museumsshop (Abb. 62).

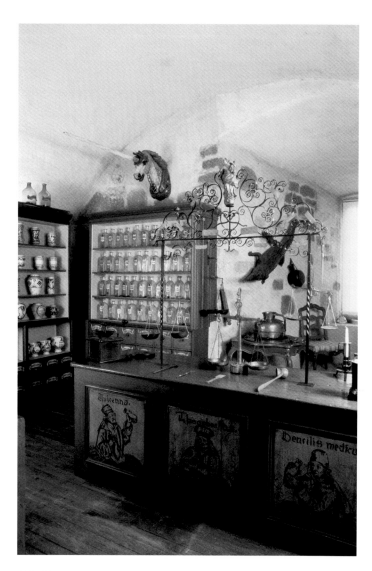

Abb. 60 Blick auf die
sog. „Sammlung
Knoll" am ehemaligen
Standort im Deut-
schen Apotheken-
Museum. Inv.-Nr. VII E
87.

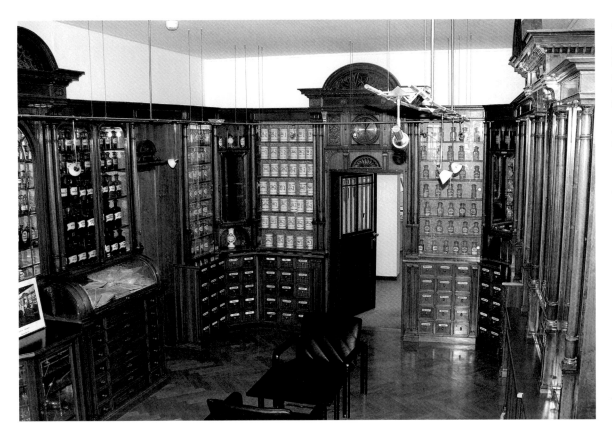

Abb. 61 Die im Jahre 1899 angefertigte Offizin der Löwen-Apotheke Wiesbaden zeigt sich in prachtvoller Gründerzeitmanier. Sie ziert heute als Dauerleihgabe des Deutschen Apotheken-Museums das Obergeschoss im Haus der Bayerischen Landesapothekerkammer München. Inv.-Nr. VII E 253.

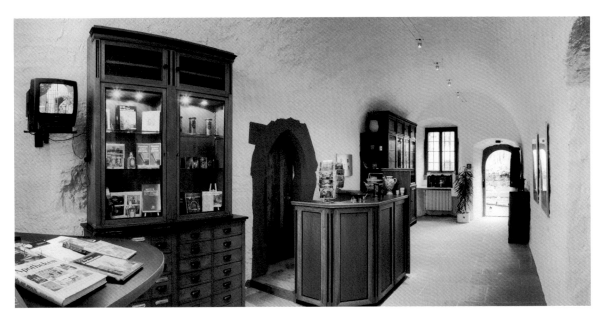

Abb. 62 Teile der um 1927 angefertigten Ausstattung der Diana-Apotheke Bad Kleinen sind heute im Shop des Deutschen Apotheken-Museum integriert. Inv.-Nr. VII E 178.

Ursulinenkloster Klagenfurt

Ein Blitzschlag und nachfolgender Brand zerstörten das
Ursulinenkloster Klagenfurt im Jahre 1728. Rasch ging man
an den Wiederaufbau, wobei im Jahre 1730 auch die Ausstattung der Apothekenräume neu gefertigt wurde. Die
Apotheke lag im ersten Obergeschoss des Klosters und
bestand aus der Offizin (Abb. 63) sowie zwei weiteren
Nebenräumen. Hier wurden Medikamente für den Bedarf
des Konvents in der Krankenpflege, aber auch für die Bevölkerung der umliegenden Ortschaften hergestellt.

Abb. 63 Offizin des
Ursulinenklosters
Klagenfurt, 1730.
Inv.-Nr. VII E 67.

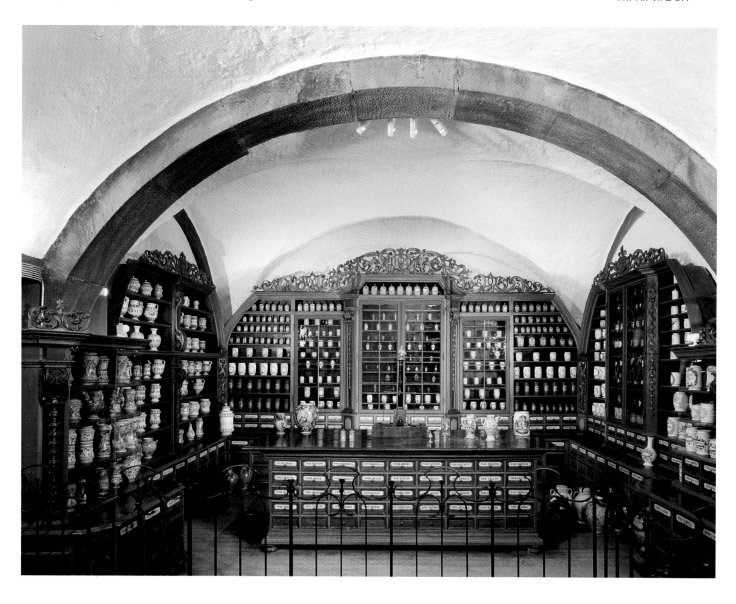

Der Aufenthalt innerhalb der Klostermauern war ausschließlich den dort lebenden Nonnen gestattet. Die gewünschten Arzneimittel konnten im Ursulinenkloster von der Bevölkerung also nicht wie bei einer öffentlichen Apotheke am Fenster der Offizin abgeholt werden. Stattdessen gab man das Rezept an einer Öffnung in der Klosterpforte ab und holte später dort auch die bereitete Arznei ab.

Die Offizin zeigt sich als zentraler Raum der Arzneibereitung kunstvoll ausgestaltet: Vergoldetes Rankenwerk bekrönt die dunkel gehaltenen Regale, darin mittig integriert das Christusmonogramm „IHS", links und rechts außen zeigt sich ein mit dem Blattwerk eng verwobenes Zahlenpaar, welches das Stiftungsjahr (1730) nennt. Im Rankenwerk der linken Seite ist ein kunstvoll gefertigtes Monogramm mit den ineinander verschlungenen Buchstaben für „Maria", auf der rechten Seite eines für „Joseph", eingearbeitet.

Im Zentrum steht der Rezepturtisch, dessen beeindruckende Größe von der im 19. Jh. ergänzten massiven Nussbaumplatte zusätzlich unterstrichen wird. Wie im unteren Teil der Regale, sind auch am Rezepturtisch Schubladen integriert, die eine luftige und trockene Aufbewahrung des Handvorrates ermöglichen. Viele sind noch heute beschriftet und jeweils von der oberen Reihe ausgehend von links nach rechts dem Alphabet nach geordnet.

Die Offizin stand jahrhundertelang in Dienst und wurde zuletzt von zwei Apothekerinnen im Orden verwaltet, die bis in das Jahr 1940 hinein in kleinem Rahmen Arzneimittel, aber nur noch für den klösterlichen Eigenbedarf, herstellten. Danach wurden die Klostergebäude kriegsbedingt als provisorisches Lazarett genutzt. Von Raummangel und Geldsorgen nach Kriegsende bedrängt, entschloss sich der Konvent schließlich, die Apotheke gänzlich aufzulösen. Die restaurierungsbedürftige Offizin wurde daher im Jahre 1952 ausgebaut und an einen Antiquitätenhändler übergeben. Dieser bot sie als „Offizin von süddeutscher Provenienz" dem damals in Heidelberg im Aufbau befindlichen Deutschen Apotheken-Museum an, wohin sie 1957 überführt wurde.

Erst dem wachen Auge eines Besuchers ist die Identifizierung als Offizin des Ursulinenklosters Klagenfurt 1959 gelungen. Er kannte die Einrichtung, wenn auch noch in anderer Farbfassung, vom originalen Standort her. Die anschließende Korrespondenz mit dem Konvent ergab schließlich Näheres zur Geschichte der Offizin. Fotos belegen, dass die Aufstellung im Museum analog der ursprünglichen erfolgte, bis hin zur Integration in einen Raum mit Kreuzgratgewölbe, der dem Apothekenraum in Klagenfurt genau entspricht.

Ursprünglich trugen alle Schubladen kunstvoll aufgemalte Inhaltsbezeichnungen anstelle der heutigen metallenen Schildchen. Die unteren Schubkästen blieben nach einer farblichen Neufassung unsigniert, wohl da sie nicht mehr zur Arzneiaufbewahrung genutzt wurden.

Beim Erwerb 1957 war die gesamte Einrichtung mit grauer Ölfarbe überzogen. Die Restaurierung bestätigte einen zeitgenössischen Bericht aus der Entstehungszeit zur ursprünglichen Farbfassung. So waren *„die Fundament Stöllen weiß und rot gemärbelt, die gesimbs aber in grün und gold verzieret"*. Die weiß-rot marmorierten Sockelleisten sowie die grüne Fassung mit Golddekor an Tisch, Schubladen und Regalen konnten dabei an manchen Stellen freigelegt werden. Leider war der Zustand der Fassung zu schlecht, um sie wiederherzustellen, so dass die Offizin sich nach Entfernen der letzten, grauen Farbschicht heute wieder in der dunklen Farbfassung zeigt, die im 19. Jh. aufgetragen wurde.

Auf dem Rezepturtisch steht die in der Offizin unentbehrliche Rezepturwaage, hier bekrönt von einer goldenen Halbfigur – Christus mit Segensgestus. Die Waage entstand im 19. Jh. und gehört nicht zur ursprünglichen Ausstattung, sondern wurde von den Ursulinen erst im 19. Jh. für die Offizin erstanden.

Benediktinerkloster Schwarzach

Um 1724, anlässlich einer barocken Umgestaltung des
Benediktinerklosters Schwarzach, Baden (Rheinmünster),
erhielt auch die klostereigene Apotheke eine neue Ausstattung (Abb. 64).

In den Mittelpunkt der Offizin gerückt, zeigt sich erneut der
wichtigste Arbeitsplatz des Apothekers, der Rezepturtisch.
Rundum sanft geschweift begegnet hier ein Mobiliarteil von
hoher Qualität und Ästhetik. Während die Rückseite mit vier

Abb. 64 Offizin des
Benediktinerklosters in
Schwarzach, Baden
(Rheinmünster), um
1724. Inv.-Nr. VII E 69.

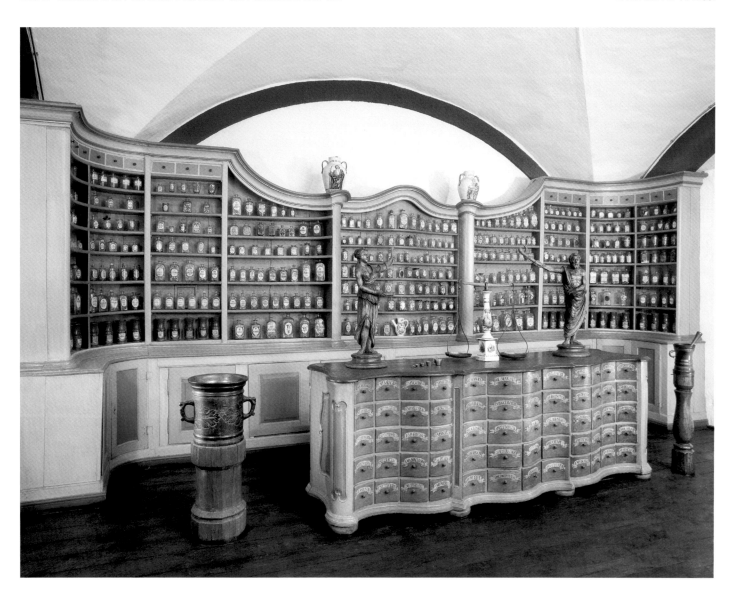

Türen versehen ist, sind in die Vorderfront 60 Schubladen integriert, jede einzeln genau eingepasst und mit geschwungenem Banner beschriftet. Sie enthielten hauptsächlich Pflasterzubereitungen (Emplastra), worauf die Abkürzung „Emp." auf manch einer Lade verweist. Auf der eichenen Tischplatte wachen der antike Heilgott Aesculap und seine Tochter Hygieia über die Arzneibereitung, in den Händen ihr typisches Attribut, den Stab und die Schlange haltend. Sie sind wohl französischer Provenienz und nehmen etwa seit dem Ende des 18. Jh. genau diesen Platz ein. Ursprünglich waren sie farbenprächtig gefasst, leider jedoch entfernte man diese Fassung und alle wahrscheinlich später darüber aufgebrachten, vielleicht weil sie zu schlecht erhalten war/en, vielleicht auch einem kurzzeitigen Modegeschmack folgend, der auf eine „natürliche", farblose Materialsichtigkeit abhob.

Die kunsthandwerklich sehr qualitätvolle Ausführung des Rezepturtisches findet in der zugehörigen, elegant geschweiften Regalfront ihre Entsprechung, die von einem mehrfach getreppten Gesims von symmetrischem und spannungsgeladenem Schwung bekrönt wird. In den Regalflächen präsentiert das Deutsche Apotheken-Museum Teile der weltweit größten Sammlung emailbemalter Glasstandgefäße (vgl. S. 160).

Die ursprüngliche Ausstattung bestand sicherlich zum Teil aus ähnlichen Gläsern und einer stattlichen Anzahl hölzerner Standgefäße. Diese sind jedoch vor so langer Zeit aus der Offizin entfernt worden, dass ihre genaue Gestaltung nicht mehr bekannt ist. Anders bei den keramischen Prachtstücken, welche diese Einrichtung einst mit echtem Glanz erfüllten. Es handelt sich dabei um die herausragendsten Erzeugnisse deutscher Fayencekunst, zierliche Albarelli und Sirupkannen aus der Zeit um 1760, gefertigt von der Fayencemanufaktur Durlach. Erst zu Beginn des 20. Jh. wurden sie vom damaligen Besitzer in den Kunsthandel gegeben, so dass bekannt blieb, wo sie einst standen. Nur wenige davon konnten seitdem – jeweils mit großem zeitlichen Abstand – für den Museumsbestand erworben werden (vgl. S. 178).

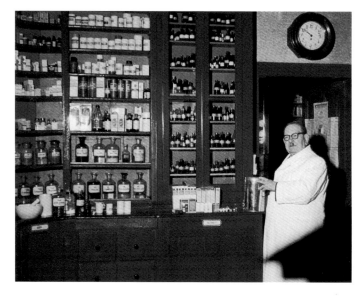

Abb. 65 Die selbe Offizin, damals noch in Betrieb am letzten Standort, der Stadt-Apotheke Schwarzach mit Apotheker Hermann Münz, ca. 1960. Die rote Farbfassung entstand im frühen 20. Jh.

Die Offizin selbst stand nahezu achtzig Jahre im Dienst, als der städtische Apotheker im Jahre 1802 – nach der Säkularisierung des Klosters – die Einrichtung für seine öffentliche Apotheke erwarb. Hier war sie weiter viele Apothekergenerationen lang in Benutzung, bis die inzwischen verschiedentlich farbig neu gefasste und zuletzt vollständig rot lackierte Offizineinrichtung (Abb. 65) im Jahre 1961 anlässlich einer Modernisierung der Schwarzacher Apotheke außer Dienst gestellt und an das Deutsche Apotheken-Museum übergeben wurde.

Bei der im selben Jahr vorgenommenen Restaurierung konnte die sehr gut erhaltene ursprüngliche und für die Entstehungszeit charakteristische pastos-hellgrüne Farbfassung mit Goldakzentuierung wieder hergestellt werden.

Hof-Apotheke Bamberg

Mehrere barocke Mobiliarteile aus der Offizin der traditionsreichen Bamberger Hof-Apotheke bilden den Rahmen für
eine Apothekeninszenierung, die im Museum beispielgebend
für eine öffentliche Apotheke des 18. Jh. (Abb. 66) präsentiert wird.

Als idealtypische Bildkomposition werden dabei verschiedene charakteristische Elemente einer typischen städtischen
Apotheke miteinander vereint: Beispielsweise verweist der

Abb. 66 Mobiliar aus
der Hof-Apotheke
Bamberg, um 1730/40.
Inv.-Nr. VII E 68.

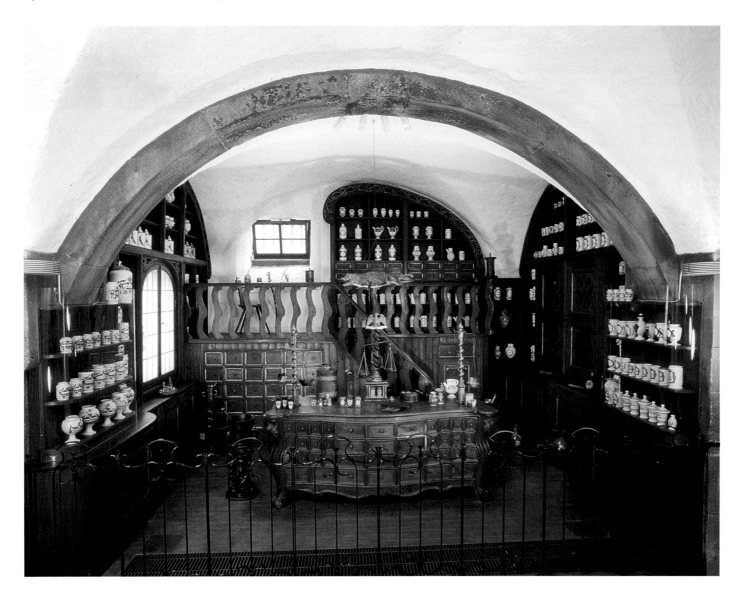

über eine schmale Stiege zu erreichende Schreib- und Lese-platz auf ein Tätigkeitsfeld des Apothekenbesitzers. Außer der Arzneibereitung fielen täglich allerhand administratori-sche Tätigkeiten an, die am Schreibplatz erledigt wurden. Bildlich betrachtet steht der erhöhte Standort auch für die Verantwortung des Apothekenleiters für die einwandfreie Qualität der Arzneiherstellung und für die Übersicht über das geschäftige Treiben des Lehrlings, Gesellen und/oder ange-stellten Apothekers.

Über das Fenster nach außen, beispielsweise zum Markt-platz hin (links im Bild), fand die Kommunikation zwischen Kunden und Apotheker statt. Ein Rezept wurde herein- und später die bereitete Arznei herausgereicht. Das Fenster ermöglichte den Blick von außen in die Offizin, auf deren ansprechende Ausgestaltung der Apotheker daher stets besonderes Augenmerk legte. Der Kunde erblickte in der Regel nicht nur lange Reihen ansehnlicher Fayence-, Glas- und Holzgefäße und daneben verschiedenste Gerätschaften, mit denen der Apotheker Arzneien herstellte, sondern auch solche, mit denen anschaulich gemacht wurde, wie wertvoll die hier bereiteten Arzneien waren und von welch weit ent-fernten Orten die Zutaten stammten. Man würde es heute als eine Art frühe „Marketingstrategie" bezeichnen, dass der Apotheker noch bis weit in das 18. Jh. hinein über seinem Rezepturtisch einen langen und seltsam gedrehten Narwal-zahn, oder, wie in dieser Offizin, ein Krokodil präsentierte. Der Anblick der ungewöhnlichen Schaustücke verursachte bei einem Betrachter, der selten über die Grenzen der Stadt-mauer hinauskam, und sich noch seltener mehr als eine Tagesreise weit von zu Hause fortbewegte, den Eindruck des Exotischen, Fremden und Geheimnisvollen.

Der meisterlich gearbeitete eichene Rezepturtisch entstand um 1730/40 in Franken. Die Vorder- und Rückseite ist mit Schubladen versehen, jede einzelne der geschwungenen Form entsprechend in unterschiedlicher Größe und mit genau angepasster Vorderfront gearbeitet. An den schmalen Außenseiten des Tisches finden sich Messinghalter, in die verschiedenste Rezepturgerätschaften wie Löffel und Spatel

eingehängt werden können. In der Mitte der Tischplatte ist ein messinggefasster Schlitz ausgespart, in den der Obulus für die Rezeptzubereitung eingeworfen wurde und von dort in die darunter befindliche Schublade fiel. An der linken und rechten Tischkante erhebt sich je eine elegant geschwunge-ne Messingsäule, an deren oberen Ende bewegliche Haken zur griffbereiten Aufhängung der Handwaagen angebracht sind.

Der ursprünglich farbig gefasste Rezepturtisch wurde bereits lange vor der Wende zum 20. Jh. nicht mehr in der Hofapo-theke benutzt. Wann genau er dort ausgemustert wurde, ist nicht bekannt. Mindestens seit den 1920er Jahren jedoch stand das barocke Kleinod, inzwischen mit einem weißen Anstrich versehen, in einer Scheune in der Nähe von Bam-berg und diente zuletzt als Werkbank.

Durch einen Zufall wurde das hochwertige Stück zu Beginn der 1950er Jahre dort wieder aufgefunden und als Ausstel-lungsstück für das nach dem Krieg in Bamberg neu einzu-richtende Deutsche Apotheken-Museum erstanden. Zuvor aber war – wie damals leider üblich – die „alte Farbe" gänz-lich entfernt worden, so dass eine Rekonstruktion der origi-nalen Farbfassung bedauerlicherweise unmöglich geworden ist. Anzunehmen ist eine pastose Farbe, etwa weiß, grünlich, bläulich, sicherlich mit Blattgold, beispielsweise entlang der Schubladenprofile, akzentuiert.

Apotheke zur Krone in Ulm

Die Apotheke zur Krone erhielt unter ihrem damaligen Besitzer, Christoph Jacob Faulhaber (1772–1842), eine ebenso schöne wie ungewöhnliche Offizinausstattung aus Kirschbaumholz im späten Empire-/frühen Biedermeierstil (Abb. 67).

Im Gegensatz zu den bereits vorgestellten Offizinen bietet diese Einrichtung nicht den bis heute gewohnten Anblick von griffbereit aneinander gereihten Standgefäßen auf offenen Regalen. Hier sind die Regale mit Türen geschlossen,

Abb. 67 Offizin der Apotheke zur Krone, Ulm, um 1820. Inv.-Nr. VII E 108.

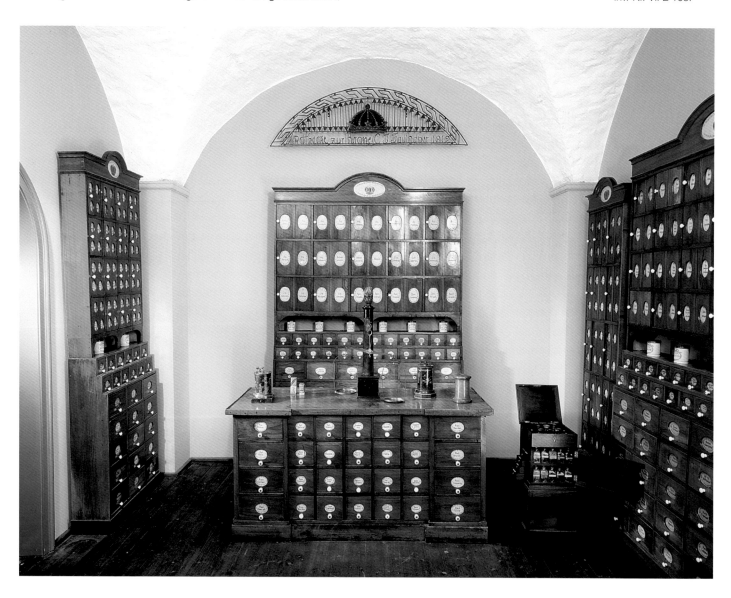

ihre Anordnung und die ovalen Beschriftungsfelder gliedern die Sichtfläche harmonisch. Die Beschriftung erfolgt je Schrank reihenweise – ausgehend von der oberen Reihe – von links nach rechts dem Alphabet folgend. Hinter den Türen fanden je zwei bis vier Standgefäße Platz, die mit den selben Aufschriften, wie außen am Mobiliar zu lesen, versehen waren.

Die eigenwillige Ausstattung kann als Umsetzung der langjährigen Erfahrung ihres Auftraggebers betrachtet werden: Die Arzneistoffe waren durch die Türen vor schädlichen äußeren Einflüssen wie Licht und Ungeziefer bestens geschützt, und nicht zuletzt beugte die Doppelbeschriftung auf der Türe außen und dem Gefäß innen Verwechslungen nachhaltig vor.

Neben all diesen Vorzügen bestand jedoch ein wesentlicher Nachteil: Die Einrichtung entsprach nicht den gesetzlichen Vorschriften. Anlässlich einer Apothekenrevision beanstandete der Medizinalrat daher im Jahre 1898, dass die Standgefäße nicht „versteckt hinter Türen" stehen dürften, damit der Apotheker sie „ungehindert greifen" könne. Hätte man die Türen entfernt, wäre die Vorschrift zwar erfüllt, der Raumeindruck aber dahin gewesen. So entschied Apotheker Otto Leube (1870–1964), ein Nachfahre Faulhabers, eine gänzlich neue Einrichtung anfertigen zu lassen. Die nun „alte" Offizin übersiedelte daraufhin als Leihgabe in das Ulmer Stadtmuseum.

Noch hatte sie jedoch nicht endgültig ihren Dienst getan, wie sich zeigen sollte: Nachdem die Ulmer Mohren-Apotheke im 2. WK vollständig zerstört worden war, stellte Familie Leube die Offizin als Einrichtung des Notquartiers der Mohren-Apotheke zur Verfügung. Aus dem Museum heraus wieder in Betrieb genommen, zeigte sie sich dort, dem Urteil des Medizinalrates zum Trotz, nochmals fünfzehn Jahre lang, von 1945–1959, allen Anforderungen gewachsen.

Erst als das neue Domizil der Mohren-Apotheke samt moderner Offizin fertiggestellt war, fand die wertvolle Ausstattung der Apotheke zur Krone, bis hin zum schmiedeeisernen Türgitter mit Einrichtungsdatum und Besitzernamen, im Deut-schen Apotheken-Museum ihren bis jetzt letzten Standort. Als Reflex auf ihre lange und bewegte Geschichte wird sie hier nicht nur mit Gefäßen und Gerätschaften aus dem frühen 19. Jh., sondern auch mit einigen Arzneimitteln aus den 1950er Jahren präsentiert.

Apothekenschrank aus Schongau

Der außergewöhnliche Apothekenschrank (Abb. 68) ist Teil der ehemaligen Einrichtung des Klosters der Unbeschuhten Karmeliter in Schongau, Bayern. Auf den oberen Türen sind weitere Ordensniederlassungen dargestellt: von links nach rechts die Klöster Regensburg, Augsburg, das Mutterkloster München und Kloster Urfahrn (heute Reisach bei Oberaudorf am Inn). Die ehemals vorhandene Ansicht des Klosters in Schongau fehlt, sie hat mit Sicherheit früher an die rechte Seite des Schrankes angeschlossen. Offensichtlich wurde der ehemalig über Eck gehende Schrank vor langer Zeit an dieser Stelle auseinandergetrennt und als Einzelmöbel weiterverwendet.

Die Anfangsbuchstaben der Klosterorte sind jeweils am oberen Bildrand verzeichnet („R" für Regensburg, „A" für Augsburg etc.) und ergeben, von links nach rechts gelesen und ergänzt um den Buchstaben „S" für Schongau, den lateinischen Begriff für Ast oder Zweig, R A M U (S). Der auf der zweiten Tür von rechts mit der Ansicht des Münchner Klosters verbundene Baum versinnbildlicht den Baum der Erkenntnis, verdeutlicht mit seinen rechts und links in die anderen Türen übergreifenden Ästen aber auch stammbaumartig die von München ausgehende Gründung der anderen Karmeliterklöster. Die fehlende Fortführung des rechten Astes bestätigt erneut die Annahme eines ehemals vorhandenen weiteren Schrankkompartements mit der Darstellung des Klosters Schongau.

Die unteren Türen zeigen zwei unterschiedlich alte Farbfassungen. An der linken Tür wurde der Dekor des 19. Jh. belassen, der auf allen vier Türen vorhanden war, als der Schrank in den Bestand des Museums aufgenommen wur-

Abb. 68 Arzneischrank aus dem Kloster der Unbeschuhten Karmeliter, Schongau, um 1740. Inv.-Nr. VII E 63.

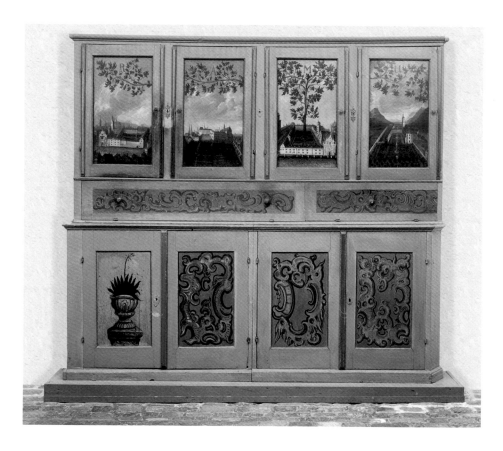

de, eine blühende Aloe. Bei den anderen drei legte eine Restaurierung die originale erste Farbfassung frei – einen üppigen asymmetrischen Rocailledekor – der um 1740 im gleichen Zug wie die Gestaltung der oberen Schranktüren entstand.

Eine einzigartige Besonderheit des Schongauer Schrankes ist die noch vorhandene ursprüngliche Ausstattung mit über 180 gläsernen Standgefäßen, die allesamt noch mit den originalen Arzneistoffen gefüllt sind (Abb. 69, 83, 86, 188). Die in wertvollen kaltbemalten und mit Ledertekturen verschlossenen Gläsern aufbewahrten Substanzen bieten in ihrer Gesamtheit einen charakteristischen Querschnitt des Arzneischatzes im 18. Jh. Darunter befinden sich viele Composita (zusammengesetzte Mittel), aber auch einzelne Stoffe (Simplicia), wie rote Korallen, Eberzähne, gepulvertes Einhorn und menschliche Hirnschale (cranium humanum), und zahlreiche Edelsteinarten oder Duftstoffe wie Moschus und vieles mehr.

Abb. 69 Im Inneren des Schrankes befindet sich noch die ursprüngliche Ausstattung mit mehr als 180 Glasgefäßen, sämtlich gefüllt mit den originalen Inhalten aus dem 18. Jh.

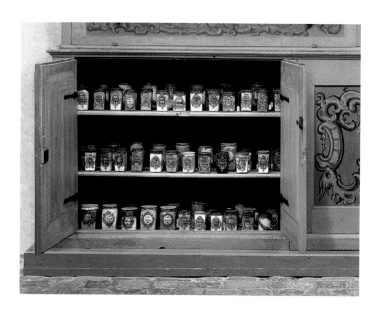

Funktion und Form von Aufbewahrungs- und Abgabegefäßen in der Apotheke

Die Formen- und Farbenvielfalt von Apothekengefäßen besticht in vielen Räumen des Museums. Neben dem ästhetischen Aspekt, der vor allem mit Gefäßen angestrebt wurde, die in Räumen standen, welche der Apothekenkunde einsehen konnte, gibt es auch zahlreiche technische und pragmatische Gründe für diese Mannigfaltigkeit.

Behältnisse aus ein- oder beidseitig **glasierter Irdenware** eigneten sich gut zur Aufbewahrung wässriger, öliger, zähflüssiger oder getrockneter Substanzen (Abb. 70). Im Vorratsbereich waren ab dem 15. Jh. zunächst innen gelb und später manchmal zusätzlich außen grün glasierte Stücke üblich, die Farbenpalette erweiterte sich im Laufe der Jahre,

mit regionalen Unterschieden. Die Glasur verhinderte bei der porösen Irdenware – die aus sand- oder häckselgemagertem Ton bei nicht allzu hohen Temperaturen gebrannt wurde – weitgehend den Austritt von Flüssigkeit. Die meisten Irdenwaren sind an sich keine typischen pharmazeutischen Gefäße, es gab sie bis in das 19. Jh. hinein in jedem Haushalt im Koch- und Vorratsbereich. In der Apotheke gelangte die gesamte Formenvielfalt irdener Gefäße zum Einsatz. Die Bandbreite reichte von weitmundigen Töpfen, die als Vorratsbehälter oder im Labor am Feuer gebraucht wurden, über gehenkelte Krüge mit oder ohne Ausguss, die denselben Zwecken dienten, bis hin zu enghalsigen Flaschenformen als Aufbewahrungs- und Abgabegefäße. Ihre Funktion bestimmt auch ihr Aussehen, das sich daher über die Jahrhunderte kaum veränderte. Die Glasurfarbe lässt jedoch in vielen Fällen Rückschlüsse auf die Entstehungszeit zu.

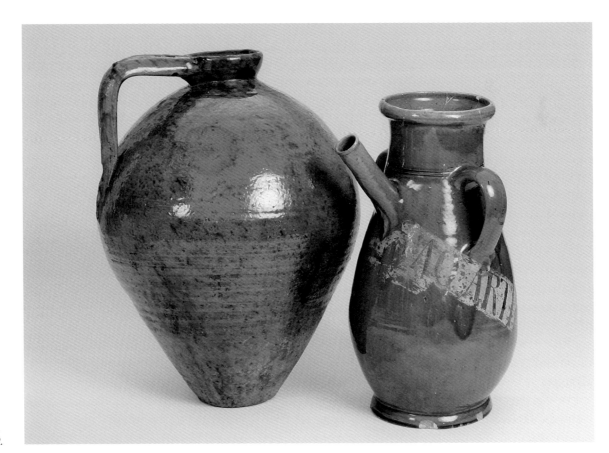

Abb. 70 Henkelkrug und Rohrkanne aus grün glasierter Irdenware, 17. und 19. Jh. Inv.-Nr. II D 208, II D 112.

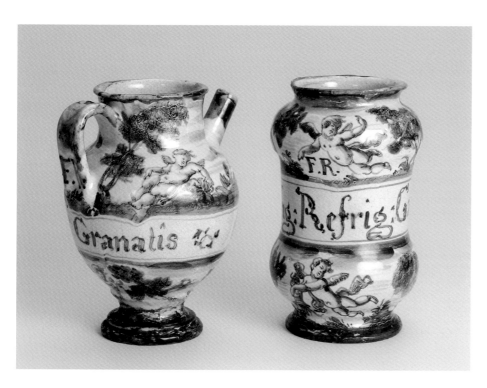

Abb. 71 Standgefäß und Sirupkanne, Majolika, Savona, ca. 1680. Inv.-Nr. II E 553, II E 555.

Der Offizin-Bereich deutscher Apotheken war ab dem 17. Jh. regelhaft mit **Fayencen** (seltener mit Majolika, vgl. S. 170ff.) ausgestattet, die durch ihre glänzende Glasur und weiß-blaue Farbigkeit den Blick anzogen (Abb. 71). Was für die Gefäße aus bleiglasierter Irdenware galt, war auch bei den Fayencen zu beachten: Essig und andere „saure Säfft", so schrieben Apothekenordnungen bereits im 16. Jh. vor, durften nicht in so behandelten Stücken aufbewahrt werden. Sie waren dann *„dem Mensch im Leib schedlich"*, wie zeitgenössische Quellen zu Recht konstatierten, denn Blei löst sich aus der Glasur beim Kontakt mit sauren Substanzen und führte zu teils schweren Vergiftungen.

Eine typische Gefäßform ist über lange Zeit der **Albarello** (vgl. z. B. Abb. 204) mit seiner schlanken hohen und zur Mitte hin elegant einziehenden Linie. Die Bezeichnung stammt wohl aus dem Arabischen, die Gefäßform soll der Gestalt eines Bambusrohres nachempfunden worden sein, in denen im Mittelalter viele exotische Waren über weite Strecken sicher verpackt verhandelt wurden. Daneben gab es jedoch bald mannigfaltige Abwandlungen der in der Grundform zylindrischen Gefäße. Im Kleinformat wurden der Albarello und seine

mehr oder minder zylindrischen Varianten auch als Abgabegefäß („Salbentöpfchen", „Kruke") verwendet, das mancherorts schon im 16. Jh. mit einem Pfand für die Rückgabe versehen war. Durch die weite Mündungsöffnung eignen sich diese weitmundigen Standgefäße zur Aufbewahrung pulverisierter und zähflüssiger Substanzen. Auch die **Sirupkanne** (Abb. 71 links) ist eine apothekentypische Form. Sie barg flüssige Substanzen, die durch eine röhrenförmige Tülle ausgegossen wurden. Ein Henkel und der schmal eingezogene Fuß ließen sie sicher in der Hand liegen.

Essig, Wein, Obstsäfte und ähnliche „saure Säfft" bewahrte man gerne in Gefäßen aus **Steinzeug** auf. Die Quarzanteile dieses u.a. im Westerwald, dem Rheinland oder in der Eifel abgebauten speziellen Tons versintern beim Brennen bei hoher Brenntemperatur und das Gefäß wird dadurch undurchlässig für Flüssigkeiten – es benötigt also keine zusätzliche Glasur zur Abdichtung, auch wenn zum Dekor solche öfters eingesetzt wird. Gleichzeitig ist gebranntes Steinzeug recht reaktionsneutral. Ähnlich wie bei der Irdenware unterliegen auch Gefäße aus diesem Material dem allgemeinen Gebrauch. Apothekentypische Formen gibt es wenige, hier sind vor allem kleine

Abgabegefäße zu nennen (Abb. 72, rechts). Sie finden sich in Deutschland bis ins 18. Jh. häufig in Apotheken nördlich der Mainlinie, wobei südlich des Mains diese Funktion eher von einfachen glasierten irdenen Salbentöpfen erfüllt wird. Später finden sie sich in allen Regionen Deutschlands gleichermaßen.

In der Apotheke wurden vorwiegend die gleichen Töpfe, Flaschen und Krüge verwendet, wie sie auch im „normalen" Haushalt vorkamen, so die im 16. Jh. typischen Bartmannskrüge, in denen Wein, aber auch Quecksilber, in den Handel kam (Abb. 73, rechts). Das tonnenförmige Gefäß aus der Jan Emens-Werkstatt des 16. Jh. ist durch seine Aufschrift in den pharmazeutisch-medizinischen Bereich zu ordnen, die Gefäßform selbst war im bürgerlichen Haushalt jedoch ebenfalls anzutreffen (Abb. 73, Mitte).

Sehr häufig in Apotheken vorhanden sind die im 18. Jh. aufkommenden und im 19. Jh. massenweise auftretenden schlanken zylindrischen Flaschen für Mineralwässer (Abb. 72, links). Die dickwandigen Gefäße bewahrten die oft kohlensäurehaltigen Wässer sicher und lassen mittels aufgelegter Plaketten oder Einritzungen auf ihren Herstellungsort schließen. Die Steinzeugflaschen werden seit dem Aufkommen der Glas- und PET-Flaschen im 20. Jh. nur mehr als historisierende Form der Verpackung für einige hochprozentige Spirituosen verwendet.

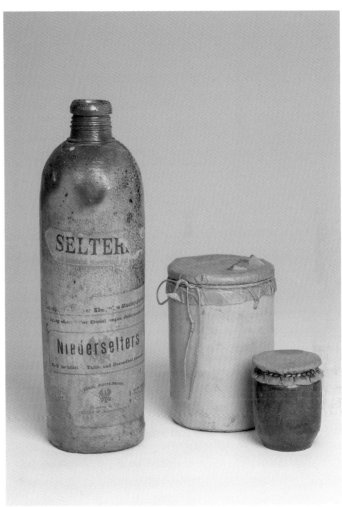

Abb. 72 Eine früher typische Steinzeugflasche für Mineralwässer, hier für Wasser aus Selters, Anf. 20. Jh. Daneben kleine Abgabegefäße aus Steinzeug (19. Jh.). Inv.-Nr. II D 143, IV E 54 a + b.

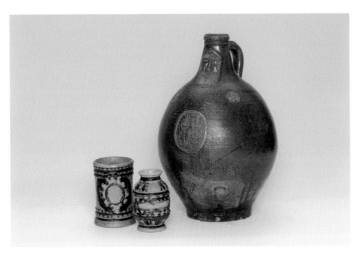

Abb. 73 Rechts im Bild ein sog. „Bartmanns-Krug" aus Steinzeug, hergestellt in Köln/Frechen im 16. Jh. Daneben Steinzeug aus der berühmten Jan Emens-Werkstatt in Raeren bei Köln; links mit der Aufschrift „SLANGEN BLOET YS GUDT FENNEIN", 1591. Das zylindrische Standgefäß vermeldet: ICK BEN BEGOTEN SONDER NAT, 1590. Inv.-Nr. II D 128, II D129, III P 221.

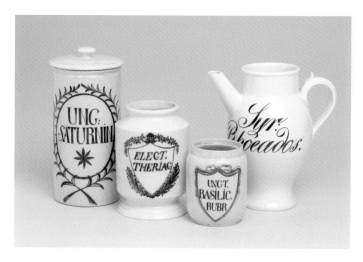

Abb. 74 Das Material ändert sich, Dekor und Formen der Porzellane aber sind von Fayencen lange bekannt: zylindrisches Standgefäß, Manufaktur Limbach, um 1800; Albarello für Theriak, Manufaktur Fürstenberg, 1820; Standgefäß aus der Manufaktur Schlaggenwald, um 1790, und Sirupkanne aus Porzellan der Manufaktur Tettau, Anf. 20. Jh. Inv.-Nr. II B 59, II B 167, II B 175, II B 234.

Nach der Entdeckung des Geheimnisses der Porzellanherstellung gleich zu Beginn des 18. Jh. durch den Apothekergesellen Johann Friedrich Böttger (1682–1719) übernahmen Ende des 18. Jh. die reaktionsneutralen **Porzellangefäße** mehr und mehr die bisherige Funktion der Fayencen und haben – wenn auch in wesentlich geringerer Anzahl als früher – bis heute ihren Platz in der Apotheke behauptet (vgl. S. 180ff.). Die Porzellane nehmen zunächst die Gefäßformen und Zierelemente der Fayencen auf (Abb. 74), wobei sich im Laufe der Zeit und der Mode entsprechend der Dekor und die Profilform wandelte, bis hin zum streng zylindrischen Korpus des 20. Jh. mit Stülpdeckel und schlichter Aufschrift. Daneben dominierte auch in Porzellan die Form der Sirupkanne weiter bis in das fortgeschrittene 19. Jh. hinein. Zur Verarbeitung von Substanzen, die mit Metall reagieren konnten und für stark riechende Stoffe wie Moschus bürgerten sich im 19. Jh. Reibschalen aus Porzellan ein.

Holzstandgefäße, häufig aus dichtfaserigem und farbig gefasstem Linden- oder Ahornholz (Abb. 75), sowie schlicht unbehandelte oder auch bunt bemalte Spanschachteln stellen wohl die frühesten Aufbewahrungsgefäße in der Apotheke dar (vgl. S. 184ff.).

Die typische Form des Holzstandgefäßes ist die mehr oder weniger zylindrische Büchse von 20–30 cm Höhe. Man hielt darin Kräuter und andere luftig zu lagernde Substanzen vorrätig – etwa Pflasterstangen.

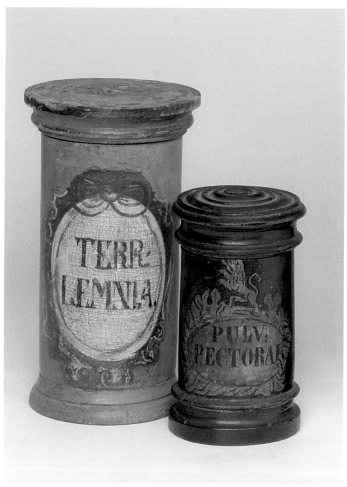

Abb. 75 Holzstandgefäße des 18. Jh. mit barocker Farbfassung. Inv.-Nr. II G 76, II G 330, II G 293.

Runde oder ovale **Spanschachteln** (Abb. 76) kommen in unterschiedlichsten Größen vor, je nachdem ob sie der Aufnahme einiger wertvoller Pillen oder einer kleinen Menge gepulverter Drogen oder aber in größerem Format der Aufnahme von Rohmaterialien in größerer Menge dienten. Im 19. Jh. wird Holz weitgehend von schlichten Blechdosen mit

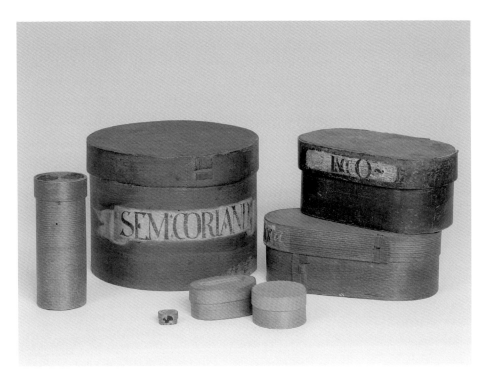

Abb. 76 Spanschachteln – hier farbig gefasste sowie unbehandelte Stücke aus dem 18. und 19. Jh. – bargen meist luftig zu lagernde Substanzen. Inv.-Nr. II G 513, II G 649-651, II G 277, II G 274.

Abb. 77 Zinngefäße aus dem 18. Jh., darunter die einzigen erhaltenen Gefäße der Ursulinenoffizin Klagenfurt (3. und 4. von links). Die Gravur der großen Rohrkanne verweist auf eine „Apotheke zum Baer, 1797". Inv.-Nr. II F 50–51, II F 24–25, II F 46, II F 6, II F 12.

Stülp- oder Klappdeckeln und seltener von Pappgefäßen abgelöst. Mit Papieretikett versehen werden nun hierin die luftig zu lagernden Materialien, z. B. Teemischungen, aufbewahrt. Im 21. Jh. werden diese Materialien in der Apotheke in Dosen aus lackiertem Weißblech aufgehoben.

Wenn auch selten, so fanden ab den frühen Apothekentagen auch Zinngefäße als Arzneibehälter Verwendung (Abb. 77). Im 19. Jh. treten sie jedoch kaum noch auf. Reaktionen zwischen Inhalt und Aufbewahrungsmaterial waren auch in Bezug auf Zinnbehälter in frühen Apothekenordnungen Thema, und der Verzicht auf „zinnerne Büchsen" wird dabei immer wieder gefordert. Im Bestand finden sich einfache und aufwendig gestaltete Gefäße unterschiedlichster Formgebung: Die Aufschriften der kostbaren Standgefäße aus dem 18. Jh. verweisen auf wertvolle Arzneistoffe wie Guajak, Moschus und Theriak, einige zylindrische Dosen sind mit einem feuervergoldeten und abnehmbaren Signaturschild versehen.

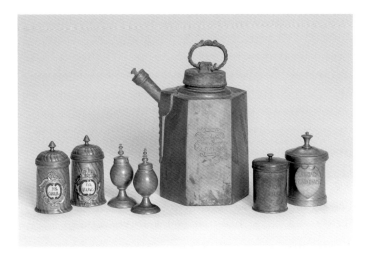

Mit dem Siegeszug synthetischer Stoffe wurden viele der altbekannten Materialarten obsolet. Ab dem beginnenden 20. Jh. setzten sich zunächst weiße Porzellanabgabegefäße durch, die anstelle einer gebundenen Tektur türkisgrüne, dunkelrote oder schwarze Celluloiddeckel erhielten (Abb. 78).

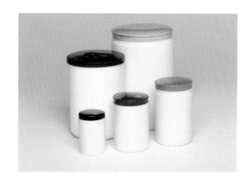

Abb. 78 Salbentöpf-chen aus Porzellan mit farbenfrohen Celluloid-deckeln aus der Zeit um 1900, links ein Plastikbehälter mit rotem Deckel und ein-geprägtem Apothe-ken-A aus dem Jahre 1960. Inv.-Nr. IV E 288, IV E 266–268, IV E 279.

Nach und nach entfiel die Porzellankruke, im Abgabebereich dominieren seitdem Gefäße aus **Plastik.** Wer heute eine Sal-be in der Apotheke bereiten lässt, erhält sie in einem weißen zylindrischen Töpfchen mit rotem Deckel, weiß und rot wie die Farben des Apothekenwahrzeichens.

Gefäße aus dem relativ reaktionsneutralen **Glas** wurden bereits in der Antike für kostbare Essenzen oder Arzneistoffe verwendet. Im Gegensatz zu vielen anderen im Laufe der Jahrhunderte verwendeten Materialien ist es auch heute noch gängig im Herstellungs-, Abgabe- und Aufbewahrungs-bereich der Apotheke (vgl. S. 160ff.).

In großen **vierkantigen** oder **bauchigen Flaschen** aus mehr oder weniger entfärbtem grünlichem Glas – in den Glashütten im Spessart und in Thüringen hergestellt – wurden ab dem 15. Jh. größere Mengen flüssiger Substanzen vor-rätig gehalten (Abb. 79). Bauchige Flaschen im Kleinformat, die sogenannten Nönnchen, dienten als Abgabegefäße. Weithalsige Behälter, zylindrisch wie die typischen **„Binde-gläser"** oder vierkantig, nutzte man eher für pulvrige oder zähflüssige Substanzen. Wobei stark aromatische Stoffe wie z. B. Moschus zunächst in ein Ledersäckchen gegeben wer-den sollten, bevor sie in ein Glasgefäß zur Aufbewahrung kamen – so war es beispielsweise in Augsburg 1597 vorge-schrieben.

Die Jahrhunderte lang einfach überschaubare Bandbreite der Flaschenformen unterlag im späten 19. und frühen 20. Jh. im Rezeptur- und Abgabebereich zunehmender Differenzie-rung (Abb. 80), wobei die althergebrachte vierkantige zu-gunsten der zylindrischen Flasche weitgehend verschwand.

Die Erweiterung des Formenspektrums ist durch die indus-trielle Fertigung einfach möglich und lässt sich auch im Gesetzestext fassen: 1896 wurde beispielsweise vorge-schrieben, flüssige Arzneien zum äußeren Gebrauch in **sechskantige Flaschen** abzufüllen. Das Alkaloid Morphin und seine Salze durfte, um Verwechslungen sicher auszu-schließen, ab diesem Zeitpunkt nur noch in **dreikantigen Flaschen** aufbewahrt werden. Diese Vorschrift hatte bis 1968 Gesetzeskraft, die Fertigarzneimittel hatten die Lager-haltung in dieser Form nun endgültig obsolet werden lassen. In der ersten Hälfte des 20. Jh. lag die Blütezeit der soge-nannten **Patenttropfflaschen**, die mit einem kennzeichnend gewordenen, herzförmigen und eingeschliffenen Glasstöpsel versehen wurden. Er barg eine kleine Nut, die, wenn sie auf den Ausguss ausgerichtet wurde, eine exakte tropfenweise Entnahme ermöglichte.

Die Offizin zierten ab dem ausgehenden 19. Jh. lange Rei-hen gleichartiger **Standflaschen** mit oval-kantigem Quer-schnitt und eingebrannten Signaturschildern. Die Auswahl für die Gestaltung der Kartusche in den Katalogen der Apo-thekenzulieferer war groß und Luxusversionen der Signatu-ren gab es beispielsweise goldgerahmt.

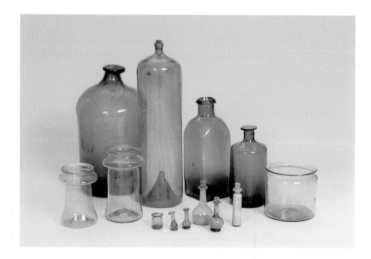

Abb. 79 Glasgefäße des 17. bis 19. Jh. aus dem Aufbewahrungs- und Abgabebereich. Im Vordergrund links und ganz rechts Bindegläser, in der Mitte kugelbauchige Fläschchen, sog. Nönnchen. Das älteste Stück ist die sehr seltene schlanke Zylinderflasche mit Bleiverschluss aus dem 17. Jh. Inv.-Nr. II A 1366–1367, IV E 1, IV E 88–89, IV E 77, IV E 72, IV E 98, II A 484, II A 575, II A 585, II A 416, II A 1522.

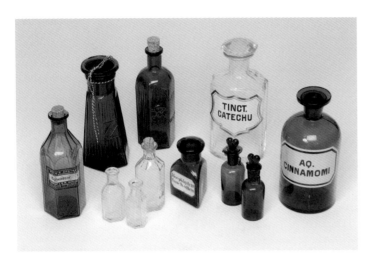

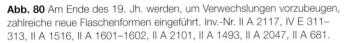

Abb. 80 Am Ende des 19. Jh. werden, um Verwechslungen vorzubeugen, zahlreiche neue Flaschenformen eingeführt. Inv.-Nr. II A 2117, IV E 311–313, II A 1516, II A 1601–1602, II A 2101, II A 1493, II A 2047, II A 681.

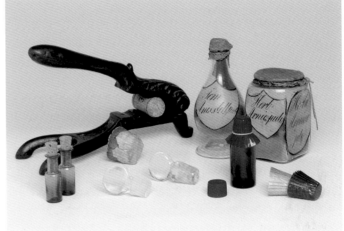

Abb. 81 Die Möglichkeiten, ein Gefäß zu verschließen, sind mannigfaltig und zeigen technischen Wandel von der ledernen Tektur bis zum heutigen Schraubverschluss aus Plastik. Inv.-Nr. IV E 331a+b, III M 150, II A 1229, II A 1192, VI D 275.

Das typische Aufbewahrungsgefäß aus Glas in der Apotheke des 21. Jh. ist die transparente braune **Zylinderflasche** in verschiedenen Größen mit kurzem engem oder weitem Hals, vorwiegend zur Aufnahme von Galenika und Chemikalien.

Als **Verschluss** (Tektur) der Gefäße diente lange Zeit ein Lederstückchen, das über die Gefäßöffnung gelegt und mit einem Bindfaden verschlossen wurde (Abb. 81 hinten rechts). Bei vielen Gefäßen ergab ein wulstiger Rand oder eine stark einziehende Halszone den sogenannten „Binderand". Er verhinderte ein Abrutschen von Tektur und Bindfaden. Auch ein ölgetränktes und damit relativ luftundurchlässiges Leinentüchlein konnte die Mündung schließen, daneben kamen Wachsverschlüsse und ab dem Ende des 17. Jh. vermehrt Korken zum Einsatz. Für Korkverschlüsse hatte der Apotheker ein spezielles Gerät, die Korkenzange („Korkenhund"). Sie half dabei, den vorab gewässerten Korken zusammenzupressen, so dass er einfacher in den Hals der Flasche eingeführt werden konnte. Nach Öffnung der Korkenzange dehnte sich der Korken wieder aus und schloss den Gefäßinhalt dicht ab (Abb. 81, hinten Mitte).

Schillernde Farben waren mit der Industrialisierung nicht mehr unerschwinglich und eroberten sich ihren Platz auch bei vielen Gebrauchsgegenständen. So gab es ab dem Ende des 19. Jh. in allen Apotheken ganze Sätze von farbigen Papiertekturen, fein gefaltet und vorgeformt, die über den Korken gestülpt und mit einem Faden abgebunden wurden. Diese bunten „Köpfchen" der Arzneiflaschen waren lange ein typischer Anblick im Rezepturbereich bei den abgabefertigen Fläschchen (Abb. 81 vorne rechts).

Außer mit Korken konnte man Flaschen auch mit auf den Hals der jeweiligen Flasche eingeschliffenen Glasstopfen schließen (Abb. 81 vorne links). Es war lange üblich – und nötig –, den Stopfen vor dem Einsetzen zunächst in Wachs zu tauchen, damit wegen des unebenen Schliffs keine Luft eindrang. Im 20. Jh. konnte dieser dann auf Norm geschliffen werden und schloss dadurch wesentlich dichter. Der Normschliff ermöglichte auch das Einsetzen in jede genormte Flasche, womit das vorher übliche und mühselige Zuordnen eines Stopfens zu einer bestimmten Flasche entfiel. Seit der Mitte des 20. Jh. überwiegt bei Glasflaschen dann der Schraubverschluss aus Plastik.

Kennzeichnung der Gefäßinhalte im Laufe der Jahrhunderte

Mit der Inhaltsbezeichnung beschäftigten sich schon am Ende des 15. Jh. Vorschriften mit Gesetzeskraft in verschiedenen Apothekerordnungen. So hatte beispielsweise in Konstanz, Köln und Stuttgart der Apotheker die Pflicht, jedes einzelne (Simplicium) oder zusammengesetzte (Compositum) Arzneimittel genau zu bezeichnen. Wie das genau umgesetzt werden sollte, sagten die jeweiligen Apothekerordnungen jedoch nicht. Abbildungen zeigen bei Gefäßen, die an den Patienten abgegeben werden, die häufige und einfach anzuwendende Methode, etwa an den Flaschenhals einen beschrifteten Papier- oder Pergamentstreifen zu binden (Anbindesignatur). Im Materialkammerbereich war die Inhaltsbezeichnung häufig direkt auf der Tektur vermerkt. Beide Methoden (Abb. 82) hielten sich recht lange, erst gegen Ende des 19. Jh. begannen sie endgültig zu verschwinden; dies nicht zuletzt, nachdem wesentlich haltbarere Methoden der Inhaltsbezeichnung gängig wurden und in der einschlägigen Gesetzgebung sogar ausdrücklich verboten

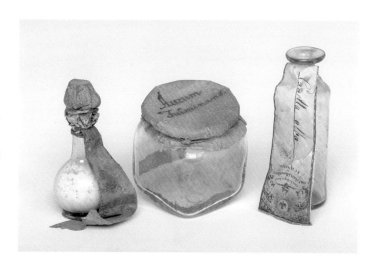

Abb. 82 Eine einfache Möglichkeit, über den Inhalt zu informieren, war die Beschriftung direkt auf der Tektur oder – bei Gefäßen für den Patient – auf der Anbindesignatur, dem sog. „Arzneifähnchen". Inv.-Nr. IV E 74, II A 2155, IV E 96.

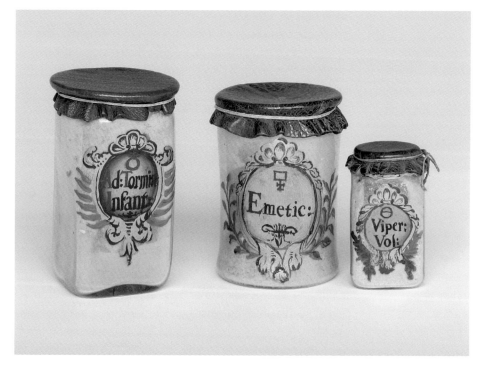

Abb. 83 Kaltbemalte Arzneigläser des 18. Jh. aus der Klosterapotheke Schongau mit alchemistischen Symbolen, von links nach rechts: „(Pulvis) Ad: Tormin(am): Infant(em):" – Pulver gegen Bauchgrimmen bei Kindern; „(Tartarus) Emetic(us):" – Brechweinstein; „(Sal) Viper: Vol:" – Flüchtiges Vipernsalz. Inv.-Nr. II A 797, II A 834, II A 866.

wurde, Gefäße mit „Zetteln“ zu versehen oder auf deren Tektur zu schreiben.

Zweckmäßiger in Hinsicht auf Arzneimittelsicherheit waren jedoch solche Beschriftungen (Signaturen), die fest mit dem Gefäß verbunden blieben, ob aufgemalt oder mittels Etikett aufgeklebt. Zentral steht die lateinische Bezeichnung des Gefäßinhaltes. Sie wird in der Regel in abgekürzter Form aufgetragen (vgl. Tabelle). Als Zeichen der Kürzung finden sich bis in das späte 18. Jh. hinein zwei kleine Punkte oder Striche übereinander. Teils dienen auch alchemistische Zeichen als – für den Apotheker – prägnante Kurzform des Inhalts. Sie boten auf kleinstem Raum jede Menge Information, vergleichbar mit den uns heute gewohnten chemischen Formeln (Abb. 83, 84). Bei vielen Aufschriften dieser Zeit kommt zudem beides in Kombination vor.

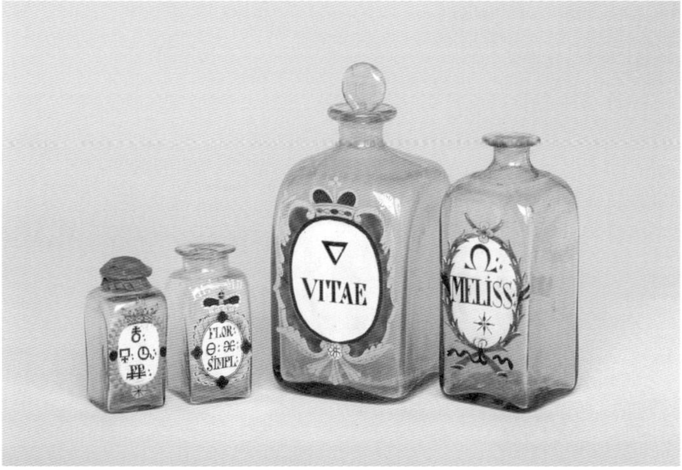

Abb. 84 Emailbemalte Glasgefäße des 18. Jh. mit alchemistischen Symbolen, von links nach rechts: „(Pulvis): (Tartarus): (Vitriolatus): pp:“ – Kaliumsulfat; „Flor(es): (Sal) (Ammoniacum) Simpl(ex):“ – Ammoniumchlorid, Salmiak; „(Aqua) vitae“ – „Lebenswasser“, hochprozentiges Destillat; „(Spiritus) Meliss(ae):“ – Melissengeist. Inv.-Nr. II A 213, II A 1848, II A 900, II A 967.

Alchemistische Symbole und gängige Abkürzungen	
Aer (Luft)	🜁
Aqua (Wasser)	🜄
Ignis (Feuer)	🜂
Terra (Erde)	🜃
Argentum (Silber, Mond)	☽
Aurum (Gold, Sonne)	☉
Cuprum (Kupfer, Venus)	♀
Hydrargyrum (Quecksilber, Merkur)	☿
Ferrum (Eisen, Mars)	♂
Plumbum (Blei, Saturn)	♄
Stannum (Zinn, Jupiter)	♃
Antimonium (Antimon, Erde)	♁
Sal (Salz)	🜔
Sulphur (Schwefel)	🜍
Spiritus	Ω
Tartarus (Weinstein)	🜿
Pulvis (Pulver)	⚴
B / Bals	*Balsam*
Cor	*Cortex – Rinde*
Ess	*Essentia – Essenz*
Fol	*Foliae – Blätter*
G	*Gummi*
Hb	*Herbae – Kräuter*
L / Lap	*Lapis – Stein*
MP	*Massa pilulae – Pillenmasse*
O / Ol	*Oleum – Öl*
Pp / ppt	*Präparatum (präpariert)*
Ra / Rad	*Radix – Wurzel*
Spec	*Species*
Tr	*Tinctura*
Un / Ung	*Unguentum (Fett)*

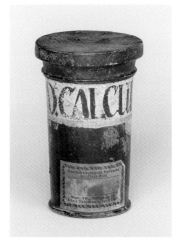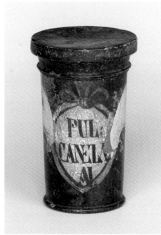

Abb. 85 Holzstandgefäß aus dem 17. Jh. Vorder- und Rückseite zeigen drei aufeinander folgende Bezeichnungen unterschiedlicher Inhalte im Zeitraum von rund 200 Jahren an. Inv.-Nr. II G 605.

Die Technik zur Bezeichnung des Inhaltes und der Gesamtdekor variieren natürlich je nach Zeitgeschmack, technischen Möglichkeiten und Notwendigkeiten. Die Standgefäße des 15.–19. Jh. aus Holz waren in der Regel mit Lackfarben auf Öl-Harzbasis beschriftet. Oft finden sich gerade bei diesem Material viele Farbfassungen, die eine lange Nutzungsdauer offenbaren. Die Vorder- und Rückseite des selben Holzstandgefäßes zeigen dabei oft die nur flüchtig übermalten alten Beschriftungen. So beispielsweise das Gefäß auf Abb. 85 mit drei erhaltenen Signaturen aus rund 200 Jahren: Ein Banner aus dem frühen 18. Jh. weist „(Pulvis) Ad. Calcul:", eine Komposition aus mehreren Zutaten mit der wichtigsten, Krebsaugen – kalkhaltige Konkretionen aus dem Magen von Flusskrebsen – aus. Rund 100 Jahre später wird die andere Seite mit einem gold-rot gerahmten Ovalschild mit Schleife versehen und nun gepulverte weiße Kanellrinde darin aufbewahrt (Pul: Canela: Al:). Um 1910 erhält es unterhalb des Banners ein Papieretikett der Apotheke zum Goldenen Elefanten in Wien. Auf der Innenseite des Holzdeckels findet sich außerdem mit Lack die Bezeichnung „(Pulv:) Herb: Aconit:" – gepulverter Eisenhut – vermerkt, die auf eine weitere Füllung des Gefäßes, der Schrift nach ebenfalls im 18. Jh., zurückgeht.

Bei Keramiken integrierte man die Aufschrift in den Dekor der Glasur oder beschriftete nach dem Brand mit Ölfarben. Auch Glasgefäße zeigen Ölfarbendekor oder werden alternativ – und haltbarer – ab der Renaissance und vorwiegend im Barock – mit Email- oder Schmelzmalerei versehen. Beide erhalten ebenfalls häufiger mittels Übermalung oder aufgeklebten Etiketten eine neue Aufschrift.

In den Apotheken des 15./16. Jh. zeigen Abbildungen die Signatur häufig in einen diagonalen Streifen oder ein Banner integriert, das rollwerkartig noch bis ins Barock begegnet (Abb. 86).

Im 18. Jh. überwiegen im dekorativen Schaubereich in der Offizin jedoch aufwendige, oft auch vielfarbige Dekore (Abb. 87). Sie umrahmen nun auf den Standgefäßen – mit unterschiedlichen Dekorvarianten je nach Materialart – die durch oftmals üppigen Dekor gefasste Aufschrift. Der Inhalt wird innerhalb eines meist weiß gefüllten Feldes von ovaler bis runder Grundform vermerkt.

Abb. 86 Gefäße des 18. Jh. aus Holz und Glas mit bannerförmigem Schriftfeld. Die Gläser gehören zum Inventar des Schongauer Schrankes. Inv.-Nr. II G 120, II A 760–762.

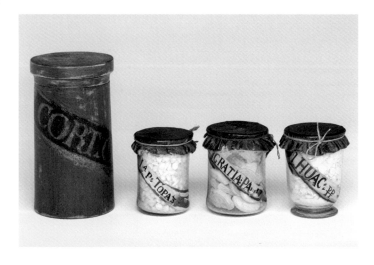

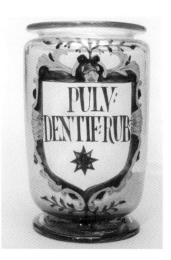

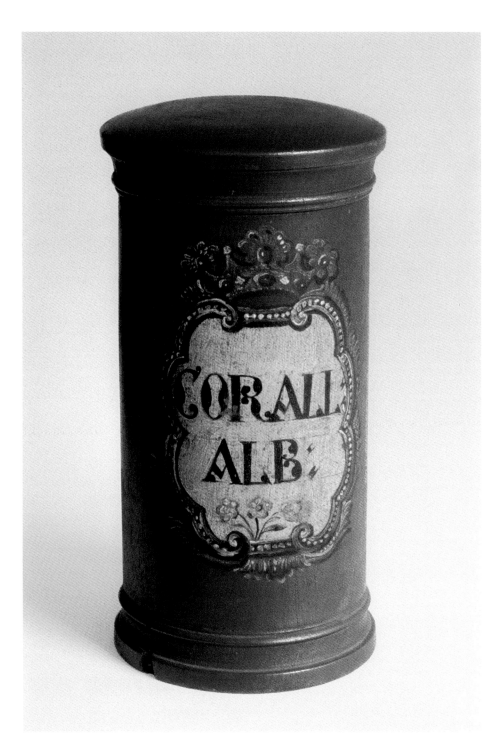

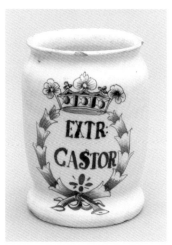

Abb. 87 Standgefäße mit charakteristisch verspieltem bis üppigem Dekor des 18. Jh. Holzgefäß, Löwen-Apotheke Offenbach; Weithalsglas, Salomonis-Apotheke Leipzig; die Fayence wurde in der Manufaktur Abtsbessingen hergestellt. Inv.-Nr. II G 302, II A 31, II E 566.

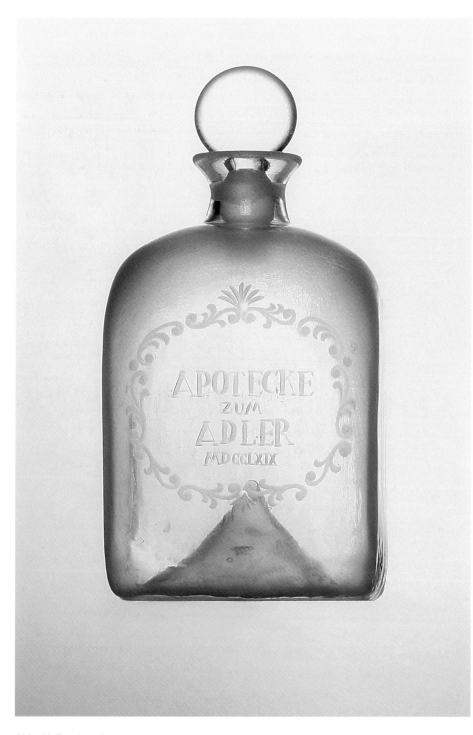

Ab der zweiten Hälfte des 18. Jh. kommt auf Glasgefäßen auch des öfteren Glasschliff vor. Abbildung 88 zeigt eine kunstvoll geschliffene Vierkantflasche aus einer Adler-Apotheke, entstanden im Jahr 1769. Es handelt sich dabei um eine sog. Apothekenleihflasche. Sie wurde mit dem gewünschten Inhalt gefüllt an den Kunden verliehen und später wieder zurückgebracht.

Erst mit dem Klassizismus ab dem späteren 18. Jh. kommt ein zunehmend einfacher gestalteter Dekor auf (Abb. 89), die Aufschrift rückt bald mehr und mehr in den Vordergrund.

Abb. 89 Porzellanstandgefäße, Manufaktur Ilmenau, Ende 18. Jh. Inv.-Nr. Nr. II B 482–484, II E 477.

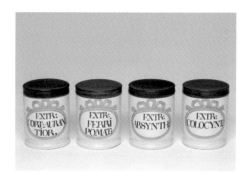

Abb. 88 Flasche mit Schliffdekor aus einer Adler-Apotheke, datiert 1769. Inv.-Nr. II A 893.

Die meisten Standgefäße zeigen ab dem späten 19. Jh. bis weit in die zweite Hälfte des 20. Jh. hinein und unabhängig vom Material sachlich schlicht gehaltenen Dekor. Bei der Bestellung der nun üblichen industriell gefertigten Standgefäße beim Bedarfsgroßhandel kann nun ein eingebranntes Bezeichnungsfeld auf Basis der runden, ovalen oder rechteckigen Grundform und mannigfaltiger Abwandlungen davon gewählt werden (Abb. 90).

Bezüglich der Aufschriften wird im Jahre 1896 dann verbindlich im Deutschen Reich gesetzlich geregelt, was sich schon länger zuvor in der Gesetzgebung einzelner Länder angekündigt hatte: Die Beschriftung muss in deutlich lesbaren Druck- oder Blockbuchstaben und weiterhin in lateinischer Sprache geschehen. Die Behälter für sämtliche im Deutschen Arzneibuch aufgeführten, „sehr vorsichtig" zu lagernden Gifte müssen nun mit weißer Schrift auf schwarzem Grunde gekennzeichnet

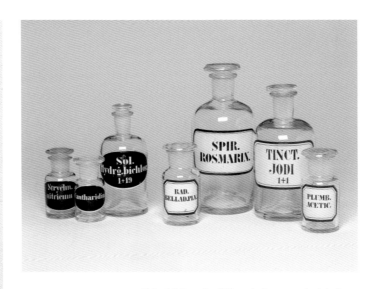

Abb. 91 Standgefäßbeschriftung nach einheitlicher Vorschrift ab 1896: Weiß auf schwarz die Gifte, rot auf weiß die Separanda beschriftet. Alle übrigen zeigen schwarze Schrift auf weißem Grunde. Inv.-Nr. II A 1419, II A 1415, II A 1422, II A 1722, II A 1563, II A 1561, II A 1725.

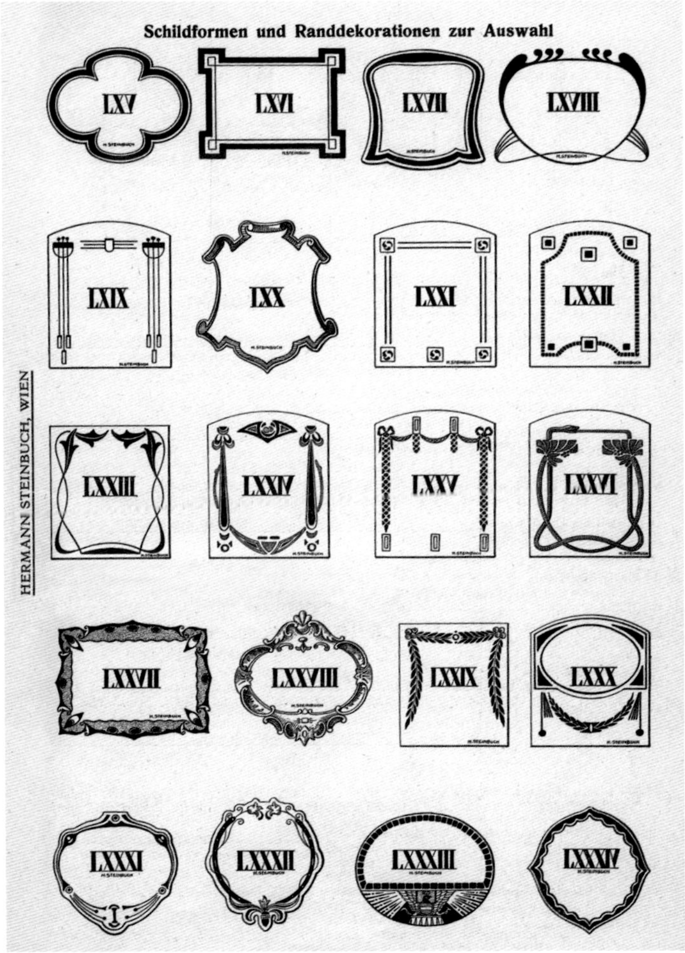

Abb. 90 Kartuschenauswahl in einem Katalog für Apothekeneinrichtungen aus dem Jahre 1941. Bibl.-Sign. K-Ste.

werden. Ebenso ist für alle im Arzneibuch aufgeführten, „vorsichtig" aufzubewahrenden Mittel (Separanda), z. B. stark wirksame Mittel wie Alkaloide ein roter Schriftzug auf weißem Grund verbindlich. Die Standgefäße für die anderen in der Apotheke benötigten Substanzen sollen mit schwarzer Schrift auf weißem Grunde versehen werden. Für solche, die mit aggressiven Substanzen wie Laugen, Säuren, Brom oder Jod in Berührung kommen, wurden Aufschriften toleriert, die mit Radier- oder Ätzverfahren auf weißem Grund bezeichnet sind (Abb. 91).

Material- und Kräuterkammer

Charakteristisch für die Einrichtung der Material- und Kräuterkammer waren bis ins 20. Jh. schlichte Regale mit zahlreichen Schubladen, in denen die trocken zu lagernden Rohstoffe aufbewahrt wurden.

Der lange Schubladenschrank auf der linken Seite von Abb. 93 ist ausgesprochen typisch für diesen Arbeitsbereich. Oftmals waren mehrere Wände vom Boden bis zur Decke mit solchen Schubladenschränken bestückt. Eine Besonderheit des dreiteiligen Möbels (Abb. 92 rechts) stellen die unteren drei Schubladenreihen dar. In diesen mit drei weißen Kreuzen deutlich

Abb. 92 Kräuter- und Materialkammer mit Mobiliar aus der Stadt-Apotheke Mosbach, 17. Jh. Inv.-Nr. VII E 66.

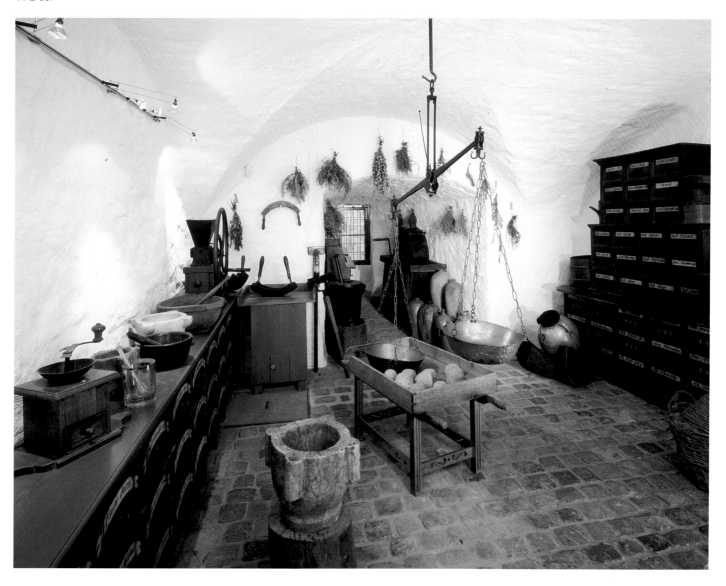

gekennzeichneten Schubkästen wurden Drogen aufbewahrt, die man wegen ihrer starken Wirkung getrennt von den übrigen lagern wollte. Dadurch sollte der zufälligen Verwechslung von stark wirkenden mit weniger stark wirkenden Mitteln entgegengewirkt werden.

Bevor die frischen Kräuter eingelagert werden konnten, mussten sie zunächst geprüft und dann getrocknet werden. In den meisten Apotheken gab es hierfür einen speziellen Trockenboden, eingerichtet mit Trockengestellen und Hängevorrichtungen an der Decke, von der die Kräuter zum Trocknen herabhingen.

Als Vorratslager für die nicht in der Offizin aufbewahrten Substanzen nutzte der Apotheker bis ins 20. Jh. hauptsächlich zwei Räume. Die am günstigsten im Dachboden angesiedelte Material- und Kräuterkammer mit ihren oft wandhohen Schubladenfronten (Abb. 93) diente trocken aufzubewahrenden Materialien wie Pflanzen und ab dem 19. Jh. auch zunehmend festen Chemikalien. Der Arzneikeller wurde für kühl zu lagernde Materialien, z. B. Fette, Salben, Öle, Honig und für alle Flüssigkeiten genutzt. Als Folge der Industrialisierung galt es, ab dem Ende des 19. Jh. zunehmend auch „Arzneispezialitäten" (heute: Fertigarzneimittel) sachgerecht zu lagern.

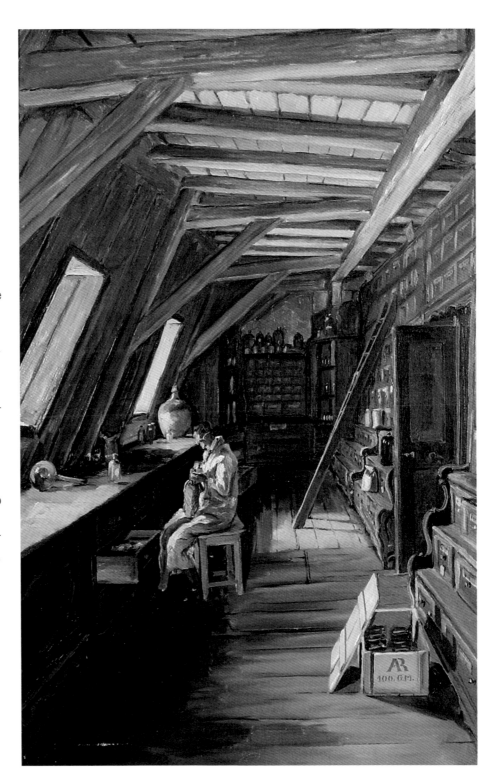

Abb. 93 Blick in den Dachboden der Hof-Apotheke Bamberg, Gemälde von Anton Rauh, 1920. Inv.-Nr. VII B 350.

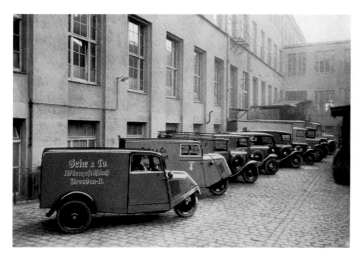

Abb. 94 Fuhrpark des Arzneimittelgroßhändlers GEHE-AG (heute Celesio AG) in den 1930er Jahren. Inv.-Nr. VII C 575.

Seit dem 16. Jh. sollten Apotheken sämtliche in den amtlichen Arzneibüchern (Pharmakopöen) verzeichneten Medikamente vorrätig halten. Einheimische Heilpflanzen konnten im eigenen Apothekergarten angebaut oder beim Kleinhändler („Wurtzkrämer") gekauft werden. Manche Simplicia und Composita wurden auch ein- oder zweimal im Jahr auf den großen Messen, z.B. in Frankfurt angeboten.

Ab dem 19. Jh. bezogen die Apotheken ihre Materialien zunehmend über die neu entstehenden Drogengroßhandlungen, aus denen schließlich die vollsortierten heutigen pharmazeutischen Großhandlungen hervorgingen (Abb. 94). Durch deren schnelle Lieferfähigkeit entfiel zunächst die Notwendigkeit und dann die gesetzliche Vorschrift, alle Sorten an Arzneimitteln und -stoffen für mehrere Monate vorrätig zu halten.

Die Vorratshaltung betrifft heute überwiegend Fertigarzneimittel, die üblicherweise in den seit den 1970er Jahren apothekentypischen Ziehschränken alphabetisch gelagert werden, aber auch Chemikalien und getrocknete Drogen, beispielsweise Tees. Heute sind weiterhin gesetzlich zwei Vorratsräume vorgeschrieben, einer für trocken zu lagernde und ein weiterer für Arzneimittel, die unter 20 Grad Celsius aufbewahrt werden müssen. Die Apothekenbetriebsordnung

schreibt auch heute vor, bestimmte Arzneimittel in ausreichender Menge für den durchschnittlichen Bedarf der Bevölkerung vorrätig zu halten.

Eines der jüngeren Einrichtungsensembles im Bestand des Museums ist die heute magazinierte Materialkammer der Apotheke zum Weißen Adler, Berlin (Abb. 95). Die 1696 gegründete Apotheke fand nach zwei Verlegungen im Stadtgebiet ihren letzten Standort an der Ecke Friedrichstraße/ Zimmerstraße (Abb. 96).

Am Ende des 19. Jh. erhielt sie eine neue Materialkammerausstattung in schönem und zeittypischem Nussbaumwurzelfurnier (Abb. 95), bestückt mit über 300 Schiebekästen für die Rohmaterialien, jede mit Emailschild bezeichnet, und deckenhohen Regalen für die heute nicht mehr erhaltenen Vorratsgefäße aus Steinzeug und Glas sowie für die Teedosen aus Blech. Die repräsentative Nussbaumoptik zeigt,

Abb. 95 Mobiliar der Materialkammer der Apotheke zum Weißen Adler, Berlin, um 1890. VII E 70.

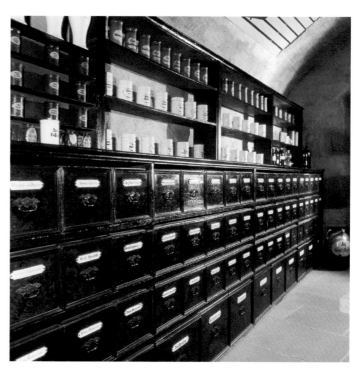

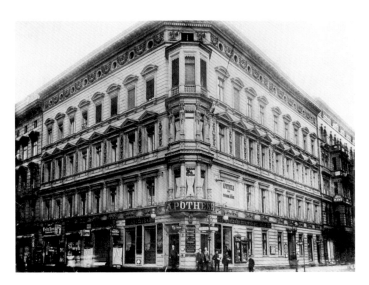

Abb. 96 Das stattliche Gebäude der Weißen-Adler-Apotheke Berlin an der Friedrichstraße im Jahre 1900. Inv.-Nr. VII C 576.

falls verschlossenen Schrank, wie die damalige Betriebsordnung es festlegte, *„die gewöhnlich Gift genannten Arzneimittel, die unter Verschluss und sehr vorsichtig aufzubewahren sind"*, untergebracht.

Die Aufbewahrungsweise bestimmter, im Gesetzestext aufgelisteter Stoffe (beispielsweise stark wirksame Arzneimittel), ist auch in der heutigen Apotheke weiterhin genau vorgeschrieben.

dass in gut gehenden Apotheken – und das war die Apotheke zum Weißen Adler mit ihrem prominenten Standort – auch für den Kunden nicht zugängliche Bereiche wie dieser Vorratsraum hochwertig ausgestattet wurden.

Nachdem sie den Krieg unbeschadet überstanden hatte, kamen mit der Teilung Berlins große Schwierigkeiten und mit dem Bau der „Mauer" waren die guten Zeiten der Apotheke endgültig vorbei. Nun lag sie direkt am „Checkpoint Charlie" und die Mauer verlief nur fünf Meter vom Geschäftseingang entfernt.

Als sie 1970 geschlossen wurde – die Pächterin war inzwischen 73 Jahre alt und ein Nachfolger konnte nicht gefunden werden – kam als Teil der Materialkammereinrichtung auch die sog. „Giftkammer" in den Bestand des Deutschen Apotheken-Museums. Sie war, wie üblich um die Jahrhundertwende, als separater kleiner und stets verschlossen zu haltender Raum innerhalb der Materialkammer integriert. Hier waren ganz der Vorschrift von 1896 entsprechend ein kleiner Tisch zum Abwiegen der Gifte, und in einem eben-

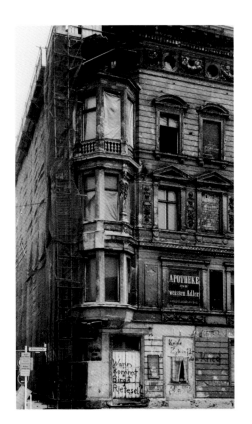

Abb. 97 Im Jahr 1985 (zwei Jahre vor der Instandsetzung des Hauses) kundete von den Glanzzeiten der Apotheke, der gegenüber beim Bau der Mauer der Grenzübergang Checkpoint-Charlie eingerichtet worden war, kaum mehr als nur noch die Adlerfigur über dem Portal.
Inv.-Nr. VII C 577.

Geräte und Maschinen der Stoß- und Schneidekammer

Neben Mörsern und Reibschalen – den wichtigsten und namensgebenden Geräten der Stoßkammer – wurden in den Apotheken von alters her eine Reihe anderer einfacher Geräte und Maschinen zur Verarbeitung und Zerkleinerung der verschiedenen Rohdrogen verwendet.

Zum Zerkleinern von Wurzeln, Rinden und Hölzern dienten vor allem sogenannte Schneidebretter, die auch Wurzelschneider genannt wurden (Abb. 98). Große Mengen von feinen Wurzeln und Kräutern wurden im Stampftrog mit Stampfmessern, kleinere Mengen mit Wiege- oder Rollmessern zerkleinert.

Auch einfache Maschinen wurden recht früh zum Zerkleinern eingesetzt: Eine Maschine mit zwei gegenläufigen Walzen (Abb. 99 links) „zerriss" die Wurzeln förmlich. Zum Zerkleinern von Zuckerhüten nutzte man einen Apparat mit Schneide und Sägeblatt (Abb. 99 rechts).

Im Apothekenbetrieb waren daneben auch verschiedene Mühlen in Gebrauch. Man setzte sie hauptsächlich zum groben Zerkleinern bis feinstem Pulverisieren von unterschiedlichsten Rohmaterialien ein. Mit einer großen Handmühle (Abb. 100) konnten größere Mengen von weicheren Rinden (z.B. Chinarinde) in kurzer Zeit zerkleinert werden. Manche kamen nur für eine bestimmte Substanz zum Einsatz, so beispielsweise Kaffeemühlen – Kaffee war lange Zeit vor allem in Apotheken erhältlich – oder Secale-Mühlen, mit denen Mutterkorn gemahlen wurde.

Im 19. Jh. hielten weiterentwickelte Maschinen zur Großproduktion Einzug in die Apotheke, so auch ein inzwischen sehr seltenes Technikdenkmal, „Petit's verbesserte Pulverisierma-

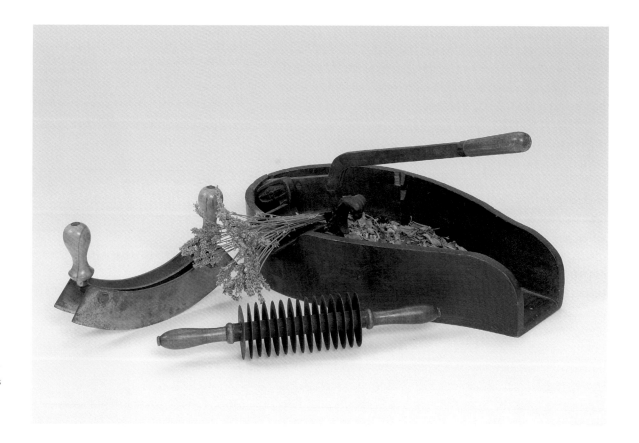

Abb. 98 Schneidebrett, Wiegemesser und Rollmesser aus dem 19. Jh. Inv.-Nr. V A 208, V A 97, V A 227.

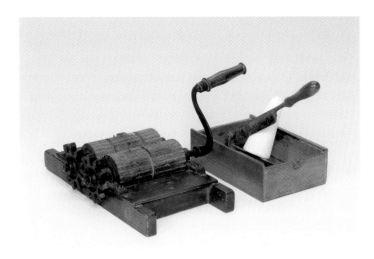

Abb. 99 Apparat zum Zerkleinern von Wurzeln, rechts daneben Gerät zum Brechen von Zuckerhüten. Inv.-Nr. V A 84, V A 120.

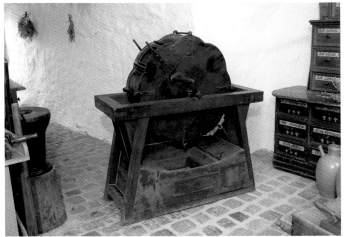

Abb. 101 „Petits Pulverisiermaschine" kam nicht nur in der Marien-Apotheke in Landsberg am Lech zum Einsatz, 1. H. 19. Jh. Inv.-Nr. VI D 205.

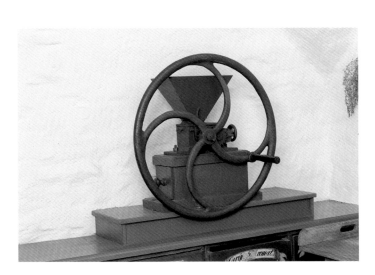

Abb. 100 Große Handmühle, 19. Jh. Inv.-Nr. V A 306.

schine" (Abb. 101). Der Prototyp wurde 1823 von Apotheker Petit der Öffentlichkeit vorgestellt und zehn Jahre darauf mit einem lobenden Artikel in den Annalen der Pharmazie auch der deutschen Apothekerschaft bekannt gemacht. Sie diente in der Apotheke dem Pulverisieren von bereits grob zerkleinerten Substanzen, wie etwa den Zutaten zu einem Räucherpulver. Zu diesem Zweck wurde das Ausgangsmaterial zusammen mit 1600 kleinen Eisenkugeln (Ø 1cm) mit einem Gesamtgewicht von 12 Pfund in die metallene Trommel gegeben, die an zwei Seiten zu öffnen ist. Hernach drehte man diese längere Zeit langsam mittels einer außen angebrachten Handkurbel. Die Kugeln zerrieben die Substanzen durch ihr in Bewegung gebrachtes Gewicht zu feinstem Pulver, das nach Öffnen der einen Klappe in eine im Sockel befindliche Schublade rieselte. Ein zuvor über die Lade gelegtes grobmaschiges Sieb fing dabei die ebenfalls herausfallenden Eisenkugeln auf, die dadurch auf einfache Weise vom Pulver separiert werden konnten.

Das Apothekenlaboratorium

Der Begriff „Laboratorium" stammt aus dem lateinischen (lat. labor, die Arbeit) und bedeutet wörtlich übersetzt „Arbeitsraum". Bald schon bezog er sich speziell auf einen Raum, in dem (al-)chemische Tätigkeiten ausgeübt wurden. Immer fand sich dort mindestens eine Feuerstelle, deren Wärme zur Durchführung zahlreicher Herstellungsprozesse nötig war. Im Mittelpunkt stand daher bis zum Einzug der industriell gefertigten Arzneimittel der Ofen, der mit Holz oder Holzkohle befeuert wurde, in mannigfaltigen Varianten. Hinzu kamen zahlreiche weitere Wärmequellen, die abhängig vom beabsichtigten Prozess eingesetzt wurden, darunter irdene Tischöfen, Öllampen, aber auch Dungkästen, die über einige Tage eine konstante Wärme von ca. 50 Grad Celsius erreichten. Bei Vorgängen, die Materialschonung und/oder gleichmäßige Hitze benötigten, vermied man den direkten Kontakt mit dem offenen Feuer und verwendete ein mit Sand, Asche oder Wasser gefülltes Becken (Sandbad, Aschebad, Wasserbad), das über die Feuerstelle gesetzt wurde und in welches das Destilliergefäß eingestellt wurde. Die Temperatur war dabei im Wasserbad am besten konstant zu halten, das max. 100 Grad ermöglichte.

Für die Bedeutung und insbesondere für die apparative Ausstattung des Apothekenlaboratoriums spielte die Entwicklung der Alchemie eine zentrale Rolle. Obwohl die arabische Alchemie ab dem 12. Jh. im mittelalterlichen Europa zunehmend bekannter wurde, nutzte man zunächst nur wenige ihrer Techniken und Methoden zur Arzneigewinnung. Erst ab dem 15./16. Jh. erfolgte eine breitere Rezeption, bald war beispielsweise die Destillation aus der Pharmazie nicht mehr wegzudenken. Die „gebrannten Wässer", Lebenswasser (aqua vitae) genannt, und die ätherischen Öle erfreuten sich dabei nicht nur in der Heilkunde großer Beliebtheit.

Von nachhaltiger Wirkung auf die weitere Entwicklung der pharmazeutischen Alchemie war das Wirken von Theophrastus von Hohenheim (Paracelsus, 1493/94–1541). Die Herstellung der chemiatrischen Arzneimittel erforderte spezielle Gerätschaften, die spätestens ab dieser Zeit in jeder Apotheke zu finden waren. Im Laboratorium befanden sich nun meist mehrere Öfen und eine große Anzahl von Geräten (Abb. 102, 103).

Abb. 102 Blick in den Ausstellungsbereich zum Thema Laboratorium.

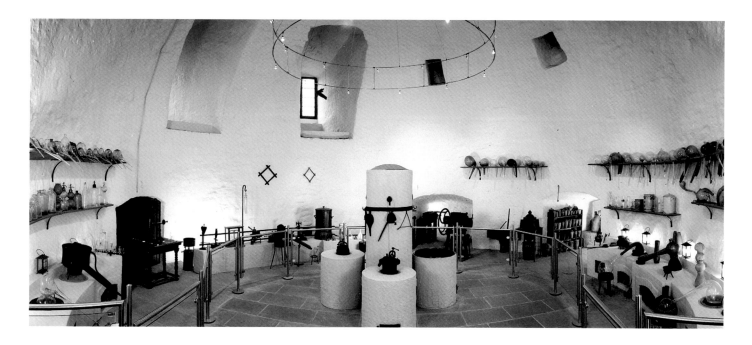

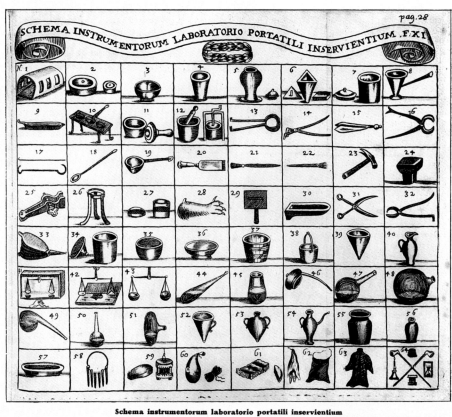

Schema instrumentorum laboratorio portatili inservientium
aus „Tripus hermeticus" (1680) von Johann Joachim Becher (1635—1682)

1. Muffel (Fornix probatorius)
2. Capelle (Capella, Testa, Cineritium)
3. Schüssel aus Ton oder Glas (Patella figulina vitrificatoria)
4. Catinus (pro candefacienda calce auri vel argenti)
5. Catinus probatorius (cum fluxu nigro praesertim pro cupro)
6. Schmelztiegel mit Deckel und Fuß (Crucibulum cum operculo et predestallo)
7. Zementierbüchse (Pyxis caementatoria)
8. Gießbuckel (Cornus pro fundendo Regulo Antimonii)
9. Einguß (Infundibulum pro lingonibus)
10. Einguß (Inf. pro plumbo vitrificato eiusque regulo imbuto)
11. Metallform (zum Formen der Capellen)
12. Mörser (Mortarium cum pistillo) und Amalgamiermühle
13. Kohlenzange (Forceps pro carbonibus)
14. Tiegelzange (Forceps pro tigillis)
15. Kornzange (Forceps pro granis argenti et auri)
16. Gewöhnliche Zange (Forceps pro communi usu)
17. Eisenstäbe zum Rühren (Virga ferrea pro movenda massa in crucibulis) und Eisen zum Glasschneiden (Ferramentum pro praescindendis vitris)
18. Eisenlöffel (Cochlear ferr. pro injiciendis speciebus in crucibula)

19. Eiserne Pfanne (Sartago ferrea pro calcinatione Saturni et faciendis cineribus Jovis)
20. Meißel (Scalprum)
21. Feile (Lima)
22. Kornbürste (Scopae ex filis orichalceis pro mundandis granis argenti remantibus in capella)
23. Hammer (Malleus)
24. Ambos (Incus)
25. Schraubstock (Helix)
26. Dreifuß (Tripus pro vitris separatoriis et crucibulis)
27. Siebe (Cribrum)
28. Hasenpfote (Pes leporinus pro verrendis pulveribus)
29. Augenschutz (Umbraculum adversus ignem)
30. Sichertrog (Situla lavatoria pro mineris)
31. Schere (Forfex communis)
32. Blechschere (Forfex pro laminis metallicis)
33. Blasebalg (Follis)
34. Holzbüchse für Granulation (Pyxis lignea pro granulatione)
35. Catinus (cupreus pro calce argenti in separatione per aquam fortem)
36. Irdene Schüssel (Patina figulina)
37. Schaff (Catinus ligneus)
38. Kessel (Ahenum)
39. Filtrirsack (Manica Hippocratis sive Emporeticum laneum)
40. Krug (Urceus)
41. Probierwaage (Statera docimastica)
42. Goldwaage (Bilanx pro ponderando auro)

43. Gewöhnliche Waage (Bilanx civilis)
44. Scheidkolben (Crucibula separatoria pro aqua forti)
45. Destillierkolben (Cururbita pro destillatione)
46. Destillierhelm (Alembicus)
47. Destilliervorlage (Excipulum destillatorium)
48. Gläserne Vorlage (Vas vitreum recipiens)
49. Retorte (Retorta)
50. Phiole (Phiola)
51. Philosophisches Ei (Sublimatorium, fixatorium vulgo ovum philosophorum)
52. Trichter (Filtratorium)
53. Scheidetrichter (Separatorium pro oleis)
54. Florentiner Flasche (Urceolus vitreus pro infusione)
55. Filtrierglas (Vitrum pro filtratione)
56. Präparatenglas (Vitrum pro receptione et conservatione liquorum)
57. Flache Glasschale (Patina vitrea pro resolutione per deliquium)
58. Probiernadeln (Acus probatoria pro aure et argento)
59. Probiersteine (Lapis Lydius)
60. Schweinsblasen (Vesica suilla cum volumine chordae sive filamenti)
61. Kork und Wachs (Suber et Cera)
62. Handtuch und Schurz (Mantile et praecintorium)
63. Arbeitskittel (Supparus sive Perizoma lineum)
64. Theriak, Tabak, Tabakspfeifen, Kerze, Sanduhr (Theriaca, Tabaccus, Pipae, Cordela, Clepsydra).

Abb. 103 Johann Joachim Becher illustrierte sein Werk „Tripus hermeticus" aus dem Jahr 1680 mit 64 damals sehr gebräuchlichen Geräten des Apothekenlaboratoriums. Abbildung aus: Fritz Ferchl (Hrsg.), Die Hilfs- und Kleingeräte des Apothekenlaboratoriums der Vergangenheit. Zur Geschichte der Deutschen Apotheke, 1936, S. 14. Bibl.-Sign. Z Bei 1/1.

Auch die spätere Entwicklung des modernen Apothekenlaboratoriums wurde natürlich von den beiden wichtigen historischen Determinanten entscheidend bestimmt: vom rasanten Fortschritt der Wissenschaften seit dem 18. Jh. und von der Industrialisierung, die ab der Mitte des 19. Jh. einsetzte. An die praktischen Fähigkeiten des Apothekers, seine wissenschaftlichen Kenntnisse und die technische Ausstattung des Laboratoriums wurden im Verlauf dieser grundlegenden Veränderungen stetig neue und höhere Anforderungen gestellt, der Arbeitsraum wandelte sich entsprechend (Abb. 104, 105).

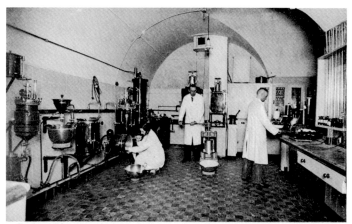

Teilansicht des Laboratoriums der Rats-Apotheke in Rostock

Abb. 104 Blick in ein Apothekenlaboratorium des 18. Jh. Titelkupfer der „Apothekerkunst" von Karl Gottfried Hagen, Königsberg, 1778.
Inv.-Nr. VII B 281.

Abb. 105 Das Laboratorium der Rats-Apotheke Rostock um 1930. Inv.-Nr. VII A 1045.

Die herkömmlichen offenen Öfen, auf denen mit Alembik und Retorte destilliert wurde, wichen ab der Mitte des 19. Jh. zunehmend den Dampfapparaten. Auch andere Tätigkeiten wurden bald von Maschinen übernommen, so die Tablettenherstellung und das Dragieren: Die preußische Apothekenbetriebsordnung von 1902 verlangte daher unter anderem das Vorhandensein einer Tablettenpresse und eines kleinen Dragierkessels in jeder Apotheke.

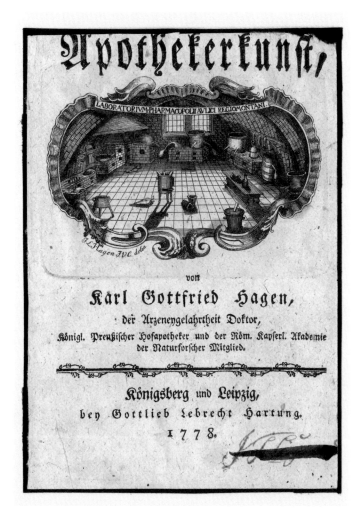

Neben der Herstellung verschiedenartigster pharmazeutischer Produkte etablierte sich ab dem fortgeschrittenen 18. Jh. ein neuer Tätigkeitsbereich im Laboratorium: die Analyse und Prüfung auf Echtheit, Reinheit und Qualität der verwendeten Rohstoffe. Als Folge der Entdeckung chemischer und physikalischer Zusammenhänge standen bald neue Methoden und Geräte zur Prüfung der verwendeten Stoffe zur Verfügung. Eine Vielzahl analytischer Geräte (z. B. Analysenwaage, Mikroskop, Pipette, Bürette) sowie eine Reihe anderer Prüfmittel (z. B. Reagenzien) wurden zu wichtigen Arbeitsinstrumenten des Apothekers.

Auch im 21. Jh. verfügt jede Apotheke über ein Laboratorium, in dem Reinheit und Identität der zum Einsatz kommenden Stoffe überprüft und Arzneimittel hergestellt werden. Im Laufe seiner Geschichte wurde es zu einem unverzichtbaren Arbeitsbereich der Apotheke und erlangte darüber hinaus große Bedeutung als Stätte des Experiments und der naturwissenschaftlichen Forschung: Die in den Apothekenlaboratorien des 18. und 19. Jh. gewonnenen neuen Erkenntnisse wurden zu einer wichtigen Triebfeder für die Entwicklung der modernen Chemie.

Gerätschaften und Tätigkeiten rund um den Laboratoriumsbetrieb

Pressen

Im Apothekenbetrieb waren bis ins 19. Jh. oft mehrere Pressen in unterschiedlichen Ausführungen in Verwendung. In einem Standardwerk der zweiten Hälfte des 19. Jh., dem „Lehrbuch der pharmazeutischen Technik" aus dem Jahr 1847 beschreibt Apotheker Friedrich Mohr (1806–1879) den Einsatz von Geräten mit vertikal, aber auch mit horizontal ausgerichteter Spindel. Die schweren Apparate wurden bei der Herstellung von Tinkturen und für das Pressen von ölhaltigen Samen (z.B. für Leinsamen- und Rizinusöl) aber auch von Fetten und Talgen benötigt.

Mit das älteste Beispiel im Bestand stammt aus der Alten Löwen-Apotheke in Landshut (Abb. 106). Aus massiver Eiche gefertigt wiegt sie etwa eine halbe Tonne. Eisenbänder mit floralem Dekor zieren die seitlichen Längsbalken, der Querbalken wird von einem einfachen Rosettendekor betont. Diese Presse wurde für größere Mengen und für solche Rohstoffe verwendet, bei denen der Pressvorgang viel Druck erforderte, der mit der vertikalen Eisenspindel recht einfach erzeugt werden konnte. Über eine quadratische Auslassöffnung kann die Flüssigkeit aus dem Messing-Pressgutbehälter austreten und über einen Ausguss ablaufen. Für geringere Mengen standen in jeder Apotheke bis weit ins 20. Jh. hinein kleinere Tischmodelle zur Verfügung.

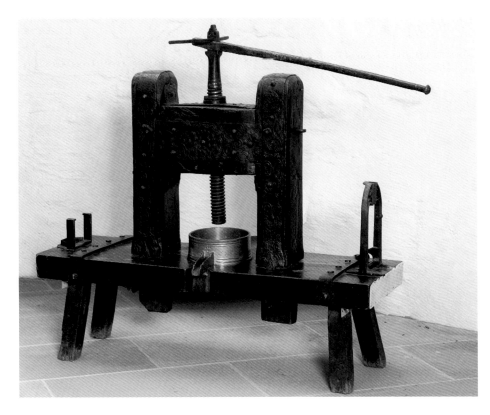

Abb. 106 Eichene Presse mit vertikaler Spindel aus der Löwen-Apotheke Landshut, 17. Jh. Inv.-Nr. V A 304.

Filtrieren / Trennen

Eine weitere gängige Laboratoriumstätigkeit war die Reinigung und Klärung von Flüssigkeiten durch Ausseihung oder Filtration.

Eine althergebrachte Methode ist das kolieren (lat. colare, seihen) mit Hilfe eines Tuches aus Leinen (Seihtuch/Koliertuch), das auf einen quadratischen Holzrahmen (Tenakel) mit vier Nägeln zur Halterung des Tuchs gespannt wird. Das Tenakel wird auf ein Gefäß aufgelegt, das die gefilterte Flüssigkeit aufnimmt, während Grobstoffe im Koliertuch verbleiben.

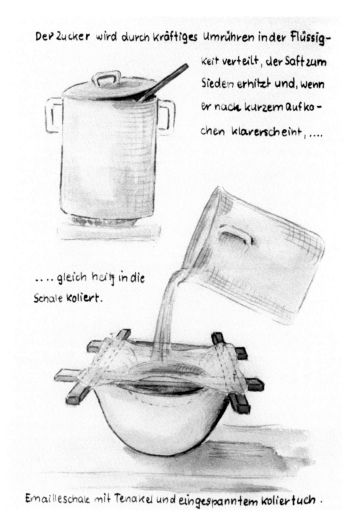

Der Zucker wird durch kräftiges Umrühren in der Flüssigkeit verteilt, der Saft zum Sieden erhitzt und, wenn er nach kurzem Aufkochen klar erscheint, ...

.... gleich heiß in die Schale koliert.

Emailleschale mit Tenakel und eingespanntem Koliertuch.

Abb. 107 Funktionsweise des Tenakels. Zeichnung aus dem Arbeitstagebuch der Vorpraktikantin Lissi Köhler, angefertigt 1940 im Praktikum in der Apotheke Schönau bei Chemnitz. Inv.-Nr. VII A 1098.

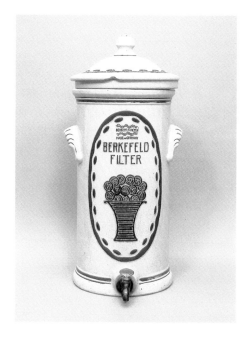

Abb. 108 Berkefeld-Filter aus Keramik, um 1900. Inv.-Nr. III O 183.

Abb. 109 Faltenfilter in unterschiedlicher Ausführung werden in einem Prospekt der Dürener Firma Carl Schleicher & Schüll aus dem Jahre 1913 angepriesen. Bibl.-Sign. K-Lötschert.

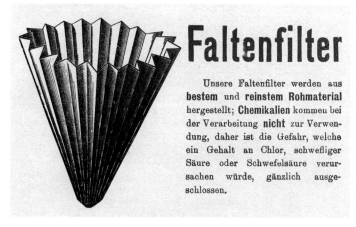

Faltenfilter

Unsere Faltenfilter werden aus **bestem** und **reinstem Rohmaterial** hergestellt; Chemikalien kommen bei der Verarbeitung **nicht** zur Verwendung, daher ist die Gefahr, welche ein Gehalt an Chlor, schwefliger Säure oder Schwefelsäure verursachen würde, gänzlich ausgeschlossen.

Auch Filz, vor allem aber Papier, wurde als Filtermaterial verwendet. Der Faltenfilter aus Papier (Abb. 109) ermöglichte – wegen der durch die Faltenbildung vergrößerten Oberfläche – ein schnelleres Filtrieren als glatte Exemplare in Tütenform.

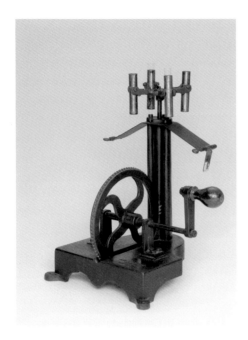

Abb. 110 Zentrifuge der Firma Dr. Robert Muenche, Anfang 20. Jh. Inv.-Nr. III O 106.

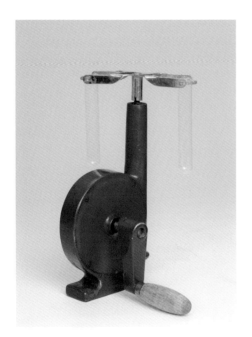

Abb. 111 Zentrifuge aus den 1930er Jahren, früher eingesetzt in der Schwanen-Apotheke Hamburg. Inv.-Nr. III O 240.

Der nach seinem Erfinder, dem Kaufmann Wilhelm Berkefeld (1836–1897) benannte Berkefeld-Filter (Abb. 108) mit einem Einsatz aus gebrannter Infusorienerde (Kieselgur) diente zum Abfiltern von Schweb- und Schmierstoffen aus destilliertem Wasser und war um die Wende zum 20. Jh. in den Apotheken gesetzlich vorgeschrieben.

Zentrifugen werden zur Trennung fester und flüssiger Stoffe sowie zum Separieren flüssiger Bestandteile eines Gemisches benutzt, wenn diese von verschiedenem spezifischen Gewicht sind. Vor allem bei der bis vor wenigen Jahrzehnten apothekenüblichen Harnuntersuchung war die Zentrifuge von großem Nutzen, da ein schnelles Ergebnis sowohl bei der chemischen als auch bei der mikroskopischen Untersuchung zu erzielen war.

Auf Abb. 110 ist eine Zentrifuge mit vier Metallhülsen für Reagenzgläser zu sehen. Wird die Handkurbel betätigt, stellen sich die Gläser – bei einer durch die günstige Zahnradübersetzung erreichten Umdrehungszahl von immerhin ca. 3000 pro Minute – horizontal, das Gemisch beginnt sich zu trennen, die schwereren Teile sedimentieren am Boden des Glasröhrchens.

Eine Zentrifuge für zwei Reagenzgläser (Abb. 111) war in jedem Apothekenbetrieb bis in die zweite Hälfte des 20. Jh. in Verwendung. Das Zahnrad zur Kraftübertragung war bei diesen handlichen Geräten aus Sicherheitsgründen in das Gussgehäuse integriert, ansonsten blieb die Funktionsweise den älteren Vorgängermodellen gleich.

Destillation

Eine der wichtigsten Techniken, die ab dem 16. Jh. in den Laboratorien angewendet wurde, war die Destillation (Abb. 112). Das lateinische Wort „destillare" bedeutet ursprünglich herabtropfen. Früher war der Begriff weit gefasst, man verstand darunter auch die Filtration, Kristallisation, Extraktion, Sublimation und sogar das Auspressen von Ölen. Heute beschränkt sich die Definition auf das Trennen von Stoffen durch Verdampfung und das anschließende Kondensieren des Dampfes.

Ein typischer Destillationsaufbau bestand aus einem Ofen mit eingelassenem Sandbad zur gleichmäßigen Hitzeverteilung und einer gläsernen Retorte oder einem Gefäß, auf das der Destillierhelm (Alembik) mit seiner langen Glasröhre, dem „Schnabel", aufgesetzt war (Abb. 114). Um ein gutes Destillationsergebnis zu erzielen, mussten Retorte und Vorlage – bzw. Destillierhelm und Gefäß mit Inhalt sowie Vorlage – dicht miteinander verbunden sein, meist wurden sie verkittet.

Destilliert man mittels einer Retorte (Abb. 115 links, rechts) – dem ursprünglichsten Destilliergerät – wird diese samt dem darin befindlichen Destilliergut und Flüssigkeit erhitzt. Im Inneren kondensiert der Dampf, der bei der Erhitzung des Destilliergutes entsteht. Er kühlt sich an der Retortenwand ab und das gewünschte Destillat läuft an der Innenwandung entlang nach unten und aus dem nach unten gebogenen Hals der Retorte in ein Vorlagegefäß hinein.

Der Alembik bietet eine aufwendigere Technik (Abb. 113): Auch hier steigt der Dampf auf und schlägt sich an der Wandung des Helms nieder. Von dort perlt er nach Abkühlung tropfenartig herab, die Flüssigkeit sammelt sich in einer im Inneren rundum laufenden Rinne. Diese mündet in den sogenannten Schnabel, aus dem das Destillat in ein Vorlagegefäß tropft.

Ab dem 16. Jh. wurden normalerweise Retorten, Helme und Vorlagen aus Glas verwendet, nur bei hohen Temperaturen und lange andauernden Prozessen setzte man auch Geräte aus Steinzeug, Irdenware oder Metall (Abb. 115) ein. Retorten waren auf der Oberseite manchmal mit einer zweiten Öffnung (lat. tubus) ausgestattet. Durch diese konnten weitere Substanzen einfach nachgefüllt werden (Abb. 115, links).

Abb. 112 *„Distillieren"* – Kolorierter Holzschnitt aus dem „Liber de arte distilandi" von Hieronymus Brunschwig, Straßburg 1509. Bibl.-Sign. Bru 9/3.

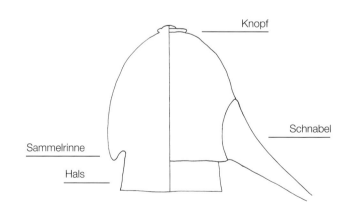

Abb. 113 Schnittzeichnung durch einen Destillierhelm (Alembik).

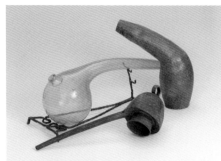

Abb. 115 Gläserne Retorte mit Tubus, Destillierhelm aus Zinn und Retorte aus Steinzeug. 17./18. Jh. Inv.-Nr. III B 85, III A 39, III B 126.

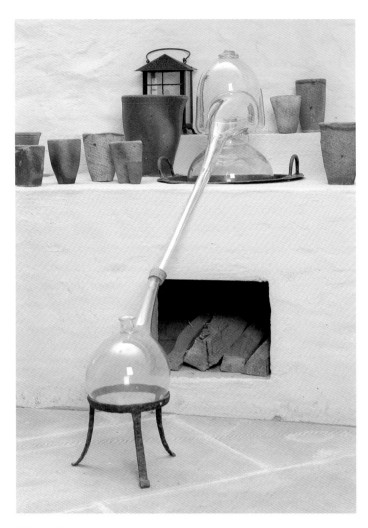

ben ist. Sie wird mit kaltem Wasser gefüllt, um den im Helm entstehenden Dampf beständig von außen zu kühlen. Durch einen Auslasshahn an der rechten Seite konnte das beim Destilliervorgang erwärmte Kühlwasser abgelassen werden. Nachgefülltes kaltes Wasser setzte den Kühlvorgang fort. Mit dieser Destillationsapparatur wurden vor allem Flüssigkeiten mit nahe beieinanderliegenden Siedepunkten voneinander geschieden, wie z. B. Alkohol aus Wein.

Abb. 114 Detail aus dem Museumsraum „Laboratorium": Destillationsaufbau mit Alembik aus Glas. Links und rechts davon irdene Schmelztiegel des 17. Jh. mit der charakteristischen Dreiecksform.

Eine besondere Form stellte ein zweiteiliger Destillierapparat dar, der aufgrund seiner dunklen Kupferoxidfarbe und turbanartigem Aussehen „Mohrenkopf" genannt wurde (Abb. 116). Auf dem kupfernen Destilliergefäß – das in einem Wasserbad erhitzt wird – sitzt ein Kühlhelm aus dem gleichen Material, der von einer schüsselartigen Ausstülpung umge-

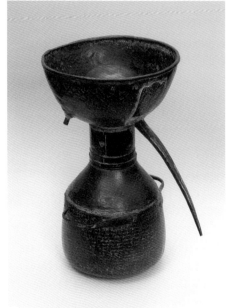

Abb. 116 „Dies ist auch ein lustiges Balneum" – so stellt Pier Andrae Mattiolus 1590 in seinem Kräuterbuch diesen kupfernen Destillationsapparat, den sog. „Mohrenkopf," vor. 17. Jh. Inv.-Nr. III O 136.

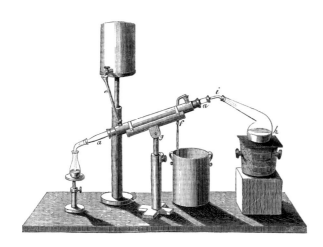

Abb. 117 Destillationsaufbau mit sog. Liebig-
Kühler. Abbildung aus Friedrich Mohrs „Lehrbuch
der Pharmaceutischen Technik" aus dem Jahre
1847. Bibl.-Sign. Moh 1/4.

Gute Kühlung ist zur Schonung des Destillates unumgänglich, folglich wurde die Technik stetig weiterentwickelt, man
konzentrierte sich dabei mehr und mehr auf den Alembik-
schnabel und den Retortenhals: Im 18. Jh. entwickelte Christian E. von Weigel (1772–1831) den von Apotheker Johann
Friedrich August Göttling (1753–1809) der Öffentlichkeit
bekannt gemachten und schließlich von Justus von Liebig
(1803–1873) mit weiteren kleinen Neuerungen in die Praxis
eingeführten und nach ihm benannten „Liebig-Kühler" (Abb.
117). Er ermöglichte durch verbesserte und kontinuierlichere
Kühlung eine höhere Ausbeute an Destillat, insbesondere
bei Flüssigkeiten mit niedrigem Siedepunkt, beispielsweise
Branntwein.

Die schnelle Verringerung der Temperatur wird mit einem
doppelwandigen Rohr erlangt, in das durch eine angelötete
Röhre mit Trichteröffnung Kühlwasser eingeleitet wird. Das
fortlaufend aus einem höher stehenden Gefäß nachfließende
kalte Wasser kann durch ein weiteres, oben angebrachtes
schmales Rohr abfließen (Gegenstromkühlung). Das Destillat, das aus einer Retorte in die im Inneren der Röhre befindliche Glasröhre geführt wird, wird dadurch kontinuierlich und
rasch zum Erkalten gebracht, bevor es in das Vorlagegefäß
läuft.

Die Durchführung verschiedener Extraktionsvorgänge mit
Wasserdampf wird bereits im 17. Jh. häufiger empfohlen.
Die technische Umsetzung bereitete indes einige Schwierigkeiten, so dass von einer regelmäßigen Verwendung im
damaligen Apothekenlabor nicht ausgegangen werden
kann. Im Jahre 1679 steht dann mit dem sogenannten
„Papinschen Topf" zur Dampfkochung von Pflanzenteilen
und Knochen ein Apparat zur Verfügung, der hohem Druck
standhält und dadurch den Dampf besser ausnutzen kann.
Entwickelt vom französischen Chemiker und Physiker Denis
Papin (1647–1712), war er vor allem zur Gewinnung von
Gelatine aus Knochen in Gebrauch. Dieses Extraktionsgerät
war in relativ unveränderter Form, jedoch ergänzt um ein
Sicherheitsventil, noch im frühen 20 Jh. in Apotheken im
Einsatz (Abb. 118). Das Funktionsprinzip – der im Innenraum
stark erhöhte Druck sorgt für wesentlich verkürzte Verarbei-
tungszeit – entspricht dem der uns heute geläufigen Dampf-
kochtöpfe.

Abb. 118 Gusseiserner
Dampfdrucktopf, um
1900. Inv.-Nr. III O 73.

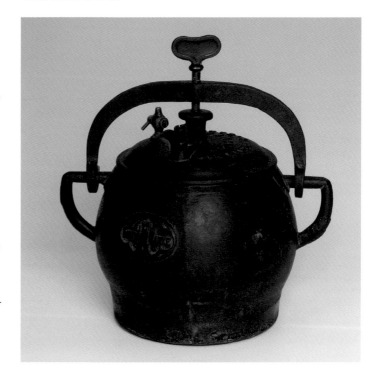

Sublimation

Auch der Vorgang der Sublimation spielt eine wichtige Rolle bei der Herstellung von arzneilich eingesetzten Stoffen. Darunter versteht man die Überführung fester Körper zunächst einmal in Dampfform und das anschließende Verdichten dieser Dämpfe wieder zu festen Körpern, aber ohne deren chemische Zersetzung. Die Sublimation führt zur Reinigung und Trennung flüchtigerer Bestandteile eines Ausgangsstoffes von dessen weniger oder nicht flüchtigen Bestandteilen.

Das dazu meist verwendete Aludel (Abb. 119) – auch dieser Name stammt aus dem Arabischen – besteht mindestens aus zwei separaten Gefäßen (Blindhelmen), meist aber aus mehr als sechs helmähnlich geformten, aufeinandergesteckten irdenen Einzelteilen. Damit wurden bereits im 16. Jh. Sublimationsprozesse durchgeführt, z. B. die Gewinnung von Schwefel aus Pyrit: Nach Erhitzen dieses Minerals schlägt sich Schwefel in fester Form an der Innenwandung des Aludels nieder und wird von dort durch einfaches Abschaben gewonnen.

In der Apothekerausbildung im 19. und auch noch im 20. Jh. war beispielsweise die Herstellung (Darstellung) von Benzoesäure aus Benzoeharz durch Sublimation eine übliche Lehraufgabe für den Apothekerpraktikanten.

Dem Ziel, Stoffe voneinander zu trennen, dienen Florentiner Flaschen (Abb. 120, links). Mit ihnen lassen sich ätherische Öle vom mitdestillierten Wasser separieren, denn die leichteren ätherischen Öle schwimmen auf dem Wasser. Das Wasser wird über das tief angesetzte dünne Ausgussrohr abgeschieden. Auch mit Hilfe von irdenen oder gläsernen Dekantiergefäßen (Abb. 120, rechts) wurden Trennverfahren ermöglicht und feste Stoffe von flüssigen durch sogenanntes „Absetzen lassen" geschieden. Mit den in unterschiedlicher Höhe angebrachten und durch Korken verschlossenen Öffnungen konnte beispielsweise der Ansatz eines Kräuterauszuges von oben nach unten schrittweise abgelassen werden, ohne dass Teile der nach unten abgesunkenen pflanzlichen Drogen in den Auszug gerieten.

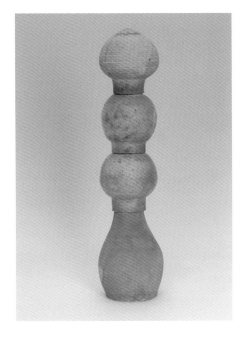

Abb. 119 Aludel, unglasierte Irdenware, 17./18. Jh. Inv.-Nr. III O 103.

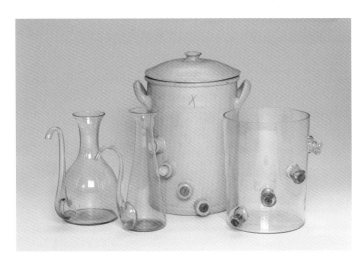

Abb. 120 Links zwei gläserne Florentiner Flaschen, daneben mit Korken verschlossene Dekantiergefäße aus Steinzeug und Glas aus dem 19. Jh. Inv.-Nr. III K 5, III K 4; III I 3, III I 1.

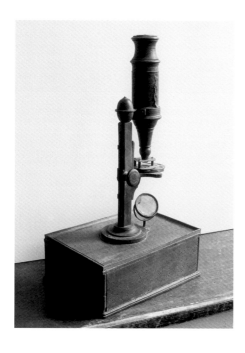

Abb. 121 Mikroskop mit verstellbarem Objekttisch und 6 Objektiven verschiedener Stärke aus einer Apotheke in Diepholz, zweite Hälfte des 18. Jh. Inv.-Nr. III O 156.

Die Isolierung erster Einzelwirkstoffe aus Pflanzen, wie dem Alkaloid Morphin aus der Mohnpflanze, wäre ohne Gerätschaften, die deren Auffindung überhaupt erst ermöglichten, nicht denkbar gewesen. Beispielsweise ist hier das im 17. Jh. aufkommende Mikroskop (Abb. 121) zu nennen, mit dessen Entwicklung so berühmte Namen wie Galileo Galilei (1564–1642) verbunden sind.

Gleichermaßen erfordern die neu entdeckten Wirkstoffe eine exakte Bemessung mit höchster Genauigkeit, denn das Wiegen dieser in geringer Menge bereits hochwirksamen Substanzen gelingt natürlich nicht ohne eine Waage, die sehr präzise wiegt, wie die in der Folge hinzukommende Analysenwaage (vgl. S. 236ff.).

Dichtebestimmung

Nicht nur der Arzneischatz, sondern auch die Tätigkeit des Apothekers erfuhr durch den umfassenden neuen Kenntnisstand im 19. Jh. tiefgreifende Veränderung. Die Zeit „alchemistischer" Experimente war vorbei, die exakten Naturwissenschaften hatten Einzug gehalten, in der Apotheke wurden die Ausgangsstoffe und Endprodukte zunehmend

genaueren Reinheits- und Identitätsuntersuchungen unterzogen, unterstützt auch in diesen Bereichen von einer großen Anzahl neu entwickelter Geräte.

So war auch die Bestimmung des spezifischen Gewichtes – der Dichte – in der Mitte des 19. Jh. bereits ein alltäglicher Arbeitsschritt, der in der Regel bei allen angefertigten Flüssigkeiten den Abschluss des Herstellungsprozesses bildete. Die Dichte ist eine Größe, deren Zahlenwert für die einzelnen Stoffe – z. B. beim Alkohol je nach Volumenprozent – charakteristisch und vom Grad der Reinheit abhängig ist. Ihre Bestimmung stellt in der Apotheke seit langem einen üblichen Weg bei der unabdingbaren Identitäts und Reinheitsprüfung von Ausgangsstoffen wie Endprodukten dar.

Für die korrekte Herstellung von Flüssigkeitsmischungen, die beispielsweise als Grundlage Wasser-Weingeistgemische mit einem bestimmten Alkoholgehalt enthalten sollten, war es in der Apotheke notwendig, zunächst zu prüfen, ob der Alkoholgehalt den Vorgaben entsprach. Dies geschah anhand der Feststellung des spezifischen Gewichts des zu verwendenden Alkohols.

Zur einfachen Bestimmung desselben konstruierte der berühmte Apotheker Friedrich Mohr (1806–1879) um die Mitte des 19. Jh. ein praktisches Gerät, die sog. „Mohrsche Waage"

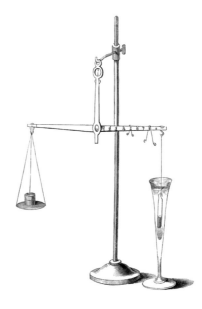

Abb. 122 Bestimmung des spezifischen Gewichts mittels der von Friedrich Mohr entwickelten Methode mit einer zweiarmigen Waage, die er 1847 in seinem „Lehrbuch der Pharmaceutischen Technik" erläutert. Bibl.-Sign. Moh 1/4.

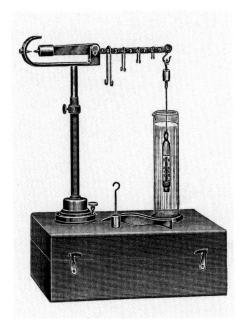

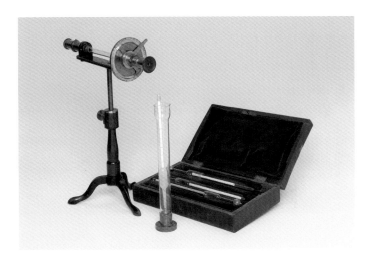

Abb. 123 Waage zur Bestimmung des spezifischen Gewichts nach Georg Westphal. Modell aus einem Apothekenzulieferer-Katalog von 1930. Bibl.-Sign. K-Mauer.

Abb. 124 Polarisationsapparat, Standzylinder und Holzetui zur Aufbewahrung verschiedener Aräometer, 19. Jh. Inv.-Nr. III O 84, III O 9, III O 147 a-e.

(Abb. 122). Diese zweiarmige Waage weist auf der einen Seite eine Waagschale und auf der anderen einen Tauchkörper (Senkspindel) auf, der in einen Glaszylinder mit der zu prüfenden Flüssigkeit eintauchte. Der Gewichtsverlust durch den Auftrieb der hohlen Spindel wurde durch Auflegen von sog. Reitern – gebogenen Drahtgewichten – auf dem spindelseitigen Waagenarm ausgeglichen. Dieser ist dafür mit einer durch Einkerbungen in zehn gleiche Teile unterteilten Skala versehen, die von 1–9 durchnummeriert sind. Die zehnte Kerbe entspricht der Stelle, an der der Senkkörper eingehängt wird. Die Stelle auf dem Balken, an dem die Gewichtsreiter zu sitzen kommen, ermöglicht die Ablesung des spezifischen Gewichts bis auf drei Stellen nach dem Komma genau.

Die Mohrsche Waage wurde in der Folge von einer neuen Konstruktion des Erfinders Georg Westphal abgelöst, der um 1860 eine Fabrik für Apotheker- und Präzisionswaagen gründete. Bei seiner Weiterentwicklung (Abb. 123) – eine Waage mit einem zweiarmigen Hebel und ungleich langen Hebelarmen sowie einem Tauchkörper mit Thermometer – war außerdem eine Nullpunktbestimmung und damit noch exakteres Messen möglich.

Auch Aräometer (Abb. 124) – zuerst 1768 vom Pariser Apotheker Antoine Baumé (1728–1804) mit einer nach ihm benannten Skala eingeführt – erwiesen sich zur Dichtebestimmung als einfach zu handhabende Geräte. Am unteren Ende sorgte eine mit Blei oder Quecksilber gefüllte kugelförmige Erweiterung des Schwimmkörpers dafür, dass der Aräometer immer aufrecht in einer Flüssigkeit schwamm. Entsprechend der Eintauchtiefe in die zu prüfende Flüssigkeit konnte man auf einer im Inneren des langen gläsernen Schwimmkörpers eingelassenen Skala die Dichtezahl direkt ablesen.

Unentbehrlich im Laboratoriumsbetrieb bis heute wurde auch der 1855 von Robert Bunsen (1811–1899) kurz nach Beginn seiner Lehrtätigkeit an der Heidelberger Universität erfundene und nach ihm benannte Gasbrenner (Bunsenbrenner). Er erzeugt eine nicht-leuchtende Flamme sowie große Hitze und bot erstmals die Möglichkeit, eine Heizquelle schnell und exakt zu regeln.

Ätherische Öle konnte man auf Identität und Reinheit mittels eines Polarisationsapparates (Abb. 124, links) untersuchen, der ermöglichte, durchsichtige Körper im polarisierten Licht zu prüfen. Zur Beobachtung wurde Natriumlicht verwendet, das mit einem Bunsenbrenner erzeugt wurde. Zur Harnanalyse kam der Apparat in der Apotheke ebenfalls zum Einsatz, da Zucker im Urin dadurch nachgewiesen werden konnte.

Abb. 125 Blick in die Arzneimittelsammlung zur „Materia medica" des 17.–20. Jh.

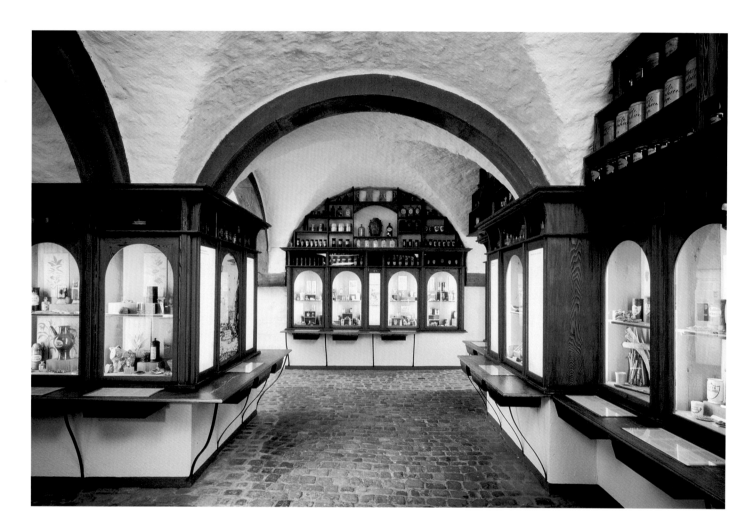

Ein Schwerpunkt in der ständigen Ausstellung – wie auch in der Sammlung – ist dem Arzneimittel gewidmet (Abb. 125). Das Deutsche Apotheken-Museum verfügt weltweit über den in seiner Vielfalt umfangreichsten Bestand von arzneilich verwendeten Materialien. In vielen barocken Standgefäßen befinden sich noch die originalen Rohstoffe aus der Zeit des 17. und 18. Jh. Hinzu kommt eine große Anzahl pflanzlicher Anschauungsobjekte, wie Wurzeln (Radices), Blätter (Folia), Blüten (Flores), Samen (Semina), Rinden (Cortices), Hölzer (Ligna) und verschiedenste Harze (Resinae), die zumeist aus dem 19. Jh. stammen. Sie wurden bei der Museumsgründung von traditionsreichen Apotheken an das Museum

gespendet. Auf diesem Wege kamen auch teils mehrere hundert Jahre alte Herbarien in den Bestand, die selbst gesammelte und getrocknete Pflanzen als Anschauungs- und Vergleichsmaterial enthalten; bis zur Mitte des 20. Jh. mussten sie regelhaft während der Ausbildung von Apothekern angelegt werden und in jeder Apotheke vorhanden sein. Die industrielle Fertigung von Medikamenten wird durch eine erst in jüngster Zeit verstärkt ausgebaute und inzwischen mehrere tausend Objekte umfassende Sammlung von sog. Fertigarzneimitteln – früher „Arzneispezialitäten" genannt – repräsentiert, die aus den letzten hundert Jahren stammen.

Materia medica: Antike – 18. Jh.

Unter dem Begriff „Materia medica" versteht man die Gesamtheit aller Rohstoffe, die entweder als solche arzneilich verwendet oder zu Medikamenten verarbeitet werden. Dieser Arzneischatz umfasste lange Zeit ausschließlich Drogen aus den drei Naturreichen (regna naturae), nämlich pflanzliche (Vegetabilia), tierische (Animalia) und mineralische (Mineralia).

Alle arzneilich verwendeten Rohstoffe werden in der pharmazeutischen Fachsprache als „Droge" bezeichnet, ein Begriff, der auf ihren meist getrockneten Zustand verweist. Die einfachen Arzneien bestehen aus jeweils einer Droge und werden „Simplicia" genannt (lat. simplex: einfach), die aus mehreren Simplicia zusammengesetzten Zubereitungen nennt man Composita (lat. compositus: zusammengesetzt).

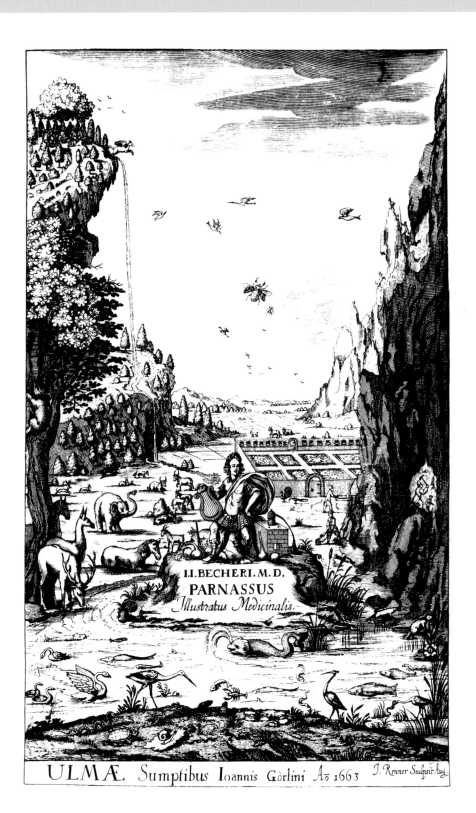

Abb. 126 Allegorie der drei Naturreiche: das Pflanzenreich, symbolisiert durch üppige Vegetation, in der sich Tiere aus aller Herren Länder tummeln, die auf das Tierreich verweisen; der Bergbaubetrieb mit emsigen Bergleuten (rechter Bildrand) versinnbildlicht das Mineralreich. Titelkupfer aus dem „Thier-, Kräuter- und Berg-Buch", Johann Joachim Becher, 1663. Bibl.-Sign. 2 Bec 1/1.

Das Pflanzenreich ist der älteste und über lange Zeit hinweg zudem der meistgenutzte Bereich bei der Gewinnung arzneilich verwendeter Substanzen. Seit den frühesten Tagen der Menschheit setzte man pflanzliche Drogen frisch oder getrocknet, als ganzes Kraut oder nur bestimmte Teile (Blätter, Blüten, Samen, Früchte, Wurzeln, Rinden oder Sekrete) in mannigfaltiger Weise zur Behandlung von Krankheiten ein.

Arzneilich verwendete Produkte aus dem Tierreich – zu dem auch der Mensch gerechnet wurde – stellten bis in das 19. Jh. etwa 10–20% der verwendeten Drogen. Tierische Fette waren z.B. als Salbengrundlage unentbehrlich, das Horn des sagenhaften Einhorns wurde wegen seiner vermeintlich giftwidrigen Wirkung geschätzt.

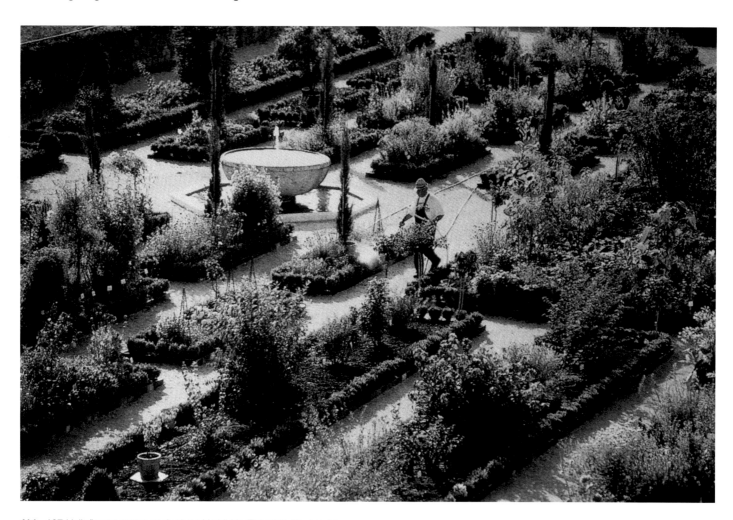

Abb. 127 Heilpflanzengarten nach altem Vorbild in Eichstätt, Bayern. Der erste botanische Garten an den Hängen der Willibaldsburg war im Auftrag des Fürstbischofs Johann Konrad von Gemmingen von Apotheker Basilius Besler (1561–1629) angelegt worden. Dazu veröffentlichte Besler 1613 erstmals das berühmte pharmako-botanische Prachtwerk „Hortus Eystettensis" mit 365 herausragenden Kupferstichen von den über 1000 Pflanzen dieses Gartens.

Zum Mineralreich zählte man seit der Antike Steine, Metalle und Erden. Zu Beginn der Neuzeit wurde das Mineraliensystem des Arztes Georg Agricola (1494–1555), basierend auf seinen Bergbaustudien, maßgebend. Er unterschied u. a. die *„gemeinen Steine"* von den Edelsteinen (Gemmae). Ab dem 19. Jh. verlor diese Systematik ihre Gültigkeit. Materialien aus dem Mineralreich fanden besonders seit Paracelsus (1493/94–1541) und seinen Anhängern in der Chemiatrie Anwendung, die Häufigkeit ihres Gebrauches blieb aber hinter jenen pflanzlichen und tierischen Ursprunges zurück.

Der Einsatz von Arzneimitteln ist jeweils an das System der heilkundlichen Theorie gebunden, auf deren Basis sie erst entwickelt und nach deren Regularien sie eingesetzt werden. Ob nun ein böser Zauber durch ein Amulett abgewehrt werden soll oder eine Pflanze mit leberförmigen Blättern gegen Leberleiden eingesetzt wird, ob man wegen des Überschusses eines Körpersaftes zur Ader lässt oder eine bakterielle Infektion gezielt mit Antibiotika angeht; dahinter steht stets eine Vorstellung von der Ursache der Krankheiten und der Wirkung wie der Art der Anwendung von Arzneimitteln. Heute bestimmt allein der exakte, naturwissenschaftlich begründete Nachweis die schulmedizinische Lehrmeinung.

Der Arzneischatz der Antike, wie ihn Dioskurides im 1. und Galen im 2. Jh. nach Christus in ihren epochemachenden Werken schildern, war hauptsächlich von Rohstoffen pflanzlicher Natur dominiert. Aus den Drogen wurden auf der Basis der Vier-Säfte-Lehre beispielsweise Öle, Tränke und Aufgüsse bereitet. Manche bestanden aus Zutaten, die auch in heutigen pflanzlichen Arzneimitteln (Phytopharmaka) enthalten sind, z. B. Efeubereitungen bei Bronchialbeschwerden. Das aber heißt nicht, dass in alten Zeiten „instinktiv" richtig therapiert wurde. Mannigfache Beispiele für Rezepturen ließen sich hier anführen, die nach heutigen naturwissenschaftlichen Erkenntnissen im günstigsten Falle wirkungslos gewesen sind. In einer Zeit ohne Kenntnis des Blutkreislaufes und ohne Wissen um die Existenz von Bakterien und Viren war

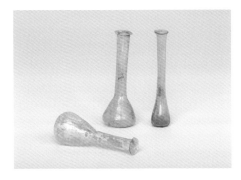

zwar auf Basis der antiken – wenn auch von uns heute belächelten, so doch hochkomplexen und in sich vollkommen logischen – Heilkundetheorie einiges Wirksame gefunden, aber auch eine Menge unwirksamer oder sogar schädlicher Stoffe in den Arzneischatz aufgenommen worden.

Auch in der Antike waren Diät und Hygiene erste Maßnahmen zur Verhinderung von beziehungsweise im Umgang mit Krankheiten, wenngleich andere Vorstellungen darüber bestanden als heute. Nicht nur Arzneimittel, auch jedes Lebensmittel wurde im Interesse der Ausgewogenheit der „Vier Säfte" nach den Primärqualitäten – warm, kalt, trocken, feucht – klassifiziert. Speisen beispielsweise, deren Qualitäten als kalt und feucht eingestuft waren, wurden durch Zutaten mit den Qualitäten warm und trocken – z. B. bestimmten Gewürzen – angereichert, um das Gleichgewicht der Säfte zu unterstützen. Für den Krankheitsfall nennt Dioskurides in seiner Schrift „De materia medica" rund 600 pflanzliche Stoffe, darunter auch Harze und Öle. Eine wesentlich kleinere Anzahl tierischer und mineralischer Drogen findet sich ebenfalls, so unter anderem Fette, Kalk und Bleiazetat. Galen setzte ebenfalls auf Diät und Hygiene, auch der Aderlass ist eine seiner gängigen Empfehlungen. Er führt in seiner Schrift „De simplicium medicamentorum temperamentis et facultatibus" rund 500 arzneilich verwendete Substanzen aus allen drei Naturreichen auf, darunter „eiterziehende Mittel", die aufgrund ihrer wärme- und feuchtigkeitserzeugenden Eigenschaften gerühmt werden, wie

Gerstenmehl, Bohnen, Hirsegras, Pech, Harze, Butter und Schweinefett. Zur Ableitung eines vom Arzt als überschüssig erkannten Saftes werden daneben harntreibende Substanzen genannt, wie Arzneibereitungen mit Spargel- oder Kalmuswurzeln. Geschwüre wurden mit Stoffen aus dem Mineralreich behandelt, unter anderem mit Kupferverbindungen (Grünspan, Kupfererz) und Bleiverbindungen (Bleiweiß, Bleiglätte).

Durch die Klöster als Zentren der Wissensvermittlung im Mittelalter kamen die aus der Antike stammenden Rezepte auch nördlich der Alpen in der Heilkunde zur Anwendung und in den Klostergärten wurden Arzneipflanzen angebaut. Im St. Galler Klosterplan (um 820) kommt außer Gemüse- und Obstgärten auch ein „herbularius" von 16 Beeten vor, für den Lilien, Salbei, Gladiolen, Rosen, Rosmarin, Minze und viele andere als Heilmittel verwendete Pflanzen genannt werden.

Abb. 129 Seite aus dem Dioskurides-Kodex des Benediktinerklosters Monte Cassino mit Darstellungen von Pflanzen und pharmazeutischen Gerätschaften, 9. Jh. Bayerische Staatsbibliothek München, Clm 337. Aus: Rainer Schnabel, Pharmazie in Wissenschaft und Kunst, München 1965, Tafel 1.

Abb. 130 Inhaltsverzeichnis des „Lorscher Arzneibuchs", um 795. Codex Msc. Med. 1, Blatt 9r, Original in der Staatsbibliothek Bamberg. Aus: Heimat- und Kulturverein Lorsch (Hg.), Das Lorscher Arzneibuch, Lorsch 1990, S. 199.

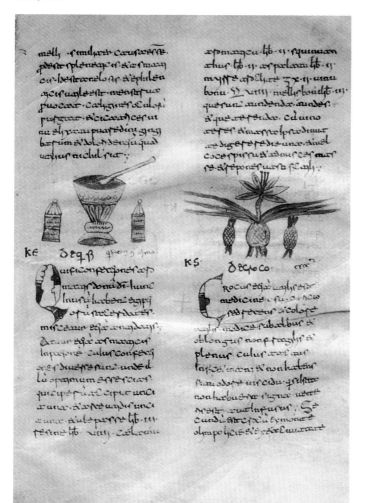

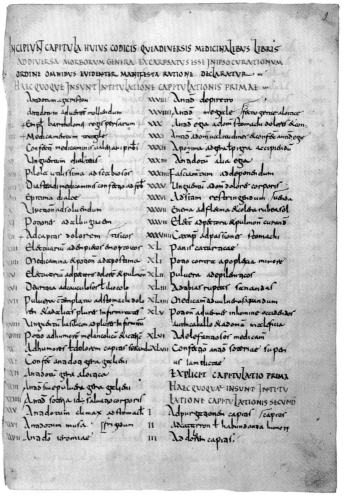

Rezepte zur „Reinigung des Kopfes"
aus dem „Lorscher Arzneibuch", um 795

Bei lang anhaltendem Kopfschmerz, vor allem wenn er ohne Fieber auftritt, soll man den Krankheitsstoff durch die Nase oder durch den Mund herausziehen. Dies wirkt sich auch auf die Ohren oder Zähne, die schon länger schmerzen, günstig aus. Kohlsaft in die Nase gegossen reinigt den Kopf und lindert den Schmerz.

Desgleichen: Man mischt zwei Löffel Senf in eine Schale voll Wassermet, erwärmt es und behält es längere Zeit im Mund; dann fließt bei geöffnetem Mund der Rotz ab.
Desgleichen: Reib Malvensamen mit Rotwein und gurgle damit lauwarm; es zieht den Schleim aus dem Kopf.

Desgleichen: Ein Bund Ysop und ein Bund Dost weicht man drei Tage lang in einem Schoppen besten Mostes ein, seiht den in der Sonne gut erwärmten Trank ab und gurgelt damit drei Tage lang. Wenn du dies einige Monate lang befolgst, wirst du gesund, nicht nur im Kopfe, sondern auch in der Brust und im Magen.

Desgleichen: Wenn der Kopf aufgrund eines Überschusses an Schleim oder aufgrund einer Verkühlung so voll ist, dass ein Katarrh auftritt, drückt man eine zerstoßene Rübe in einem dünnen Leinentuch aus und spritzt den Saft in die Nase: es reinigt wunderbar!

Aus: Heimat- und Kulturverein Lorsch (Hg.), Das Lorscher Arzneibuch, Lorsch 1990.

Bedenkt man, dass Rezeptvorschriften aus der Antike Jahrhunderte später auch in unseren Breitengraden zur Anwendung kommen sollten, ist leicht zu verstehen, welche Schwierigkeiten entstanden, wollte man nördlich der Alpen Heilmittel herstellen, welche die mediterrane Vegetation zur Grundlage hatten. So verwundert es nicht, dass auch einheimische, volksmedizinische Elemente Eingang in die Rezepturen fanden, dass Ersatzdrogen bereitgestellt werden mussten und dass bei der Vielzahl von unterschiedlichen Bezeichnungen beispielsweise für ein und dieselbe Pflanze Synonymlisten angefertigt wurden. All dies trat uns bereits im „Lorscher Arzneibuch", dem bedeutenden Zeugnis klösterlicher Heilkunde, um 795 im Benediktinerkloster Lorsch geschrieben, entgegen (Abb. 130). Es enthält Rezepturen mit antiken wie einheimischen Elementen und gibt einen umfassenden Überblick über die in unseren Breitengraden angewendeten Arzneimittel. Das Inhaltsverzeichnis der nicht mehr vollständig erhaltenen Handschrift führt 780 Rezepte

auf, von denen heute noch rund 480 überliefert sind. Darunter finden sich: einfache Heilmittel, komplizierte Rezepturen mit vielen Zutaten; solche mit giftigen Bestandteilen; wieder andere mit unbedenklichen Rezepten für die Klosterpforte; Vorschriften mit Rohstoffen, die nur über den Fernhandel zu erhalten waren; Rezepte mit einheimischen Pflanzen und mit tierischen Substanzen wie auch volksmedizinisch-magische Anwendungsformen. Die Verabreichung erfolgte in Form von Tränken, Pillen, Salben, Latwergen, Ölen und Pflastern. Für vielerlei Gebrechen werden Arzneien aufgeführt: u.a. Schmerzen, Vergiftungen, Magenbeschwerden, Darmträgheit, Schlaganfall, Katarrh, Gicht usf.

Zum antiken und dem einheimisch-volksmedizinischen Arzneischatz gesellten sich nördlich der Alpen ab der Jahrtausendwende vermehrt Rezepturen aus dem byzantinischen und arabisch-islamischen Raum. Dank ihrer geographischen Nähe zu den Handelswegen und Herkunftsgebieten exotischer Drogen war der von den antiken Griechen übernommene Arzneischatz in diesen Kulturen beträchtlich erweitert worden. So wurden beispielsweise Muskatnuss, Ambra, Moschus und Gummi arabicum durch die Araber auch für die Materia medica des christlichen Abendlandes erschlossen.

Die arabischen Rezepturen waren sehr umfangreich und enthielten oft Dutzende von Zutaten. Der Arzneischatz beinhaltete – auch wenn Simplicia und Diät als Therapie bevorzugt wurden – auch eine Vielzahl von Composita, bei denen der von den Arabern in die Heilkunde eingeführte Zucker als Konservierungsmittel eine bedeutende Rolle spielt. Damit waren die Heilmittel wesentlich haltbarer geworden, ein Umstand, der zur Ausbildung eines Berufsstandes des Heilmittelbereiters im arabisch-islamischen Raum schon im 9. Jh. beitrug. Von den Arabern weiterentwickelte Zubereitungsformen kamen auch in den Arzneischatz nördlich der Alpen, so der „Sirup" (arab. sarab, der Trank), aber auch spezialisierte Darreichungsformen: Unangenehm schmeckende Substanzen wurden dort erstmals mit Zucker, Gold oder Silber zur Geschmacksverbesserung überzogen. Auch die Destillation nutzten die Araber auf Basis der hellenistischen Tradition in großem Maßstab.

Nicht nur friedliche Handelskontakte und der Austausch zwischen Gelehrten von Abend- und Morgenland, auch die Kreuzzüge erweiterten die Kenntnis um Drogen aus fernen Ländern. So fanden viele exotische Materialien, die wir heute oft nur noch als Gewürze kennen, Aufnahme auch in die Arzneibücher der westlichen Welt.

Durch die Entdeckung und Erforschung der Neuen Welt erfuhr der überkommene Arzneibestand erneut eine Verbreiterung seiner Basis. Dort gängige Arzneimittel wurden auch in unserem Gebiet eingeführt, so das letztlich erfolglos gegen die Syphilis eingesetzte Guajakholz und natürlich die zunächst ausschließlich als Arzneimittel verwendeten Materialien Tabak und Kakao. Ab Mitte des 17. Jh. stand hier auch die fiebersenkende Chinarinde, die von missionierenden Jesuiten von Südamerika nach Spanien gebracht wurde und daher auch den Namen „Jesuitenrinde" trug, zur Verfügung.

Handel

Wie kamen die exotischen Rohstoffe, die von geradezu „am Ende der Welt" liegenden Orten stammten, aber nun in die Apotheke einer deutschen Stadt? In Zeiten, in denen eine Tagesreise zu Fuß in der Regel lediglich eine Strecke von 30–40 km überbrücken ließ und mit einem beladenen Fuhrwerk kaum mehr zurückgelegt werden konnte, war das Überwinden eines Transportweges von vielen tausend Kilometern über Berge und Täler, Flüsse und Meere eine gar nicht hoch genug einzuschätzende Leistung.

Die Handelsrouten vom Mittelmeer über die Alpen nach Deutschland folgten noch lange Zeit dem römischen Straßennetz. Bis ins 15. Jh. wurde der Handel durch die oberitalienischen Stadtrepubliken abgewickelt. Eine dominierende Rolle für die Versorgung der Länder Mittel- und Osteuropas spielte dabei Venedig. Kaufleute aus der Lagunenstadt erwarben die orientalischen Waren vor allem in Alexandria, aber auch in anderen Hafenstädten der Levante oder in Konstantinopel. Die arabischen Händler kauften ihrerseits einen Großteil der Drogen in Malakka (im heutigen Malaysia), dem Hauptumschlagplatz für Drogen und Gewürze zwischen dem Indischen und Pazifischen Ozean.

Mit Vasco da Gamas Entdeckung des Seewegs nach Indien um das afrikanische Kap der Guten Hoffnung im Jahr 1498 verlor das Mittelmeer zunehmend seine zentrale Position im Warenverkehr zwischen Morgen- und Abendland. Das europäische Zentrum des Ostindienhandels verlagerte sich von Italien zunächst auf die iberische Halbinsel (16. Jh.), später nach Amsterdam (17. Jh.) und schließlich nach London (18. Jh.). In Folge der Entdeckung Amerikas im Jahr 1492 führte der neu aufkommende transatlantische Handel den europäischen Märkten eine immer größere Zahl neuer Arzneidrogen zu.

Die Rohstoffe aus den fernen und geheimnisumwitterten Ländern hatten natürlich einen hohen materiellen Wert, denn durch den langen und risikoreichen Transport zu Lande und zu Wasser verteuerten sich die exotischen Rohstoffe zu echten Kostbarkeiten. Im Spätmittelalter und der Frühen Neuzeit deckten die deutschen Apotheken ihren Bedarf an diesen Waren entweder durch Fernhändler, die in größeren Städten Kontore unterhielten, oder durch direkten Einkauf auf einer der großen Handelsmessen, die – beispielsweise in Frankfurt am Main, Leipzig, Hamburg oder Antwerpen – meist zweimal im Jahr stattfanden.

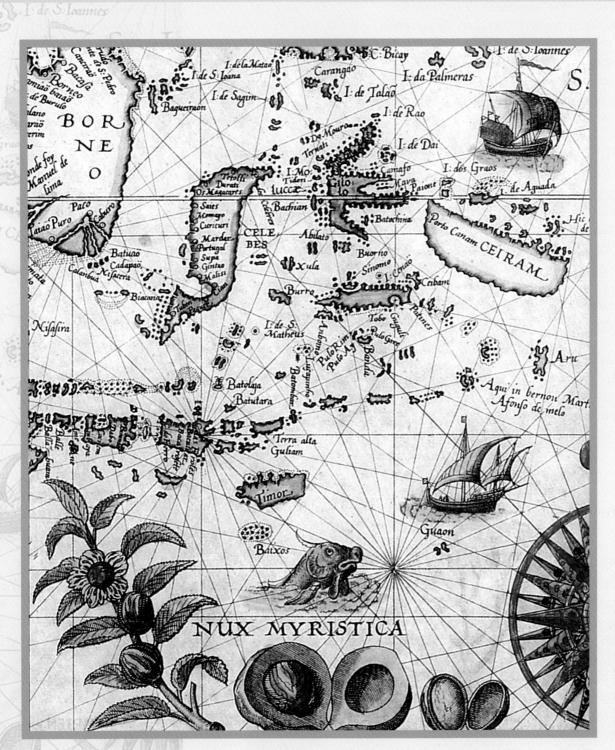

Abb. 131
Die Molukken
(Gewürz-Inseln,
Indonesien). Detail
aus einer Landkar-
te des Niederlän-
ders Peter Plan-
cius, 1594. illus-
triert mit Handels-
gütern wie der
Muskatnuss
(Nux Myristica).
Aus: Kenneth
Nebenzahl, Map-
ping the Silk Road
and Beyond,
2005. Bibl.-Sign.
Neb 1/1.

In der Frühen Neuzeit gaben Paracelsus und seine späteren Anhänger der Heilkunde nach vielen Jahrhunderten erstmals neue theoretische und darauf basierende praktische Impulse. Sie bewirkten, dass über die bekannten und oft jahrhundertlang unverändert angewendeten Heilmittel hinaus vermehrt mineralische Arzneistoffe sowie gänzlich neue Arzneiformen in die Materia medica Eingang fanden.

Paracelsus stellte den auf die Antike zurückgehenden Arzneimitteln die mit Hilfe der Alchemie gewonnenen „spagyrischen" Mittel entgegen. In seinem Werk Paragranum (...darinnen die vier Columnae [Säulen], als da ist, Philosophia, Astronomia, Alchimia, vnnd Virtus, auff welche Theophrasti Medicin fundirt ist, tractiert [behandelt] ist...), herausgegeben im Jahr 1530, stellt er dar, dass die Hauptaufgabe der Alchemie nicht darin bestehe, unedle Metalle in edle umzuwandeln und Gold herzustellen, sondern wirksame und lebensverlängernde Heilmittel zu gewinnen, d.h. das „wirksame Prinzip", das sog. „arcanum", welches in jedem Material vorhanden sei, zu finden.

Jedes „arcanum" bestand nach Paracelsus´ Theorie aus drei materiell nicht fassbaren, „geistigen" Prinzipien: Schwefel, Quecksilber und Salz (lat. sulfur, mercurius, sal). In der Praxis kam es demgemäß darauf an, mittels bestimmter Verfahren – wie der Extraktion, der Sublimation oder der Destillation – in einem Ausgangsmaterial das „Wesentliche" vom „Unwesentlichen" zu trennen, um ein möglichst wirksames Heilmittel zu erhalten. So sollten vor allem aus bisher kaum genutzten anorganischen Materialien – wie Antimon-, Quecksilber- und Arsensalzen – die wirksamen „arcana" aus ihrer materiellen Erscheinungsform herausgelöst werden, um sie anschließend zu Präparaten zu verarbeiten (vereinen). Dieser Vorgang alchemischer Arzneimittelgewinnung wird von Paracelsus „Spagyrik" genannt (von gr. span: abtrennen, scheiden und gr. ageirein: vereinen). Gleichzeitig wurden aber auch neue Darreichungsformen der Arznei entwickelt, die zudem „sprechende" Bezeichnungen erhielten, wie beispielsweise der durch Destillation gewonnene „Spiritus" – nicht zu verwechseln mit der heute darunter verstandenen Flüssigkeit. Das lateinische Wort spiritus (Geist), weist vielmehr darauf hin, dass man diese Arznei-

form als Träger des „Wesens" des Ausgangsstoffes betrachtete. Auch die Tinktur (von lat. tingere, färben) ist eine typische spagyrische Arzneiform. Unter den Arzneimitteln des 17. Jh. nahm das von Paracelsus bereits in seiner „Großen Wundarznei" (1536) gelobte Antimon die herausragendste Position ein.

Das 17. Jh. gilt als Blütezeit der zunächst heftig umstrittenen Chemiatrie (Kunstwort aus (Al)Chemie und gr. iatros, der Arzt), wie die Spagyrik später bezeichnet wurde. Die neuen „chemiatrischen" Arzneimittel, etwa die zahlreichen Antimonverbindungen, traten mehr und mehr neben die traditionellen „galenischen", aus Antike und Mittelalter stammenden Rezepturen, so dass sich in den Arzneibüchern am Ende des 17. Jh. galenische und chemiatrische Arzneimittel in friedlicher Eintracht nebeneinander fanden.

Bis weit in die Neuzeit hinein waren daneben auch solche Mittel fester Bestandteil des Arzneischatzes, deren Anwendung auf der „Signaturenlehre" basiert. Sie entstand bereits in der Antike und findet sich in Paracelsus´ Werken in anschaulicher Weise dargestellt, der sie durchaus mit der Chemiatrie in Einklang zu bringen wusste.

Vereinfacht ausgedrückt werden dabei Gestalt, Name oder Farbe als „Zeichen" (lat. signatura, das Zeichen) für Ähnlichkeiten, Verwandtschaften und innere Zusammenhänge verstanden. Für die Heilkunde bedeutete das: Eine Pflanze mit herzförmigen Blättern war dementsprechend gegen Herzleiden in Gebrauch, eine mit leberförmigen Blättern zur Heilung des entsprechenden Organs (Leberblümchen), gelber Pflanzensaft galt als harntreibend etc.

Am Ende des 17. Jh. erschien ein regelrechter „Bestseller", die „Heylsame Dreck-Apotheke" des Eisenacher Arztes Christian Franz Paullini (1643–1712). Das Buch (Abb. 132) stellt eine bunte Mischung aus volksmedizinischen, pseudo-paracelsischen und antiken Elementen dar. In der Einleitung findet sich ein an „den teutschen Leser" gerichtetes Gedicht, das spöttisch auf die Vielfalt des gängigen Arzneischatzes und die Höhe der Arzneipreise eingeht:

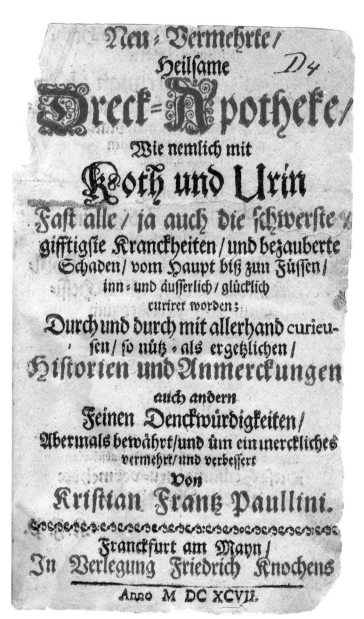

Abb. 132 Titelkupfer von Christian Franz Paullinis „Dreckapotheke" aus dem Jahre 1697. Bibl.-Sign. Pau 1/3.

Aus dem Vorwort:

„Es denckt der arme Mensch / wenn er in Krankheit fällt / er müsste solche nur durch theure Sachen stillen / die Japan, Ceylon giebt / und die entdeckte Welt / ... da kauft man Perlen auf / Mosch / Amber / Bezorstein / Smaragd / Saffir / Rubin / Topaß und Hyazinthen / Die China Chinawurtz / und was der Dinge sein / Franzosen-Rhoder-Holtz / Muskat und Zimmetrinden / Ja mancher Simpel denckt / wenn er den Thee nur braucht / coffee und Chocolat, so könn´ er nimmer sterben / und kauft doch für sein Geld oft bloß Dunst und Rauch .... Nun zeigt er (Paullinii) wiederum / in einer netten Schrift / Daß auch Arzneyen der Mensch im Leibe trage / Daß Harn und Menschen Koth sey mancher Kranckheit Gift / Und das ein bloßer Dreck vertreibet Schmerz und Plage..."

Die „Dreckapotheke" nennt eine stattliche Zahl unappetitlicher „Arzneimittel" mit Kot, Blut, Speichel, Schleim, Haaren, Fingernägeln und Urin. Es finden sich z. B. Anweisungen, wie Geschwüre mit Taubenkot zu heilen wären, aber auch wie die Manneskraft mittels Urinieren durch den eigenen Trauring wieder herzustellen sei. Die zahlreichen Neuauflagen des Werkes – zuletzt 1847 – zeigen eine breite Rezeption durch die Bevölkerung und es darf deshalb davon ausgegangen werden, dass die Rezepturen nicht nur mit Schauder gelesen, sondern auch angewendet wurden.

Arzneimittel aus der Antike, dem Orient, der Neuen Welt und der Zeit der Chemiatrie

Die Arzneimittelsammlung des Deutschen Apotheken-Museums umfasst für den Zeitraum des 16.–18. Jh. rund 2000 originale Arzneidrogen. Ein Teil davon wird im Raum 5 „Materia medica" in rund 30 Vitrinen gezeigt und erläutert.

Hier kann davon leider nur eine kleine Auswahl behandelt werden. Exemplarisch werden daher einige der bereits in der Antike bekannten Stoffe, aber auch solche, die erst durch den arabisch-islamischen Kulturkreis in unsere Breitengrade gelangten, vorgestellt. Ein langlebiger Klassiker wie der Theriak darf dabei ebenso wenig fehlen wie als jüngere Errungenschaft die chemiatrischen Arzneimittel. Einige weitere, wie Drogen aus der Neuen Welt, vom Menschen stammende Stoffe und Signaturmittel runden das Bild des Arzneischatzes ab.

Aloe

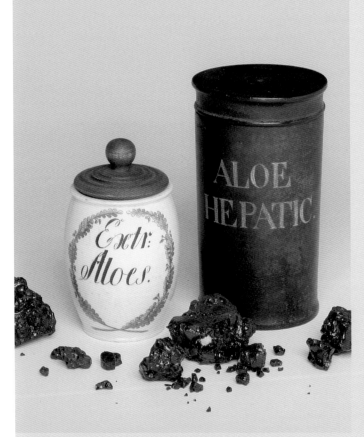

Abb. 133 Aloe. Porzellangefäß aus dem 19. Jh., Holzgefäß und Aloeharz aus dem 18. Jh. Inv.-Nr. I A 656–657, II B 199.

Dioskurides gibt viele Verwendungsmöglichkeiten für den getrockneten Saft der Aloe (u.a. Aloe ferox Mill.; Aloe barbadensis Mill. = Aloe vera L. Burm.) an: äußerlich zum Schließen schlecht heilender Wunden, in Salbenform bei Geschwüren, Augenleiden und Kopfweh. Auch gegen Haarausfall und Infektionen im Rachenraum sollte Aloe nützen. Genannt wird zudem die Indikation gegen Gelbsucht, was im Sinne der Signaturenlehre (Rückschluss von äußerlichen Eigenschaften einer Droge auf Wirkung bei Krankheiten) gedeutet werden kann: Das frische Harz der Pflanze hat gelblichbraune Färbung, die der Hautfarbe eines an Gelbsucht Erkrankten ähnelt. Hauptsächlich aber galt Aloe als reinigendes Mittel, als Abführmittel – eine Indikation, die noch heute Bestand hat. Noch im 17. Jh. finden sich in den Arzneibüchern für die beim antiken Autor Dioskurides bereits genannten Leiden zahlreiche Rezeptzubereitungen: einfaches Aloepulver, Aloepillen und Aloerotuli, aber auch ein gemischtes Pulver aus Aloe, Rosenblättern und Rhabarberwurzel, das aufgrund der letztgenannten noch stärker abführend wirkte. Auch heute spielt die Pflanze noch eine Rolle in der Heilkunde; der wirksame Bestandteil Aloin ist in Fertigarzneimitteln zur Behandlung von Verstopfung enthalten. Als Inhaltsstoffe sind neben Aloin (ein Hydroxyanthracen-Abkömmling) Harze und Bitterstoffe zu nennen. Aloe vera-Gel wird häufig in der Kosmetikindustrie als Zusatz zu Salben, Cremes, After-Sun-Lotionen usw. eingesetzt.

Salbei

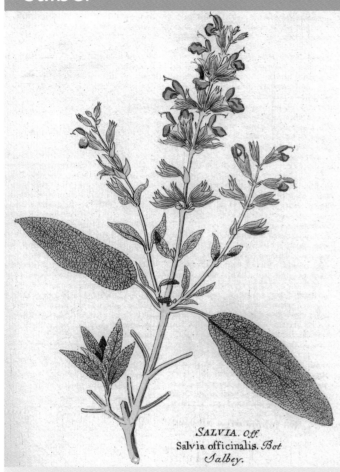

SALVIA. Off.
Salvia officinalis. *Bot*
Salbey.

Abb. 134 Salbei. Darstellung aus dem Werk Icones Plantarum von F. B. Vietz, Wien, 1800. Bibl.-Sign. Vie 2/1.2.

Salbei (Salvia officinalis L. und andere) kommt in zahlreichen Arten vor, so dass nicht sicher ist, auf welche davon sich genau die Angaben bei den antiken Schriftstellern beziehen. In der Antike galt die Pflanze vor allem als kräftigendes, harntreibendes und menstruationsförderndes, blut- und juckreizstillendes, Wunden heilendes und die Haare schwarz färbendes Mittel, das auch bei Lähmungen und Epilepsie, Krätze, Gicht und Verdauungsbeschwerden angewendet wurde. Die antiken Indikationen bleiben bis in die Frühe Neuzeit aktuell, wo weitere hinzukommen, so ein daraus bereiteter Trank – als ewige Jugend verheißendes Allheilmittel (Panacee). Auch im Liebes- und Dämonenzauber spielte die Pflanze eine große Rolle. Der in vielen Fällen zu beobachtende therapeutische Erfolg des Salbeis beruht ebenso auf dem Gehalt an adstringierenden Gerbstoffen wie auf dem Gehalt an ätherischem Öl (mit Thujon, Cineol und Kampfer), das antiseptische, bakterizide und entzündungshemmende Eigenschaften besitzt. Dies rechtfertigt nicht nur die Anwendung als Wundheilmittel und zur Behandlung von Hautausschlägen, sondern auf ihnen basiert auch die Wertschätzung des Salbeis in der modernen Medizin als Spül- und Gurgelmittel. Salbei besitzt außerdem sekretionshemmende Wirkung durch das ätherische Öl, was den Heilerfolg bei Bronchialkatarrh mit Auswurf und Verschleimung erklärt. Für die günstige Wirkung bei Magen- und Darmkatarrhen sind in erster Linie der Gerbstoffgehalt sowie die schleimlösenden (spasmolytischen) Eigenschaften des ätherischen Öls verantwortlich. Heute wird Salbei für Spülungen, zum Gurgeln und bei Verdauungsbeschwerden eingesetzt.

Johanniskraut

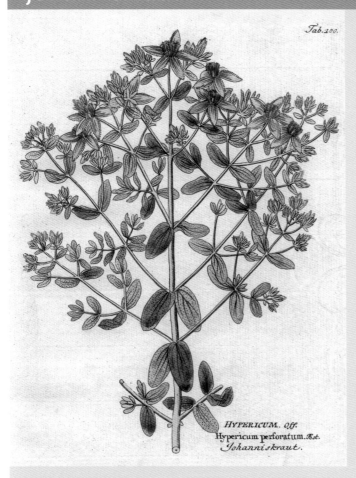

Das auch „Hartheu" genannte Johanniskraut (Hypericum perforatum L.) ist ebenfalls eine bereits in der antiken Literatur behandelte Pflanze. Dioskurides wendet es als harntreibendes Mittel an, die Blätter mit Wein vermischt gegen kurze Fieberanfälle und die Samen mit den Blättern verrieben als Umschlag bei Brandwunden. Hildegard von Bingen übernimmt keine dieser Indikationen und spricht dem Johanniskraut nur geringe Heilkraft zu. In der Frühen Neuzeit gelten die antiken Indikationen nahezu unverändert, ergänzt durch Anwendung bei Malaria und Cholera sowie bei Entzündungen in Form eines breiartigen Umschlages. In Apotheken des 16. Jh. waren die Samen, Blüten und Blätter vorrätig, weiterhin Johanniskrautöl, -essenz und -balsam. Heute wird Johanniskraut als pflanzliches Mittel bei leichten bis mittleren Depressionen erfolgreich eingesetzt, der Inhaltsstoff Hypericin wirkt stimmungsaufhellend. Es gilt außerdem – wie in der Antike – als harntreibend. Auch die äußerliche Anwendung in Form von Johanniskrautöl ist heute wissenschaftlich belegt, es wirkt entzündungshemmend. Die wirksamen Inhaltsstoffe sind Naphtodianthrone (Hypericin, Pseudohypericin u. a.), Phloroglucinabkömmlinge (Hyperforin), Flavonoide, ätherisches Öl und Gerbstoffe.

Abb. 135 Johanniskraut. Darstellung aus dem Werk „Icones Plantarum" von F. B. Vietz, Wien, 1800. Bibl.-Sign. Vie 2/1.1.

Muskat

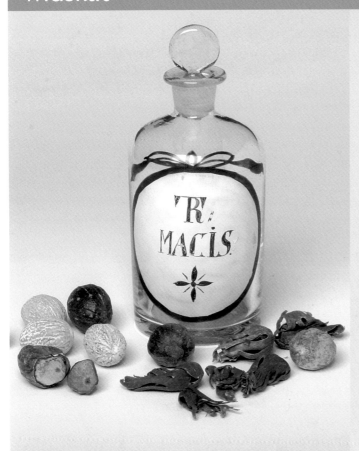

Die Muskatnuss (Myristica fragrans Houtt.) und ihr roter Samenmantel (lateinisch macis), der im Mittelalter irrtümlich für die Blüte der Muskatnuss gehalten wurde, sind durch die Vermittlung arabischer und syrischer Ärzte, die dieses indische Erzeugnis durch den Handel früh kennen lernten, auch im Abendland bekannt geworden. Die erste sicher überlieferte Nachricht stammt von dem byzantinischen Arzt Seth (1071/79), der über die Baumfrucht als „aromatische Nuss" berichtete; sie nütze dem Magen, der Leber und dem Herzen und beseitige Übelkeit. Er warnte aber auch zugleich vor übermäßigem Genuss, „weil sie den Eingeweiden schadet". Hildegard von Bingen verweist auf eine stimmungsaufhellende Wirkung. Bis in die Neuzeit hinein blieben Muskatnuss und Macis geschätzte Mittel gegen Magen-, Leber- und Herzleiden. Heute wird die Muskatnuss nicht mehr als Heilmittel, sondern nur noch in kleinen Mengen als Gewürz verwendet. Die Inhaltsstoffe sind u. a. ätherisches Öl mit Myristicin und Pinen, fettes Öl, Stärke und Proteine.

Abb. 136 Muskat. Muskatnüsse und ihr Samenmantel (Macis), aus dem Tinctura macis hergestellt wurde, die das Glasgefäß aus dem 19. Jh. einst enthielt. Inv.-Nr. I A 670–67, II A 156.

Kampfer

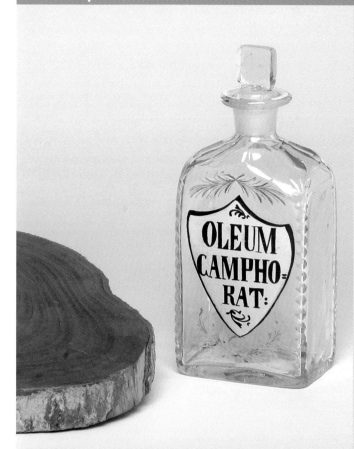

Abb. 137 Kampfer. Stammscheibe des Kampferbaumes, daneben glasschnittverzierte Vierkantflasche für Kampferöl aus der Zeit um 1790. Inv.-Nr. I A 641, II A 695.

Arabische Händler brachten auch den Kampfer nach Europa. Unter der im Mittelalter verwendeten Pflanze ist in erster Linie der von Borneo und Sumatra stammende Dryobalanopskampfer (Dryobalanops aromatica Gaertneri, Familie der Dipterocarpaceae) zu verstehen, der bei den antiken Schriftstellern nicht nachweisbar ist. Bereits im 9. Jh. wird er als Bestandteil von medizinischen Rezepten erwähnt. Ein bedeutendes Zeugnis für die Wertschätzung ist der Koran, wonach das Getränk der Seligen mit Kampfer gewürzt ist. Entsprechende Aufmerksamkeit widmeten daher gerade die islamischen Gelehrten der Pflanze. Avicenna empfiehlt die Anwendung gegen Nasenbluten, Durchfall, Augenkrankheiten und als anregendes Mittel. Diese Indikationen kehren in den Schriften von Salerno und bei Hildegard von Bingen wieder. Sie bezeichnet Kampfer als ein Produkt, das von einem Baum ausgeschwitzt wird und gibt an, es helfe nicht nur gegen Fieber, sondern stärke auf wunderbare Weise Kranke und nehme von ihnen alle Schwachheit „so wie die Sonne den trüben Tag erleuchtet". Diese überschwängliche Empfehlung entbehrt nicht der pharmakologischen Grundlage: gehört doch Kampfer zu den ältesten Analeptika, jenen Arzneimitteln, welche die Funktion und Erregbarkeit des Zentralnervensystems, besonders des Atem- und Kreislaufzentrums, steigern. Seit dem 16. Jh. wurde der Dryobalanopskampfer durch eine billigere Sorte ersetzt, den Laurineenkampfer, den man bis in die Neuzeit hinein zur Anregung des Kreislaufes und der Atmung, bei Fieberkrankheiten und bei narkotischen Vergiftungen therapeutisch nutzte. Die innerliche Verabreichung ist heute völlig zurückgetreten gegenüber der äußerlichen Verwendung des ätherischen Kampferöls in Form von Salben als Antiseptikum. Aufgrund der lokal reizenden Wirkung wird es außerdem zur Steigerung der Durchblutung und lokalen Erwärmung bei rheumatischen Schmerzen und Muskelzerrungen eingesetzt.

Theriak - Königin der Arzneimittel bis ins 18.Jh.

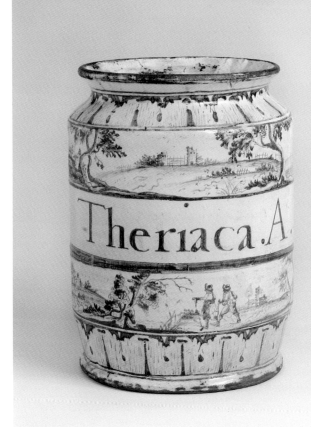

Abb. 138 Theriak. Prachtvolles Standgefäß mit Landschaftsszene für die kostbare Arznei. Majolika, Talavera um 1700. Inv.-Nr. II E 558.

Als Vorläufer dieses bedeutenden Arzneimittels der frühen Neuzeit gilt das nach dem kleinasiatischen König Mithridates VI Eupator (136–63 v. Chr.) benannte „Mithridaticum": eine Latwerge (marmeladenartige Masse), die dieser vorbeugend und regelmäßig als Gegengift (Antidot) einnahm. Daraus entwickelte der Leibarzt von Kaiser Nero, der Kreter Andromachos d. Ä., eine insgesamt aus 64 Bestandteilen bestehende Arznei („Theriaca Andromachi"), der er

vor allem getrocknetes Vipernfleisch zusetzte, das seitdem den charakteristischen Inhaltsstoff dieser Zubereitung ausmachte.

Die Mehrzahl der Bestandteile waren Vegetabilia wie Pfeffer, Rosenblätter, Veilchenwurzel, Süßholz, Myrrhe, Safran, Weihrauch, Diptam, Ingwer, Enzianwurzel, Anis, Fenchel, Johanniskraut, Iris, Raps, Zimt, Binse, Rhabarber, Petersilie, Minze, aber auch stark wirksame Zutaten wie Opium oder Meerzwiebel. Honig und Wein gehörten ebenso wie Drogen aus dem Tierreich, z. B. das Drüsensekret Bibergeil (Castoreum) und natürlich Vipernfleisch dazu. Im Laufe der Jahrhunderte wuchs die Rezeptur auf über 200 Ingredienzien an, nach deren Mischung die Latwerge eine längere Zeit ruhen sollte, bis sie gebrauchsfertig war.

Die Stadtrepublik Venedig unterhielt einen regen Handel mit dieser kostbaren Arznei und erreichte dabei nahezu eine Monopolstellung. Nachdem häufig minderwertige Produkte als „Theriak" verhandelt worden waren, mussten vielerorts alle Bestandteile des kostbaren Compositums vor der Zubereitung öffentlich ausgestellt werden, um die entsprechende Qualität sicherzustellen. In Deutschland war Nürnberg das Zentrum der Produktion, und auch hier waren die Regeln zur Anfertigung genau festgelegt: Ab 1529 durfte die Herstellung nicht ohne eine vorherige Besichtigung der Zutaten durch die Stadtärzte erfolgen. Als Ende des 18. Jh. die Bedenken gegen die Anwendung derart kompliziert zusammengesetzter Heilmittel immer größer wurden, verringerte sich auch die Bedeutung der „Königin der Arzneimittel" zunehmend, bis sie nahezu gänzlich aus dem Arzneischatz verschwand. Zuletzt taucht die Rezeptur – nun nur noch mit zwölf Zutaten und ohne den Zusatz von Opium – im Ergänzungsbuch zum Deutschen Arzneibuch aus dem Jahre 1941 auf. Diese Zubereitung wird noch heute ab und an in Apotheken verlangt.

Guajak

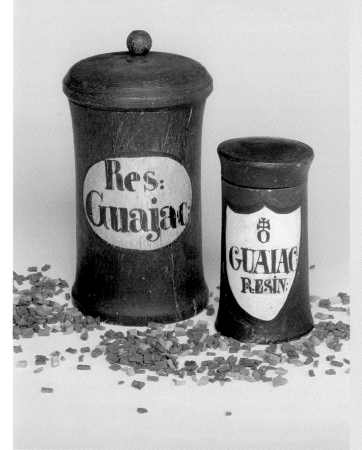

Abb. 139 Guajak. Aus dem Holz wird Harz (Resina Guajac) gewonnen, das in kleine Stücke geteilt im linken Holzgefäß, gepulvert im rechten bewahrt wurde. Inv.-Nr. I A 753, 19. Jh., I A 746, 18. Jh.

Das Guajakholz (Guaiacum officinale L., Guaiacum sanctum L.) ist eine der ersten Arzneidrogen, die aus der Neuen Welt nach Europa kamen. Es eroberte nach seiner Einführung zu Beginn des 16. Jh. die Apotheken binnen kürzester Zeit, ab der Mitte des 16. Jh. war es in ganz Europa bekannt und danach bis ins 20. Jh. in allen Apotheken vorhanden. Die auch als „Lignum Sanctum" („Heiliges Holz") bezeichnete Droge stellte im 16. Jh. ein populäres Mittel gegen die Syphilis dar. Guajak erlebte mehrfache „Wiederentdeckungen" im 17. und 18. Jh., als die paracelsisch beeinflusste Quecksilbertherapie bereits auf Akzeptanz bei der Syphilistherapie stieß. Die Seuche war unter dem Namen „Franzosenkrankheit" geläufig, weshalb man die Arzneidroge auch „Frantzosenholtz" nannte. Aufgüsse mit dem zerkleinerten Holz schafften Linderung auf der Hautoberfläche (sog. „Holzkur"), was auf das enthaltene ätherische Öl und den hohen Harzanteil zurückzuführen ist. Mit der Guajakanwendung war häufig auch eine umfangreiche Schwitzkur verbunden, der, wie man heute weiß, aufgrund der Überwärmung des Körpers ein freilich nur kurzzeitiger Heilerfolg zuzuschreiben ist. Dem erst 1905 identifizierten Erreger der Syphilis (Treponema pallidum) jedoch konnten die Inhaltsstoffe mit Sicherheit nicht entgegenwirken. In der Naturheilkunde wird das aus dem Holz gewonnene Guajakharz heute zur unterstützenden Behandlung von rheumatischen Beschwerden eingesetzt, ferner als Test auf Blut im Stuhl.

Kakao

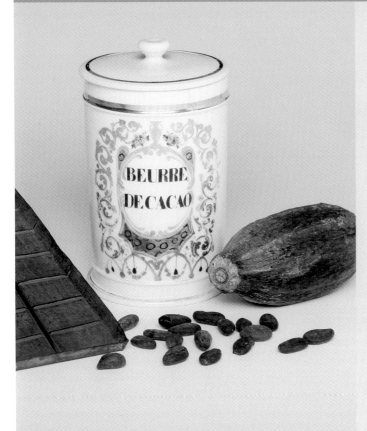

Abb. 140 Kakao. Eisenblech-Gießform für Schokoladetafeln aus Kakaomasse, 19. Jh. Daneben Kakaobohnen (Samen) und eine Kakaofrucht. In dem Gefäß aus der Porzellanmanufaktur Paris (um 1880) wurde Kakaobutter aufbewahrt. Inv. Nr. VI D 100, I A 644–645, II B 79.

Der in Südamerika beheimatete Kakaobaum (Theobroma cacao L.) wurde vom bedeutenden schwedischen Botaniker Carl von Linné (1707–1778), der überdies der Überlieferung nach recht gerne eine Tasse Kakao zu sich nahm, als „Götterspeise" (Theobroma) bezeichnet. Der Baum liefert die begehrten Kakaobohnen (Semen Cacao), die zu Beginn des 16. Jh. in Europa (Spanien) eingeführt wurden. Um 1600 kannte man Kakao dann auch in anderen europäischen Ländern, wobei das medizinische Interesse daran an erster Stelle stand. Kakao war – wie die Kaffeebohne und der Tabak – in Europa zuerst und über lange Zeit ausschließlich in Apotheken zu erhalten. Im Arzneibuch von Johann Schröder ist 1685 über die Kakaobohne zu lesen: „*Daraus bereitet man bei den Indianern ein gemeines Getränk ..., man zerstößt nämlich besagte Körner und vermischt sie mit Gewürz ...*". Zur heilkundlichen Wirkung wird ausgeführt: „*Sie nützt für den kalten Magen, die Brust und den Husten, das Geräusper und den Schwindel. So soll sie auch den Lebensbalsam vortrefflich stärken und die Venusbegierde erwecken*". Auch die Darreichungsform wird beschrieben: „*Man gebraucht sie des morgens mit Zucker in Wein oder Bier, warm, oder auch in Milch*". Ende des 19. Jh. werden im Arzneibuch noch „Schokoladezeltchen" (Trochiscos cacaotinos), eine Mischung aus arzneilichen Stoffen mit Kakao und Zucker, beschrieben. Die Samen enthalten verschiedene Purinderivate, so Theobromin, das harntreibend und gefäßerweiternd wirkt, und das anregende Coffein. Daneben ist ein hoher Fettanteil enthalten – einzig das fette Öl (Oleum Cacao), die Kakaobutter, wird noch heute in der Pharmazie, etwa bei der Salbenherstellung und als Zäpfchenmasse, gebraucht.

Chinarinde

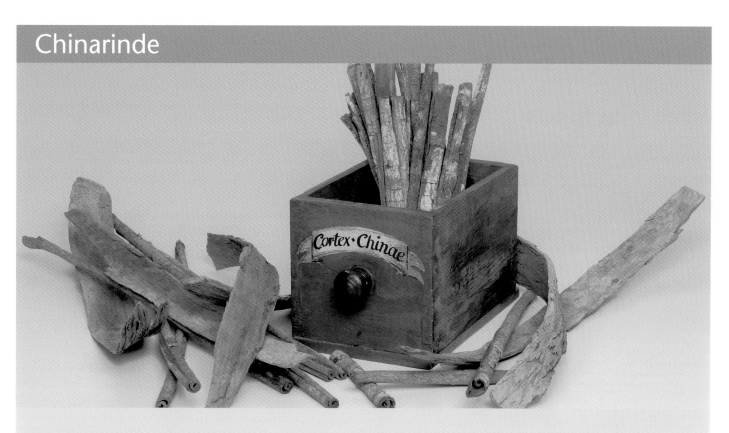

Abb. 141 Chinarinde. Unterschiedliche Sorten, teils gerollt und gebündelt. Präsentiert in einer Schublade aus dem Materialkammerschrank der Stadt-Apotheke Mosbach. Inv.-Nr. I A 717–719.

Eine der wichtigsten Arzneidrogen aus der Neuen Welt war die in Südamerika beheimatete Chinarinde (Cortex chinae), die in der ersten Hälfte des 17. Jh. nach Europa kam. Sie wurde von Jesuiten in Spanien eingeführt und deshalb auch „Jesuitenrinde" genannt. Im 18. Jh. stellte sie bereits einen festen Bestandteil des europäischen Arzneischatzes dar und hatte als Fiebermittel besonders bei Malaria große Bedeutung erlangt. Wegen der starken Nachfrage versuchte man, die Baumart auch in anderen Erdteilen zu kultivieren. Im 19. Jh. glückte der Anbau auf Java und in anderen Teilen Ostasiens. 1820 konnte auch das fiebersenkend wirkende Alkaloid Chinin erstmals aus der Rohdroge gewonnen werden. Nachdem ab Ende des 19. Jh. fiebersenkende Medikamente in industrieller Großproduktion gefertigt wurden, die zudem wesentlich geringere Nebenwirkungen als Chinin hatten, verlor die Chinarinde an Bedeutung.

Antimon

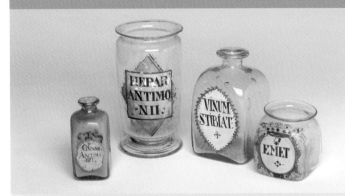

Abb. 142 Antimon. Glasgefäße mit verschiedenen Zubereitungen. Rechts z.B. der beliebte Brechweinstein (Tartarus emeticus), „Tartarus" durch ein alchemistisches Symbol abgekürzt. Inv.-Nr. II A 142, II A 297, II A 54, II A 40.

Antimon kann als ein – wenn auch von damaligen Zeitgenossen heftig umstrittener –„Arzneimittelklassiker" des 17. Jh. gelten. Das wichtigste antimonhaltige Mineral, der

Grauspießglanz (Antimonit), wurde bereits in der ägyptischen Heilkunde äußerlich als Heilmittel beispielsweise in Augensalben verwendet. Paracelsus setzte Antimonpräparate als erster innerlich ein und schrieb Mitteln wie dem „Arcanum Mercurius Vitae" die Kraft zur Reinigung und Verjüngung zu. Er scheute die direkte Anwendung des toxisch wirkenden Antimon und empfahl daher, Abwandlungen davon zu nutzen. Im Arzneirepertoire des 16. und 17. Jh. fanden verschiedene Antimonverbindungen ihren festen Platz, worunter sich der Brechweinstein großer Beliebtheit erfreute. Im 18. Jh. war der Siegeszug des Antimon weitgehend beendet. Antimonverbindungen sind gleichwohl bis heute in unserem Arzneischatz vorhanden, werden jedoch gänzlich anders eingesetzt; man findet sie beispielsweise in Medikamenten gegen Tropenkrankheiten und in der Homöopathie.

Glaubersalz

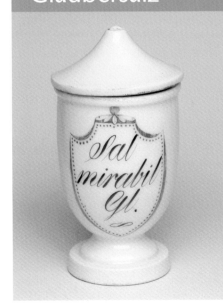

Glaubersalz (Natriumsulfat) gilt als das langlebigste aller „chemiatrischen" Arzneimittel. Der Apotheker Johann Rudolph Glauber (1604–1670) lernte auf einer Reise, die ihn aus seinem Geburtsort Karlstadt nach Wien führte, in der Wiener Neustadt Natriumsulfat als Bestandteil einer heilsamen „Brunnenkur" kennen und schätzen. In seinem „Traktat über die Salze" (Tractatus de natura salium), der 1658 erschien, lobt er das „Wundersalz" (Sal mirabile Glauberii) als regelrechtes Allheilmittel. Glaubersalz wird heute nach wie vor in der Apotheke als gut wirksames Abführmittel vorrätig gehalten.

Abb. 143 Glaubersalz enthielt das Porzellangefäß aus der Manufaktur Schlaggenwald, gefertigt um 1825. Inv.-Nr. I B 212.

Mumia und Menschenfett

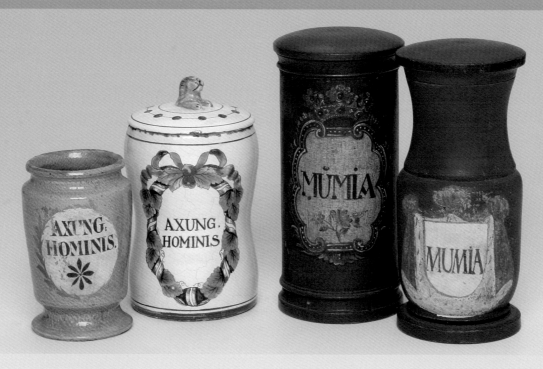

Abb. 144 Mumia und Menschenfett. Standgefäße für Axungia hominis (Menschenfett) und Mumia. Links glasierte Irdenware, 18. Jh., daneben Schweizer Fayence, frühes 19. Jh., ein Holzstandgefäß aus der Löwen-Apotheke Offenbach, um 1780, und ganz rechts eines aus der Löwen-Apotheke Erbach-Oberdischingen, 20. Jh. Inv.-Nr. II D 95, II E 194, II G 309, II G 29.

Ursprünglich wurden zwei Sorten Mumia unterschieden: natürliche (Asphalt, Bitumen, „Erdpech") und künstliche (Mumienbinden mit Balsamierungsstoffen und Mumienteile). Das heilkundliche Interesse galt zunächst der natürlichen Art, die bei der Balsamierung von Leichen im alten Ägypten eine zentrale Rolle spielte. Im Laufe der Zeit schrieb man die Eigenschaften des Asphalt auch dem einbalsamierten Körper zu, so dass man sich ab dem hohen Mittelalter zunehmend auf die künstliche Mumia konzentrierte. Dem lag die Vorstellung zugrunde, dass Substanzen, die einen Körper über einen so langen Zeitraum erhalten konnten, dem menschlichen Körper auch zu Lebzeiten dienlich sein mussten. In geringem Maße bereits seit dem 11. Jh. von den Arabern nach Europa exportiert, war die künstliche Mumia ab dem 17. Jh. ein zwar innerhalb der Gelehrtenwelt umstrittener, aber auch von der Bevölkerung begehrter Artikel geworden, der in keiner Apotheke fehlen durfte. Inzwischen wurde darunter vorrangig eine Mischung bestimmter aromatischer Substanzen mit organischen, vom Menschen gewonnenen Materialien verstanden.

Der Bedarf war zeitweise so groß, dass in zeitgenössischen Berichten ganze Schiffsladungen ägyptischer Mumien beschrieben werden, die nicht immer sehr alt waren, sondern teils auch in einer Art „Schnellverfahren" mumifiziert wurden, um die große Nachfrage zu befriedigen und entsprechende Mengen nach Lyon als dem damals zentralen Handelsplatz dieses begehrten Gutes verschicken zu können.

Noch 1739 konnte man in Zedler's „Universallexikon" lesen, die „Kraft und Tugend" der Mumia liege darin begründet, dass das Einbalsamierungsmaterial sich mit den Leibesflüssigkeiten des Toten vermischt habe. Man gab aber zu bedenken, ob die von Unbekannten stammende Mumia nicht eher schädlich sei, da man nicht wisse, woran der Mensch gestorben sei, und empfahl daher einen gesunden und jung verstorbenen Menschen zur Mumia. Im Verlaufe des 18. Jh. verringerte sich die Anwendung. Mumia wurde von immer mehr Kritikern als Kannibalismus bezeichnet, bis dieser Bestandteil von zahlreichen Rezepturen zu Beginn des 19. Jh. endgültig aus den Arzneibüchern verschwand.

In fast allen Arzneibüchern vom Ende des 16. bis zum Ende des 18. Jh. wird Menschenfett (Axungia hominis) aufgeführt. So berichtet z. B. Johann Becher in seinem Werk „Parnassus medicinalis illustratus" aus dem Jahre 1663: *„Zerlassen Menschenfett ist guot for lahme glieder. So man sie darmit schmiert, sie werden richtig wieder"*.

Als besonders wirksam wurde dabei jenes Fett eingestuft, das von Menschen stammte, die gewaltsam – beispielsweise auf der Richtstätte – ums Leben gekommen waren. Es war daher auch unter dem Namen „Armesünder-Fett" bekannt.

Einhorn

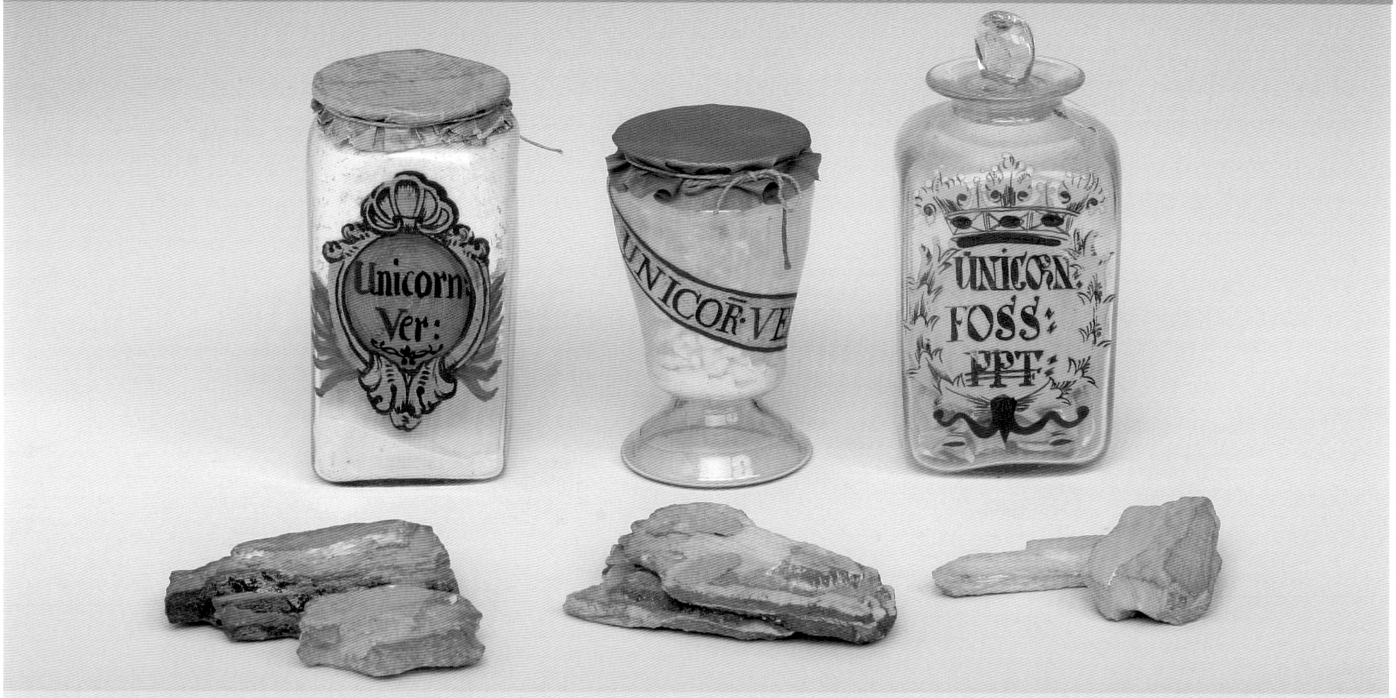

Abb. 145 Das Einhorn. Links und mittig Gläser für das „wahre" Einhorn (vom Narwal, „Unicornu verum") verwendet in der Klosterapotheke Schongau, 18. Jh., rechts für fossiles Einhorn (vom Mammut, „Unicornu fossile"), Apotheke Bebra, 18. Jh. Inv.-Nr. II A 840, II A 741, II A 21.

Die sagenhafte Wunderkraft des Einhorns wurde in Literatur und Kunst bei vielen Völkern gepriesen. Als wildes Tier in Pferdegestalt mit einem langen gewundenen Horn auf der Stirn wurde es in der Kunst als orientalisch-antikes Fabelwesen schon früh dargestellt. In der mittelalterlichen Ikonographie fand eine Umdeutung zum Symbol der Reinheit, Keuschheit und Stärke statt.

Das wilde Einhorn ist – so die Legende – wegen seiner Stärke nur durch eine List zu fangen: Daher bringt man eine Jungfrau in die Nähe der Stätte, wo es sich aufhält.

Sobald das Einhorn die Jungfrau wahrnimmt, nähert es sich ihr friedlich, legt seinen Kopf still in deren Schoß, schläft ein und kann dann leicht überwältigt werden.

Das schön gedrehte Horn zierte manche Apotheken-Offizin und kam als Bestandteil von zahlreichen giftwidrigen Arzneien vor, für die höchste Summen bezahlt wurden. Ein Horn aus der kurfürstlichen Sammlung zu Dresden wurde bereits im 16. Jh. auf 10.000 Reichstaler geschätzt, der Gegenwert von immerhin ca. 12 stattlichen Bürgerhäusern.

Als es später gelang, das „Unicornu verum" als Stoßzahn des Narwales und „Unicornu fossile" als versteinerten Mammutzahn zu identifizieren, verschwanden Mythos und Poesie und mit ihnen bald auch das lukrative Geschäft mit dem Einhorn.

Signaturmittel

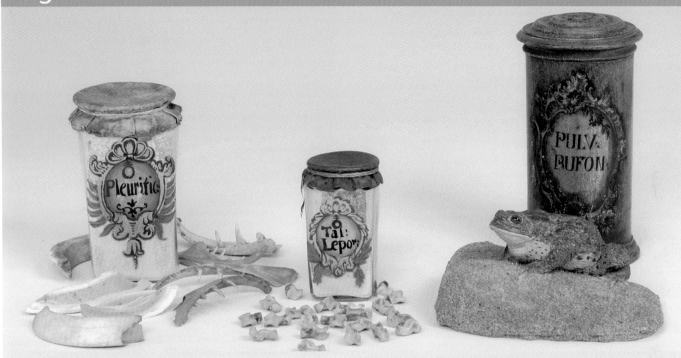

Abb. 146 Arzneimittel des 18. Jh. auf Basis der Signaturenlehre: Links (Pulvis) pleuriticus und daneben Knochelchen aus Hasenhinterläufen, beide Gefäße aus der Klosterapotheke Schongau. Ganz rechts ein goldgefasstes Holzstandgefäß mit Krötenpulver. Inv.-Nr. II A 758, II A 862, II G 396.

Gegen stechende („spitze") Schmerzen, die beispielsweise durch eine Brustfellentzündung verursacht wurden, stellte der Apotheker „Pulvis pleuriticus" her, das aus gepulverten, spitzkantigen Drogen wie Hechtkiefern (Mandibulae lucii), Barschknöchelchen (Lapides percarum) und Eberzähnen (Dentes apri) zusammengesetzt war. Hasensprünge (Tali leporum), Knöchel aus den Hinterläufen des für seine Schnelligkeit bekannten Hasen, sollten beispielsweise für eine schnelle Geburt sorgen. Mit Zubereitungen aus Kröten (lat. Bufo bufo) bekämpfte man den schwarzen Tod, die Pest. Die Haut der Kröten und deren fleckige Zunge gleichen dem Aussehen eines Pestkranken. Äußerlich auch gegen andere Hautleiden eingesetzt wurden Kröten als giftwidriges Mittel getrocknet und gepulvert auch innerlich angewendet. Im 19. Jh. wurde das Gift aus den Hautdrüsen von Bufo vulgaris L. als Verreibung in der Homöopathie offizinell.

Der Weg zum modernen Arznei-mittel

In der Rückschau auf den Arzneischatz des 18. Jh. ist ein friedliches Nebeneinander von antiken wie orientalischen, volksmedizinischen und chemiatrischen Rezepturen zu bemerken. Therapiert wurde auf der Basis verschiedener heilkundlicher Ansätze, wie der Vier-Säfte-Lehre, der darin eingebetteten Signaturenlehre, der Solidarpathologie und der Chemiatrie. Die einheimischen, vor allem aber die fremden Rohstoffe aus aller Welt, die aus dem Orient und nach der Entdeckung der Neuen Welt sowie des Seeweges nach Indien hinzugekommen waren, vereinfachten den Überblick nicht gerade.

So nimmt es nicht wunder, dass der unübersichtlich angewachsene Heilmittelschatz seit der Aufklärung einer zunehmend kritischeren Sichtweise unterworfen wurde. Die Kritik beispielsweise des berühmten niederländischen Arztes Herman Boerhaave (1668–1738) und der von seinen Schülern vor allem in Preußen, Österreich und Schottland ausgehenden Bewegung „simplex sigillum veri" – das Einfache ist das Zeichen des Wahren – betraf die überaus weitschweifigen Rezeptformeln mit einer Unmenge an Zutaten (Composita) und die Mittel der „Dreckapotheke". Aber auch bislang unumstrittene Allheilmittel hielten dem wissenschaftlichen Fortschritt nicht mehr stand. So wurde die Wirkung des altehrwürdigen Theriaks als Gegengift ab der Mitte des 18. Jh. in verschiedenen Schriften hinterfragt oder auch entschieden in Abrede gestellt. Gleichzeitig griff eine neue Sichtweise Raum, die Rezepturen nach den individuellen Bedürfnissen des Patienten forderte.

Die Rezepte wurden variabler, die aus vielen Zutaten zusammengesetzten Mittel, die in großen Mengen fertig zubereitet in den Apotheken vorrätig gehalten werden mussten, konnten diese Forderung nicht erfüllen. Die Beliebtheit der Composita alter Machart trat mehr und mehr in den Hintergrund. In den Vordergrund trat die Beschäftigung mit den Simplica, den einfachen Arzneistoffen. Diese wurden jedoch noch nicht in der uns heute gewohnten naturwissenschaftlichen Vorgehensweise auf eine Wirksamkeit hin überprüft

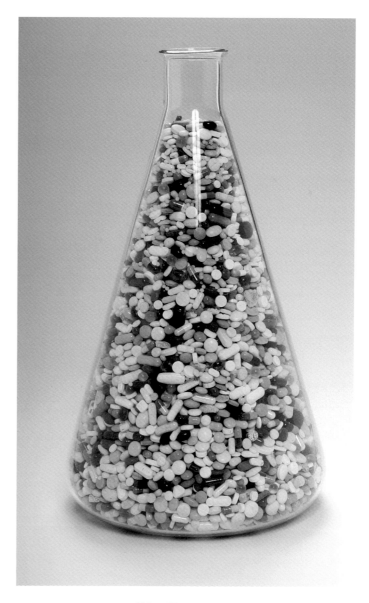

Abb. 147 Innerhalb von drei Monaten in einer Apotheke gesammelte Altarzneimittel aus angebrochenen Packungen, die von Kunden zurückgebracht wurden.

Abb. 148 „Verbesserte große Hausapotheke" der Fa. Wilmar Schwabe, Leipzig, um 1890. Inv.-Nr. IV F 19.

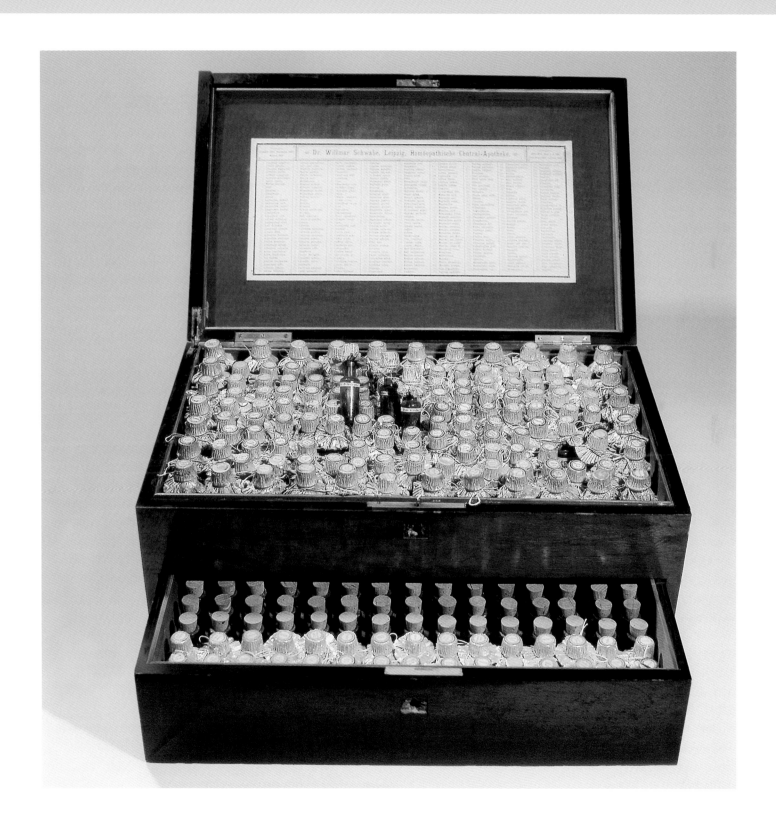

und je nach Ergebnis der Untersuchung im Arzneischatz beibehalten oder ausgesondert. Die Ansätze zur Vereinfachung und Systematisierung des Arzneischatzes im 18. Jh. basierten vielmehr nach wie vor auf empirischen Erkenntnissen, d. h. auf praktischen Erfahrungswerten. Anhand einer pragmatischen Klassifizierung der Drogen nach der Häufigkeit ihrer Verwendung wurden drei große Gruppen gebildet: „gebräuchlich, weniger gebräuchlich und ungebräuchlich". Die Rezeptbuchliteratur nahm im Laufe der Zeit vorwiegend nur noch die „gebräuchlichen" auf, was an der Wende zum 19. Jh. zu einem um zwei Drittel verringerten amtlichen Arzneischatz führte. Erst diesen „Restbestand" unterzog man – nachdem inzwischen die Möglichkeiten durch zunehmende Technisierung und eine Medizin und Pharmazie im Geiste der Aufklärung entwickelt waren – pharmakologischen und klinischen Experimenten und prüfte auf nachweisbare Wirksamkeit. Berühmt wurde hierdurch beispielsweise um 1770 die „Wiener Schule" mit ihren revolutionierenden Forschungsmethoden.

Am Ende des 18. Jh. kamen verschiedene neue Therapiekonzepte auf, die gänzlich von der Humoralpathologie (Vier-Säfte-Lehre) Abstand nahmen. Eines davon war die Homöopathie. Diese Reformbewegung, deren Entstehungszeit kurz nach der Französischen Revolution am Ende des 18. Jh. liegt, spiegelt die Aufbruchstimmung und die kritische Auseinandersetzung mit dem Althergebrachten anschaulich wider. In diesen Jahren entwickelte der Arzt Samuel Hahnemann (1755–1843) seine Lehre vom „Simile-Prinzip": Nach der Idee, Gleiches wird mit Gleichem geheilt (lat. „similia similibus curentur"), wendete Hahnemann Mittel an, die beim Kranken die gleichen Symptome wie die seiner Krankheit auslösten. Er hatte diese Theorie im Selbstversuch entwickelt, nachdem er aufgrund der Einnahme einer höheren Dosis von Chinarinde übereinstimmende Reaktionen bei sich festgestellt hatte, wie bei einem wenige Jahre zuvor erlittenen Malariaanfall. Gegen Fieber beispielsweise empfahl er daher konsequenterweise ein Fieber auslösendes, bei Husten ein Hustenreiz erzeugendes Mittel. Er nannte diese Therapieform Homöopathie (gr. homoios, von gleicher Beschaffenheit, und gr. pathos, das Leid) und brachte sich damit explizit in Opposition zur althergebrachten schulmedi-

zinischen Therapieform, der Allopathie (gr. allos, ein anderer, pathos, das Leid), die beispielsweise bei Fieber ein fiebersenkendes Mittel einsetzt.

Hahnemann publizierte darüber erstmals 1796 und legte sein Therapieprinzip schließlich 1810 in der Publikation „Organon der rationellen Heilkunde" ausführlich dar. Auch eine veränderte Sichtweise auf den Kranken wird dort ausgeführt: demzufolge steht bei der Homöopathie nicht eine bestimmte Krankheit, sondern der jeweilige Mensch mit seinem individuellen Krankheitserleben im Mittelpunkt. Die Behandlung erfolgt nach einer umfassenden Anamnese aller Symptome. Darauf basierend wird das passende homöopathische Mittel ausgewählt und die Therapie begonnen. Die Homöopathie ist auch rund 200 Jahre nach Hahnemanns Hauptwerk eine nach wie vor umstrittene Heilmethode. Während die Praktiker sich auf positive Heilerfolge berufen, fordern die Kritiker wissenschaftlich akzeptable Beweise.

Mit der Isolierung des ersten Alkaloids (Pflanzenbase) – des Morphins aus Opium – durch den Apotheker Friedrich Wilhelm Sertürner (1783–1841) im Jahre 1803/4 war endlich ein Weg gefunden, die arzneilich wirksamen Bestandteile natürlicher Materialien in reiner Form zu gewinnen. Nachdem man nun einzelne Wirkstoffe isolieren konnte, bestand zugleich erstmals die Möglichkeit einer exakten Dosierung dieser Substanzen. In der Folge begann daher eine intensive Suche nach weiteren chemisch definierten Wirkstoffen. So wurde etwa die Gruppe der Glykoside (Zuckerderivate) in bestimmten Pflanzen entdeckt, wie beispielsweise in Digitalisblättern (Fingerhut), und wird noch heute in der Herzmedikation eingesetzt. Waren Alkaloide und Glykoside jedoch im Wesentlichen aus bereits lange bekannten Rohdrogen gewonnen worden, so stellte die Identifizierung der Halogene (z. B. Chlor 1774, Jod 1811, Brom 1826) eine echte Neuerung in der Materia medica dar. Chlor war in Heilkunst und Hygiene bald nicht mehr wegzudenken. Jod wurde in zahlreichen Formen – als Jodtinktur, Jodlösung, Jodoform – genutzt; Bromsalze fanden zuerst bei Epilepsie und in der Psychiatrie der zweiten Hälfte des 19. Jh. als Schlafmittel Verwendung. Durch diese neuen Gruppen verschob sich der Schwerpunkt des Arzneischatzes mehr und mehr von den

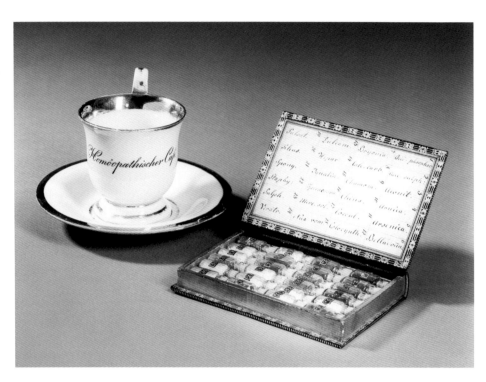

Abb. 149 Homöopathische Taschenapotheke im Buchformat, aus der Mitte des 19. Jh. Daneben eine Tasse für „homöopathischen Café" (Getreidemischung) aus der Porzellanmanufaktur Meissen, zweite Hälfte 19. Jh. Inv.-Nr. IV F 76, VII E 235.

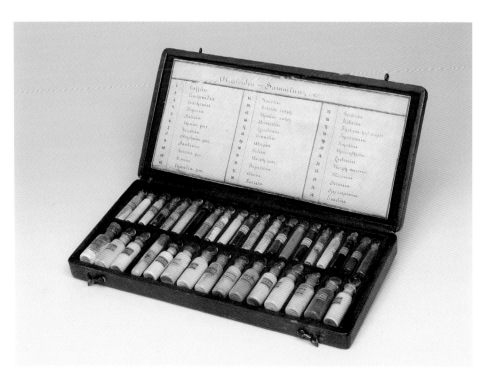

Abb. 150 Alkaloidensammlung aus der Mitte des 19. Jh. von Ludwig Clamor Marquart (1804–1881), Bonn, Apotheker und Leiter eines privaten pharmazeutischen Institutes zur Ausbildung von Apothekern, Freund von Justus von Liebig, Schüler von Professor Philipp Lorenz Geiger. Marquart gründete 1846 in Bonn einen der ersten Industriebetriebe zur Herstellung von Feinchemikalien, Reagenzien und Säuren, der 1936 in der Degussa AG aufging. Inv.-Nr. IV F 80.

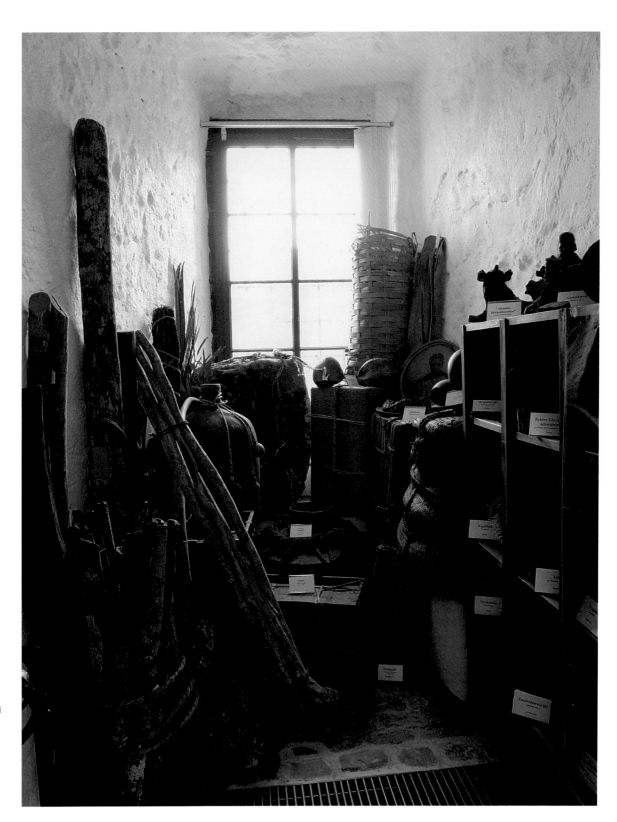

Abb. 151 Die von 1903 bis ca. 1915 bei Merck in Darmstadt zusammengetragene „Sammlung Merck" vermittelt ein interessantes Stück Arznei- und Verpackungsgeschichte.

Rohdrogen zu solchen Produkten, die synthetisch in reiner Form hergestellt werden konnten und in konstanter Qualität (standardisiert) zur Verfügung standen; sie ermöglichten in einer bislang nicht gekannten Weise präziseres Rezeptieren und Dosieren und eröffneten ganz neue Erfolgsdimensionen der Therapie.

Bald gelang es, einzelne Naturstoffe auch künstlich herzustellen und damit unabhängig von den Erzeugern im In- und Ausland, den hohen Transportkosten und den langen Lieferzeiten zu werden. Viele pharmazeutische Unternehmen trugen damals natürliche Rohstoffe aus aller Herren Länder zusammen und untersuchten sie mit dem Ziel, wirksame Bestandteile zu isolieren und bei Bedarf später auch synthetisch herzustellen.

Eine solche Sammlung legte auch die Firma Merck in Darmstadt an (Abb. 151). Nicht alle Materialien wurden bei den dortigen Analysen verbraucht und die umfangreiche Zusammenstellung kam zu Beginn der 1960er Jahre in das Deutsche Apotheken-Museum. Sie zeigt nicht nur eine große Bandbreite an exotischen Hölzern, Harzen, Wurzeln, Früchten, Blättern und tierischen Rohstoffen, sondern dokumentiert auch eindrücklich ein Stück überseeischer Verpackungsgeschichte. So findet sich Aloe in Kisten – sogenannten „Seronen" – verpackt, die mit Affenleder bezogen sind; das ostindische Harz Drachenblut wurde in Palmblätter eingewickelt; das afrikanische Pfeilgift Curare in getrockneten Kürbis-Kalebassen transportiert; die aus China stammende Rhabarberwurzel in 25 und 50 kg fassenden Kisten verpackt, die innen mit Bleifolie ausgeschlagen sind; südamerikanische Sarsaparillwurzeln wurden gebündelt, mit Lianen umschnürt und anschließend in Tierhäute genäht.

Nachdem in der Mitte des 19. Jh. aufgrund der systematisch verbesserten und eingesetzten Mikroskopie in pflanzlichen wie in tierischen Substanzen der Organismus „Zelle" entdeckt worden war, konnte eine weitere entscheidende Wendung eintreten. Der berühmte Pathologe Rudolf Virchow (1821–1902) formulierte 1858 mit seiner „Zellularpathologie"

die Erkenntnis, dass jede krankhafte Störung einen „*lokalen Anfang, einen anatomischen Sitz*", hat und lenkte damit den Blick auf die Zelle als das *„letzte Formelement aller lebendigen Erscheinungen sowohl im Gesunden als auch im Kranken"*. Die Forderung nach einer Therapie, die sich auf die erkrankten Zellgruppen richtet, stand nun im Zentrum der Forschung; die antike Humoralpathologie (Vier-Säfte-Lehre) war endgültig abgelöst. In der Folge konnte – nach der zunehmend fortschreitenden Entschlüsselung der Feinstruktur der Zelle – der spätere Nobelpreisträger Paul Ehrlich (1854–1915) die „Rezeptor-Theorie" begründen. Damit griff die Erkenntnis Raum, dass durch die gezielte Verbindung des arzneilichen Wirkstoffes mit Rezeptoren, die an den Zellinnenwänden ausgemacht wurden, die Wirksamkeit nachhaltig erhöht werden kann. Seitdem gilt es, die Arzneistoffe so aufzubereiten, dass der Rezeptor sie auf chemischem Weg aufnehmen kann, damit sich die Wirkung am rechten Ort, zur rechten Zeit und in exakter Dosierung entfaltet.

Die Rezeptor-Theorie wird bis heute fortentwickelt und erweitert und ist die schulmedizinische Basis, auf der die meisten heutigen Arzneimittel entwickelt und angewendet werden. Synthetische Medikamente können seitdem sozusagen am Reißbrett konstruiert werden. Pharmazeuten in den Forschungs- und Entwicklungsabteilungen der pharmazeutischen Industrie simulieren am Computer Wechselwirkungen zwischen neuen oder altbekannten Wirkstoffen mit verschiedenen Rezeptoren und entwickeln auf diese Weise neue, gezielt einsetzbare und hochwirksame Arzneimittel.

Daneben haben aber auch komplementärmedizinische Konzepte wie die Homöopathie Bestand. Wenn auch die Vier-Säfte-Theorie unter dieser Bezeichnung ausgedient hat und die Chemiatrie als überholt gilt: Auch im 21. Jh. herrscht nicht ein „einzig wahres" System, sondern eine Vielfalt an therapeutischen Konzepten (u.a. Anthroposophische Medizin, Homöopathie, Biochemie nach Schüssler). Sie bekämpfen einander teils erbittert, teils werden die Methoden miteinander kombiniert. Der „Stein der Weisen" oder das „Allheilmittel" ist auch heute noch nicht gefunden.

„Meilensteine" der Arzneimittelentwicklung im 19./20. Jh.

Gegen Ende des 19. Jh. gelangten die ersten industriell gefertigten Medikamente in den Handel. Viele davon stellen Meilensteine der Arzneimittelentwicklung dar. Fieber wurde berechenbarer, Schmerzen können gezielter gelindert werden und manche bislang unheilbare Krankheit ist therapierbar geworden.

Die Arzneimittelsammlung des Deutschen Apotheken-Museums umfasst für den Zeitraum vom Ende des 19.–20. Jh. rund 3.000 industriell gefertigte Arzneimittel (heute „Fertigarzneimittel", früher „Arzneispezialitäten" genannt). Einige herausragende Einzelentwicklungen werden im Folgenden vorgestellt.

Fiebersenkende Mittel

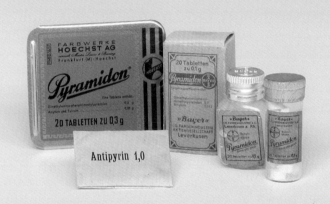

Abb. 152 Erste zuverlässig fiebersenkende Mittel: Antipyrin, Pulverbriefchen aus einem Sanitätsdepot des Ersten Weltkrieges, ca. 1916; Pyramidon, Packungen aus der Zeit von ca. 1930–1968. Inv.Nr. I B 3c, I B 414, I B 463, I B 464.

Bereits 1820 war aus der Rinde des Chinabaumes erstmals der fiebersenkende Wirkstoff, das Chinin, isoliert worden. Die synthetische Herstellung gelang jedoch zunächst nicht, so dass man weiterhin auf die sehr teure Chinarinde (Cortex Chinae) als Ausgangsmaterial angewiesen blieb. Erst gegen Ende des 19. Jh. kam es zum Durchbruch, wenn auch in eine andere Richtung als vorgesehen: Bei einer weiteren Versuchsreihe zur Chininsynthese war nämlich eher zufällig in den Laboratorien der Farbwerke Hoechst eine zuverlässig fiebersenkende Substanz gefunden worden, Phenazon. Sie kam im Jahre 1884 unter dem „sprechenden" Namen „Antipyrin" – ein griechisch inspiriertes Kunstwort, das in etwa mit „gegen Feuer" übersetzt werden kann – in den Handel. Antipyrin gilt als das früheste in Großfabrikation synthetisch hergestellte Fertigarzneimittel. Seine hervorragende Wirksam-

keit zeigte sich u. a. bei einer schweren Influenza-Epidemie im Winter 1889/90. Antipyrin selbst ist heute nicht mehr im Handel, die Substanz Phenazon kommt jedoch noch in schmerzstillenden Präparaten vor.

1896 kam eine weitere fiebersenkende und in der Rheuma- wie Schmerztherapie eingesetzte Substanz unter dem Warenzeichen „Pyramidon" auf den Markt. Das Medikament zeigte sich noch wirksamer und besser verträglich als Antipyrin und war bis in die 1960er Jahre unentbehrlich. Als aufgrund von unerwünschten Nebenwirkungen Zweifel an der Unbedenklichkeit aufkamen, wurde es vom Markt genommen. Heutige fiebersenkende Mittel enthalten häufig den Wirkstoff Paracetamol, auch die Acetylsalicylsäure wird zu diesem Zweck eingesetzt.

Mittel gegen Tropenkrankheiten

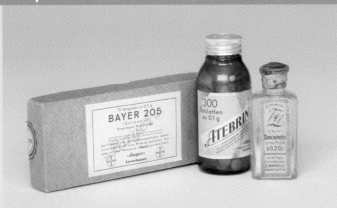

Abb. 153 Frühe Fertigarzneimittel gegen Tropenkrankheiten: Bayer 205 (Germanin) gegen Schlafkrankheit aus einer Sanitätsausrüstung für das Afrikacorps, ca. 1941. Malariamittel Atebrin, ca. 1940; Malariamedikament „Zimmers Chininperlen" aus einer Sanitätslazarett-Apotheke der Deutschen Schutztruppe in Togo (1914). Inv-Nr. I B 56, I B 88, I B 6.

Die Kolonien stellten einen wichtigen Wirtschaftsfaktor des Deutschen Reiches dar. Tropische Krankheiten bargen für die Ziele der vor Ort lebenden Kolonialherren Risiken, welche die Arzneimittelforschung in den pharmazeutischen Industriebetrieben auszugleichen suchte.

Bereits während des Ersten Weltkrieges wurde beispielsweise „Bayer 205" als Mittel gegen Schlafkrankheit entwickelt. Systematische Testreihen waren jedoch erst nach dem Kriege im Jahre 1921 möglich und belegten eine hohe Wirksamkeit. Der englische Biologe Huxley kommentierte 1922 daher treffend: „Bayer 205 ist für die Alliierten ... wertvoller als sämtliche von ihnen geforderten Reparationen." 1923 kam die Substanz – und zwar nach Vorgabe des damaligen Außenministeriums und unter dem Eindruck des Versailler Vertrages – unter dem Namen „Germanin" auf den Markt.

Das heute unter dem Namen „Suramin" bekannte Medikament wird inzwischen vielfältig angewendet, zum Beispiel gegen Flussblindheit, eine tropische Wurmerkrankung, und gegen manche Tumorarten. Forscher untersuchen auch den Einfluss auf eine HIV-Infektion.

Das Alkaloid Chinin galt bis in die 1930er Jahre als das wirksamste Mittel gegen Malaria, die nicht nur in den Kolonien, sondern auch in europäischen Ländern jährlich viele Menschen das Leben kostete. Chinin senkte zwar das dabei auftretende Fieber und bewährte sich auch in der Malariaprophylaxe, eine Ausheilung der Krankheit konnte durch das Alkaloid, wie wir heute wissen, jedoch nicht erzielt werden. Statistische Zahlen belegen aber, dass nach der systematischen Verabreichung von Chinin beispielsweise die Todesrate bei Malariapatienten in Italien von rund 15.000 Personen pro Jahr in den Jahren 1895–1901 auf 3.500 im Jahre 1908 sank.

In der Nachfolge des klassischen Chininpräparates wurde zu Beginn der 1930er Jahre zunächst „Plasmochin", dann „Atebrin" entwickelt. Gleicher Wirksamkeit standen nun geringere Dosen, kürzere Behandlungszeiten und verringerte Nebenwirkungen gegenüber.

Impfstoffe und Heilseren

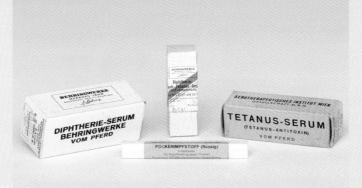

Abb. 154 Die ab Ende des 19. Jh. entwickelten Impfstoffe und Heilseren verminderten die Sterblichkeitsrate enorm. Impfstoffe gegen Diphtherie-Scharlach-Tetanus, aus dem Jahr 1961, und Pocken, von 1979; Diphtherie-Serum vom Pferd und Tetanus-Serum, beide 1944. Inv.-Nr. I B 1326, I B 122, I B 752, I B 1327.

Ende des 19. Jh. war endlich ein Verfahren zur Behandlung oder Verhütung bestimmter Infektionskrankheiten entdeckt worden, das sich als sehr effektiv erwies. Im Zuge der Forschungen von Louis Pasteur (1822–1895) war ab der Mitte des 19. Jh. erkannt worden, wie es zur Immunität gegen Krankheitserreger kommen kann, nämlich durch eine Antigen-Antikörper-Reaktion. Antigene sind körperfremde Substanzen, die die Bildung von Antikörpern anregen. Da Immunität sich nicht spontan einstellt, versuchte man, sie künstlich hervorzurufen: Vorbeugend gelang dies durch die Entwicklung von Impfstoffen. Sie bestanden zunächst aus lebenden Erregern der Infektionskrankheit, die den Körper zur Antikörperbildung anregen, ohne ihn zu infizieren. Die gewünschte Folge ist – aktive – Immunität. Pasteur entwickelte ab 1881 weitere Schutzimpfungen z. B. gegen Milzbrand und Tollwut. Ein neuer Impfstofftyp, der auf abgetöteten Erregern basiert ("Totvakzine"), setzte sich ab 1896 für die Typhusimpfung durch, Impfstoffe gegen Cholera und Pest folgten bald nach.

Wenn ein Mensch sich bereits infiziert hat, bleibt eine danach erfolgte Impfung jedoch wirkungslos. Es musste daher für diesen Fall ein anderer Weg beschritten werden. Die Grundidee der dafür entwickelten Therapie fußte auf der Erkenntnis, dass sich bei erkrankten und wieder gesundeten Lebewesen als Abwehrreaktion auf die Erreger ("Bakteriengifte") sog. "Antitoxine" (Gegengifte) im Blut bilden, die zu einer Immunisierung führen. Wenn es gelänge, diese Antitoxine auf andere, infizierte Lebewesen zu übertragen, könnte die Krankheit damit vielleicht geheilt werden. Der Mediziner Emil Adolf von Behring (1854–1917) ging bei seinen Forschungen von dieser Überlegung aus und entwickelte – nachdem er an das Institut für Infektionskrankheiten von Robert Koch (1843–1910) berufen wurde – ab 1891 die bahnbrechende Serumtherapie. Das von ihm u. a. in Zusammenarbeit mit Paul Ehrlich (1854–1915) hergestellte Diphtherieserum stammte von Pferden, deren Blut nach einer Infektion Antitoxine enthielt.

Für die epochemachende Blutserumtherapie erhielt von Behring im Jahre 1901 den ersten verliehenen Nobelpreis für Medizin. Die Sterblichkeitsrate bei dieser Krankheit sank von 75% auf deutlich unter 10%. In den darauffolgenden Jahren gelang es ihm außerdem, Impfstoffe gegen Diphtherie und Tetanus zu entwickeln und auch diesen zuvor häufig tödlich verlaufenden Krankheiten durch eine aktive Immunisierung langfristig den Schrecken zu nehmen.

Erste Chemotherapeutika

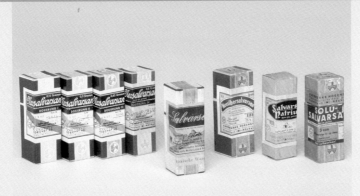

Abb. 155 Das erste Chemotherapeutikum – Salvarsan. Ori-
ginalpräparat und Weiterentwicklungen. Packungen aus
der Zeit von 1940 bis 1951.
Inv.-Nr. I B 4c-d, I B 1287–1292.

Paul Ehrlich (1854–1915) gilt als der Begründer der Chemotherapie im modernen Sinne. Sein Ziel war es, chemische Arzneimittel gezielt gegen Krankheitserreger einzusetzen, ohne die menschlichen Zellen dabei zu schädigen. Zusammen mit Emil von Behring (1854–1917) hatte er an der Entwicklung des Diphtherieserums gearbeitet. Für seine immunologischen Forschungen erhielt später auch Ehrlich (1908) den Nobelpreis für Medizin. Ein Jahr darauf fand er in seinem Laboratorium während einer Testreihe von Arsenverbindungen mit „Präparat Nr. 606" das erste so bezeichnete Chemotherapeutikum. Die Substanz kam im Jahre 1910 unter dem Namen „Salvarsan" als Präparat der Firma Hoechst in den Handel. Der Name ist ein Kunstwort aus lat. salvare – heilen und Arsen, und steht für „Heilendes Arsen".

Das Medikament wurde hauptsächlich gegen die Syphilis eingesetzt. Diese bis dahin unheilbare Krankheit mit ihren furchtbaren Krankheitssymptomen war im Zuge der Entdeckungsreisen in der Frühen Neuzeit nach Europa eingeschleppt worden. Erst rund 300 Jahre nach dem ersten Auftreten in Europa und nach zahlreichen erfolglosen Therapieversuchen, so z. B. mit tagelangen Schwitzkuren, mit Arzneibereitungen aus dem Guajak-Holz oder mit hochdosierten Quecksilberbereitungen, war mit dem Medikament Salvarsan erstmals ein wirksames Gegenmittel gefunden worden. Der Erreger der Syphilis war im Übrigen erst wenige Jahre vor der Entwicklung von Salvarsan entdeckt worden.

Aufgrund starker Nebenwirkungen kamen ab 1912 weitere Modifikationen zu Salvarsan auf den Markt: zuerst Neosalvarsan, es folgten Salvarsan-Natrium, Silbersalvarsan, Solu-Salvarsan und Neosilbersalvarsan. Salvarsan selbst wurde bis 1972 produziert.

Sulfonamide

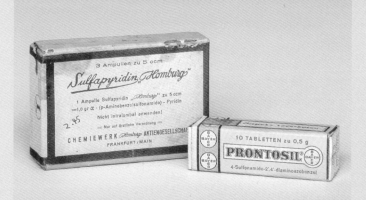

Abb. 156 Das erste Sulfonamid: Prontosil, Packung ca. aus dem Jahr 1940, und das noch stärker wirksame Sulfapyridin, Packung von ca. 1950. Inv.-Nr. I B 527, I B 952.

Wie Paul Ehrlich, so verfolgte auch der Pathologe und Bakteriologe Gerhard Domagk (1895–1964) das Ziel, bakterielle Infektionen chemotherapeutisch zu bekämpfen. Seine breit angelegten Forschungen auf dem Gebiet der selektiv-bakteriziden Wirkung von Azofarbstoffen gingen von einer Substanz aus, die ursprünglich zur Rotfärbung von Textilien eingesetzt wurde. Der darauf basierend entwickelte Wirkstoff Sulfamidochrysoidin wurde im Jahre 1935 unter dem Namen „Prontosil" auf dem Markt eingeführt und zeigte sensationelle Therapieerfolge bei verschiedenen bislang kaum behandelbaren bakteriellen Infektionen.

1939 verlieh man Domagk für die Entdeckung der antibakteriellen Wirkung des Prontosil den Nobelpreis. Da ihm die Annahme durch die nationalsozialistischen Machthaber untersagt wurde, konnte er den Preis erst 1947 entgegennehmen.

Bereits 1936 stieß man auf noch stärker wirksame Sulfonamide, die z. B. mit dem Präparat Sulfapyridin auf den Markt kamen.

Fünf Jahre nach Prontosil waren bereits 1300 weitere beschrieben worden. Man weiß heute zwar, dass Sulfonamide Bakterien nicht zerstören, wie man zunächst annahm, aber deren Vermehrung deutlich bremsen und so dem körpereigenen Immunsystem die Arbeit erleichtern.

Mit der Einführung von Penicillin traten Sulfonamide mehr und mehr in den Hintergrund, werden jedoch noch heute weiterhin – meist kombiniert mit anderen Wirkstoffen – mit Erfolg bei manchen Infektionskrankheiten eingesetzt.

Penicillin

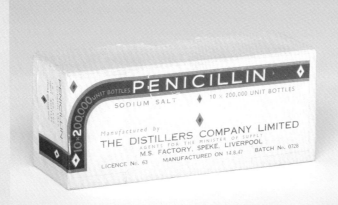

Abb. 157 Penicillin aus englischer Produktion, hergestellt am 14. August 1947. Inv.-Nr. I B 420.

1929 beschrieb der Schotte Alexander Fleming (1881–1955) eine Schimmelart, die einen antibakteriell wirksamen Stoff erzeugt. Wenn auch die Substanz wenig stabil war, so zeigte sie doch auch in unterschiedlich verdünnten Lösungen sehr gute Erfolge. Die Publikation dieses Ergebnisses in Fachzeitschriften erregte jedoch kaum Aufmerksamkeit, so dass es zunächst in Vergessenheit geriet.

Es dauerte noch über zehn Jahre, bis es die Wissenschaftler Howard Walter Florey (1898–1968) und Ernst Boris Chain (1906–1979) erreichten – auf den Forschungen Flemings aufbauend –, eine relativ stabil bleibende Substanz zu entwickeln, die „Penicillin" genannt wurde. Ab 1941 konnte es erstmals in England in größeren Mengen hergestellt werden; die industrielle Produktion lief ab 1942 in Amerika an, wohin sich Chain und Florey gewandt hatten, da unter den Kriegsbedingungen in England eine Großherstellung technisch unmöglich war. In Deutschland hatte man mit dem Aufbau der Fabrikation erst viel später begonnen, da man die Wirksamkeit zunächst falsch einschätzte und daher erst 1944 anfing,

Penicillin in kleinen Mengen zu produzieren. Die Nachricht über die hohe Wirksamkeit gerade bei bislang häufig tödlich verlaufenden Krankheiten verbreitete sich sehr rasch, so dass Penicillin bald als sagenhaftes „Wundermittel" galt. Nach Kriegsende führte die starke Nachfrage und der gleichzeitige Mangel an dem Wirkstoff zu erheblichen Schwarzmarktpreisen. Die kostbare Substanz erfuhr aus der Not heraus auch gewissermaßen einen „Recyclingprozess", indem sie in den ersten Nachkriegsjahren mancherorts aus dem Harn von Patienten wiedergewonnen und in gereinigter Form erneut verabreicht wurde. Die industrielle Herstellung war in den beiden Teilen Deutschlands erst nach 1950 so weit ausgebaut, dass eine der Nachfrage entsprechende Menge produziert werden konnte.

Der ehemals zu häufige Einsatz führte zu heute vielfach zu beobachtenden Resistenzen. Penicillin erreicht deshalb im 21. Jh. lange nicht mehr den Stellenwert wie zur Zeit seiner Einführung, behauptet aber unter den vielen nachfolgend entwickelten Antibiotika weiterhin seine Stellung als „Arzneimittelklassiker".

Hormone

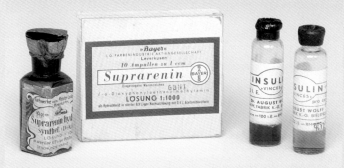

Abb. 158 Hormone im Arzneischatz: Adrenalin wurde von der Fa. Hoechst unter dem Namen Suprarenin ab 1906 in den Handel gebracht, Insulin stand ab 1923 zur Verfügung. Inv.-Nr. I B 288, I B 1316, I B 545–546.

Adrenalin war das erste von vielen in der Nachfolge entdeckten Hormonen. Es wurde im Jahre 1901 von zwei Forschern unabhängig voneinander aus der Nebennierenrinde isoliert. Die erste Hormonsynthese gelang Friedrich Stolz (1860–1936) im Jahre 1904; ab da konnte Adrenalin synthetisch hergestellt werden. Der Überbegriff „Hormon" wurde ein Jahr später eingeführt. Mehr und mehr begann man sich für das kreislaufwirksame Hormon zu interessieren, das schnell bei Asthma, Kreislaufkollaps, Magen- und Darmblutungen sowie ganz besonders in der Lokalanästhesie als gefäßverengendes Mittel mit ausgezeichneten Erfolgen Anwendung fand.

Auch wenn die Ursache der Zuckerkrankheit im Jahre 1889 erkannt worden war, vergingen noch mehr als 30 Jahre, bis man technisch in der Lage war, das lebenswichtige Hormon Insulin aus der Bauchspeicheldrüse von Tieren zu gewinnen. Die Isolierung gelang im Jahre 1921 Frederick Grant Banting (1891–1941) und Charles Herbert Best (1899–1978). Die industrielle Herstellung in Deutschland begann 1923. In den folgenden Jahrzehnten

wurde Insulin dann großtechnisch aus den Bauchspeicheldrüsen von Rindern und Schweinen gewonnen. Obwohl 1963 am Deutschen Wollforschungsinstitut nach langen Jahren der Forschung schließlich erstmals die Synthetisierung erreicht werden konnte, war das aufwendige Verfahren jedoch großtechnisch nicht umsetzbar. Im Jahre 1982 wurde schließlich menschliches Insulin als erstes gentechnisch produziertes Medikament in den USA zugelassen, 1986 erfolgte die Zulassung auch in Deutschland. Seitdem ist die Anwendung von tierischem Insulin nahezu obsolet.

Viele weitere im 20. Jh. entdeckte Hormone erlangten therapeutische Bedeutung und werden als Arzneimittel eingesetzt, so Schilddrüsen- oder Sexualhormone. Weniger therapeutisch, denn gesellschaftlich relevant war die Einführung des ersten hormonellen Kontrazeptivums – der „Pille" – in Deutschland im Jahre 1961. Das Präparat „Anovlar" der Schering AG, eine Kombination aus den Hormonen Östrogen und Gestagen, verkaufte sich schon wenige Jahre nach der Markteinführung in der BRD rund

30 Millionen mal pro Jahr. Das Wirkprinzip nennt bereits der Name: Das griechische „an" ist eine Verneinungsform, „ovlar" lehnt sich an die Bezeichnung für den Eisprung (Ovulation) an, also „ohne Eisprung". Ähnlich rasant verlief der Siegeszug in der DDR, wo die „Pille"

unter dem ebenfalls eindeutigen Namen „Ovosiston" („Ei-Stopp") 1965 auf den Markt kam. Beide wurden recht bald von deutlich geringer dosierten Präparaten in den Hintergrund gedrängt.

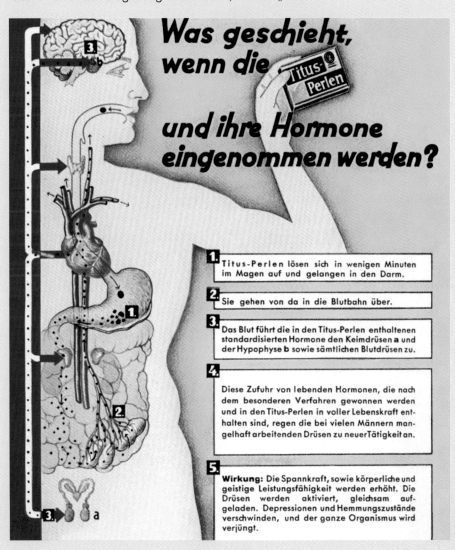

Was geschieht, wenn die *Titus-Perlen* **und ihre Hormone eingenommen werden?**

1. Titus-Perlen lösen sich in wenigen Minuten im Magen auf und gelangen in den Darm.

2. Sie gehen von da in die Blutbahn über.

3. Das Blut führt die in den Titus-Perlen enthaltenen standardisierten Hormone den Keimdrüsen **a** und der Hypophyse **b** sowie sämtlichen Blutdrüsen zu.

4. Diese Zufuhr von lebenden Hormonen, die nach dem besonderen Verfahren gewonnen werden und in den Titus-Perlen in voller Lebenskraft enthalten sind, regen die bei vielen Männern mangelhaft arbeitenden Drüsen zu neuer Tätigkeit an.

5. Wirkung: Die Spannkraft, sowie körperliche und geistige Leistungsfähigkeit werden erhöht. Die Drüsen werden aktiviert, gleichsam aufgeladen. Depressionen und Hemmungszustände verschwinden, und der ganze Organismus wird verjüngt.

Abb. 159 *„Was geschieht, wenn..."* Schaubild aus einer Werbeschrift für „Titus-Perlen", einem Präparat mit männlichen Sexualhormonen, ca. 1938. Inv.-Nr. VII A 991.

Vitamine

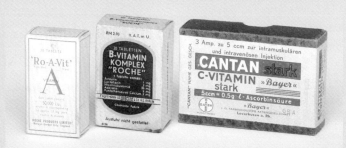

Abb. 160 Frühe Vitaminpräparate. Vitamin A „Ro-A-Vit", ca. 1950; B-Vitamin-Komplex, ca. 1935; Vitamin-C „Cantan Stark", um 1940. Inv.-Nr. I B 1068, I B 1151, I B 120.

Heute ist uns bewusst, wie wichtig Vitamine sind. Wir achten auf vitaminreiche Kost, und die sprudelnde Vitamin-C-Tablette gehört nicht nur im Winter als Erkältungsvorbeugung für viele zum Alltag. Das war jedoch noch vor rund hundert Jahren gänzlich anders.

Erst 1911 wurde aus Reiskleie ein „Beri-Beri-Vitamin" genannter Stoff isoliert. Voraus ging die am Ende des 19. Jh. zunächst nicht erklärbare Beobachtung, dass in Batavia (heute Jakarta) Gefängnisinsassen, deren Nahrung hauptsächlich aus poliertem Reis bestand, eine höhere Anfälligkeitsrate für die Beri-Beri-Krankheit zeigten als die übrige Bevölkerung. Ein Extrakt, der aus den Silberhäutchen der Reiskörner gewonnen wurde, brachte verblüffenderweise eine schnelle Heilung der Erkrankten mit sich.

Bei der daraufhin begonnenen Suche nach dem dafür verantwortlichen Wirkungsmechanismus stieß man auf eine Substanz im Silberhäutchen, die einen sprechenden Namen erhielt: „Vitamin". Die Bezeichnung setzt sich zusammen aus dem lateinischen Wort für Leben (vita) und der chemischen Bezeichnung Amin – denn man hielt damals irrtümlicherweise alle Vertreter dieser Stoffgruppe für Amine. Dieses erste entdeckte „Lebens-Amin" ist uns heute als Vitamin B1 geläufig.

Es dauerte noch einige Jahre, bis man 1920 einen nachweisbaren Zusammenhang zwischen einem „Vitamin C" benannten Inhaltsstoff von Zitronen und seiner skorbutheilenden Wirkung hergestellt hatte. Im Jahre 1928 isolierte der Biochemiker Albert Szent-Györgyi von Nagyrapolt (1893–1986) einen Wirkstoff, den er zunächst Hexuronsäure nannte. 1931 konnte er aufzeigen, dass sie mit dem zuvor von anderer Seite in Zitronen identifizierten Vitamin C identisch ist, das er in diesem Zusammenhang nun als Ascorbinsäure bezeichnete. In den folgenden zwei Jahren gelang der Nachweis auch in Orangen und Tomaten, die chemische Struktur wurde gänzlich entschlüsselt. 1933 wurde Vitamin C erstmals auch synthetisch hergestellt und gehört, wie viele weitere Vitaminpräparate, heute zum alltäglichen Leben.

Aspirin

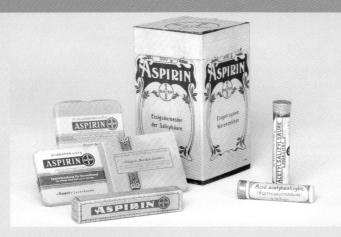

Abb. 161 Aspirin, ein Arznei-mittelklassiker: Das Design wandelt sich, der Wirkstoff bleibt unverändert – Packungen aus der Zeit von 1917 bis heute und zwei „Nachahmungen" der Firmen Hoechst und Merck aus den 1930er Jahren. Inv.-Nr. I B 64, I B 1275–1278, I B 405, I B 2262.

Bereits in der Antike hatte man eine fiebersenkende Wirkung bei der Anwendung von Weidenrinde (Cortex Salicis) beobachtet. Im Jahre 1828 isolierte der Apotheker Johann Andreas Buchner (1783–1852) den Wirkstoff und nannte ihn Salicin. Daraus wiederum gewann man um die Mitte des 19. Jh. eine Säure, die Salicylsäure, die auch als Rheumamittel eingesetzt und im letzten Drittel des 19. Jh. schließlich industriell hergestellt wurde. Ihre Nebenwirkungen waren jedoch so stark, dass die Suche nach einer besser verträglichen Alternative anhielt.

Im Jahre 1897 gelang es, im Forschungslaboratorium der „Farbenfabriken vorm. Friedr. Bayer & Co." (später Bayer AG) eine Modifizierung der aus der Weidenrinde gewonnenen Salicylsäure in Form eines Acetylderivats zu synthetisieren. Es erhielt die Bezeichung Acetylsalicylsäure.

Neben dem ursprünglichen Indikationsgebiet Rheumatismus und Wundheilung stellte sich schnell heraus, dass die Substanz fiebersenkend wirkte und darüber hinaus Kopf-, Zahn- und Nervenschmerzen linderte. Im Jahre 1899 kam sie unter dem Warenzeichen Aspirin auf den Markt.

Schon damals entstanden übrigens regelmäßig recht schnell „Nachahmungen" eines erfolgreichen Produktes: Originales Aspirin erhielt man 1935 für 91 Pf., die „Acetylsalicylsäure Hoechst" beispielsweise war im gleichen Jahr dagegen um rund ein Drittel dieses Preises, für 34 Pf., erhältlich.

Das Medikament gilt heute nach wie vor als unverzichtbarer Arzneimittelklassiker, der sogar in Bordapotheken von Mondfähren mitgeführt wurde.

Wendepunkt Contergan

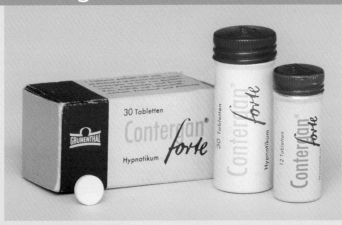

Abb. 162 Conterganpackungen für 12 bzw. 30 Tabletten, 1960. Inv.-Nr. I B 588, I B 1182.

Einen Wendepunkt in der Erfolgsgeschichte synthetischer Arzneimittel markiert das Präparat Contergan (Wirkstoff Thalidomid), das zunächst als Meilenstein gefeiert wurde, als es ab Oktober 1957 (anfangs noch rezeptfrei) im damaligen Westdeutschland in den Handel kam. Bei der Markteinführung wurde Contergan hoch gelobt: Es half bei Übelkeit während der Schwangerschaft und versprach Ruhe wie erholsamen Schlaf. Zudem galt es als besonders sicheres Schlafmittel, da Selbstmord damit nicht verübt werden konnte. Contergan war schnell ein Verkaufserfolg, bald wurden 240 Millionen Tabletten jährlich produziert. Ab 1960 tauchten dann erste kritische Berichte über Nebenwirkungen von Thalidomid auf, wiewohl ein Zusammenhang zu Fehlbildungen bei Föten erst vermutet wurde. Einige Ärzte und Apotheker stellten zunächst eher fragend denn wissend einen möglichen Bezug zur Einnahme von Contergan während der ersten Schwangerschaftsmonate her und berichteten dies an die Herstellerfirma. Ein Jahr später war der Zusammenhang endgültig bewiesen. Aufgrund massiven öffentlichen Drucks wurde das Präparat im November 1961 vom Markt genommen. Inzwischen waren in Deutschland ca. 5.000 geschädigte Kinder geboren worden.

Aus dem Arzneispektrum verschwunden aber ist der Wirkstoff Thalidomid nicht. Seit einigen Jahren findet er bei Erkrankungen Anwendung, für die es keine alternativen Therapien gibt, beispielsweise bei bestimmten Krebserkrankungen und in der Leprabehandlung.

Der Contergan-Skandal wirkte sich in der Gesellschaft umfassend aus. Das Vertrauen in die jahrzehntelang begeistert aufgenommenen chemischen Arzneimittel war stark erschüttert. Das erste bundesdeutsche Arzneimittelgesetz vom Sommer 1961 wurde unter dem Eindruck der Katastrophe grundlegend überarbeitet. Ziel war dabei, für die Sicherheit im Verkehr mit Arzneimitteln, insbesondere für Qualität, Wirksamkeit und Unbedenklichkeit zu sorgen. Dieses Reformgesetz erlangte erst 1976 Gültigkeit, 15 Jahre nach dem Contergan-Skandal. Seitdem ist ein Zulassungsverfahren für neue Präparate gesetzlich vorgeschrieben. Jedes Medikament muss nun, bevor es zur Markteinführung kommt, umfassende Prüfprozeduren durchlaufen, die seine Unbedenklichkeit eindeutig belegen. Ein Beipackzettel mit Angaben zur Zusammensetzung, Dosierung, Anwendung, Wirkung und Nebenwirkungen ist ebenfalls erst seitdem vorgeschriebener Bestandteil jeder Medikamentenpackung.

Contergan
Contergan-forte

INDIKATIONEN

Vegetative Dystonien: Reizbarkeit, Konzentrationsschwäche, Zerfahrenheit, Lampenfieber, Wetterempfindlichkeit. Unruhe bei Fiebernden und Schwerkranken. Akute und chronische, somatogene und psychogene Schlaf- und Einschlafstörungen, Unruhe und Erregungszustände bei Kindern und älteren Patienten.

DOSIERUNG

Säuglingen und Kleinkindern 1–3 x täglich 1 Tablette Contergan
als Schlafmittel ¹/₂–1 Tablette Contergan-forte

Schulkindern 3 x täglich 1 Tablette Contergan
zum Einschlafen 1 Tablette Contergan-forte

Patienten in jüngeren und mittleren
Lebensjahren 3 x täglich ¹/₂–1 Tablette Contergan
zum Einschlafen ¹/₂–1 Tablette Contergan-forte
Dosis je nach Bedarf steigern oder verringern.

Älteren Patienten 3 x täglich ¹/₂–1 Tabl. Contergan
als Schlafmittel 1–2 Tabletten Contergan-forte

HANDELSFORMEN

Taschenpackung mit 24 Tabl. Contergan zu 25 mg DM 1,65 o.U.
Röhre mit 12 Tabletten Contergan-forte zu 100 mg DM 1,85 o.U.
Klinikpackungen

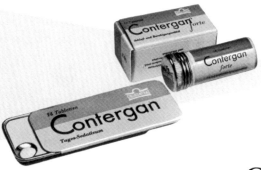

CHEMIE GRÜNENTHAL GMBH · STOLBERG IM RHEINLAND

Abb. 163 Informationsprospekt für Ärzte von der Fa. Grünenthal für Contergan, ca. 1958. Inv.-Nr. VII A 899 a.

Darreichungsformen der „bitteren Arznei"

Um einen wirkungsvollen Arzneistoff zu erhalten, genügt es nicht, dem Körper einen Wirkstoff auf irgendeine beliebige Weise zuzuführen. Medikamente müssen vielmehr sinnvoll zusammengesetzt und fachgerecht hergestellt werden, damit sie sicher und mit vorhersehbarer Wirkung angewendet werden können. Hierzu haben sich im Laufe der Zeit sehr viele unterschiedliche Methoden der Zubereitung herausgebildet, von denen viele als Vorläufer moderner Präparate gelten dürfen.

Unter den flüssigen Mitteln gehört sicherlich der Teeaufguss zu den ältesten Formen überhaupt. Dabei findet eine Extraktion der wasserlöslichen Bestandteile statt. Verwendet man anstelle des Wassers Alkohol, erhält man „Tinkturen" (lat. tingere, färben). Daneben lassen sich zahlreiche feste Stoffe in Wasser lösen, die so als Bestandteil von Säften oder Tropfen verfügbar werden. Aus dem Orient wurde die Arzneiform Sirup (arab. sarab) übernommen, man bereitete ihn durch Mischen dickflüssiger Zuckerlösungen mit Pflanzensäften; der Zusatz des damals sehr teuren Zuckers verbesserte auch den Geschmack vieler weiterer Medikamente und wirkte als Konservierungsstoff.

Aus dem Arabischen kommt auch die Bezeichnung „Elixier" (arab. al-iksir). Im 17. Jh. verstand man darunter sehr dunkel gefärbte, alkohol- und zuckerhaltige Flüssigkeiten, die aus mehreren Drogen mittels Extraktion oder auch Destillation hergestellt wurden. Latwerge (lat. electuarium) nannte man eine zähflüssige Zubereitung zur Einnahme, für die pulverisierte Drogen mit Honig, Wein oder Sirup vermischt und bis zu marmeladenartiger Konsistenz eingekocht wurden.

Abführmittel zur Bekämpfung der bereits in der Antike in heilkundlichen Schriften thematisierten Darmträgheit applizierte man häufig mit einem Klistier (Enema). Nach dem Prinzip der Spritze funktionierend war es mit einer durch abführende Mittel wie Rhabarberwurzeln oder Aloe angereicherten Trägersubstanz (z. B. Fett) gefüllt. Vor allem im 17. und 18. Jh. erfreute es sich großer Beliebtheit. Als karikaturisti-

sches Element kennzeichnete das Klistier den Apotheker bis in das 19. Jh. häufig auf Darstellungen (Abb. 164).

Nachdem bereits im 17. Jh. versucht worden war, dem Körper Wirkstoffe mittels Federkielen zu injizieren, führte der französische Chirurg Charles Gabriel Pravaz (1791–1853) die Injektionsspritze samt Kanülen zum Verabreichen von Injektionslösungen ein (Abb. 166). Die Erkenntnis über die Aus-

Abb. 164 Ein übergroßes Klistier ziert diesen Apotheker. Die Bildunterschrift lautet übersetzt: „Hier ein kleines Heilmittel, dass man bitte nehmen muss!". Illustration zu Molieres „Der eingebildete Kranke". Stahlstich von Maurice Sand (1823–1889). Inv.-Nr. VII B 278.

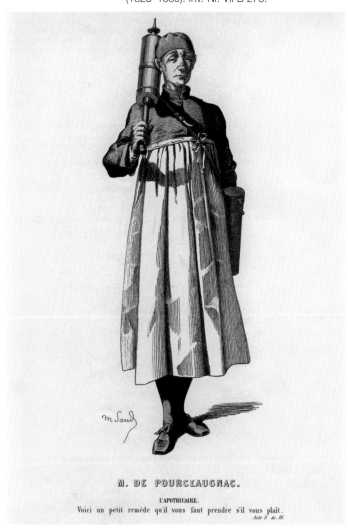

M. DE POURCEAUGNAC.

L'APOTHICAIRE.
Voici un petit remède qu'il vous faut prendre s'il vous plaît.
Acte I. sc. IV.

wirkungen und Zusammenhänge bakteriologischer Vorgänge in Folge der Forschungen von Robert Koch (1843–1910) und über die Bedeutung steriler Aufbewahrung machte die – von den Apothekern Paul Friedländer und Stanislaus Limousin (1831–1887) im Jahre 1886 unabhängig voneinander entwickelte – Ampulle zum idealen Aufbewahrungsgefäß der kleinen Flüssigkeitsmengen. Nach dem Zuschmelzen der kleinen Glasbehälter war die Lösung vor Keimbefall geschützt. Ampullen wurden zunächst in Apotheken befüllt und zugeschmolzen (Abb. 166). Die aufwendigen Herstellungsbedingungen und die hierfür nötige Technik prädestinierte diese Arzneiform jedoch für eine rationale Fertigung im Industriebetrieb, die ihr ab dem beginnenden 20. Jh. zu ihrem Siegeszug verhalf.

Für die äußerliche Anwendung spielen Salben seit alters her eine wichtige Rolle. Sie bestehen auch heute noch überwiegend aus Fetten, Wachsen, Ölen und ähnlichen Stoffen, in die der eigentliche Wirkstoff fein verteilt eingearbeitet wird. In einer Reibschale werden beispielsweise tierische Fette als Salbengrundlage mit Wirkstoffen sorgfältig vermischt („verrieben"). Schräg zugeschnittene Spielkarten eigneten sich bestens zum Verstreichen der Masse und konnten ab dem späten 19. Jh. per Katalog beim Apothekenzulieferer bestellt werden. Manche Apotheker verwendeten auch von Druckereien gelieferte Fehldrucke auf Karton.

Pasten enthalten im Gegensatz zu Salben einen deutlich höheren Anteil fester Stoffe, der eine teigartige Konsistenz bewirkt. Cremes zeichnen sich durch einen hohen Wasseranteil aus, der sie geschmeidig macht und kühlend wirkt.

Die ehemals sehr beliebten Pflaster (Emplastra) sind heute fast völlig aus dem Arzneischatz verschwunden. Es handelte sich dabei um Zubereitungen, die aus Ölen, geschmolzenen Fetten und Wachs – oft unter Zusatz von Bleisalzen – gekocht wurden. Die noch warme fertige Pflastermasse wurde ca. 1/2 cm stark auf eine Holzplatte gegossen und nach dem ersten Erstarren in schmale Streifen geschnitten. Anschließend rollte man diese zu im Querschnitt runden „Stangen"

(Abb.167). Nach dem Aushärten konnten sie lange gelagert werden. Bei Bedarf schnitt der Apotheker die benötigte Menge von der Stange ab, verflüssigte sie durch Erwärmen wieder und strich sie auf Stoff oder Leder auf. Dann konnte das Emplastrum wie ein Umschlag auf die Haut aufgebracht werden. Nicht in Stangenform, sondern in ovalen Spanschachteln wurde noch im 20. Jh. das „Thüringer Schwarzburger Pflaster" verhandelt. Mit dem Pflasterstecheisen (Abb. 167, rechts) aus dem 19. Jh. hingegen stach der Apotheker ganz im Sinne der Vier-Säfte-Theorie ein „säfteausleitendes" Pflaster aus der Pflastermasse aus. Sie war mit einer hautreizenden Zubereitung aus spanischen Fliegen (Cantharidenpflaster) hergestellt und das Emplastrum wurde hinter dem Ohr aufgelegt. Dort erzeugte es eine Blase, in der sich Sekret sammelte und nach dem Öffnen abfließen konnte.

Vor wenigen Jahren kamen mit den „Transdermalen Therapeutischen Systemen" (TTS) völlig neue Arzneipflaster in Gebrauch, bei denen die Wirkstoffe ebenfalls durch die Haut hindurch aufgenommen werden. Die uns heute geläufigen Heftpflaster – früher als „englische Pflaster" bezeichnet, die ersten Formen hafteten nach Anfeuchten – dienen ausschließlich der Wundabdeckung (Abb. 165).

Abb. 165 Heftpflaster, ca. 1910. Inv.-Nr. IV B 314.

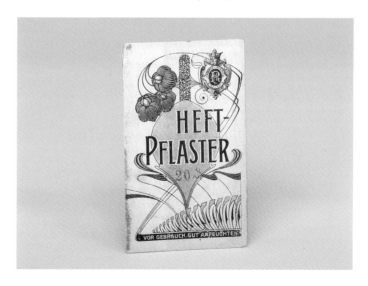

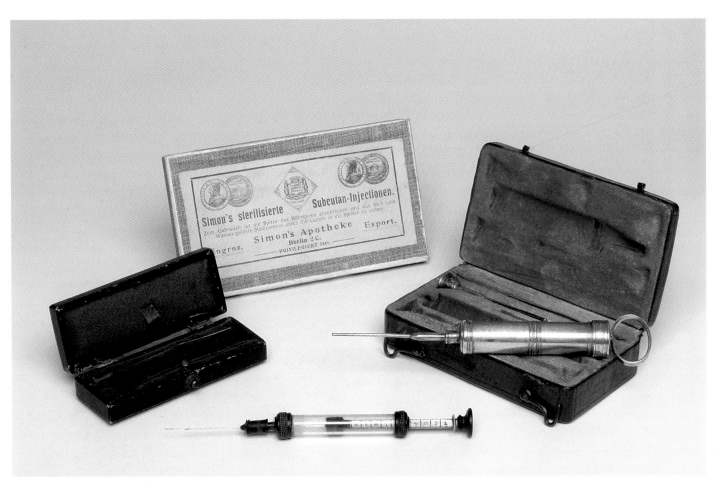

Abb. 166 Spritze, um 1820, Graz. Links daneben eine nach dem von Pravaz entwickelten Prinzip kalibrierte Injektionsspritze, Anfg. 20. Jh. Im Hintergrund Ampullen, hergestellt in der Simon-Apotheke Berlin, ca. 1910. Inv.-Nr. IV B 25, IV B 16.

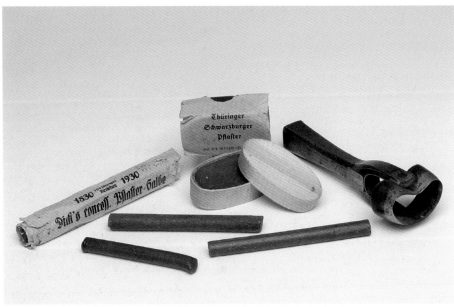

Abb. 167 Im Vordergrund stangenförmige Pflaster, in einer ovalen Spanschachtel „Thüringer Schwarzburger Pflaster", rechts daneben ein Stecheisen für „ohrförmige" Emplastra, 19. Jh. Inv.-Nr. I B 185, I B 180, I B 181, VI D 27.

Fette und wachsartige Substanzen geben auch den Zäpfchen (Suppositorien) und kugelförmigen Globuli ihre charakteristische Form. Mit ihnen können Wirkstoffe direkt auf die Schleimhaut gebracht werden, womit unter Umgehung des Magens ein sehr schneller Wirkungseintritt zu erzielen ist. Die Herstellung in Gießformen war bis weit in das 20. Jh. hinein in Apotheken gängig (Abb. 168).

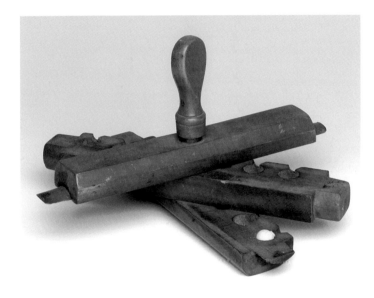

Abb. 168 Dreiteilige Gießform aus Holz zum Gießen kugeliger Globuli. Inv.-Nr. VI D 217.

Äußerst vielfältig waren die Möglichkeiten, feste Arzneimittel herzustellen. Pulverisierte Arzneipflanzen, Mineralien, Chemikalien oder Extrakte wurden entweder als einfache oder aus mehreren Zutaten zusammengesetzte Arzneipulver angewendet. Sie konnten aber auch mit geeigneten Hilfsstoffen gemischt und nach speziellen Techniken zu den gewünschten Arzneiformen verarbeitet werden.

Setzte man ihnen trocknende und/oder klebrige Flüssigkeiten zu, liess sich ein gießbares bis teigförmiges Gemisch bereiten. Auf kalte Steinplatten getropft, erstarrte es zu halbrunden „Rotulae" oder spitzkegeligen „Zeltlein" (Trochisci). Aus dem flach ausgerollten Teig stach man „Pastillen", durch den Pastillenstecher oftmals mit dekorativer Oberfläche ver-

sehen. Auch die uns heute nur noch als Weihnachtsgebäck bekannten und vielfältig verzierten in geschnitzten Holzformen hergestellten Springerle stellen ursprünglich eine Darreichungsform von Arzneimitteln dar. Rezepte für Confect und Kräuterzuckerzubereitungen kamen aus dem Orient mit den Kreuzzügen nach Europa. Je nach Zusammensetzung galt Confect (lat. conficere, anfertigen) als blähungshemmendes Arzneimittel oder auch als köstliche Süßigkeit aus Mandeln oder Früchten und Honig. Mit Zucker überzogen und mit Fruchtsäften bunt eingefärbt sowie in schön geformten Modeln zubereitet (Abb. 169) war der Übergang vom Arzneimittel zur feinen Süßigkeit manchmal schwer zu fassen.

Aus einem eingekochten Gemisch von grob gepulverten Drogen und Zucker, das in entsprechende langrechteckige Holzformen gegossen wurde und erhärtete, entstanden mit dem Messer abgeteilte rechteckige „Morsellen" (Abb. 169, lat. morsus, der Biss). Als süße Spezialität ohne arzneiliche Wirkung werden sie noch heute in manch einer Apotheke zur Weihnachtszeit als schmackhafte Süßigkeit angefertigt.

Abb. 169 Model für Confect gab es in den unterschiedlichsten Formen und Materialien, so auch gefällige Motive in glasierter Irdenware. Links vier Morsellen, die heilsamen „Bissen". Inv.-Nr. VI D 172, VI D 164, VI D 149.

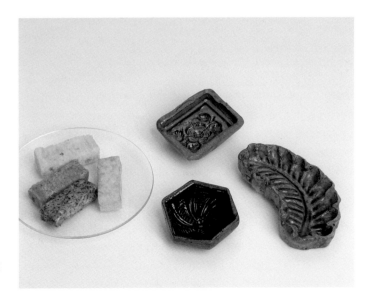

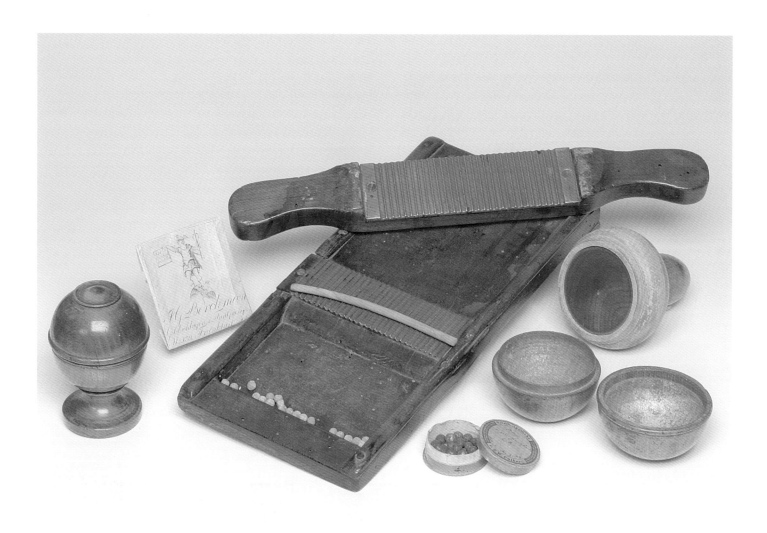

Abb. 170 Apparatur zur Herstellung von Pillen aus dem 19. Jh. Inv.-Nr. VI D 59, VI D 207, VI D 7.

Von größter Bedeutung innerhalb der unterschiedlichen Darreichungsformen der Arznei waren die Pillen, auf die der Spitzname des Apothekers „Pillendreher" zurückgeht. Sie wurden aus pulverisierten Wirkstoffen und einem neutralen Bindemittel bzw. Trägerstoff hergestellt. Schon in der Antike finden sich entsprechende Rezeptvorschriften, bei denen aus der fertigen zähen Pillenmasse ein schnurförmiger sog. „Pillenstrang" gedreht wurde, von dem gleich große Teile abgetrennt und mit den Fingern zu kleinen Kügelchen („Katapotien"), geformt („gedreht") wurden. Seit dem 17. Jh. markierte man die Schnittstellen auf dem Pillenstrang durch

die Abdrücke der Zacken des kammförmigen „Signetels". Damit war es einfacher, gleich große Mengen abzuteilen und zu annähernd gleichgewichtigen Kügelchen zu formen. Gegen Ende des 18. Jh. kam mit dem „Pillenbrett" eine Apparatur auf, die das Abtrennen und Runden der Pillen erheblich vereinfachte (Abb. 170). Der Pillenstrang liegt dabei zunächst auf dem metallenen und gezackten Abteiler-Unterteil auf, der in das Brett eingelassen ist. Der Strang wird beidhändig mittels des quer über dem Gerät liegenden Abteiler-Oberteiles in gleich große Stücke getrennt. Die dabei entstehenden, noch leicht kissenförmigen „Pillen" werden dabei in den unteren Teil des Brettes geschoben und anschließend mit dem hinten rechts liegenden stempelförmigen Rollierer gänzlich gerundet. Wollte man einen Goldüberzug erhalten – etwa zur Geschmacksverbesserung oder für eine angenommene Steigerung der Heilwirkung – kamen die rollierten Pillen zusammen mit einem Stück Blattgold in den aus zwei Halbkugeln zusammengesetzten Pillenvergolder. Auch Blattsilber kam zu diesem Zweck zum Einsatz. Die uns heute eher als „Pille" geläufige Arzneiform Dragee gibt es erst seit der Mitte des 19. Jh. Fertig gedrehte Pillen wurden dazu in rundbodige, an der Decke freischwingend

aufgehängte Gefäße gegeben und mit Gummi arabicum befeuchtet sowie mit feinst gepulvertem Zucker bestreut. Durch Hin- und Herschwingen des Gefäßes von Hand werden die Pillen gleichmäßig überzogen und gleichzeitig leicht poliert, so dass eine glatte Oberfläche entsteht, welche die Einnahme erleichtert und den Geschmack verbessert. Der im Zuge der Industrialisierung entwickelte schräg stehende rotierende Dragierkessel ermöglichte die einfachste Herstellung großer Mengen und trug zur Verbreitung dieser heute geläufigen und problemlos einzunehmenden Arzneiform wesentlich bei.

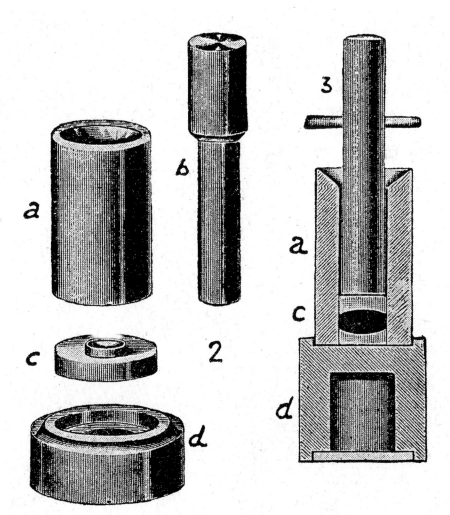

Abb. 171 Links: Einzelteile einer Tablettenpresse: a Zylinder, b Kolben, c Lagerscheibe für die Matrize (eine Unterhälfte liegt darauf), d Fuß. Rechts, Schnitt: a Zylinder, c Matrizen mit gepresster Tablette (schwarz), d Fuß.

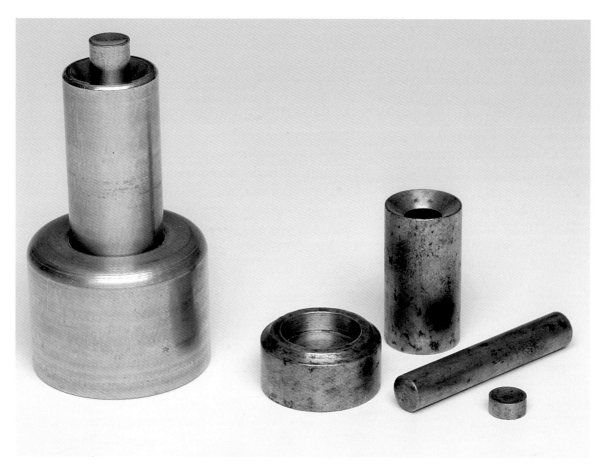

Eine im Vergleich zu den Pillen sehr junge Darreichungsform stellt die Tablette dar. 1843 war das Herstellungsverfahren des englischen Künstlers William Brockedon (1787–1854) patentiert worden: Er verfestigte durch ein einfaches hand-betriebenes Gerät unter starkem Druck die zuvor pulverisier-ten Träger- und Wirkstoffe zu einem flachen runden Kompri-mat, das sich leicht schlucken ließ und dessen genau dosierbare Wirkstoffe nach dem Zerfallen vom Körper gut aufgenommen werden konnten. Die Art der Herstellung war einfach: durch einen Hammerschlag auf die mehrteilige Pressform wurde Pulver zu einer Tablette gepresst (Abb. 171, 172). Gleichzeitig eignete sich die Herstellungsmethode gut zur weiterführenden technischen Umsetzung in Form von Hebelpressen für den Handbetrieb (Abb. 307) und schwungradgetriebenen Tablettenpressen, die die Produk-tion mehrerer hundert Komprimate pro Stunde ermöglichten. Auch Tabletten können mit Zuckerlösung, Gelatine oder

anderen filmbildenden Flüssigkeiten überzogen werden. Die-se Dragierung dient dazu, den Eigengeschmack zu über-decken, feuchtigkeitsempfindliche Stoffe zu schützen oder – wenn sie magensaftresistent war – den Zerfall erst im Darm zu gewährleisten.

Seit der zweiten Hälfte des 20. Jh. fanden Mehrschicht- und Manteltabletten, die Wirkstoffe erst nach bestimmter Zeit bzw. in mehreren Etappen freisetzen, Eingang in die medika-mentöse Therapie.

Bis weit ins 19. Jh. reichen die Vorgängerformen der heutigen Arzneikapseln zurück, z. B. schüsselförmige Oblatenkapseln und Stärkekapseln, die mit pulverisierten Wirkstoffen gefüllt und mittels verschieden konstruierter „Oblatenfüll- und -ver-schluss-Apparate" in der Apotheke befüllt wurden (Abb. 173).

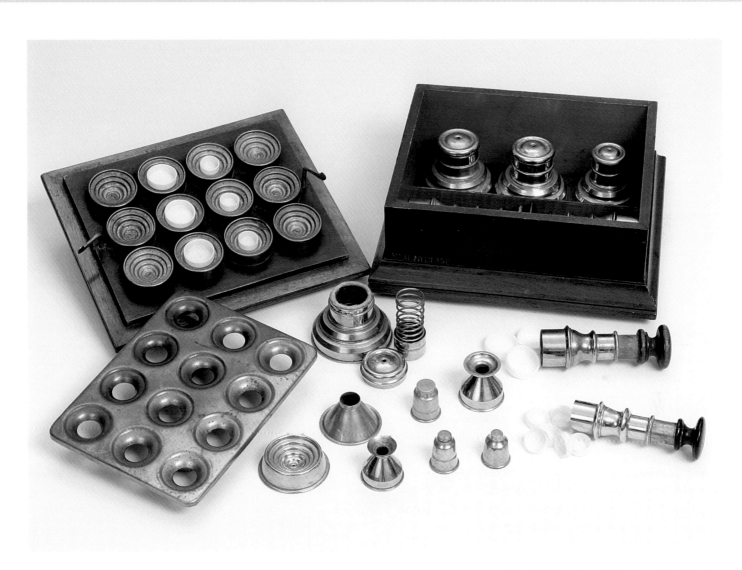

Abb. 173 Apparat zur Füllung von Oblatenkapseln mit gepulverten Arzneistoffen für verschiedene Kapselgrößen. Inv.-Nr. VI D 72a, VI D 272.

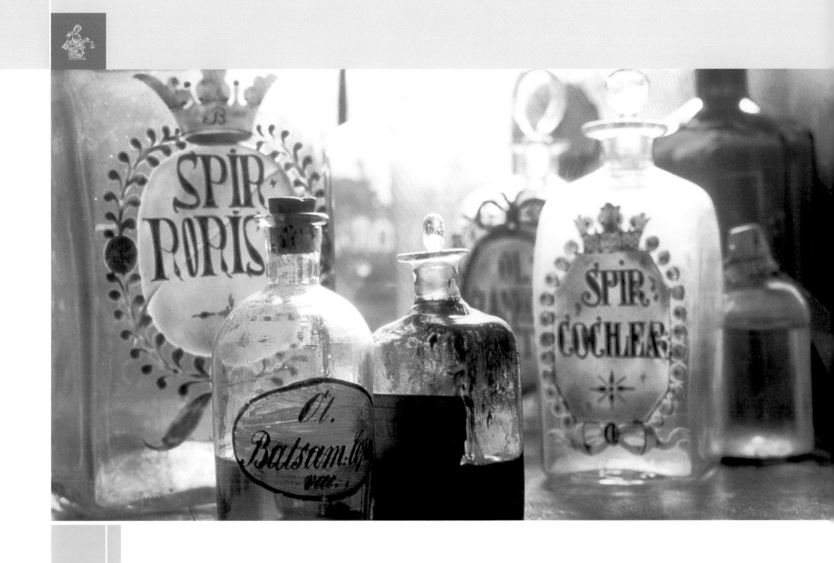

Die Sammlungen

3

Apothekenwahrzeichen

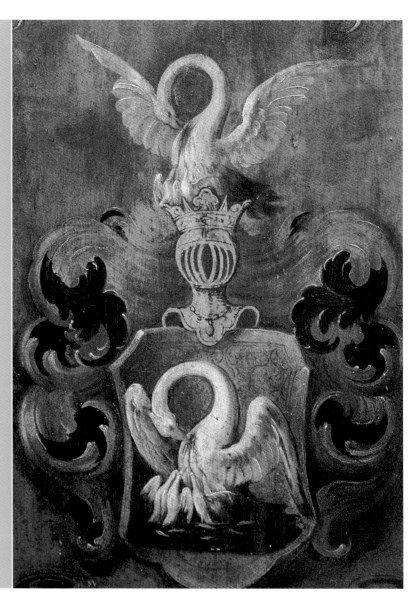

Zum äußeren Erscheinungsbild einer Apotheke gehörte jahrhundertelang ein individuelles Apothekenwahrzeichen. Bemalte Schilder, gut sichtbar ausgehängt, wiesen auf den Namen der Apotheke, ihres Besitzers und manchmal auch auf das Gründungsjahr hin. Vor allem aber verdeutlichten Figuren von Tieren, Fabelwesen oder Schutzpatronen auch dem, der nicht lesen konnte, den Apothekennamen.

Im Inventar befinden sich rund zwanzig Wahrzeichen und Embleme von Apotheken des deutschen Sprachraumes aus der Zeit des 17. Jh. bis 20. Jh. Darunter mit die ältesten erhaltenen schlicht bemalten und beschrifteten Holzschilder, wie das der Füssener Stadt-Apotheke aus dem Jahre 1696 (Abb. 174). Am unteren Bildrand (in dem Ausschnitt links nicht zu sehen) wirbt der damalige Apotheker Adrianus Friedericus Jungius in Reimform mit Stolz für seine Profession:

Mein groste lust ist das ich fein
Einsamble Kraut und Blümelein,
daraus mach ich Confortantia
Laxantiva und Purgantia
Extracta und Magisteria
Auch Spiritus und Olea.
Dardurch sich labt der Patient
Und gibt mir darfür ein Präsent

Abb. 174 Apothekenschild der Stadt-Apotheke Füssen (Ausschnitt). Öl auf Holz, 1696. Inv.-Nr. VII E 11.

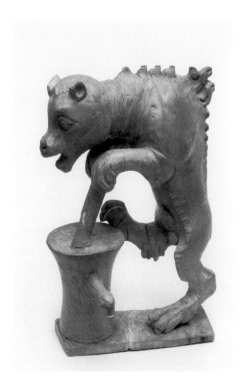

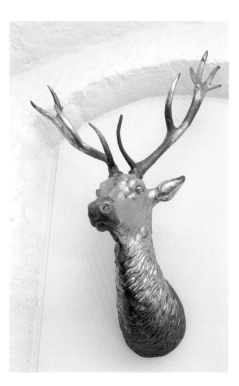

Abb. 175 Symbol einer Bären-Apotheke, Schweiz, 18. Jh. Inv.-Nr. VII E 13.

Abb. 176 Wahrzeichen der Hirsch-Apotheke Heidelberg, 19. Jh. Inv.-Nr. VII E 64.

Die Namensgebung der Apotheken war sehr vielseitig. Die Bezeichnung „Rats-" oder „Stadt-Apotheke" verweist auf die rechtlichen Verhältnisse, unter denen sie betrieben wurden. Abgesehen davon konnte der Name auf einen markanten Standort abheben, aber auch den Namen eines Besitzers oder Hauses enthalten. Klassisch war der Bezug zu den Attributen der Evangelisten, so der Adler, mit dem der Hl. Johannes assoziiert ist oder der Löwe, zum Hl. Markus gehörig. Die seit dem Mittelalter weit verbreitete Marienverehrung – Maria vermittelt dabei zwischen Gott und den Menschen – schlägt sich auch in der Benennung zahlreicher Apotheken nieder. Neben biblischen sind jedoch vielfach auch regionale Bezüge nachweisbar: Löwen-Apotheken finden sich oft in Territorien, in denen der Löwe als Wappentier der Herrschaft verwendet wurde wie in Bayern oder der Kurpfalz. Adler-Apotheken treten später bevorzugt im Bereich des ehemaligen preußischen Staates auf, wo der majestätische Vogel als Wappentier allgegenwärtig war. Gängig war auch die Benennung nach vielen anderen Tieren oder gar

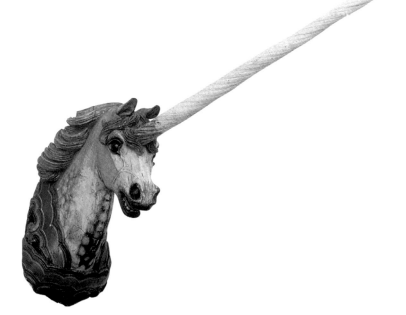

Abb. 177 Emblem einer Einhorn-Apotheke, Deutschland, 19. Jh. Inv.-Nr. VII E 45.

nach Fabelwesen, wie dem sagenumwobenen Einhorn. In der Beliebtheit standen Hirsch-, Schwanen-, Greif-, Elefanten- und Bären-Apotheken dem kaum nach (Abb. 175–179). Turbantragende maurische Bewohner des Orients waren vor allem ab dem 17. Jh. in den „Mohren-Apotheken" figürlich präsent. Einerseits wurde damit auf die Exotik der bevorrateten Stoffe hingewiesen. Andererseits gab es auch regionale Motive für die Benennung, wie in Magdeburg, über das der Hl. Mauritius als Stadtpatron wacht.

Manch ein Stück im Bestand ist dabei das einzige Zeugnis, das von einem ehemals traditionsreichen Apothekengebäude bis heute überdauert hat, beispielsweise das Wahrzeichen der Löwen-Apotheke in Mannheim (Abb. 178). Das stolze Tier wurde 1938 als Geschenk zur Eröffnung an das Deutsche Apotheken-Museum übergeben. Das stattliche Mannheimer Apothekengebäude fiel 1944 der Zerstörung anheim, während der Löwe den Krieg im sicheren Auslagerungsquartier des Museums gut überstand. Die Apotheke wurde später nahe dem alten Standort im Stadtzentrum Mannheims als Neubau wieder errichtet, der Löwe verblieb im Deutschen Apotheken-Museum, wo er ab und an Besuch von der Apothekenbelegschaft erhält.

Exotik, ferne Länder und kostbare Arzneistoffe werden mit dem Elefant als Wahrzeichen einer Apotheke assoziiert. Das aufwendig gestaltete Schwergewicht der Regensburger Elefanten-Apotheke zeigt sich in prächtiger Kriegsrüstung mit mächtigem hölzernem Turmaufbau. Die Vollplastik ist aus Holz geschnitzt und farbig gefasst (Abb. 179). Ebenso wie der Löwe aus Mannheim blickt auch sie auf eine bewegte Geschichte zurück. Die Elefanten-Apotheke war ab 1633 in einem stattlichen Haus im Zentrum Regensburgs ansässig. Viel später erst kam es zur Anfertigung dieses Wahrzeichens, nämlich im 19. Jh. Vielleicht ersetzte es einen älteren Vorgänger, dem der Zahn der Zeit zu sehr zugesetzt hatte, dafür spricht die altertümliche Gestaltung der Figur. Auch nach dem zwangsweisen Verkauf der Apotheke im Jahre 1936 (aufgrund der 1933 eingeführten neuen Pachtgesetze) zierte er weiterhin den Eingang der Apotheke. Ein Jahr später sah er von dort auf die inzwischen ausgebaute Materialkammer der Elefanten-Apotheke herab, die für den Trans-

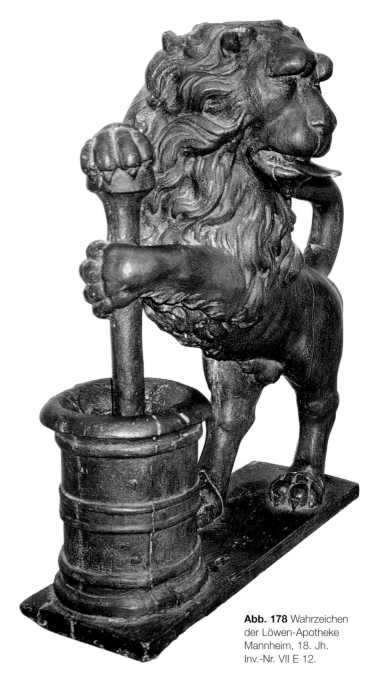

Abb. 178 Wahrzeichen der Löwen-Apotheke Mannheim, 18. Jh. Inv.-Nr. VII E 12.

port in das Deutsche Apotheken-Museum nach München gut verpackt war. Der neue Besitzer hatte sie 1937 an das Museum verkauft, um Raum für zweckmäßigeres Mobiliar zu schaffen. Die kostbare Einrichtung (Abb. 1) bildete einen wichtigen Grundstock des damals neu gegründeten Museums, verbrannte wenig später jedoch vollständig, als das Museumsgebäude in München zerstört wurde. Die nach dem Krieg aus dem Ghetto Theresienstadt zurückkehrende

frühere Besitzerin, die Apothekerwitwe Anna Höchstetter (1880–1946), und ihre Erben kämpften vergeblich um die Rückgabe ihrer Elefanten-Apotheke. Als die Apotheke Jahrzehnte später im Jahre 1980 aus wirtschaftlichen Gründen schloss, zog der Elefant wenig später ins Deutsche Apotheken-Museum um und erinnert auf diese Weise auch ein wenig an die Geschichte der Apotheke.

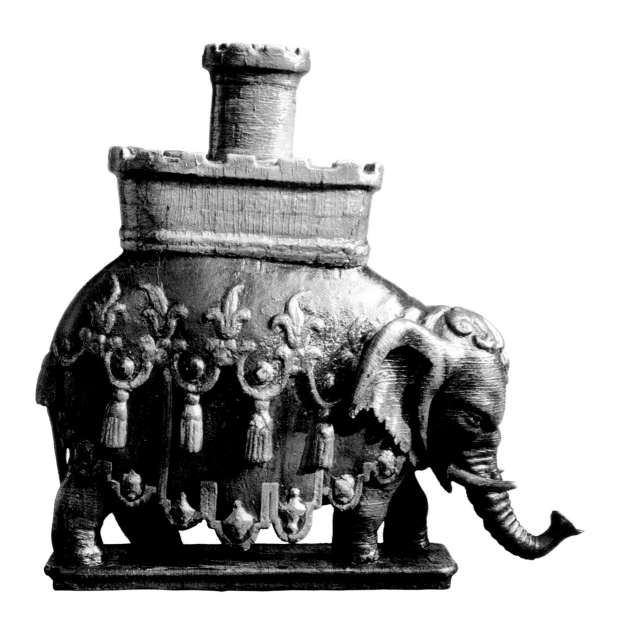

Abb. 179 Emblem der Elefanten-Apotheke Regensburg, 19. Jh. Inv.-Nr. VII E 104.

Ende der 1920er Jahre wurde erstmals der Versuch unternommen, ein einheitliches „Logo" als Apothekenwahrzeichen zu schaffen. Der Figurenschmuck sollte dadurch jedoch nicht obsolet werden. Ziel war es, daneben ein augenfälliges Zeichen zu finden, das jedermann einen Apothekenstandort signalisierte. Zu diesem Zweck verwendeten zwar viele Apotheken seit längerem das „Schweizer Kreuz", ein weißes Kreuz auf rotem Grund. Die Schweiz wollte dessen Nutzung hingegen eindämmen, und es war damals unklar, ob dieses Symbol überhaupt noch lange verwendet werden durfte. Zum anderen trugen auch viele Drogerien dieses Zeichen – mit denen die Apotheken seit langem im Zwist lagen und von denen sie sich begreiflicherweise deutlich abheben wollten.

Im August 1929 reagierte die von Berliner Apothekern 1904 gegründete Handelsgesellschaft Deutscher Apotheker (Hageda) auf die auch z. B. in Leserbriefen in der Deutschen Apothekerzeitung gestellte Frage, warum es nicht möglich sei, Apotheken durch einheitliche Transparente zu kennzeichnen, mit der Vorstellung eines *„einheitlichen Leuchtschildes für die Apotheke"*. Es handelte sich um ein *„Apothekerzunftschild, das die Apotheke von der Drogerie unterscheidet und nicht, wie das früher viel benutzte Emblem – Weißes Kreuz auf rotem Grund – von der Drogerie mitbenutzt werden kann. Um nun in Zukunft die Apotheke dem arzneibedürftigen Publikum schon aus weiter Ferne erkenntlich zu machen, und um die Apotheke von der Drogerie deutlich unterscheiden zu können, wurde ein Leuchtschild, das nur Bezug auf die Apotheke hat, herausgebracht ...".* Das Besondere daran war auch, dass das Motiv gesetzlich geschützt wurde. Als Blickfang des kreuzförmigen Zeichens wählte man *„die Aesculap-Schlange mit Schale"*. Auf der Apothekermesse zur Tagung des Deutschen Apotheker-Vereins (DAV) im September 1929 in Heidelberg stellte die Hageda ihr Schild einem breiten Publikum vor. Schon ein Jahr später vermeldete ein Werbeprospekt, dass in rund 180 Städten Deutschlands das Emblem als modernes Leuchtschild eingeführt sei (Abb. 180). Der DAV begrüßte und empfahl in den Fachzeitschriften die Verwendung des neuen Zeichens, das sich auch an der Apotheke von Heinrich Salzmann, damals Vorsitzender des DAV, befand.

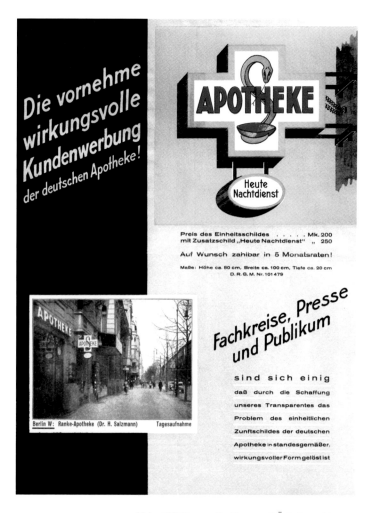

Abb. 180 Das weiße Kreuz mit Äskulapschlange und Kelch wurde 1929 von der Hageda auf dem Markt eingeführt. Der Werbeprospekt für das Emblem aus dem Jahre 1930 wirbt u.a. mit einem Foto der Apotheke des damaligen Vorsitzenden des Deutschen Apotheker-Vereins Heinrich Salzmann. Inv.-Nr. VII A 1100.

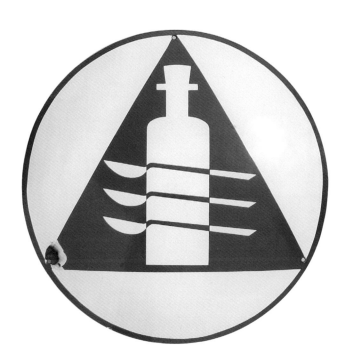

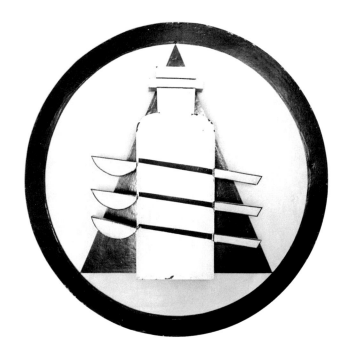

Abb. 181 a Das Dreilöffelemblem gab es in unterschiedlichen Ausführungen: Metall grün-weiß emailliert, ca. um 1930/35. Inv.-Nr. VII E 189.

Abb. 181 b Emblem der Carmel-Apotheke, Haifa, schwarz-weiß lackiertes Metall und Holz, um 1950. Inv.-Nr. VII E 183.

Die Idee für ein einheitliches Emblem hatte jedoch nicht nur die Hageda aufgegriffen. 1929 ließ auch der Gau Hamburg des DAV Entwürfe für ein Apothekenwahrzeichen anfertigen, die jedoch anscheinend nicht zur Umsetzung kamen.

Auch die Firma Wenderoth, Kassel, brachte ein schildförmiges Wahrzeichen auf den Markt, das auf kreisrunder roter Fläche am rechten Rand einen senkrechten und am unteren Rand einen waagerechten weißen Balken zeigte, also eine Art verschobenes Schweizer Kreuz. Ende 1929 rief auch die damals weit verbreitete Fachzeitschrift für Kundenwerbung in der Apotheke, „Verunda", einen Wettbewerb für ein Apothekenwahrzeichen aus. Dabei wurde ausdrücklich bestimmt, dass weder das Schweizer Kreuz noch ein rotes Kreuz als Element vorkommen dürfen. Die Ausschreibung wurde als Reaktion auf die bisher auf den Markt gebrachten

Zeichen erläutert: Die Symbolik des Hageda-Zeichens sei zuwenig international und zu nahe am Schweizer Kreuz; das Schild der Firma Wenderoth zu unspezifisch für ein Apothekenzeichen. Unter rund 1.000 Einsendungen wählten prominente Juroren wie Max Lesmüller (1874–1952) und Paul Runge (1869–1953) den Entwurf des Künstlers Richard Rudolf Weber (1900–1994) aus. Seine „Arzneiflasche mit drei Löffeln" sollte das bekannte „Dreimal täglich" der Arzneieinnahme plakativ umsetzen. Auch dieses Symbol kam gut an und binnen fünf Jahren nutzten über 30 % der Apotheken es an der Apotheke, aber auch als Logo beispielsweise auf Etiketten und Rezepthüllen. Der damals geradezu als schockierend empfundene moderne Stil führte jedoch von Anfang an zu einer hoch emotionalen und kontroversen Diskussion innerhalb des Apothekerstandes. Kein Wunder, denn Weber war ein von der „Neuen Sachlichkeit" geprägter Künstler und sein

Entwurf dementsprechend einfach wie radikal mit dem bürgerlichen Geschmacksempfinden brechend. Der Kontrast der Farben sowie die gestalterisch gegeneinander gesetzten einfachen Grundformen „Kreis" und „Dreieck" sind mehr als typisch für die „Neue Sachlichkeit". Es besteht darüber hinaus große Ähnlichkeit mit einem prämierten, aber nicht verwendeten Logo-Entwurf für die Weimarer Bauhaus-Schule aus dem Jahre 1919, der heute im Bauhaus-Museum Weimar aufbewahrt wird.

Bis heute haben sich weniger als eine Hand voll dieser Apothekenembleme erhalten. Das Deutsche Apotheken-Museum ist im Besitz von zwei Exemplaren (Abb. 181). Sie zeigen eindrücklich, dass die Ausgestaltung des Motivs durchaus Raum für individuelle Gestaltung ließ. Das eine, ein Blechschild mit Emaildekor von 50 cm Durchmesser, zeigt die charakteristische Arzneiflasche plakativ und zweidimensional in grünem Dekor auf weißem Grund dargestellt. Auf welche Apotheke es einst hinwies, ist heute nicht mehr bekannt. Das andere ist dreidimensional gestaltet und ebenfalls aus Metall gefertigt, aber mit Lack schwarz und weiß gefasst. Die Flasche mit den drei Löffeln – als separater, der Grundplatte aufgesetzter Teil gefertigt – kann von innen beleuchtet werden. Dieses Drei-Löffel-Emblem wurde dem Museum von Apotheker Herbert Lehmann, der 1933 nach Israel emigrierte, im Jahre 1989 als Geschenk übergeben. Er hatte es für seine nach der Emigration eröffnete Carmel-Apotheke ca. 1950 in Haifa (Israel) anfertigen lassen.

Das heute noch modern wirkende Design des Drei-Löffel-Emblems ist deutlich vom russischen Konstruktivismus und der Bauhausschule geprägt. Das Aussehen entsprach damit in keiner Weise der Kunstideologie der Nationalsozialisten, sondern repräsentierte geradezu das Gegenteil, nämlich ein Paradebeispiel der sogenannten „Entarteten Kunst". So waren bald nach der Machtübernahme der Nationalsozialisten die

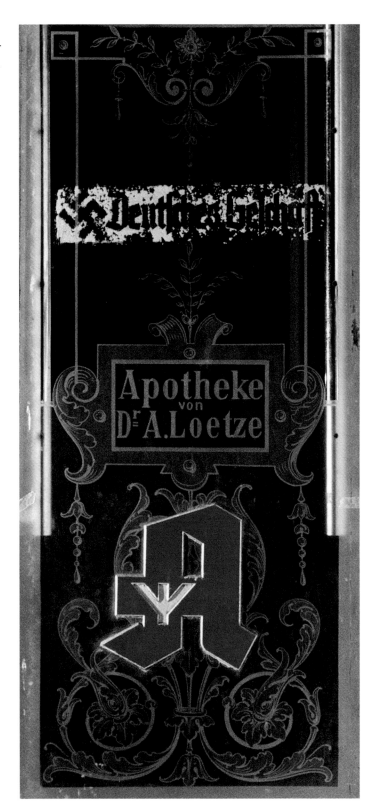

Abb. 182 Glasscheibe einer Apothekeneingangstüre mit Glasschliffdekor, um 1910. Ca. 1937 nachträglich angebracht: das damals neue Apothekensymbol aus Aluminium. Inv.-Nr. VII E 256.

Tage des Emblems gezählt. Es blieb jedoch als „Gütezeichen", beispielsweise auf Drucksachen, noch länger in Gebrauch. Auch das weiße Schweizer Kreuz bot keine zufriedenstellende Alternative, denn 1937 trat in der Schweiz ein bereits lange vorab diskutiertes Gesetz in Kraft, das die Verwendung des weißen Kreuzes auf rotem Grund zu Zwecken, die geeignet waren, das *„schweizerische National-gefühl zu verletzen"*, verbot.

Es wundert daher nicht, dass im Mai 1936 erneut ein Wettbewerb für ein einheitliches Apothekenwahrzeichen ausgeschrieben wurde, diesmal von der inzwischen gleichgeschalteten Deutschen Apothekerschaft. Der prämierte Vorschlag des Grafikers Paul Weise (1890–1976) wurde jedoch nachträglich entscheidend verändert: Anstelle der von Weise vorgesehenen Kombination eines roten „A" in Frakturschrift mit dem weißen Schweizer Kreuz, wurde nach persönlicher Intervention des damaligen Reichsapothekerführers Albert Schmierer (1899–1974) anstelle dessen ein germanisches Schriftzeichen, eine Rune (Manrune, Lebensrune), im linken Teil des Buchstabens integriert. Paul Weise erhielt wenig später von der Reichskammer der Bildenden Künste zeitweiliges Berufsverbot. Er war nicht bereit gewesen, sich von seiner jüdischen Frau zu trennen.

Das neue Emblem wurde gegen Jahresende 1936 als Aluminiumschild an jede Apotheke gesendet, mit dem nachdrücklichen Hinweis, es deutlich sichtbar anzubringen (Abb. 182).

Nach Kriegsende und dem Verbot der Runenzeichen unternahm man einen neuen Anlauf für ein einheitliches Apotheken-Logo. Drei-Löffel-Emblem, Schweizer Kreuz, gotisches „A" oder ein ganz neues Symbol, diese Frage wurde in der Folge außerordentlich kontrovers diskutiert. Ein Apotheker äußerte sich in der Süddeutschen Apothekerzeitung: *„So wenig wie wir das bisherige Zeichen, dieses völlig verkorkste A mit seiner metaphysischen Symbolik durch die Lebensrune – böse Zungen nannten sie Mistgabel – schätzten, ebenso wenig wollen wir unseren Beruf durch eine Drei-Löffel-*

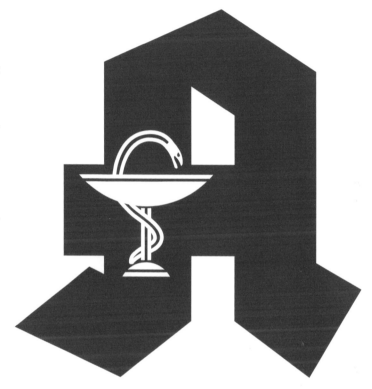

Abb. 183 Heutiges Apothekenemblem: Das rote „A" auf weißem Grunde mit Giftkelch und Äskulapschlange.

Mixtur symbolisiert sehen". Eine Umfrage im Jahr 1946 belegte jedoch den großen Wiedererkennungswert des roten „A". Die von einigen angeregte Wiedereinführung des Drei-Löffel-Emblems der Vorkriegszeit schien allein deshalb wenig sinnvoll. In Fachzeitschriften wurden unterschiedlichste Entwürfe diskutiert, bis man sich 1951 für das heute gültige rote „A" entschied, in Kombination mit Arzneikelch und Schlange. Dieses Motiv ist zwar anders gestaltet als im Emblem der Hageda von 1929, nimmt aber klar Bezug auf die gleiche Symbolik: Der Giftkelch steht für die zahlreichen toxischen Stoffe, mit denen der Apotheker umgeht und umzugehen weiß; die schon in der Antike dafür sinnbildliche Schlange verweist als Zeichen des antiken Heilgottes Äskulap auf Gesundheit und Heilkunde.

Glas

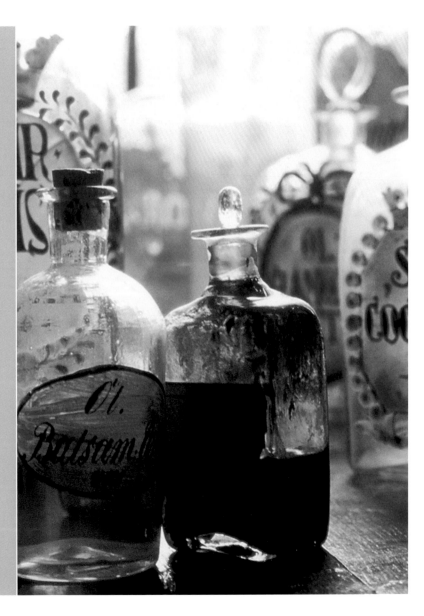

Das Deutsche Apotheken-Museum besitzt eine sehr umfangreiche Glassammlung. Allein die Laborglassammlung – Retorten, Florentiner Flaschen, Woulffsche Flaschen, Glasglocken, Stechheber, Alembices, Kolben, Vorlagegefäße etc. – stellt mit über 700 Stücken aus der Zeit des 16. bis frühen 20. Jh. einen beträchtlichen Anteil daran.

Im Schwerpunkt „apothekentypische Glasstandgefäße" wird mit rund 3.000 Exponaten eine weltweit herausragende Sammlung betreut. Besonders hervorzuheben sind dabei die kaltbemalten wie auch die emailbemalten Standgefäße des 18. Jh., die im Folgenden näher vorgestellt werden.

Ihr Dekor war schön und nützlich zugleich: Farbenfrohe Kartuschen erfreuten das Auge und rahmten die unverzichtbare Aufschrift ein. Verziert wurden im Übrigen alle gängigen Glasformen, vor allem solche, die in der Offizin zum Einsatz kamen, seien es Flaschen oder Fläschchen, Weit- oder Enghalsgläser, gleich ob von bauchiger, vier- oder mehrkantiger Form, mit kurzem oder langem Hals.

Es waren die gleichen Gefäßformen, die auch unverziert in der Apotheke verwendet wurden. Überwiegen jedoch bei diesen, vorwiegend der Aufbewahrung und Abgabe dienenden Glasgefäßen solche von mehr oder minder stark entfärbter hell- bis dunkelgrüner Glasfarbe, so zeigen sich die meisten der kalt- oder emailbemalten Stücke aus einer sehr stark entfärbten und daher nahezu farblosen Glasmasse geblasen.

Abb. 184 Glasgefäße des 18. und 19. Jh.
Inv.-Nr. II A 358, I A 742 u. a.

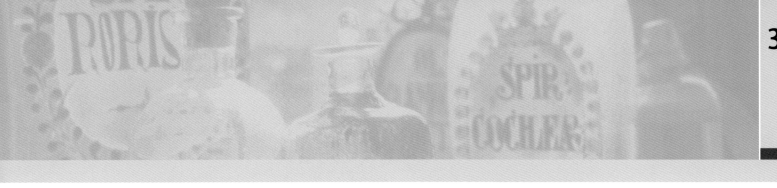

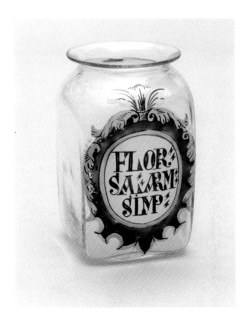

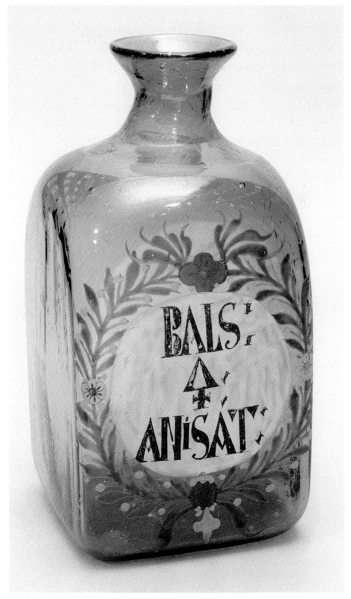

Abb. 185 Emailbemaltes vierkantiges Weithalsglas, Mitteldeutschland, 1. Hälfte 18. Jh. Inv.-Nr. II A 1440.

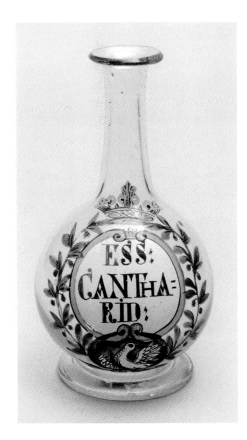

Abb. 186 Emailbemaltes Fläschchen („Nönnchen"), 18. Jh. Inv.-Nr. II A 898.

Abb. 187 Glasgefäße aus nicht entfärbtem grünem Glas, dem sog. Waldglas, sind vorwiegend in der Materialkammer eingesetzt worden. Selten zeigen sie, wie diese Vierkantflasche aus dem 18. Jh., eine farbenfrohe Signatur in Emailbemalung. Mitteldeutschland, Inv.-Nr. II A 255.

Gefäße mit Kaltbemalung

Die Rocaille-Kartusche der kostbaren Glasgefäße mit Leder-verschluss und Originalinhalt (Abb. 188) ist in sogenannter Kaltbemalung mit Lack auf Öl-Harzbasis – der mit einem Pinsel aufgetragen, aber danach nicht eingebrannt wird – gestaltet. Diese Technik kommt um 1530 in Venedig auf, wo die hervorragendsten Glasgefäße für Tisch und Tafel herge-stellt wurden. In sicherem Strich ist der anmutig gestaltete Dekor in gold, weiß, rot und grün gestaltet. Die weithalsigen Vierkantgläser aus der ersten Hälfte des 18. Jh. sind Be-standteil eines in der Gestaltung und mit der Anzahl einma-ligen, mehr als 180 Stück umfassenden Ensembles. Sie zählen zum Inventar des ebenfalls im Museum befindlichen Apothekenschrankes aus der Apotheke der Unbeschuhten

Karmeliter im bayerischen Schongau (Abb. 68). Kaltmalerei findet sich eher auf Gefäßen aus dem Gebiet südlich des Mains. In der Alpenregion scheint diese Technik vorrangig gegenüber der Email- oder Schmelzmalerei verwendet wor-den zu sein, während in Mittel- und Norddeutschland email-bemalte Stücke überwogen.

Abb. 188 Glasgefäße mit Kaltbemalung aus der Klosterapotheke Schongau, erste Hälfte 18. Jh. Enthaltend u. a. Einhorn (Unicor: fossil:), präpa-rierte Vipern (PP: Viperum), Guajakholz (Lign: Sanct:), Carneol (Lap: Carneol), Polychrestsalz ((Sal) Polycrest:) und gepulverte menschliche Hirnschale ((Pulvis) Cran: Hum:). Inv.-Nr. II A 871, II A 864, II A 879, II A 854, II A 786, II A 815, II A 860, II A 841, II A 806, II A 830, II A 824, II A 831.

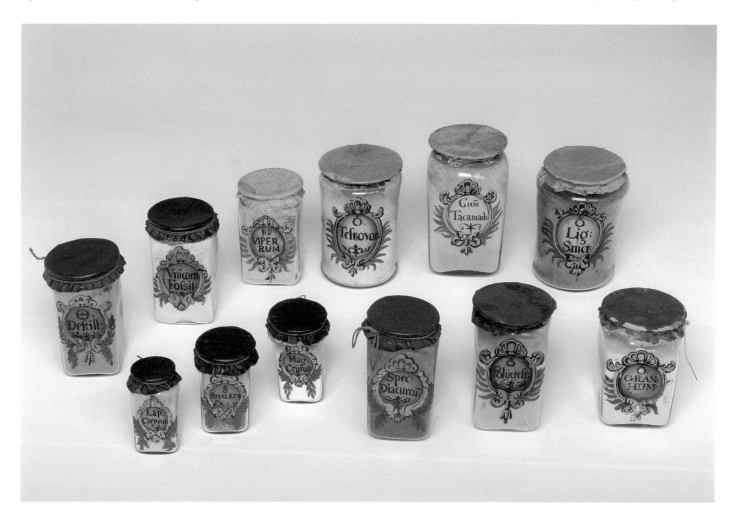

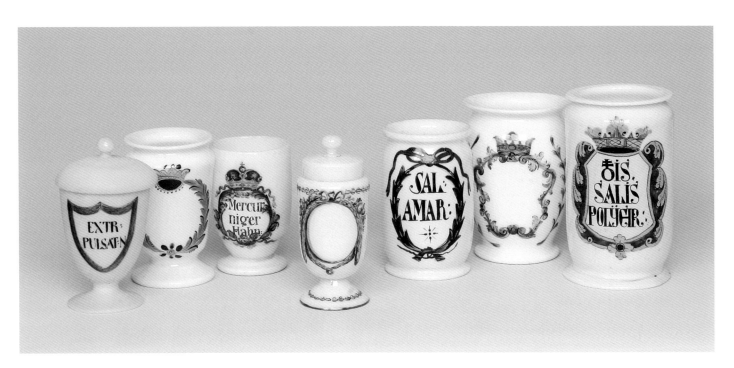

Abb. 189 Milchglasgefäße aus dem 18. bis 19. Jh. mit Emaildekor. Inv. Nr. II C 9, II C 115, II C 14, II C 11, II C 15, II C 114, II C 1.

Ursprünglich war Milchglas (das sogenannte „Beinglas") einmal eine billige Alternative zur wesentlich teureren Fayence und später dem Porzellan. Zudem bietet das gefärbte Glas Lichtschutz für empfindlichere Materialien. Die weißen Schönheiten mit Emailbemalung sind heute hingegen recht selten und daher entsprechend wertvoll (Abb. 189).

Milchgläser mit Kaltbemalung sind noch rarer, daher stellt das Gefäß auf Abb. 190 eine besondere Kostbarkeit dar. Es stammt aus der Zeit um 1740 und gehörte zum Inventar der landesherrlich privilegierten Dom-Apotheke zum Rautenkranz in Merseburg. Zwei stilisierte blassgrüne und unten gekreuzte Zweige rahmen die Signatur Cons(erva) Papaver(is) – mit Zucker verriebener Schlafmohn. Gekrönt wird sie vom Kurhut mit Reichsapfel, nach unten bildet das Wappen von Kursachsen mit den gekreuzten Schwertern und das des Bistums Merseburg, ein schlichtes Kreuz, den Abschluss.

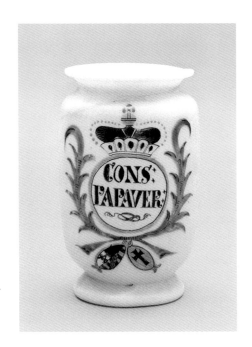

Abb. 190 Kostbares Milchglasgefäß mit Kaltbemalung. Dom-Apotheke Merseburg, um 1740. Inv.-Nr. II C 16.

Gefäße mit Emailbemalung

Das Verfahren der Emailmalerei, bei dem die mit einem Pinsel aufgetragenen Metalloxidfarben auf die Oberfläche des bereits fertig geformten Glases aufgetragen werden und unter nochmaliger Hitzeeinwirkung aufschmelzen, wurde in Europa ebenfalls zuerst in Venedig angewendet. Ab dem 16. Jh. übernahmen dann die Glashütten auch nördlich der Alpen in den traditionellen und waldreichen Glasmachergegenden wie Thüringen, Böhmen, Sachsen, aber auch in Hessen, Franken und Brandenburg die Technik, Trink- und Standgefäße aus Glas mit Emailmalerei zu versehen. In der zweiten Hälfte des 18. Jh. ist eine echte Blütezeit dieser Technik zu konstatieren.

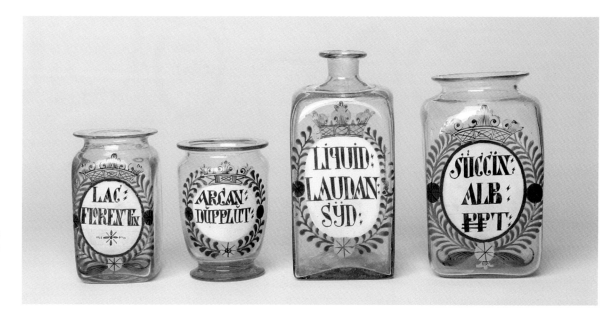

Abb. 191 Emailbemalte Glasgefäße des 18. Jh. mit typischem Blattkranzdekor und Krone. Inv.-Nr. II A 201, II A 1495, II A 984, II A 980.

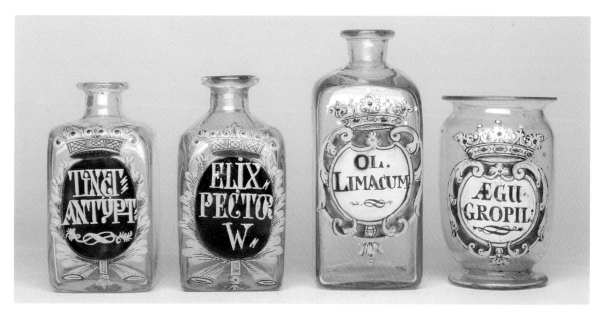

Abb. 192 Emailbemalte Glasgefäße mit Blattkranz- und Kronendekor aus den Hofapotheken Göttingen (links), um 1740, und Pillnitz,1. V. 18. Jh. Inv.-Nr. II A 7–8, II A 38, II A 37.

Abhängig vom Vermögen und Kunstsinn des Apothekers konnten die Glasmaler der Glasbläsereien eine breite Dekorpalette für Apothekenstandgefäße anbieten. Das gängigste Motiv des 18. Jh. war dabei der einfach gestaltete Blätterkranz, auf den Seiten wie am unteren Rand von stilisierten Blüten durchbrochen, welcher die weiß hinterlegte ovale Kartusche umrahmt. Den oberen Abschluss bildet dabei stets eine schlicht gestaltete Krone (Abb. 191). Die Häufigkeit der Gefäße lässt den Schluss zu, dass es sich um die bei vielen Glasmachern zu beziehende „Standardausstattung" für Apotheken des 18. Jh. handelt. Die Krone führt häufig zur Annahme, es handele sich um Gefäße aus einer Hof-Apotheke, was jedoch nur in wenigen Fällen Bestätigung findet. Gefäße mit diesem Dekor entstammen zwar auch Hof-Apotheken, sie finden sich aber gleichzeitig in Apotheken mit ganz anderen Namen. Vielleicht reflektiert die Krone schlicht auf die Privilegerteilung durch den jeweiligen Landesherren. Bei manchen jedoch nimmt das Symbol eindeutig auf den Namen der Apotheke Bezug, so bei den Schönheiten aus der Hof-Apotheke Pillnitz (Abb. 192, rechts), gefertigt im frühen 18. Jh. Die nur wenig jüngeren Gefäße aus der Hof-Apotheke Göttingen stellen mit ihren blau hinterlegten Kartuschen mit gelber Schrift ebenfalls recht singuläre Exemplare unter den heute erhaltenen Glasgefäßen aus Apotheken dar (Abb. 192, links).

Auf Wunsch des Besitzers fertigten die Glasmaler auch andere individualisierte Motive an. So die farbenfrohen Gläser, die in der Glashütte Neuglobsow am Stechlinsee zwischen 1770 und 1780 für die berühmte Waisenhaus-Apotheke in Halle an der Saale hergestellt wurden (Abb. 193). Den wappenförmigen Schild krönt ein Helm, darüber zwei Adler, die auf die Sonne zufliegen. Diese Emblemkombination weist auf das Wahrzeichen des Waisenhauses hin und findet sich daher gleich einem Markenzeichen auf den Apothekengefäßen wieder.

Unschwer zu erkennen gehören die Gefäße auf Abb. 194 zum Inventar von Mohren-Apotheken, eine Benennung, die erst mit dem 17. und 18. Jh. immer beliebter wurde. Hier handelt

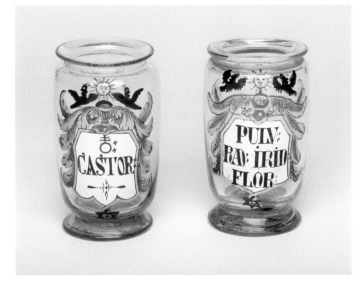

Abb. 193 Emailbemalte Standgefäße aus der Waisenhaus-Apotheke Halle, um 1770. Inv.-Nr. II A 26, II A 1531.

es sich einmal um Stücke aus der Mohren-Apotheke im thüringischen Mühlhausen (Abb. 194, links). Ganz im Stil des Rokoko zeigt ihre asymmetrische Kartusche eine schwungvolle und verspielte Umrahmung. Darüber der Kopf eines Mohren mit weiß-rotem Turban und einem kühnen Federstutz.

Die anderen Beispiele (Abb. 194, rechts) stammen aus einer Serie überaus ansprechend gestalteter farbenfroher Gläser aus der Mitte des 18. Jh., die für die Mainzer Mohren-Apotheke bestimmt waren (bis 1745 Hof-Apotheke genannt).

Die optisch in vier Teile gegliederte runde Kartuschenumrandung tritt mit einem gelb und einem weiß gefiederten Dekor entgegen, ein weiterer Teil wird von einer auffällig in grün gestalteten Schlange eingenommen. Ein wohlgenährter Putto sitzt anmutig am oberen rechten Rand und hält das Wappen des Erzbistums, das „Mainzer Rad", darüber der Kurhut, links das Schwert und rechts der Bischofsstab – die Herrschaftszeichen des geistlichen Landesherren, des Kurfürsten im Erzbistum Mainz. Symmetrisch diagonal zum Putto angeordnet hält eine kleine Mohrenfigur mit Turban das am unte-

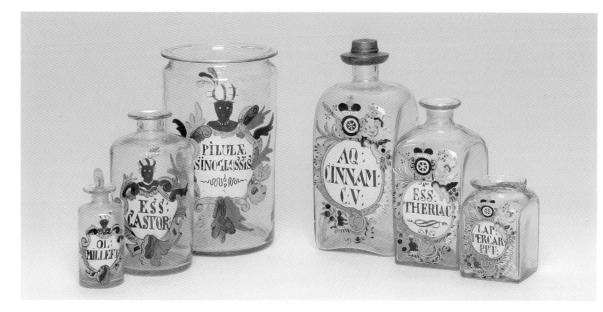

Abb. 194 Glasgefäße mit Emaildekor aus der Mohren-Apotheke Mühlhausen (links), zweite Hälfte 18. Jh., und der Mohren-Apotheke Mainz, Mitte 18. Jh. Inv.-Nr. II A 1834, II A 25, II A 1871, II A 1870, II A 15-16.

ren Kartuschenrand abschließende Medaillon mit den verschlungen gestalteten Initialen des Apothekenbesitzers „CR" (Caspar Ritter).

Die wertvollsten bekannten emailbemalten Gläser entstammen der Reiseapotheke von August dem Starken (1690–1733), König von Polen und Kurfürst von Sachsen (Abb. 195). Sie zeigen eine prächtige Farbfassung auf künstlerisch höchstem Niveau. Vor einem Hermelinmantel leuchten stolz die polnischen und kurfürstlich-sächsischen Wappenschilde, im blauen Zwickel prangen die verschlungenen Initialen des Besitzers „A – R" für „Augustus rex". Den Abschluss nach oben bildet die Krone mit gekreuztem Schwert und Zepter, nach unten begrenzt die Jahreszahl 1719 die Kartusche, ein Hinweis auf das Herstellungsjahr. Ein Stück jedoch, auf der Abbildung ganz links, entstammt nicht der ursprünglichen

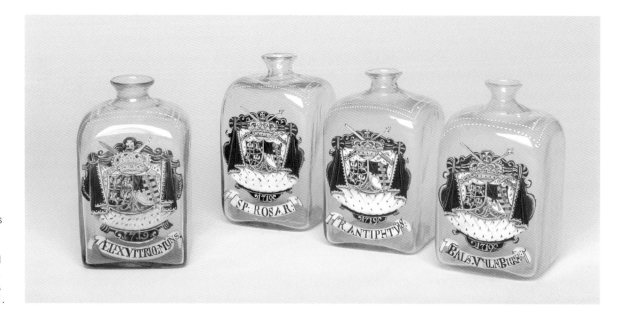

Abb. 195 Emailbemalte Glasgefäße aus der Reiseapotheke August des Starken, datiert im unteren Teil der Kartusche: 1719. Inv.-Nr. II A 1876, II A 1874-1875, II A 1501.

Ausstattung, sondern – trotz gleicher Jahreszahl – einer später angefertigten Nachserie. Es zeigt eine abweichende Farbfassung und weniger sorgfältige Kartuschengestaltung. Alle waren jedoch mit – heute gänzlich abgeriebenen – Blattgoldauflagen verziert, einer überaus seltenen Dekorweise.

Die heute nicht mehr existierende Reiseapotheke bestand aus fünf eisenbeschlagenen Holztruhen von je 90 cm Länge und 45 cm Höhe und wurde nachweislich bei den Reisen des Kurfürsten mitgeführt. Etwa zur Hälfte bestand die Bestückung aus Glasgefäßen für die Arzneiaufbewahrung, von denen sich heute noch etwa 24 Stück nachweisen lassen, vier davon im Bestand des Deutschen Apotheken-Museums.

Den Kunstgeschmack am Ende des 18. Jh. repräsentiert eine Flasche aus der Unteren Apotheke in Pössneck, Thüringen (Abb. 196). Deutlich klingt nun der überschwängliche Barockdekor aus. Die Kartusche zeigt sich schlicht mit rotem und blauem Strich eingefasst, den oberen Abschluss bildet ein Rosenbukett mit links und rechts bis auf halber Höhe der Kartusche geführtem Blattwerk. Typisch für den klassizistischen „Zopfstil" um 1790 zeigt sich eine Girlande am oberen Rand des Signaturfeldes.

Die Zeiten des Schwelgens in asymmetrischen Rokoko-Rocaillen und üppigem Rankenwerk waren am Ende des 18. Jh. nahezu beendet. Der mit Napoleon aufkommende Klassizismus prägte nun auch den Geschmack in Deutschland. Ganz vom neuen Stil durchdrungen zeigt sich beispielsweise ein Milchglasgefäß aus dem frühen 19. Jh. in antikisierender Vasenform mit Urnenmotiv als Signaturfeld. Auch der darauf ruhende Äskulapstab mit Schlange spielt vornehm auf das klassische Altertum an (Abb. 197).

Die Kartuschenmotive zeigen nach wie vor Vielfalt, es dominiert aber nun, wie der Vergleich auf Abb. 198 zeigt, eine klare und ruhige Gliederung – Schleifen, kleine Blumendekore und später die charakteristischen hängenden Girlande des „Zopfstils" (Abb. 198, 2.v.r.) prägen das Bild.

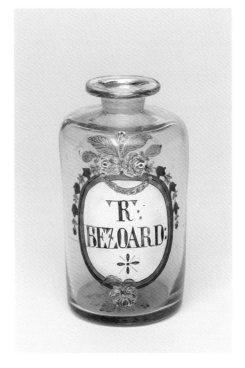

Abb. 196 Glasgefäß mit Emaildekor aus der Unteren Apotheke Pössneck, Ende 18. Jh. Inv.-Nr. II A 133.

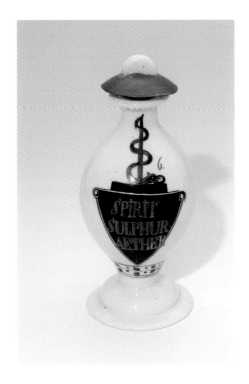

Abb. 197 Milchglasgefäß, frühes 19. Jh. Inv.-Nr. II C 79.

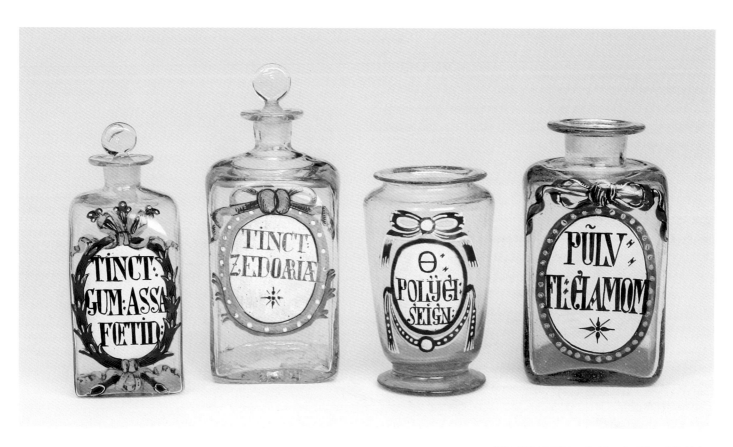

Charakteristisch wird in der Zeit des Biedermeier ab 1820/30 die spitzbogige Schildform, wie auf Abb. 199 rechts zu sehen, manchmal als einziger Dekor eines schlichten Gefäßes, manchmal kombiniert mit anderen romantisch verspielten Motiven. Die Freude am Spiel mit dem Material an sich, die nun nicht mehr verborgene, sondern geradezu gewünschte Materialsichtigkeit erfasste im beginnenden 19. Jh. auch die Glaswelt. Farbige Gläser schmückten festliche Tafeln stolzer Bürger, die nun mit roten Rubin-, gelben Bernstein- und schwarzen Hyalithgläsern sowie mit kobaltblauer Glasmasse oder – wie auf Abb. 189 ganz links zu sehen – mit mattweißer Oberfläche aufwarteten. Und so glänzte auch die Apothekenoffizin im fortgeschrittenen 19. Jh. mit Standgefäßen aus farbigem Glas, von dem sich die Kartusche um so deutlicher abhob. Neben dem dekorativen Zweck boten sie auch Lichtschutz. Seit dem 20. Jh. dominieren in der Apotheke Glasgefäße mit transparent brauner Farbe. Auch heute ist Glas das vorherrschende Material im Aufbewahrungs- und Laborbereich der Apotheke.

Abb. 198 Emailbemalte Standgefäße mit Schleifendekor in unterschiedlicher Ausführung. Ende 18. bis frühes 19. Jh. Inv.-Nr.: II A 911, II A 902, II A 1094, II A 1272.

Abb. 199 Farbige Glasgefäße des frühen 19. Jh. Inv.-Nr. II A 387, II A 1172, II A 1175.

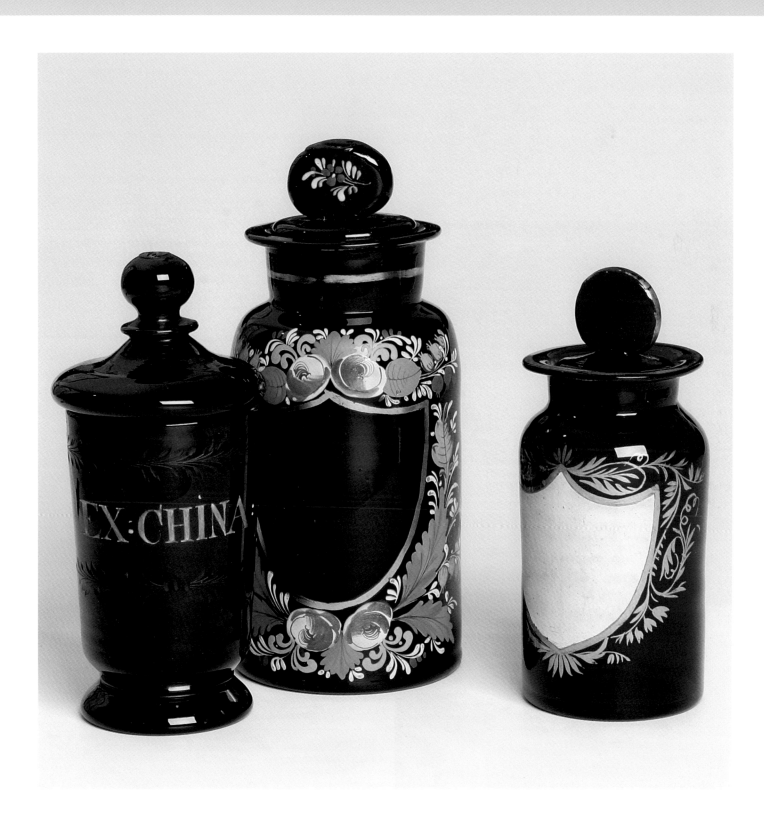

Majolika / Fayence

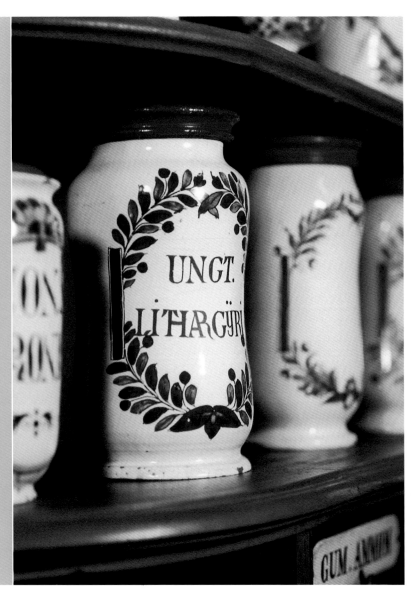

Die rund 1.000 Gefäße umfassende Fayence- und Majolika-Sammlung beinhaltet eine größere Anzahl italienischer und niederländischer Provenienz sowie einen kleineren Anteil aus Ungarn, der Schweiz und Frankreich aus der Zeit des 16. bis 18. Jh.

Der Schwerpunkt liegt jedoch bei Fayencen aus deutschen Manufakturen. Sie sind es auch, die ab dem fortgeschrittenen 17. Jh. und vor allem im 18. Jh. das Bild der Offizin prägen. Seien es solche aus Arnstadt, von denen der Braunschweiger Rats-Apotheker einer Schriftquelle zufolge im späten 17. Jh. immerhin gleich 600 Stück ordert, oder die Produkte der zahlreichen anderen Manufakturen, von denen einige im Anschluss vorgestellt werden.

Im Gegensatz zu den deutschen Fayencen haben frühere Erzeugnisse aus dem Raum südlich der Alpen, aus dem 15. und 16. Jh., etwa aus Italien und Spanien (Majoliken), jedoch nur in den seltensten Fällen den Weg in eine deutsche Apotheke gefunden, so dass sie dort als kostbare Rara betrachtet wurden.

Abb. 200 Fayencen in der Offizin aus dem Ursulinenkloster Klagenfurt.

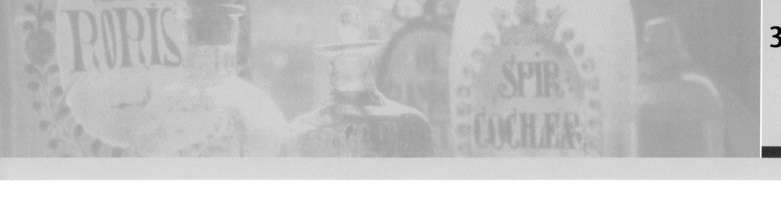

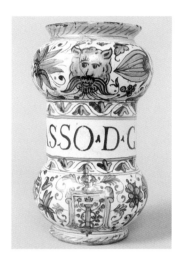 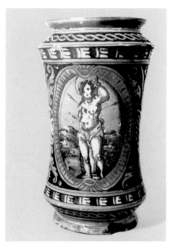 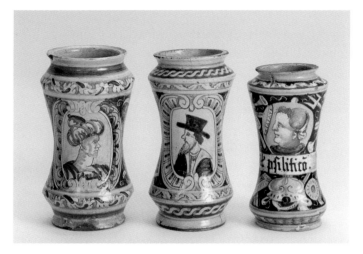

Von links nach rechts

Abb. 201 Albarello mit fein ausgeführtem floralem Dekor, Löwenmaske und Wappenemblem. Signiert: C. G./AP, datiert 1643. Montelupo. Inv.-Nr. II E 576.

Abb. 202 In prächtigen Farben zeigt sich der Albarello mit der Darstellung des Hl. Sebastian geziert. Faenza, Ende 16. Jh. Inv.-Nr. II E 565.

Abb. 203 Links: Albarello mit Darstellung eines turbantragenden Mannes, gefasst in Portraitmedaillon, Palermo, um 1000. Mitte: Albarello mit Brustbild eines bärtigen Mannes mit Hut, Venedig, 16. Jh. Rechts: Albarello mit „a trophei"-Dekor (Trophäen, Waffen, Musikinstrumente) und Portraitmedaillon. Schriftzug: „Faustina". Castel Durante, um 1550. Inv.-Nr. II E 419, II E 683, II E 575.

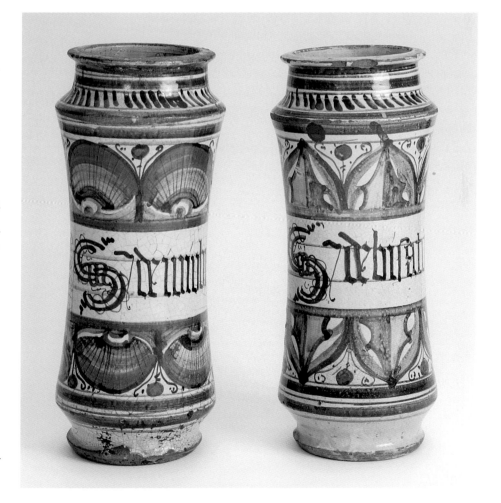

Abb. 204 Zwei Albarelli mit orientalisch inspiriertem Dekor aus der Zeit um 1480, gefertigt in Faenza. Nur wenige dieser hervorragenden Kostbarkeiten haben sich bis heute erhalten. Inv.-Nr. II E 684, II E 689.

Auf keramische Werkstoffe aufgebrachte farbenfrohe Dekore
aus Glasfritten haben im Zweistromland bereits eine jahrtau-
sendelange Tradition. Das berühmte Ischtar-Tor von Babylon
mit farbig glasierter Sichtfläche, sechs Jahrhunderte vor
Christus erbaut – heute im Pergamon-Museum in Berlin –
zeigt bereits einen sehr souveränen Umgang mit dem Material und belegt die dort bereits lange zuvor bestehende
Erfahrung mit dieser Glasurtechnik.

Die ältesten Stücke der Museumssammlung stammen aus
dem Iran. Neben einem kleinen, einfach verzierten Standgefäß aus dem späten 12. Jh. besticht ein bauchiges Gefäß
mit türkiser Glasur und dunklem Dekor (Abb. 205). Es wurde
ca. um 1300 gefertigt. Die Mittelzone zeigt einen einfachen
Spiralrankendekor mit Blattmotiv, wie er auch auf den späteren europäischen Stücken als gängiges Element vorkommt.
Dies verwundert nicht, denn die Kenntnis der Herstellung
einer deckenden, undurchsichtigen, zinnhaltigen Bleiglasur –
und das ist typisch für diese Keramiken – wurde durch die in
vielerlei Hinsicht fruchtbaren Handelskontakte zwischen dem
Orient und Europa auch im Westen, zunächst in Spanien,
bekannt. Von dem dortigen Haupthandelsplatz Mallorca ist
die Bezeichnung für Gefäße mit dieser Glasurart „Majolika"
abgeleitet. Bald verbreitete sich die neue Technik von Spanien ausgehend auch in Italien, wo ab dem 15. Jh. auch
begonnen wurde, spezielle Apothekengefäße zu fertigen.

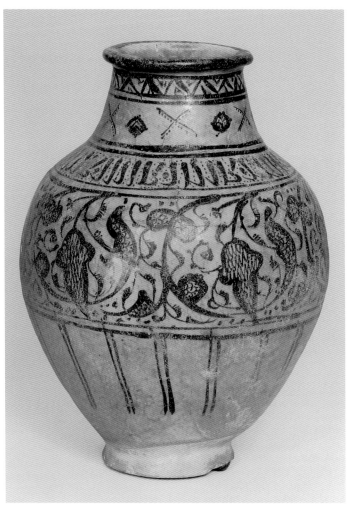

Abb. 205 Das türkisgrün glasierte Gefäß aus
Persien ist im Schulterbereich mit einem Orna-
ment aus epigraphischen Motiven im „Nashki"-
Stil verziert. Ein breites Band mit Floralranken-
dekor schmückt die Bauchzone. Hergestellt zu
Beginn des 14. Jh. – vielleicht in Sultanabad.
Inv.-Nr. II E 626.

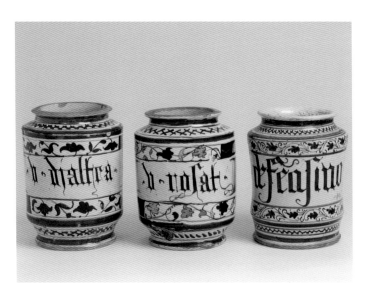

Abb. 206 In der Zeit um 1520 entstanden in
Venedig oder Faenza die beiden Albarelli mit
Floralrankendekor und bannerförmigem Signaturfeld links im Bild. Das Gefäß rechts wurde rund
vierzig Jahre später, um 1560, in Venedig hergestellt. Inv.-Nr. II E 673, II E 667–668.

Der prosperierenden Produktion Faenzas und Venedigs werden einige besondere Stücke der Sammlung zugeschrieben, so die beiden schlanken Albarelli mit geometrisch-floralem Dekor (Abb. 204, um 1480) und die ebenfalls im Norden Italiens entstandenen Albarelli mit zartem Floralrankendekor – einer davon sogar polychrom, d. h. neben blau auch gelb und grün glasiert – aus der Zeit um 1520 (Abb. 206).

Bei den beliebten und berühmten sogenannten „bianchi di Faenza", die „a la porcellana" verziert waren, handelt es sich um weißgrundige Gefäße aus Faenza mit porzellanimitierendem Dekor (Abb. 208). Sie fanden – nachdem die Majoliken sich rasch größter Beliebtheit erfreuten – bald als echte Massenware des 16. Jh. derart weite Verbreitung, dass nun auch Faenza namensgebend wirkte, die französische Bezeichnung „Fayence" leitet sich davon ab.

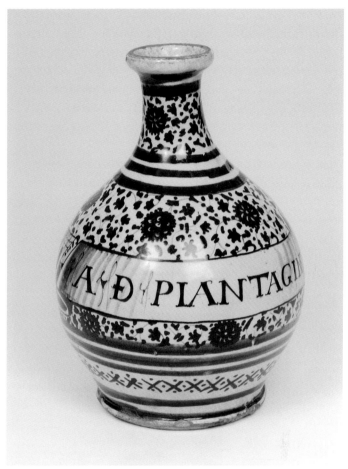

Abb. 208 Chinesisches Porzellan als Vorbild hatte die in Faenza entstandene Flasche mit „a la porcellana"-Dekor aus der 1. Hälfte des 16. Jh. Inv.-Nr. II E 571.

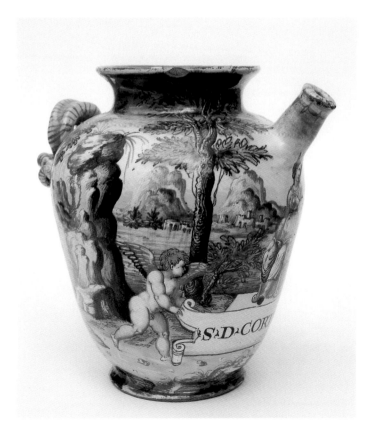

Abb. 207 Sirupkanne aus der berühmten Fontana-Werkstatt in Urbino, gefertigt in der Zeit zwischen 1542 und 1571. Inv.-Nr. II E 589.

Ihren Aufstieg als prestigeträchtiges Material verdankt die Fayence vor allem dem in China gut gehüteten Geheimnis der Porzellanherstellung, chinesisches Porzellan war rar und dementsprechend kostspielig. Bald wurden in vielen italienischen Städten Majoliken hergestellt. Typische Eigenheiten der Produzenten, charakteristische Elemente, Glasurfluss, Form, Dekorart – all dies lässt die regionale Herkunft des Einzelstückes einengen und ermöglicht in seltenen Fällen sogar eine Zuweisung zu einer damaligen Produktionsstätte.

Absolut unverwechselbar sind beispielsweise die Erzeugnisse der Familie Fontana in Urbino. Ihr herausragendster Vertreter, Orazio Fontana, wirkte dort in der Zeit von mindestens 1542 bis 1571. Er schuf prachtvolle und sehr kostbare Majoliken – Teller, Kannen, Albarelli etc. – in meisterlichem Umgang mit den Glasurfarben. Die Sirupkanne auf Abb. 207 stammt aus dieser Werkstatt. Virtuoser Farbeinsatz, gekonnt

abgestufte Schattierungen wie auch die Bildkomposition zeigen höchstes Können bei der Darstellung der in der Natur angesiedelten Szene, die sich gleichermaßen auf einem Gemälde finden könnte. Die Kanne war zur Aufnahme von Zitronenschalensirup bestimmt, wie die Aufschrift S(yrupus) D(e) Corti(ce) Citri anzeigt.

Wahrscheinlich ebenfalls einer Werkstatt zuweisbar sind vier weißgrundige Gefäße der Sammlung – eines davon auf Abb. 210 zu sehen – mit Aposteldarstellung. Sie werden aufgrund ihrer charakteristischen Bildgestaltung und der Glasurart in Castelli lokalisiert, wo am Ende des 17. Jh. der berühmte Fayencemeister Carlo Antonio Grue wirkte.

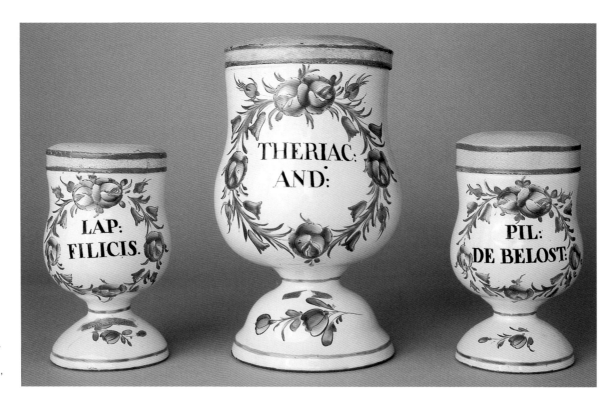

Abb. 209 Stellvertretend für die rund 60 französischen Fayencen in der Sammlung seien hier drei Standgefäße aus Elsass-Lothringen vorgestellt. Sie entstanden um 1780. Inv.-Nr. II E 581, II E 587, II E 583.

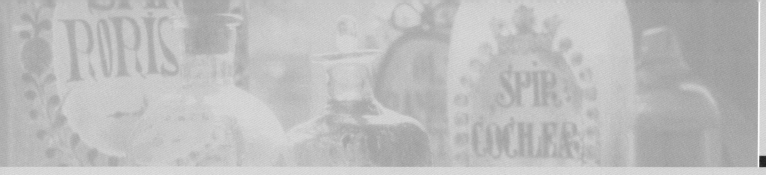
Abb. 210 Majolika mit Aposteldarstellung, Castelli, 17. Jh. Inv.-Nr. II E 463.

Abb. 211 Die prächtige Delfter Fayence ist ein Beispiel für die rund 70 qualitätsvollen niederländischen Fayencen in der Sammlung. Sie stammt aus der Hand des Delfter Fayencemeisters Anthony Pennis de Jonghe. Das stattliche Standgefäß von über 30 cm Höhe wurde zwischen 1759 und 1770 hergestellt. Inv.-Nr. II E 355.

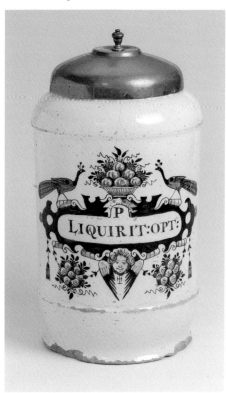

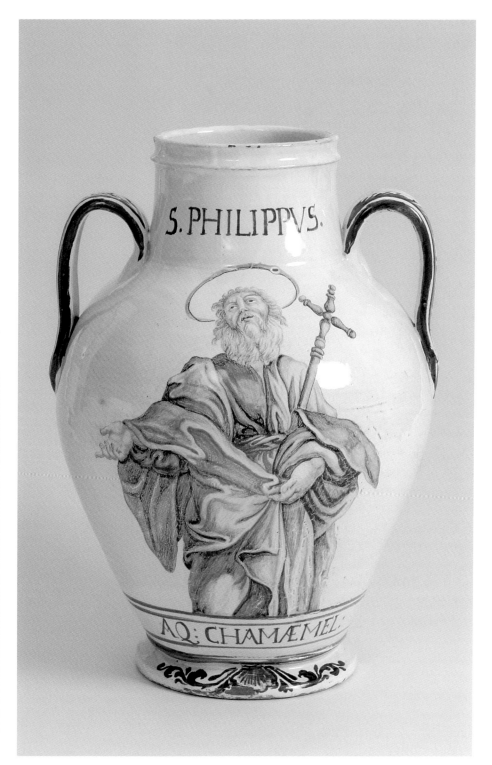

Apothekenstandgefäße

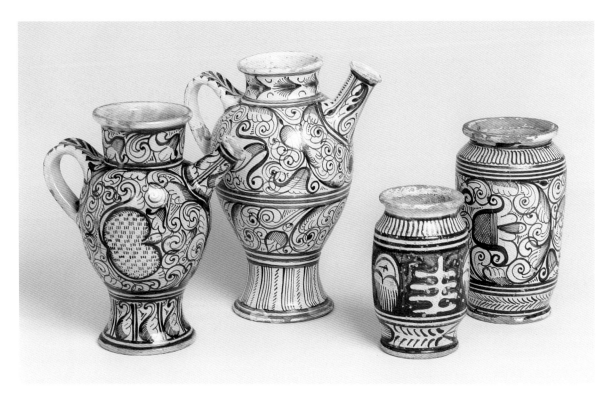

Abb. 212 Sirupkannen und Albarelli aus dem frühen Fayencezentrum Arnstadt in Thüringen. Erste Hälfte des 17. Jh. Inv.-Nr. II E 786, II E 171, II E 623, II E 785.

Die italienischen und spanischen Töpfer hüteten die geheimen Rezepturen für die Glasur und hatten dadurch lange Zeit eine Monopolstellung inne. Erst als – im Zuge von Glaubensstreitigkeiten – im frühen 16. Jh. aus Italien vertriebene Töpfermeister die Kenntnis der speziellen Glasurtechnik nach Antwerpen, Frankreich und in den hiesigen Raum mitbrachten, entstanden auch nördlich der Alpen erste lokale Werkstätten.

Für den deutschen Sprachraum wird Fayenceherstellung im Rahmen einzelner Töpfereien spätestens in der zweiten Hälfte des 16. Jh. angenommen, in Diessen am Ammersee und in Arnstadt/Thüringen ist sie ab dem 17. Jh. sicher belegt. Auch Apothekengefäße wurden dort gefertigt, jedoch haben sich nur sehr wenige Exemplare aus dieser frühen Zeit erhalten. Das Deutsche Apotheken-Museum verfügt mit 11 Stück (zylindrische Standgefäße und Sirupkannen) über einen der umfangreichsten Bestände vollständig erhaltener Fayencen der Arnstädter Produktion (Abb. 212). Deren frühe Beispiele zeigen einen unverwechselbaren Dekor. Der weiße Glasurgrund ist vollflächig mit charakteristischen Elementen (z.B. Spiralen, Tulpenzwiebeln) in Blau gestaltet.

Abb. 213 Die Fayenceflasche aus der Manufaktur Frankfurt entstand wohl am Ende des 17. Jh. Der fein abgestufte Dekor lehnt sich stark an die von Delfter Fayencen bekannten Motive an. Inv.-Nr. II E 591.

Abb. 214 Um 1740 signierte der Meister Johann Lorenz Zu in der Manufaktur Ansbach dieses Standgefäß mit sorgfältig ausgeführtem Blattkranzdekor. Inv.-Nr. II E 263.

Abb. 215 Standgefäß aus der Manufaktur Nürnberg, entstanden um die Mitte des 18. Jh. Inv.-Nr. II E 68.

Abb. 216 Standgefäß aus der Hof-Apotheke von August dem Starken, 1718 in der Manufaktur Dresden hergestellt. Heute gehören Stücke aus dieser Apotheke zu den seltensten deutschen Apotheken-Fayencen. Inv.-Nr. II E 304.

Abb. 217 Zwei stattliche Mohrenfiguren flankieren die Palmzweig-Kartusche der Standgefäße, die einst die Offizin der Mohren-Apotheke in Schmalkalden schmückten. Zwei Putti halten über der Kartusche einen Kranz mit dem verschlungenen Monogramm des einstigen Apothekenbesitzers, Johann Heinrich Christmann. Die Gefäße wurden im Jahre 1708 wohl in der Manufaktur Kassel angefertigt. Inv.-Nr. II E 569, II E 69.

Abb. 218 Standgefäße aus weiteren Manufakturen, der zeittypische Blattkranzdekor wird jeweils charakteristisch variiert: Links Standgefäß aus Hannoversch-Münden, daneben eines aus Bayreuth und das dritte von links aus Ansbach. Alle stammen aus der Zeit um 1740. Die Sirupkanne ganz rechts ist eine Schweizer Fayence, die etwa um 1770 entstand. Inv.-Nr. II E 636, II E 25, II E 263, II E 207.

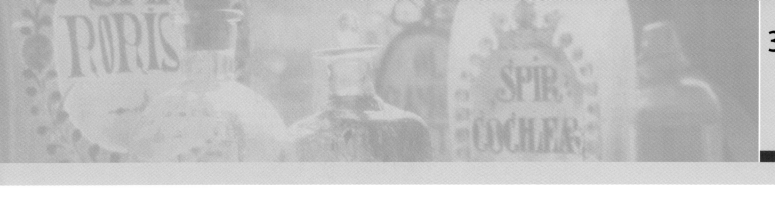

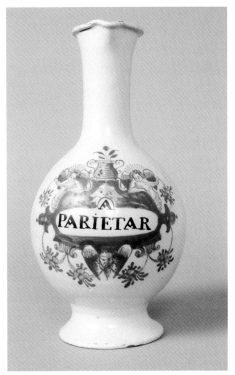

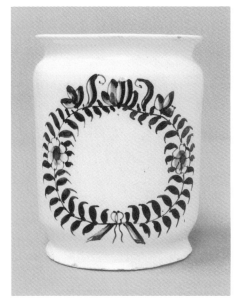

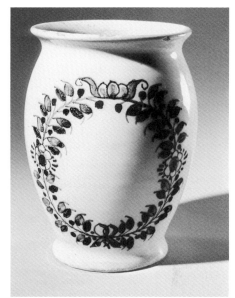

Abb. 214

Abb. 215

Abb. 213

▼ Abb. 216

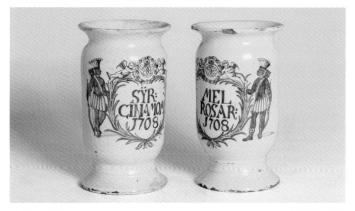

▲ Abb. 217

▼ Abb. 218

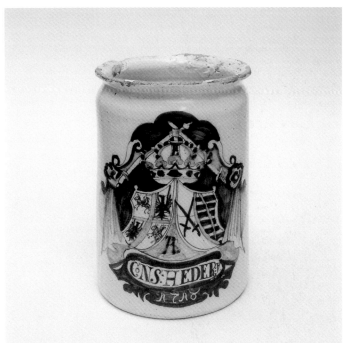

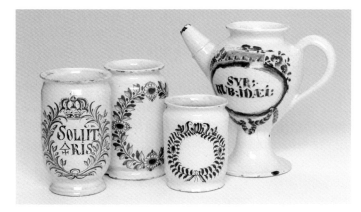

Ganz anders die Produkte der ersten Fayencemanufakturen, die in Deutschland ab der zweiten Hälfte des 17. Jh. entstehen. Deren Produktpalette lehnt sich in Form und Dekor zunächst deutlich an die in diesem Zeitraum tonangebenden hochwertigen, blau auf weiß bemalten Delfter Fayencen an (Pfauenmotive, Granatäpfel etc.). Farbenfrohe bunte Dekore, wie sie von den frühen italienischen Stücken bekannt sind, sucht man diesseits der Alpen jedoch vergeblich.

Die erste Manufaktur ist in Hanau im Jahre 1661 nachweisbar, gegründet von niederländischen Töpfern, gefolgt von der nur kurz bestehenden Manufaktur Heusenstamm 1662. In Frankfurt wird wenig später von einem Töpfer, der zuvor in Heusenstamm und Hanau gearbeitet hatte, eine weitere Manufaktur errichtet (1666, Abb. 213). In kurzen Abständen folgen in den verschiedensten Territorien weitere Herstellungsbetriebe, bis zum Beginn des 18. Jh.: Berlin, Kassel (Abb. 217), Braunschweig, Ansbach (Abb. 214), Nürnberg (Abb. 215, 220), Dresden (Abb. 216) und Bayreuth. Bis zum Ende des 18. Jh. werden dann, der aufkommenden Porzellankonkurrenz zum Trotz, nahezu 90 Manufakturbetriebe gezählt. Viele bestehen nur wenige Jahre, manche produzieren kontinuierlich bis in das 20. Jh. hinein.

Aufgrund ihrer porzellanartigen Brillanz und der hochqualitativ ausgeführten Dekore zählen die Fayencen der 1723 gegründeten Manufaktur Durlach zu den besten deutschen Fayencen ihrer Zeit (Abb. 219). Im Bestand des Museums befindet sich ein zusammengehöriges Ensemble aus Sirupkannen und Albarelli, die in Durlach um 1760 als Auftragsarbeit für die Ausstattung der Offizin der Klosterapotheke in Schwarzach gefertigt wurden. Die Offizin selbst wird zwar seit den 1960er Jahren im Deutschen Apotheken-Museum gezeigt, die Standgefäße aber waren Jahrzehnte zuvor bereits in den Kunsthandel gelangt und dadurch auf viele private und museale Sammlungen aufgeteilt worden. Es ist daher als „doppelter" Glücksfall zu werten, dass zu Beginn des 21. Jh. als Teil der Slg. Walter Dörr ein ganzes Ensemble der herausragendsten Fayencen der damaligen Zeit in den Bestand des Museums aufgenommen und zwei weitere im Kunsthandel angeboten und von der Gesellschaft Deutsches Apothekenmuseum für die Sammlungen erworben

werden konnten. Von der brillanten porzellanartigen weißen Glasur hebt sich die reich gestaltete und mit feinsten schwarzen Strichen gerahmte, prächtige asymmetrische Rocaille-Kartusche ab, die in gestuftem, zum Teil eingesunkenen Blau gestaltet ist. Sie wird gekrönt von den Emblemen des Klosters Schwarzach, links die Mitra des Abtes, mittig eine Hand mit Blütenzweig, rechts davon der stilisierte Abtsstab. Die Signatur ist in schwarz ausgeführt. Als Bodenmarke findet sich ein kleines „S", das vermutlich auf den Durlacher Fayencemaler Georg Jakob Strohm hinweist.

Ein weiteres „Highlight" unter den deutschen Fayencen der Sammlung ist das neun Stücke umfassende Ensemble von weithalsigen Gefäßen, die als Auftragsarbeit von der Fayencemanufaktur Nürnberg für die Hof-Apotheke des Deutschen Ordens in Bad Mergentheim angefertigt wurden (Abb. 220). Auch sie sind um 1760 entstanden. Ein ursprünglich auf Delfter Fayencen zurückgehendes Motiv, der Pfau, findet sich hier links und rechts des Deutschordenskreuzes als stolzer Hüter des Ordenswappens. Die Bodenmarke „K", mit drei Punkten kombiniert, weist auf den Fayencemaler Georg Friedrich Kordenbuch hin. Zusammen mit den Fayencen für die Schwarzacher Klosterapotheke gehören diese Gefäße zu den erlesensten Stücken deutscher Rokokofayence.

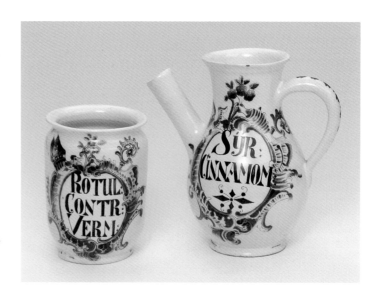

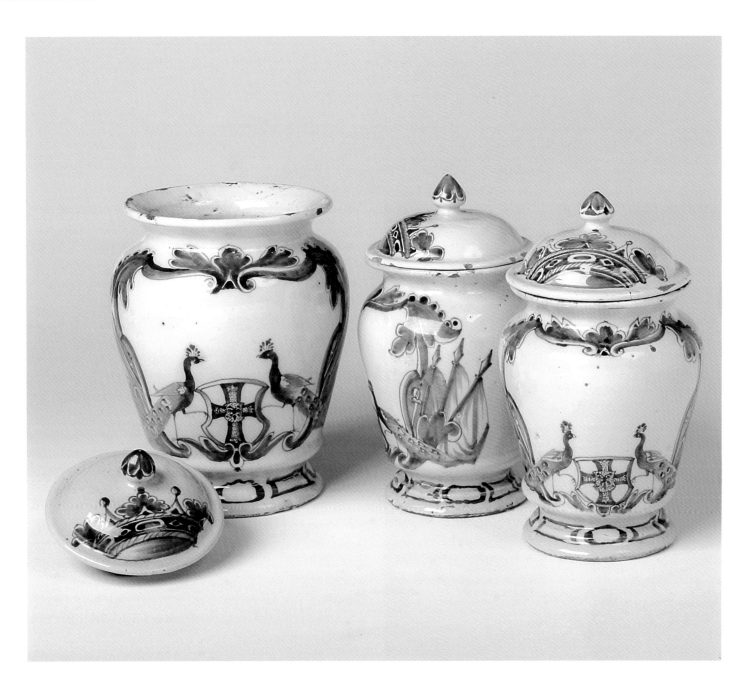

◄ **Abb. 219** Fayence-
gefäße aus der Offizin
des Benediktiner-
klosters Schwarzach,
Manufaktur Durlach,
um 1760. Inv.-Nr. II E
704–705.

Abb. 220 Fayencege-
fäße aus der Deutsch-
ordens-Apotheke Bad
Mergentheim. Manu-
faktur Nürnberg, um
1760. Inv.-Nr. II E 695,
II E 698, II E 699.

Porzellan

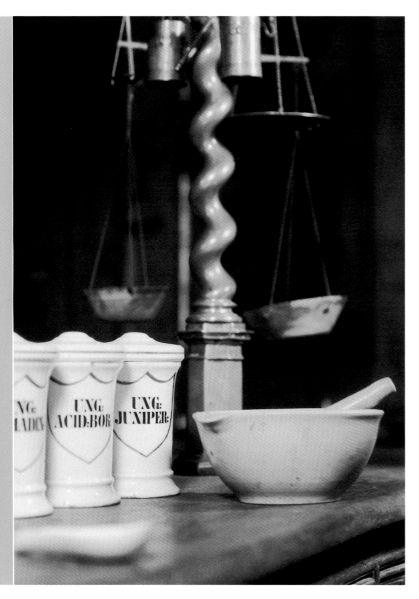

Die Lüftung des Geheimnisses der Porzellanherstellung zu Beginn des 18. Jh. ist dem Apothekergesellen Johann Friedrich Böttger (1682–1719) zu verdanken. Eigentlich hatte er Gold herstellen sollen, immerhin ließ er nicht nach, zu behaupten, dass er dies könne, und er wurde dazu in der Albrechtsburg in Meißen regelrecht gefangen gesetzt. Zu seinem Glück erbrachten seine Vorkenntnisse und viele alchemistische Experimente einen porzellanähnlichen Werkstoff, dessen Verfeinerung zu Porzellan bald auch gelang. Im Jahre 1710 wurde daraufhin die erste deutsche Porzellanmanufaktur gegründet und in der Meißener Albrechtsburg angesiedelt: die Rezeptur für das kostbare Gut sollte streng geheim bleiben. Noch handelte es sich auch nicht um das feine weiße Porzellan, sondern um rottonige Ware, das „rote porcellain" oder „Böttgersteinzeug". Erst 1713 gelang es in Meißen, auch weißes Porzellan herzustellen. Wenige Jahre später kam das Herstellungsgeheimnis durch Bestechung und Abwerben von Technikern nach Wien, 1717 wurde die dortige Manufaktur gegründet. Es dauerte einige Jahrzehnte, bis Meißen und Wien weitere Konkurrenz erhielten: 1746 wurde die Höchster, 1753 die Fürstenberger Manufaktur gegründet, die dortige Porzellanherstellung war jeweils durch Abwerben von Meißner Mitarbeitern ermöglicht worden. Mit Meißner Künstlern gelang 1761 auch Friedrich dem Großen (1712–1786) endlich die Gründung der von ihm langersehnten Königlich Preußischen Porzellanmanufaktur (KPM) in Berlin.

Abb. 221 Porzellanstandgefäße auf dem Rezepturtisch der Hof-Apotheke Bamberg.

Aufgrund der gut gehüteten Porzellanrezeptur dominiert bis weit in die zweite Hälfte des 18. Jh. Fayence in den Offizinen. Um 1770 zeigt sich die deutsche Fayenceproduktion auf ihrem Höhepunkt, rund 50 Manufakturen werden in diesem Jahr gezählt. Daneben begannen sich die Produkte der stetig gewachsenen Zahl von Porzellanmanufakturen unaufhaltsam auch in den Offizinen durchzusetzen.

In der rund 800 Stück umfassenden Sammlung des Museums repräsentieren dementsprechend wenige Porzellane das späte 18. Jh. und einige relativ geschlossen erhaltene Ensembles und herausragende Einzelstücke den Zeitraum des 19. und vor allem des 20. Jh. Einige davon werden im Folgenden näher vorgestellt.

Aus dem späten 18. Jh. stammt ein Ensemble (Abb. 222), das in der hervorragenden Porzellanmanufaktur Fürstenberg hergestellt und auf der Bodenunterseite mit der Signatur „F/K" versehen ist. Sie weist auf den für seine anmutigen Blumendekore bekannten Porzellanmaler Johann Christoph Kind hin. Er versah auch diese Stücke mit einem ansprechenden Motiv, das Bezug auf den bei Delfter Fayencen bereits lange bekannten Dekorschatz nimmt. So wird eine Fortführung der Zierelementtradition auch beim „neuen" Material Porzellan deutlich.

Auf Abb. 221 sind schlanke Standgefäße mit Deckel und typischem Spitzherzschild zu sehen. Diese Kartuschenform, aber auch der schlanke Gefäßkörper, ist in der fortgeschrittenen ersten Hälfte des 19. Jh. absolut typisch.

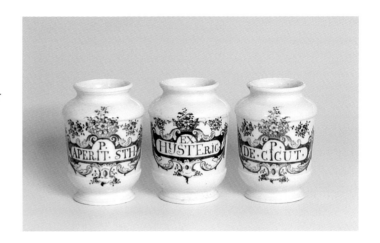

Abb. 222

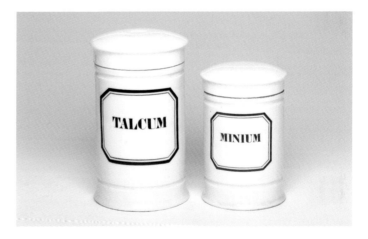

▼ **Abb. 224**   ▲ **Abb. 223**

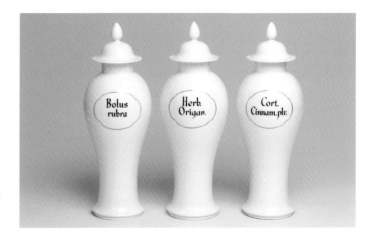

Abb. 222 Porzellanstandgefäße, hergestellt in der Manufaktur Fürstenberg, um 1780. Inv.-Nr. II B 176–178.

Abb. 223 Porzellanstandgefäße aus der Löwen-Apotheke Göttingen, um 1930. Inv-Nr. II B 620, II B 628.

Abb. 224 Porzellanstandgefäße, hergestellt in der Königlich Preußischen Porzellanmanufaktur Berlin, um 1900. Inv.-Nr. II B 533, II B 528, II B 450.

Die Industrialisierung nimmt ihren Lauf, und so finden sich am Ende des 19. in vielen und in der ersten Hälfte des 20. Jh. in nahezu allen Apotheken die „neuen" genormten Porzellanstandgefäße aus industrieller Massenfertigung. Nun bestimmten funktional gestaltete zylindrische Porzellanstandgefäße das Bild in den Regalreihen der Offizin (Abb. 223).

Dennoch gab es weiterhin Ausstattungen, deren Gestaltung individueller gehalten war, so wie die balusterförmigen Beispiele der Königlichen Porzellanmanufaktur Berlin (Abb. 224). Sie zeigen nicht die für Standgefäße aus der Zeit um 1900 bereits übliche Zylinderform mit Stülpdeckel, sondern ein verspielt schwungvolles Profil und eine dezente Beschriftung. Ihr ehemaliger Aufstellungsort ist unbekannt, wahrscheinlich jedoch stammen sie aus einer Berliner Apotheke.

Individuell mit dem Auftraggeber abgestimmt ist auch die elegant mit Blattgold gestaltete Signaturkartusche der Porzellangefäße von höchster Qualität aus der Manufaktur Nymphenburg (Abb. 225). Die Krone und die verschlungenen Initialen „L F" weisen auf ihren herrschaftlichen Besitzer hin: Prinz Ludwig Ferdinand von Bayern (1859–1950). Die Gefäße entstammen der Hausapotheke des Prinzen, der als Arzt tätig war.

Eine persönliche Note zeigen auch die Standgefäße, die sich Apotheker Walter Heinrici (1868–1946) für die Ausstattung der Offizin seiner Hirsch-Apotheke in Halle 1927 anfertigen ließ. Als Sammler pharmaziehistorischer Altertümer, die später den Grundstock der Sammlung des Deutschen Apotheken-Museums bildeten, war er selbstredend an einer künstlerischen Gestaltung der Gefäße interessiert. So wich er bei manchen von der gängigen Aufmachung in weiß ab und wählte einen schwarzen Farbton (Abb. 226). Die Kartusche verweist mit den Buchstaben „HE" auf den Eigentümer und nimmt mit dem Hirschgeweih sowie dem Hubertuskreuz den Apothekennamen auf.

Nur noch sehr selten finden sich in der zweiten Hälfte des 20. Jh. eigens für eine bestimmte Apotheke angefertigte Standgefäße aus Porzellan und anderen Materialien. Solche Einzelstücke oder Ensembles bilden einen kleinen Sammel-

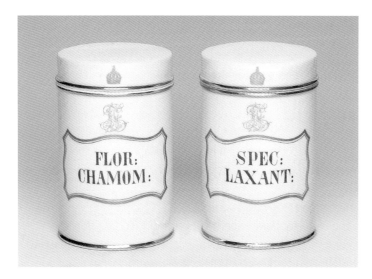

Abb. 225 Edles aus der Hausapotheke Prinz Ludwig Ferdinands von Bayern, um 1900, Manufaktur Nymphenburg. Inv.-Nr. II B 321, II B 330.

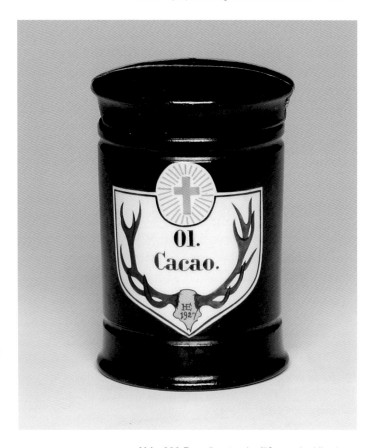

Abb. 226 Porzellanstandgefäß aus der Hirsch-Apotheke in Halle, 1927. Inv.-Nr. II B 157.

schwerpunkt im Deutschen Apotheken-Museum (vgl. auch Abb. 240 und S. 190ff.).

Beispielhaft für modernes Standgefäßdesign des fortge-schrittenen 20. Jh. stehen drei Porzellane aus der Adler-Apotheke in Remscheid (Abb. 227). Auf Wunsch der Apo-thekenbesitzer gestaltete der Luxemburger Künstler Theo Kerg (1909–1993), ein Schüler von Paul Klee, im Jahre 1964/65 die Außenfassade sowie die gesamte Inneneinrich-tung der Apotheke – einschließlich der Standgefäße. Die

schlanken Zylinder mit Stülpdeckel und Beschriftung in modernen Kleinbuchstaben ohne Serifen von oben nach unten strahlen dabei die zeitlose Eleganz eines hervorragen-den Entwurfes aus. Bis auf diese drei „Schaustücke" sind übrigens alle anderen bis heute in der Adler-Apotheke Rem-scheid in Benutzung.

Abb. 227 Porzellanstandgefäße aus der Adler-Apotheke Remscheid, 1965. Inv.-Nr. II B 488–490.

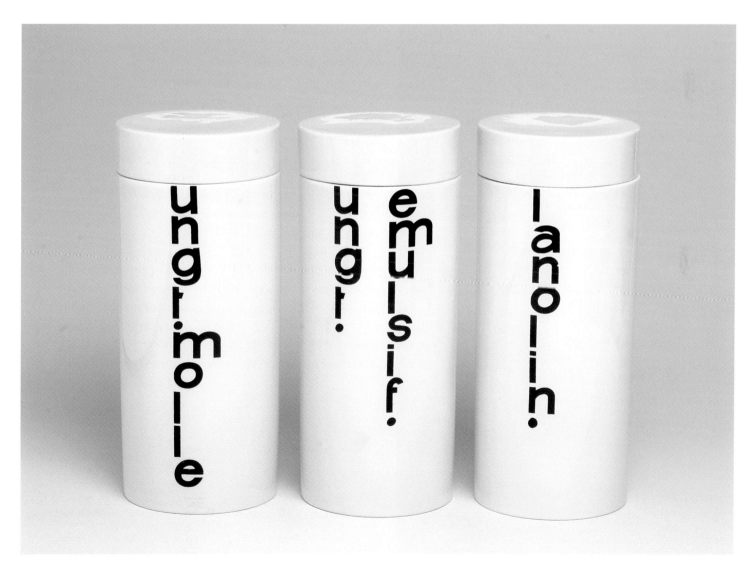

Holz, Presspappe und Blech

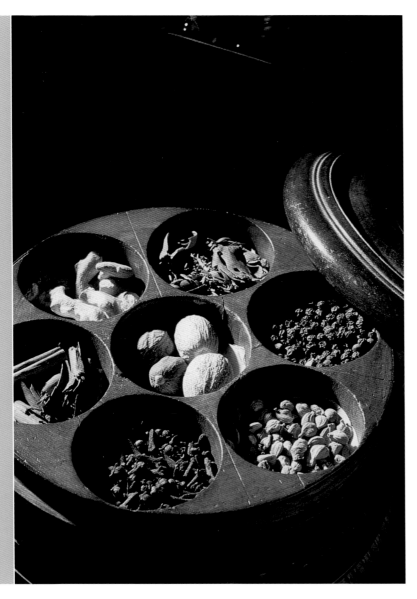

Die Sammlung von Holzstandgefäßen birgt eine breite Auswahl von rund 800 Exemplaren aus dem 17. bis 20. Jh. Die ältesten datierten Stücke stammen aus den Jahren 1607 und 1608 (Abb. 229). Ebenfalls in diesen Sammlungsbereich integriert sind Sonderformen, wie Gewürzdosen (Abb. 228) und Spanschachteln. Einen kleineren Anteil im Bestand stellen Gefäße aus Blech und Presspappe, also Materialien, die erst gegen Ende des 19. Jh. und im 20. Jh. vermehrt in der Apotheke verwendet werden.

Holzstandgefäße gehörten vom Beginn des Apothekenwesens bis ins 20. Jh. zur Apotheken-Grundausstattung. Abbildungen belegen die wappengezierten Büchsen dort schon im späten 15. Jh.

Aus der Zeit um 1500 gibt es heute nur noch wenig mehr als ein Dutzend davon. Gesamt 14 dieser Rara bewahren das MAK – Österreichisches Museum für Angewandte Kunst in Wien und das Weinstadt-Museum in Krems. Solch seltene Objekte reizen nicht nur Sammler, sondern auch Betrüger: Jüngst zeigte sich anhand naturwissenschaftlicher Unter-

Abb. 228 Holzdose zur Aufbewahrung von kostbaren Gewürzen. Ende 16. Jh. Inv.-Nr. VII E 26.

Abb. 229 Älteste datierte Holzgefäße. Links: unten mit Jahreszahl 1607, rechts: 1608. Hof-Apotheke Markgraf Christian von Brandenburg-Bayreuth. Inv.-Nr. II G 749-750.

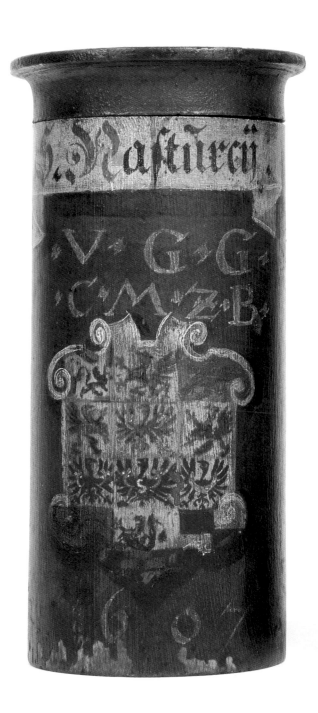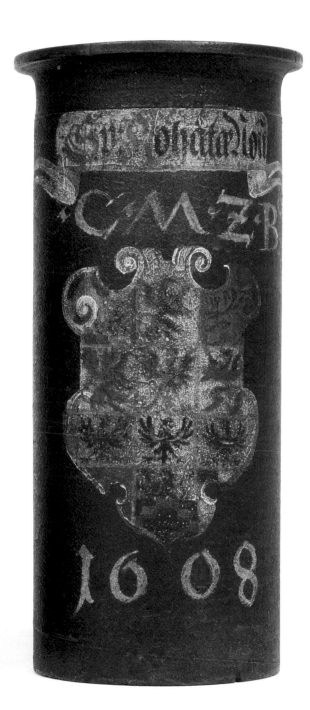

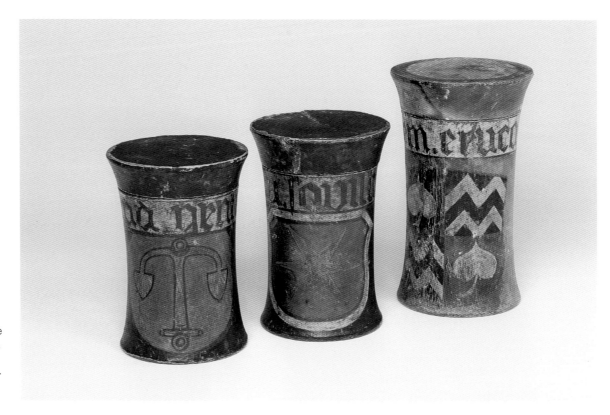

Abb. 230 Keine wertvollen Holzstandgefäße aus der Zeit um 1500, sondern Fälschungen aus dem späten 20. Jh. Inv.-Nr. II G 294–II G 296.

suchungen im Auftrag des Deutschen Apotheken-Museums, dass die ab dem Ende der 1990er Jahre im Auktionshandel erstmals z.B. in Stuttgart, kurz darauf in Wien und im zweiten Jahrzehnt des 21. Jh. in Köln angebotenen Stücke gefälscht sind. Im Deutschen Apotheken-Museum befinden sich nach dem Eingang einer größeren Schenkung inzwischen über 20 dieser Objekte (Abb. 230). Die Methode der 14-C-Datierung hat für alle zweifelsfrei belegt, dass die Bäume, aus deren Holz man sie drechselte, erst in den Jahren 1958 bzw. 1968 gefällt wurden.

Für die Stücke in Krems und Wien wiesen naturwissenschaftliche Untersuchungen hingegen die Echtheit zweifelsfrei nach. Sie sind rot- oder grüngrundig und mit Wappendarstellungen geziert. Ob die Wappen auf Besitzverhältnisse hinweisen oder einfach als wiedererkennungstechnisch nützliches Zeichen genutzt wurden, ist ungeklärt.

Findet sich als Dekor der Frühen Neuzeit neben der Grundfarbe auch ein schwungvoll gebogenes Banner mit der In-

haltsbezeichnung (Abb. 229), so zeigen Holzstandgefäße des 18. Jh. – analog zu denen aus anderen Materialien – kunstvoll gestaltete farbenfrohe Kartuschenfassungen im Stil des Barock (Abb. 231–233). Im 18. Jh. streckt sich auch die Gefäßform, die Stücke besitzen nun häufig einen zylindrischen Gefäßkörper. Die Fuß- und Deckelzone wird mit deutlichen Profilen versehen.

Die schlichte Eleganz des Klassizismus und die Freude am ursprünglichen Material geht auch an alltäglichen Gegenständen wie den Holzdosen nicht spurlos vorüber. Typischerweise wird nun das Naturmaterial mit seiner schönen Maserung in den Mittelpunkt gestellt, bei den meist mit klarer Farbfassung vorkommenden hellen Holzdosen wirkt die Holzmaserung dabei als bewusst einbezogenes gestaltendes Element mit. Die typischen, schlanken Gefäße bilden nun – nachdem der üppige Barockdekor als altmodischer Stil der vornapoleonischen Zeit unmodern wurde – auch durch ihre schlichte Kartuschengestaltung ein Bild ruhiger und dezenter Reihen in den Apothekenregalen (Abb. 234).

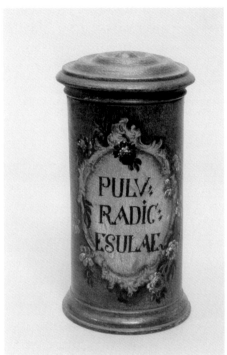

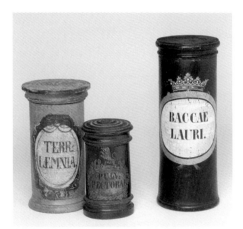

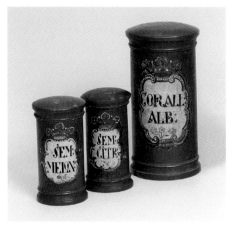

Abb. 232 Holzstandgefäße des 18. Jh., das mittlere zeigt ein Apothekenemblem oberhalb der Kartusche, es stammt aus der Löwen-Apotheke in Fulda. Inv.-Nr. II G 76, II G 330, I A 590.

Abb. 233 Holzstandgefäße aus der Löwen-Apotheke Offenbach, zweite Hälfte des 18. Jh. Inv.-Nr. II G 326, II G 324, II G 303.

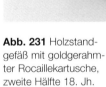

Abb. 231 Holzstandgefäß mit goldgerahmter Rocaillekartusche, zweite Hälfte 18. Jh. Inv.-Nr. II G 468.

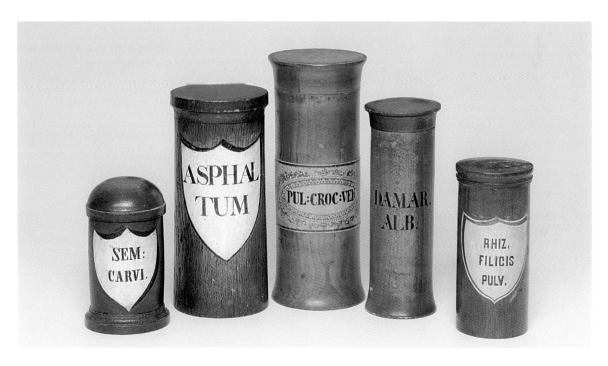

Abb. 234 Holzstandgefäße des 19. Jh. Inv.-Nr. II G 515, II G 193, II G 180, I A 766, II G 191.

187

Apothekenstandgefäße

Im späten 19. und im 20. Jh. löste ein anderes Material die Holzstandgefäße nahezu gänzlich ab. Nun bargen im Vorrats- und Rezepturbereich vermehrt industriell gefertigte Dosen aus Blech und Pappe die trocken zu lagernden Ingredienzien (Abb. 235, 236).

Papier und Pappe waren auch für andere Aufbewahrungsbehälter wichtige Materialien: Faltbriefchen („Pulverkapseln") – zunächst noch direkt in der Apotheke gefalzt und später fertig von Großhändlern bezogen – und die industriell hergestellten Pappschächtelchen wurden vor allem für die Abgabe von kleineren Mengen Arzneien (Pulver, Pillen etc.) an den Patienten verwendet: Typisch im 19. und frühen 20. Jh. sind einfache, mit dem gepulvertem Wirkstoff gefüllte Pulverkapseln mit gefälligem Dekor sowie runde oder ovale und mit Etikett versehene Döschen mit Stülpdeckel. Sie enthielten ebenfalls Pulver oder auch Pillen, so wie die „Pulverschieber", die nach dem Prinzip der Streichholzschachtel funktio-

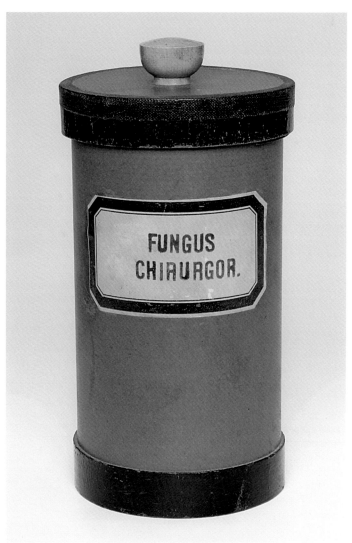

Abb. 236 Nur noch der Griffknopf ist aus Holz, das Standgefäß selbst ist gänzlich aus dichtgepresster Pappe geformt. Anf. 20. Jh. Inv.-Nr. II G 630.

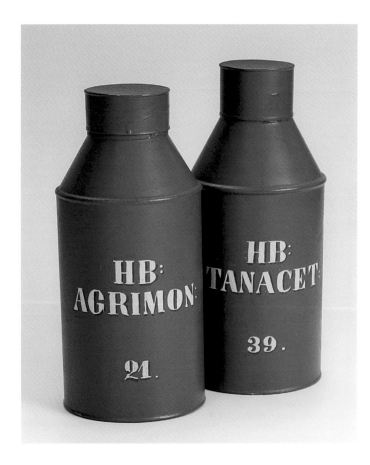

Abb. 235 Blechgefäße aus dem Materialkammerbereich, Weißblech, lackiert. Nieschlag'sche Apotheke Lehrte, um 1920. Inv.-Nr. II F 64–65.

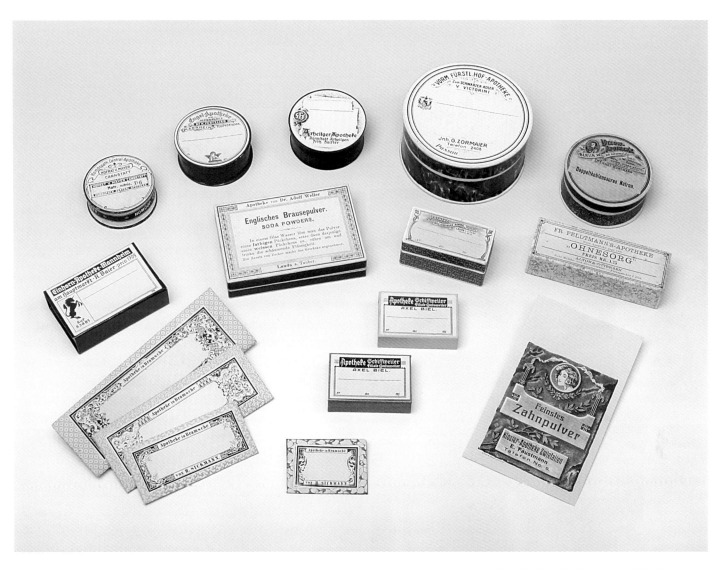

Abb. 237 Pulverbriefchen, Pappschachteln und Pulverschieber, Ende 19./Anfang 20. Jh.

nieren. Ein aufgeklebtes Etikett führt Inhalt, Herstellungsdatum, Anwendungshinweise sowie den Namen des Patienten und der Apotheke auf.

Die Arzneischächtelchen und Pulverschieber auf Abb. 237 stehen stellvertretend für einen Sammelschwerpunkt mit rund 1.000 Objekten im Bestand des Deutschen Apotheken-Museums. Sie stammen aus vielen verschiedenen deutschen Apotheken.

Standgefäß-Ensembles

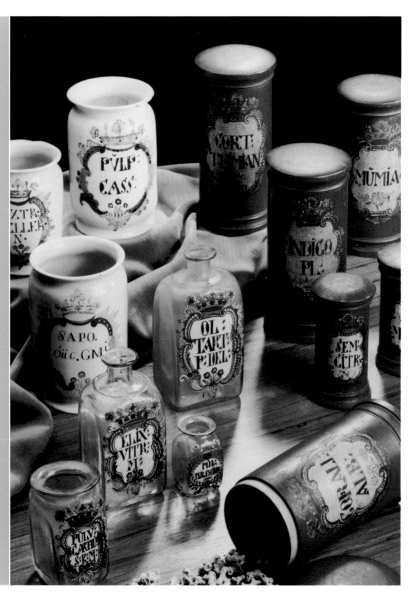

Der Sammlungsbestand des Museums an Standgefäßen setzt sich aus dem ehemaligen Inventar hunderter deutscher Apotheken zusammen. In der Regel jedoch ist es nicht mehr als ein einziges Gefäß im Museumsinventar – und selten mehr als acht oder neun Beispiele (z.B. Abb. 220) – die aus ein und derselben Apotheke stammen. Viele davon – alle herausragende Einzelstücke – zieren heute die Apothekenmöbel in den Museumsräumen. Die Apothekenregale werden so einerseits zu Präsentationsflächen des umfangreichen Bestandes, können jedoch auf der anderen Seite mit einer Bestückung durch singuläre Exponate kein realistisches Abbild der ehemaligen Einrichtung geben. Im Falle des Schrankes aus dem Kloster der Unbeschuhten Karmeliter in Schongau ist dies in Teilen gelungen – das Möbel ist zusammen mit der originalen Ausstattung an Glasgefäßen ins Museum gekommen (Abb. 68, 69) und wird dort als Ensemble präsentiert. Wie die anderen Gefäße der Schongauer Klosterapotheke, aus Fayence und Holz beispielsweise, aussahen, ist jedoch leider nicht mehr bekannt. Auch die Gefäßausstattung aller anderen im Bestand bewahrten Apotheken war bereits lange Zeit, bevor das Mobiliar in die Sammlung kam, entweder weggeworfen oder z. B. ohne Angabe der Herkunft auf dem Auktionsmarkt verkauft worden. Heute kann daher nicht mehr nachvollzogen werden, welche Formen und Dekore deren ehemalige Zierstücke auf-

Abb. 238 Zusammengehörige Standgefäß-Ensembles, wie das aus der Löwen-Apotheke Offenbach, sind heute sehr selten.

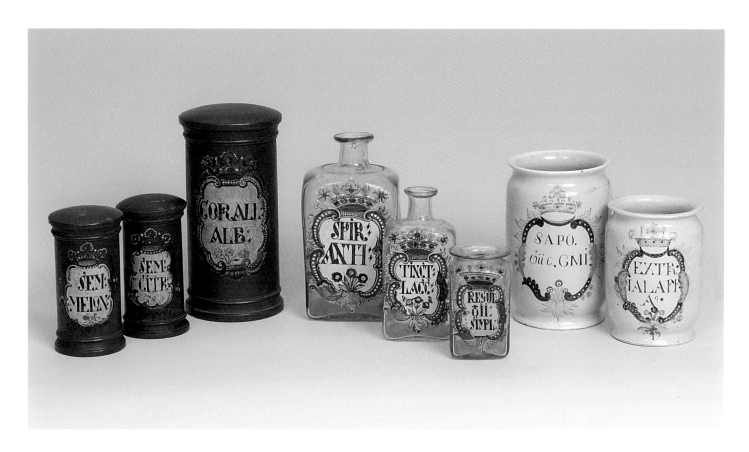

Abb. 239 Ensemble aus Glas-, Holz- und Fayencestandgefäßen mit einheitlichem Kartuschendekor aus der Löwen-Apotheke in Offenbach, zweite Hälfte des 18. Jh. Inv.-Nr. II G 326, II G 324, II G 303, II A 1017, II A 1036, II A 1020, II E 622, II E 605.

wiesen. Lediglich für die Repositorienregale aus dem Kloster Schwarzach war es in den letzten Jahren möglich, immerhin Einzelteile der Fayenceausstattung teils aus dem Kunsthandel zu erwerben. Eine gänzliche Originalbestückung wird jedoch auch hier nie mehr gelingen, denn welche Holz- und Glasgefäße – neben den bekannt gebliebenen weißen Keramiken – dort ehemals zur Arzneiaufbewahrung dienten, ist ebenfalls in Vergessenheit geraten.

Auch wenn die Originalausstattung unwiederbringlich verloren ist, ist es wünschenswert, für den Besucher immerhin exemplarisch darstellen zu können, wie die ursprüngliche Ausstattung beispielsweise einer Offizin des 18. Jh. aussah. Wenn auch aus einer anderen Apotheke stammend, so kann durch ein zusammengehöriges Standgefäßensemble aus der Zeit der Offizin, in der es präsentiert wird, ein realistischer Eindruck der Ausstattung geboten werden.

Aus kunstgeschichtlicher, kulturwissenschaftlicher und pharmaziehistorischer Sicht lässt sich ein Bestandszuwachs, wie er im Jahre 2000 möglich war, gar nicht hoch genug einschätzen: Seitdem befinden sich rund 140 zusammengehörende Holz-, Fayence- und Glasstandgefäße aus der Zeit um ca. 1780 in der Sammlung, die zur Originalausstattung der Löwen-Apotheke in Offenbach a. Main gehörten (Abb. 239). Sie stellen ein absolut einzigartiges Ensemble dar, das in dieser Form auf dem Kunstmarkt der vergangenen hundert Jahre seinesgleichen sucht.

Apotheker Rudolf Otto hatte die Löwen-Apotheke im Jahre 1899 übernommen und dabei die bereits über hundert Jahre alten Standgefäße vorgefunden. Nur drei Jahre später verkaufte er das Geschäft und machte sich mit einer kleinen pharmazeutischen Fabrik in Frankfurt selbständig. Dort produzierte er u. a. das bis in die 1950er Jahre vertriebene Kopfwehpulver „Citrovanille". Beim Weggang aus Offenbach nahm er die Standgefäße mit – es war bereits die Zeit, in der

sie als Antiquitäten erkannt wurden – und bewahrte sie sorgfältig auf. Sie überstanden den Krieg und kamen schließlich als Erbe an entfernte Nachkommen. Ihnen ist der auch zukünftig geschlossene Erhalt des Ensembles zu verdanken: Sie stellten persönliche Vorteile beim möglichen Verkauf der Stücke in einer Auktion zugunsten des Wunsches zum Erhalt der Geschlossenheit und zur Zugänglichkeit für jedermann hintan und ermöglichten durch großzügiges Entgegenkommen den Erwerb dieser einzigartigen Zusammenstellung für die Bestände des Deutschen Apotheken-Museums.

Die mehrfarbige üppig gestaltete Rocaille-Kartusche aller Stücke ist unter Berücksichtigung der unterschiedlichen Materialien und Techniken (Holz, Ölfarbe; Glas, emailbemalt; Irdenware, Fayenceglasur) genau aufeinander abgestimmt worden. Am unteren Rand der prachtvoll in Blau, Gelb und

Abb. 240 Ensemble der Sichererschen Apotheke Heilbronn, Design H. Löffelhardt, 1955. Inv.-Nr. II B 679, II B 677, II A 2144, II A 2139, II G 645–646.

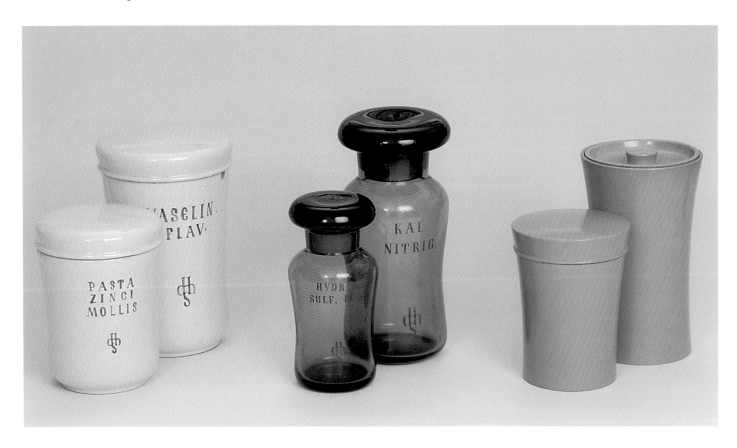

Grün gefassten und bei Holz und Glas zusätzlich weiß hinterlegten Kartuschen findet sich jeweils ein kleiner Blumenstrauß, am oberen eine fünfzackige Krone.

Zahlenmäßig stellen emailbemalte Weithalsgläser und Vierkantflaschen mit knapp 100 Stück die größte Gruppe des Ensembles. Fayencen – eine davon aus der Offenbacher Manufaktur, die anderen aus einem noch nicht identifizierten Herstellungszentrum – und Holzstandgefäße halten sich mengenmäßig die Waage. Als zusätzliche Besonderheit fanden sich in allen Holzbehältern und einigen der kleinen Weithalsgläser noch die außen kunstvoll verzeichneten Originalsubstanzen wie z. B. Korallen, Mumia, Indigo und Samen verschiedenster Pflanzen. Das Ensemble ermöglicht so auch einen umfassenden Überblick über die im fortgeschrittenen 18. Jh. apothekenüblichen Substanzen. Es ziert nun die Regale der im Museum aufgestellten Ursulinenklosteroffizin Klagenfurt. Erstmals in der Museumsgeschichte kann damit ein vollständiges Ensemble in eine Offizin integriert werden und dadurch ein realitätsnaher Eindruck der früheren Einrichtung vermittelt werden.

Das Deutsche Apotheken-Museum ist darüber hinaus bemüht, nicht nur für das 18. Jh., sondern zumindest jeweils eine vollständige Serie von Gefäßen aus den dafür charakteristischen Materialien und mit typischem Dekor für die jeweilige Epoche in den Bestand aufzunehmen. Für die erste Hälfte des 19. Jh. (Biedermeier) bestehen dabei noch erhebliche Lücken, die Gründerzeit (Ende 19. Jh.) und das beginnende 20. Jh. sind besser im Bestand vertreten. Das derzeit jüngste Ensemble stammt aus der Sichererschen Apotheke in Heilbronn (Abb. 240). Sie wurde seit dem 15. Jh. in einem Fachwerkgebäude betrieben, das im Jahr 1944 bei einem Luftangriff zerstört wurde. An selber Stelle entstand nach den kunstverständigen Vorstellungen des damaligen Besitzers Alfred Harmuth (1899–1957) ein konsequent im Stil der 1950er Jahre gehaltenes Gebäude, bei dem von der Außenfassade über die Inneneinrichtung bis hin zum Design der kleinsten Papieretiketten alles künstlerisch aufeinander abgestimmt wurde.

Apotheker Harmuth konnte auch für die Ausstattung mit Standgefäßen wahre Meister des Designs gewinnen. Wilhelm Wagenfeld (1900–1990) zeichnete die erste Entwürfe für die Glasgefäße und setzte die Gefäßausstattung mit dem Bildhauer und späteren Industriedesigner Heinrich Löffelhardt (1901–1979) fort. Beide gehören zu den wichtigsten Protagonisten des Produktdesigns im Nachkriegsdeutschland. Es entstand ein herausragendes Standgefäßensemble für die neue Apotheke, bestehend aus matt graugrün lackierten Holzdosen, zart eierschalenfarbenen irdenen Standgefäßen und rauchfarbenen Glasflaschen. Letztere wurden 1950 bei Gral-Glas in Göppingen produziert.

Das Ensemble ist ein herausragendes Beispiel für das von der Bauhausschule postulierte Ideal der „guten Form". Gekennzeichnet durch Einfachheit und Schlichtheit und verbunden mit einer materialgerechten Gestaltung, die auf Langlebigkeit ausgelegt ist. Heinz Löffelhardt entwarf in diesem Stil Gebrauchsgeschirre für die Porzellanfabriken Arzberg und Schönwald sowie für die Jenaer Glaswerke in Mainz, aus denen teils jahrzehntelang produzierte Serien hervorgingen. Zeitlebens war er immer wieder für und mit Wilhelm Wagenfeld tätig. In der 1954 gegründeten „Werkstatt Wagenfeld" entstanden aber nicht nur die ersten Entwürfe für die Sichererschen Gefäße, sondern vor allem unzählige Gebrauchsgegenstände auch noch unseres heutigen alltäglichen Lebens – allesamt inzwischen Klassiker des modernen Industriedesigns – z. B. für die Firmen Schott (Jenaer Glas), Rosenthal und Braun, darunter die funktional-schöne „Bauhaus-Leuchte" oder das typische „Lufthansa-Geschirr".

So repräsentieren die Gefäße aus der Sichererschen Apotheke nicht nur eines der seltenen nach dem Kriege individuell für eine Apotheke angefertigten Standgefäßensembles. Sie sind gleichermaßen ein herausragendes Beispiel für modernstes Produktdesign des 20. Jh. aus Meisterhand.

Mörser

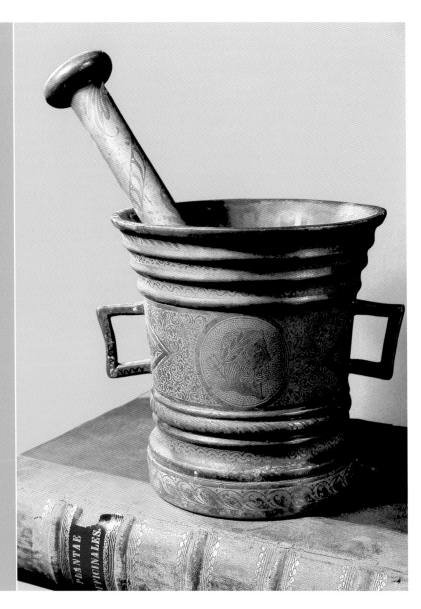

Im Deutschen Apotheken-Museum befindet sich eine Sammlung von rund 220 Mörsern unterschiedlicher Provenienz, darunter französische, spanische und italienische, vorwiegend jedoch deutsche Beispiele des 15.–20. Jh.

Der Mörser war zwar lange Zeit eines der wichtigsten Arbeitsgeräte des Apothekers, ist aber mitnichten „das" typische Apothekengerät. Als Grundausstattung fand es sich in den Werkstätten der unterschiedlichsten Gewerbe und überdies in jeder besseren Küche.

Für Substanzen, die sichtbar mit dem Metall reagierten, und für einige andere Substanzen, denen eine qualitative Verbesserung durch die Verarbeitung in nicht-metallenen Mörsern nachgesagt wurde, setzte man Mörser aus Marmor, Glas, Holz oder Elfenbein ein (Abb. 242). In der Apotheke waren am häufigsten Stücke aus Metall anzutreffen, die zunächst meist aus Bronze, und im 18. Jh. vermehrt aus Messing hergestellt wurden.

Die schlanke, hohe Form des gotischen Mörsers ist typisch für die Offizin der frühen Apotheken im deutschen Sprachraum (Abb. 243). Es gibt ein- oder beidseitige Griffvorrichtungen, wobei ein eckiger, manchmal stab- oder leiterförmiger Henkel charakteristisch ist. Im süddeutschen und alpenländischen Sprachraum zeigt sich die Wandung vom Rand bis zum Fuß mit senkrecht verlaufenden lisenenartigen Rippen

Abb. 241 Bronzemörser mit zierlichem Spiralrankenmotiv und antikisierendem Medaillon: Neptun mit Dreizack,17. Jh. Inv.-Nr. V A 184.

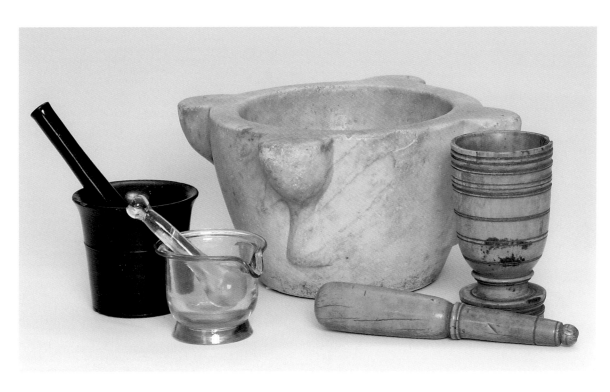

Abb. 242 Mörser und Reibschalen des 17. – 19. Jh. aus unterschiedlichen Materialien: Serpentin, Glas, Marmor und Elfenbein. Inv.-Nr. V A 154, V A 118, V A 186, V A 202.

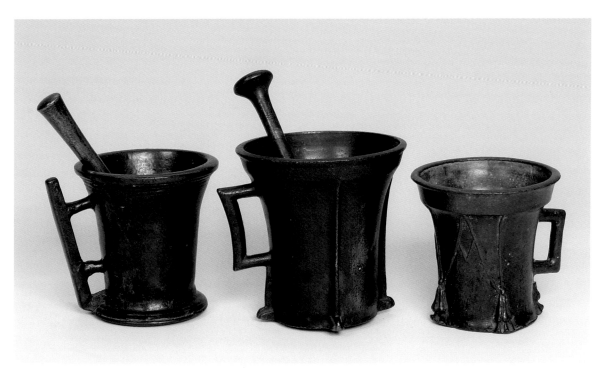

Abb. 243 Gotische Bronzemörser, Süddeutschland, zweite Hälfte 15. Jh. Inv.-Nr. V A 228, V A 105, V A 117.

Mörser

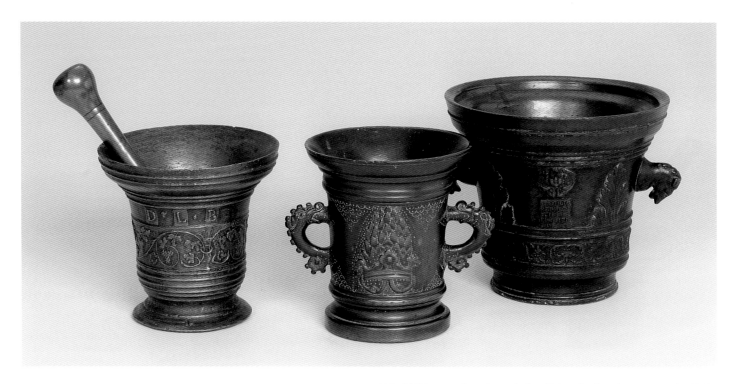

Abb. 244 Bronzemörser im typischen Dekor der Renaissance und des Früh-
barock: Links signiert mit den Buchstaben D – L – B, Italien, Ende 16. Jh.;
daneben ein Stück mit dem Augsburger Pyr (Zwiebelnuss) aus der Mitte
des 16. Jh.; rechts – eine weitere Kostbarkeit – Akanthusblätter und Spiralrankendekor aus der Meisterwerkstatt von A. Busco, gen. Riccio, Padua,
1470–1532. Inv.-Nr. V A 111, V A 174, V A 289.

gegliedert, die meist in plastisch gestalteten Pranken aufge-
hen. Die Rippen haben nicht nur dekorativen Charakter, sondern dienen der Verstärkung des bei der Arbeit stark beanspruchten Gefäßkörpers. Die Pranken erhöhen die Standfes-
tigkeit. Bei Mörsertypen des norddeutschen Sprachraums
findet sich eine wesentlich ausgeprägtere Standbodenplatte.
Auch sie zeigen sich durch Vertikalrippen gegliedert und verstärkt, jedoch meist nur am unteren Drittel der Wandung.

In der Renaissance überwiegen bald breiter ausladende,
aber immer noch recht schlanke Beispiele mit aufwendigen,
teils aus der Antike entlehnten Dekorelementen (u. a. Pun-
zierung, Plaketten, Ornamentfriese, delphinförmige Henkel,
vgl. Abb. 244). Besitzer- oder Herstellerstolz manifestieren
sich und viele Stücke werden nun mit Umschriften versehen,
die den Eigner und/oder den Hersteller und manchmal auch
das Datum der Anfertigung nennen.

Mit der Sammlung Walter Dörr kam auch eine stattliche Anzahl
absolut herausragender und sehr kostbarer Bronzemörser aus
der Zeit der Gotik bis zum Barock in das Deutsche Apotheken-Museum. Hervorgehoben sei hier ein Renaissancestück
von künstlerisch und technisch höchster Qualität aus der Bron-
zegießerwerkstatt Hachmann in Kleve (Abb. 245). Albert Hachmann übergab „um 1560" die zu diesem Zeitpunkt bereits weit
bekannte Werkstatt an seinen Sohn Wilhelm, daher ist bei
diesem Stück nicht sicher zu entscheiden, wer von beiden es
fertigte. Der Mörser zeigt am oberen Rand die Umschrift
„hanrich hopp rychter tot udom" – sie weist auf den ehemaligen Eigner hin – und ist mit zwei elegant geschwungenen
Delphinhenkeln versehen. Die Gefäßwandung ist durch deut-
liche Horizontalprofilierung in zwei breite Streifen unterglied-
ert, in der oberen tritt zentral ein Wappenschild entgegen, das von
zwei geflügelten Putti gehalten wird. Die Umschrift auf der Fuß-
zone nennt die Datierung „anno domini MCCCCCLIIII" (1554).

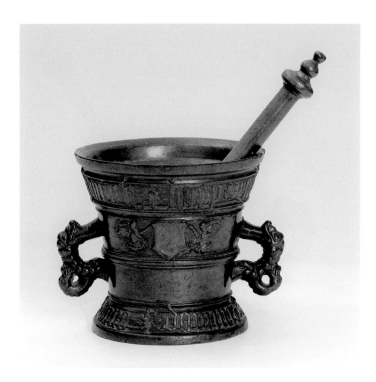

Abb. 245 Bronzemörser aus der Werkstatt Hachmann, Kleve, 1554. Inv.-Nr. V A 282.

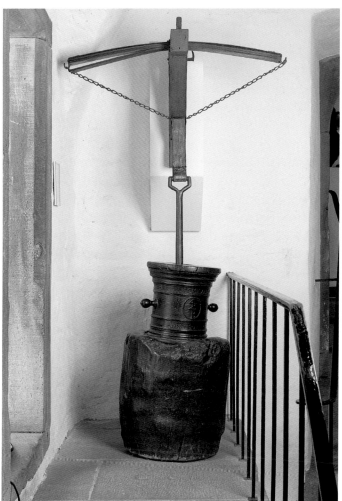

Abb. 246 Bronzemörser mit Kutschfedermechanismus zur Pistillführung, Gießer Jacob Neuwert, 1638. Inv.-Nr. V A 209.

Ein schwerer Bronzemörser der Sammlung stammt aus der ehemaligen Zornschen Apotheke in Berlin (Abb. 246). Die untere Umschrift des Mörsers „ANNO 1638 GOS MICH JACOB NEUWERT" gibt Aufschluss über Hersteller und Herstellungsdatum, die obere „BARTHOLOMÄUS ZORN ME FIERI FECITO" nennt den Auftraggeber bzw. Besitzer des imposanten Stückes. Der später hinzugekommene Kutschfedermechanismus erleichterte die schwere Stoßarbeit erheblich, da das Pistill nach dem manuellen Herunterziehen der Federn selbständig wieder nach oben zurückschnellt.

Der Mörser war im Lauf der Zeit in mehreren Berliner Apotheken in Betrieb: zunächst in der Zorn´schen Apotheke am Molkenmarkt, wo ihn ein prominenter Lehrling bediente: Johann Friedrich Böttger (1682–1719), der später das Geheimnis der Porzellanrezeptur lüften sollte. Durch einen Nachfolger Zorns gelangte der Mörser im Jahre 1756 in die Apotheke Zum Goldenen Reh, aus der schließlich die Apotheke Zum Weißen Adler in Berlin hervorging. In deren ebenfalls im Museum befindlichen Materialkammer (vgl. S. 84) war das stattliche Stück bis 1970 in Betrieb.

In der künstlerischen Gestaltung des barocken Bronzemör-
sers gab es nur noch wenige Innovationen, Formen und Ver-
zierungsstil änderten sich in der grundsätzlichen Gestaltung
nicht mehr wesentlich. Die Stücke aus dem deutschen
Sprachraum weisen nun üblicherweise streng zylindrische
Gefäßformen auf.

Ebenfalls der Sammlung Dörr entstammt ein sehr seltenes
Ensemble aus der 1. Hälfte des 18. Jh. (Abb. 247): Die Figur
eines knieenden „Mohrenknabens" hält, das Gesicht der
schweren Last auf seinen Schultern zugewendet, einen
stattlichen Bronzemörser mit reicher Verzierung und stilisierten Delphinhenkeln. Fuß- und Randzone sind durch vielfälti-
ge Profilierungen verziert. Unter der Randzone zeigt ein
schmaler Streifen die Aufschrift „P F R de F V ANNO 1704".
In der darunter liegenden breiten Zone befindet sich auf der
Schauseite das Wappen des Mainzer Fürstbischofs. Die
Datierung des Mörsers weist in die unmittelbare Gründungs-
zeit der Mainzer Apotheke um das Jahr 1703, damals war
sie jedoch unter dem Namen „Hof-Apotheke" privilegiert.
Der Name „Mohrenapotheke" taucht für sie erstmals 1745
auf und führt nach und nach zum Wegfall der alten Bezeichnung. Das Mohrenpostament ist eine spätere Zutat aus dem
fortgeschrittenen 18. Jh. und nimmt anschaulichen Bezug
auf den neuen Namen der ehemaligen Hof-Apotheke.

Ein typisches Beispiel für französische Barockmörser bildet
ein für den in Berlin ansässigen Apotheker Louis Lamblet im
Jahre 1732 gefertigtes Exemplar mit glockenförmig ausla-
dendem Rand (Abb. 248). Ein fein geschnittenes Palmetten-
band und die als Henkel gebildeten geflügelten Hermen erin-
nern an antike Vorbilder. Voll Besitzerstolz verkündet die
Inschrift auf der Lippe: „APPARTENANT A LOVIS LAMBLET
– ANNO 1732". Lamblets Vater hatte nach dem Widerruf
des 1598 erlassenen Ediktes von Nantes (das den Hugenot-
ten in Hinblick auf den protestantischen Glauben Glaubens-

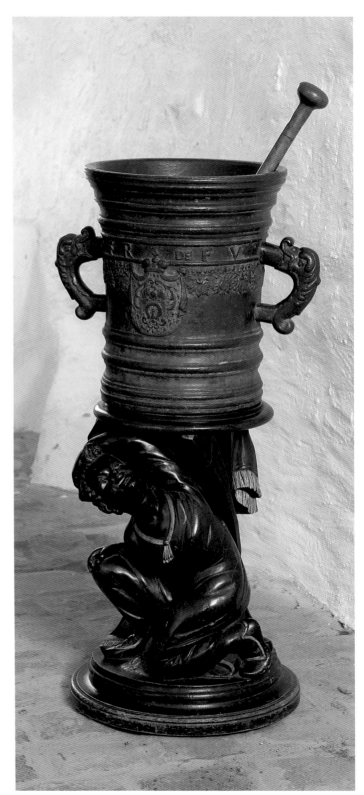

Abb. 247 Bronzemörser, datiert 1704, auf einem
Mohrenpostament aus der 2. Hälfte des 18. Jh.
Inv.-Nr. V A 279.

freiheit zusicherte) im Jahre 1685 Frankreich verlassen und in Berlin eine neue Heimat gefunden, wo er eine Apotheke eröffnete. Diese führte sein Sohn Louis weiter und stattete sie mit diesem ansehnlichen Mörser aus. Der Heimat seiner Vorfahren verbunden, ließ er ihn in Frankreich gießen und auch französisch beschriften.

Die Verarbeitung bestimmter Stoffe in Bronzemörsern war bereits im 16. Jh. als gesundheitsschädlich erkannt worden. Es dauerte jedoch bis in die Mitte des 18. Jh., bis der holländische Chemiker Hermann Boerhaave (1668–1738) dies wissenschaftlich belegen konnte. Seine Ergebnisse führten

zu heftigen Diskussionen und letztlich zur Abkehr von diesem Material. Eisenmörser nahmen die Stellung nur zu Teilen nun ein, sie waren bereits seit dem Mittelalter verbreitet. Es handelte sich bei den deutschen Beispielen meist um wenig verzierte Gebrauchsgeräte von oft stattlicher Größe, die zum Zerkleinern gröberer Materialien Verwendung fanden (Abb. 249).

Abb. 248 Bronzemörser für Apotheker Louis Lamblet, Frankreich, datiert 1732. Inv.-Nr. V A 207.

Abb. 249 Eisenmörser, Deutschland, 17. Jh. Inv.-Nr. V A 47.

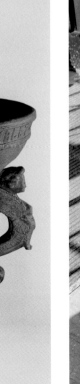
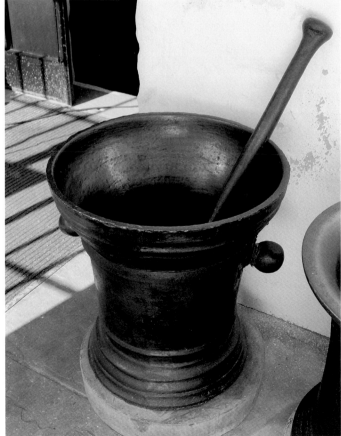

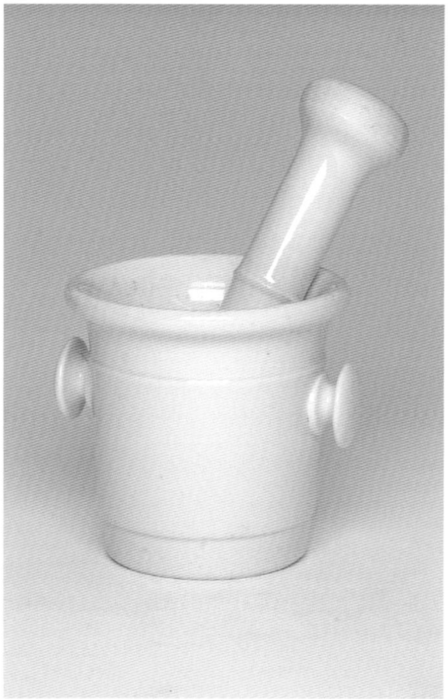

Abb. 250 Porzellanmörser Ende 19./Anf. 20. Jh. Inv.-Nr. V A 266.

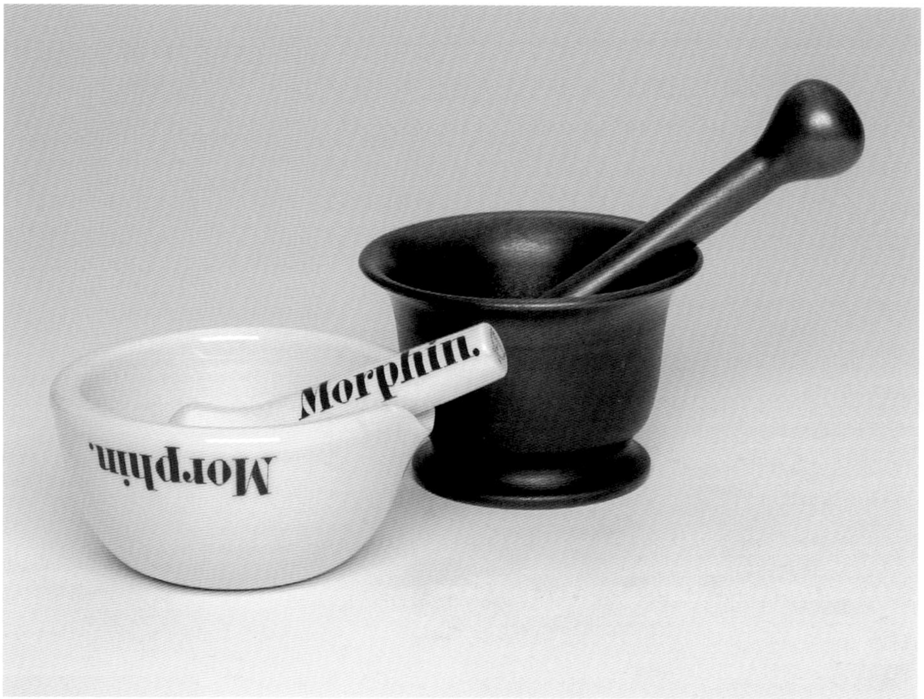

Abb. 251 Sog. Pillenmörser aus Eisen, daneben Porzellanreibschale für Verreibungen von Zubereitungen mit Morphin. Inv.-Nr. V A 298, V A 305.

Bereits im 18. Jh. entwarf der Porzellanfabrikant Josiah Wedgewood (1730–1795) auf die Bitte eines Physiologen den ersten Mörser aus hartem Porzellan. Der Prototyp wurde 1779 in der Apothecarie´s Hall in London ausgestellt und in der Folge auch auf dem Festland produziert. Porzellanmörser eignen sich gut zur Herstellung von Emulsionen und Salben und finden sich vermehrt im 19. Jh. in der Apotheke (Abb. 250). Vergleichbare Formen blieben auch im 20. Jh. in Verwendung.

Seit dem Beginn des ersten Weltkrieges 1914 führte eine kriegsbedingte Verordnung zur Beschlagnahmung von bestimmten Metallen als kriegswichtigem Material. Im Apothekenbetrieb waren vor allem Mörser aus Messing und Bronze betroffen – viele davon bereits Antiquitäten, die seit Generationen im Betrieb weitervererbt worden waren und seit langem nicht mehr in Benutzung standen. Als Ersatz für das abgegebene Stück und als Anerkennung seines Engagements erhielt der Apotheker einen Mörser aus Eisen oder Porzellan, der auf der einen Seite das eiserne Kreuz zeigt, auf der anderen Aufschriften, wie *„Aus großer Zeit“* oder *„Durch Krieg zum Sieg“*, und die bereits ins Land gegangene Zeit seit Kriegsbeginn (Abb. 252).

In der heutigen Apotheke finden sich die prachtvollen Schwergewichte der vergangenen Zeiten nur noch als Zierstücke. Mit dem Aufkommen des pharmazeutischen Großhandels wurden sie mehr und mehr obsolet. Im 20. Jh. blieben vorwiegend zweckmäßig schlicht gehaltene Mörser noch regelmäßig in Verwendung, vor allem kleine Exemplare aus Eisen, in denen die Pillenmasse hergestellt („angestoßen“) wurde (Abb. 251, rechts). In der zweiten Hälfte des 20. Jh. nahm die Anfertigung dieser Arzneiform in der Apotheke mehr und mehr ab. Im 1976 erschienenen neuen Arzneibuch kamen Rezepturen dafür schließlich gar nicht mehr vor. Ebenfalls heute nicht mehr gebräuchlich sind Reibschalen für spezielle Materialien wie das geruchsintensive Moschus oder das stark wirksame Morphin, die noch in der ersten Hälfte des 20. Jh. gesetzlich vorgeschrieben waren (Abb. 251, links). Reibschalen sind auch heute in den Apotheken nach wie vor in Verwendung, beispielsweise zum Herstellen („verreiben") von Salben. Als Material hat sich inzwischen jedoch Hartplastik durchgesetzt, das auch mikrowellengeeignet ist. Für diese Geräte hat sich der Name Fantaschale eingebürgert, benannt nach einem bislang nicht näher bekannten Apotheker namens Fanta.

Abb. 252 Eisen- und Porzellanmörser aus der Zeit des Ersten Weltkrieges. Inv.-Nr. V A 234, V A 231, V A 232.

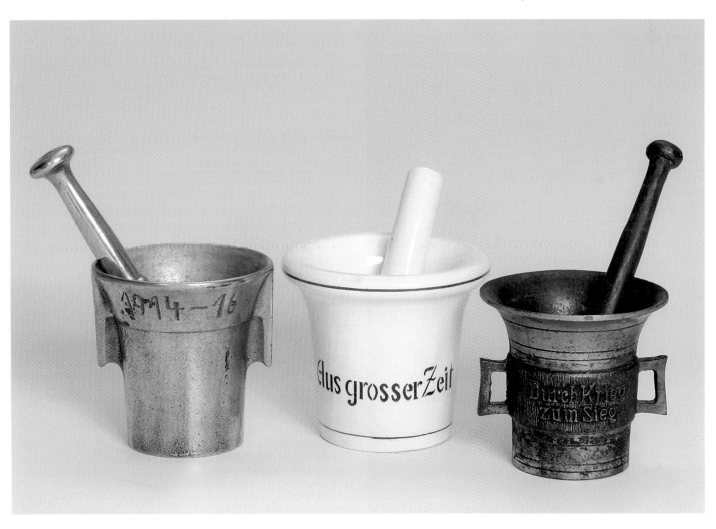

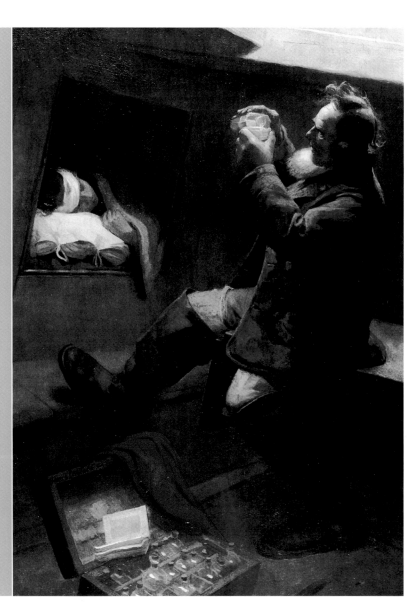

Für den Notfall gerüstet zu sein, steht sicherlich als Hauptgedanke hinter jenen Arznei- und Verbandsmitteln, die der Mensch auf kleinen und großen Wegen in Kästchen, Etuis, Kisten, Mappen und sonstigen Behältnissen seit alters her mit sich führt. Die Sammlungen des Deutschen Apotheken-Museums umfassen rund 120 Objekte aus der Zeit des 17. – 20. Jh. aus den Bereichen Haus, Reise und Sport. Hinzu kommen spezielle Ausrüstungen für militärische Zwecke und den Zivilschutz.

Haus- und Reiseapotheken

Haus- und Reiseapotheken wurden in der Regel vom Apotheker bestückt, wie die heute noch erhaltenen Etiketten auf manchen Behältern belegen. Der Gebrauch aber erfolgte durch unterschiedliche Personen, seien es Ärzte als Reisebegleitung oder auf dem Weg zu einem Patienten (Abb. 257), Kapitäne auf Schiffen (Abb. 253, 259), Militärangehörige wie Feldscherer oder schlicht einfache Reisende, die Erkrankungen bis zur Ankunft in einem Ort mit ansässigem Arzt zunächst selbst behandeln wollten oder mussten.

Das älteste und zugleich kostbarste Stück dieses Bereiches (Abb. 254) gehört zu einer sehr kleinen Gruppe von außergewöhnlich kunstfertig hergestellten Ebenholz-Kabinetten

Abb. 253 Der transportable Apothekenkasten hilft manchen Notfall zu umschiffen, wie Hans von Bartels (1856–1913) auf dem Ölgemälde „Der Kapitän als Apotheker" um 1890 anschaulich darstellt. Original im Besitz des Hamburger Apothekervereins.

Abb. 254 Kostbare Reiseapotheke, Augsburg um 1640. Inv.-Nr. IV F 26.

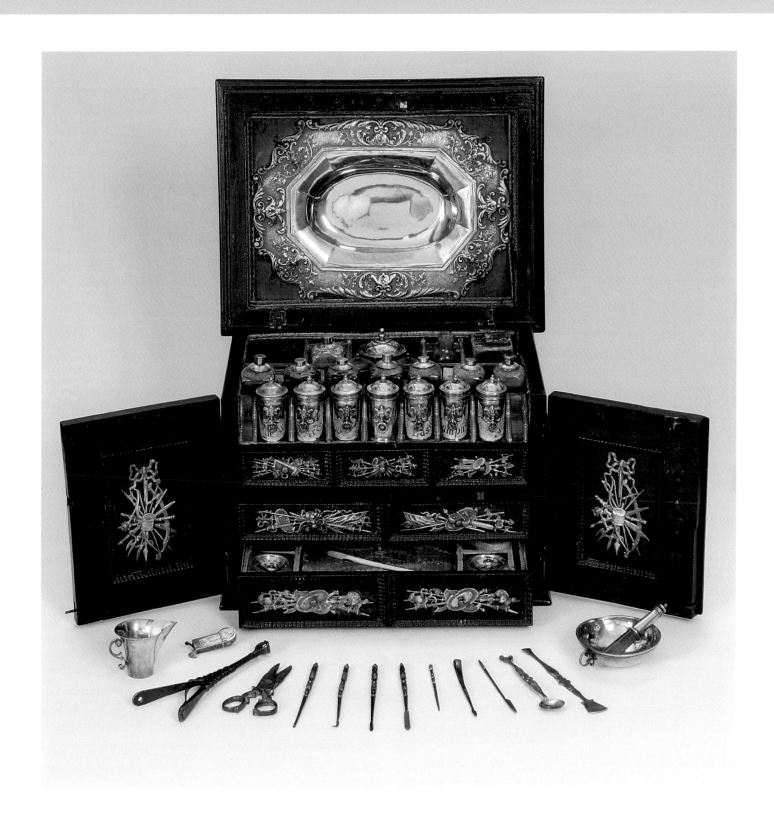

mit Silberbeschlägen, die in Augsburg im 17. Jh. als Auftragsarbeiten von namhaften Meistern der Goldschmiede- und Kistlerzunft (abgeleitet von „Kasten") geschaffen wurden. Sie wurde mit Geräten und Gefäßen aus der Hand verschiedener Zunftmeister ausgestattet. Die Bodenmarke „HL" auf den rein silbernen, teils vergoldeten Standgefäßen verweist hier auf den Goldschmiedemeister Johannes II Leucker, gestorben 1661. Neben Gerätschaften zur Arzneifertigung (silberne Reibschale, Achatpistill, Messer, Spatel, Löffel, Gewichtssatz, Trichter) finden sich in Fächern und Schubladen mehrere Aderlass-Schnepper, teils mit Elfenbeinzier, eine Schere sowie ein komplettes Schreibzeug (Federkiel, Tintenfass, Sandstreuer). Die meisterlich gearbeitete Aderlaßschale im aufgeklappten Deckel stellt eine jüngere Ergänzung der Ausstattung dar.

An Arzneimitteln enthielt das Kabinett unter anderem: Camphor (Kampfer, anregend), Ung. Basilicum (Basilikumsalbe, zum Einreiben bei Entzündungen oder Kopfweh verwendet), Alumen ustum (gebrannter Alaun, sollte die Vernarbung von Wunden fördern) sowie Butyr. Antimon (Antimonpräparat, „saure Arznei" gegen Bisswunden, Wucherungen, Warzen). Die Spanschächtelchen sind in deutsch beschriftet und enthielten stärkendes *„Markgrafenpulver"* und *„Rhabarberpulver"* (abführend), ein noch erhaltenes krampflösendes (*antispasmotisches*) Pulver und ein nicht näher zu spezifizierendes Aethiopspräparat. Die Auswahl ermöglichte also tatsächlich „Erste Hilfe" in vielen Fällen, ob Magen- und Verdauungsbeschwerden, Verletzungen, Abszesse oder Kopfweh; die meisten Beschwerden konnten durch den Vorrat in der Handapotheke mit den damals gängigen Arzneimitteln sogleich behandelt werden.

Der Besitzer der hier gezeigten Reiseapotheke ist heute nicht mehr bekannt – mit Sicherheit war er jedoch eine sehr hochstehende Persönlichkeit, denn ein nahezu identisches Stück wurde in Augsburg nur kurze Zeit vorher für die Zarenfamilie Romanov gefertigt. Es wird heute in der Eremitage in St. Petersburg aufbewahrt.

Im 18. Jh. erobert erstmals ein nahezu als standarisiert zu bezeichnender Typ von Reiseapotheken auch breitere Bevöl-

kerungskreise (Abb. 255, 256). Von diesen schlichten, trag- und aufklappbaren Modellen in eisenbeschlagener Truhenform haben sich bis heute eine größere Anzahl erhalten. Nach Öffnen der „Schatztruhe" erschließt sich ein Miniaturkabinett mit zwei aufklappbaren Flügeltüren. Darin integriert finden sich Schubladen für Gerätschaften, Pflasterstangen und Pulverbriefchen sowie kleine Galerien, auf denen Zinndosen und Glasflaschen mit Zinn- oder Silberverschluss sicher untergebracht sind. In den Schubkästen ist Platz für allerlei Gerätschaften, üblicherweise war auch eine Handwaage mit kleinem Gewichtssatz vorhanden. Die Deckelinnenseite wurde in zeittypischer Manier mit Tapete ausgeschlagen. Solche Stücke konnten sogar über regelrechte Versandhandelsanbieter bestellt werden, die auch eine breite Palette der gängigen Mittel gleich mit- und daneben einzelne nach Verbrauch separat im Versand nachlieferten.

Versuche zur gesetzlichen Regelung der Arzneimittelversorgung an Bord von Schiffen betrafen die Entdeckungsfahrten und daneben die militärische Flotte. Die altehrwürdigen Seefahrerstaaten beanspruchten dabei naturgemäß eine Vorreiterrolle. Arzneimittel führte man in einer „Arzneikiste" an Bord mit, die vom Kapitän oder seltener von einem an Bord anwesenden Arzt genutzt wurde (Abb. 253). Selten werden jedoch in den regional unterschiedlichen, allgemein gehaltenen Anweisungen zu diesem Thema Angaben über den mitzuführenden Inhalt gemacht.

In Deutschland begannen erst in der Mitte des 19. Jh. Bestrebungen, die Versorgung mit Arzneimitteln an Bord von Handels- und Passagierschiffen gesetzlich zu regeln. Bis dahin war es jedem Kapitän selbst überlassen, ob und was er an Arzneimitteln mit sich führte. Für Auswanderer- und Passagierschiffe regelte eine Verordnung des Senats in Bremen und Hamburg im Jahre 1868, dass die aus diesen Städten auslaufenden Auswandererschiffe eine Arzneikiste an Bord mitzuführen hatten. Die alte und immer wieder gestellte Forderung, für alle Seeschiffe einen Mindeststandard an Arznei- und sonstigen Mitteln der Krankenfürsorge vorzuschreiben, wurde erst mit den Verordnungen des Staatsministeriums über die Gesundheitspflege an Bord der Handelsschiffe 1888/90 erfüllt.

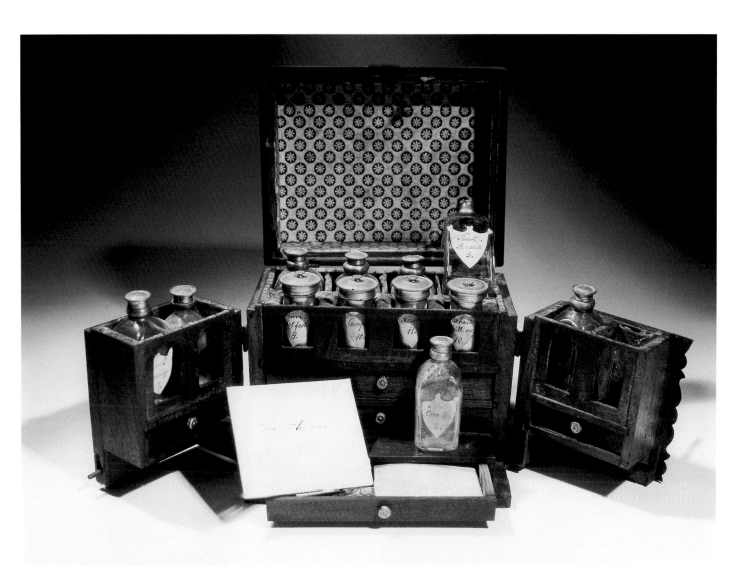

Abb. 255 Typische Reiseapotheke aus der Zeit um 1750. Inv.-Nr. IV F 2.

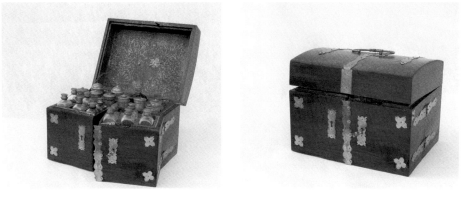

Abb. 256 Durch Zusammenklappen der Türen und Auflegen des Deckels wird eine gut transportable kleine Reisetruhe daraus. Inv.-Nr. IV F 3

Abb. 257 Transportabler Apothekenkasten des Arztes August Anton Reder (1796–1861). Darin Arzneibehälter mit Etiketten der Rostocker Apotheke von Hofapotheker Friedrich Wilhelm Krüger (1782–1866). Erste Hälfte des 19. Jh. Inv.-Nr. IV F 22.

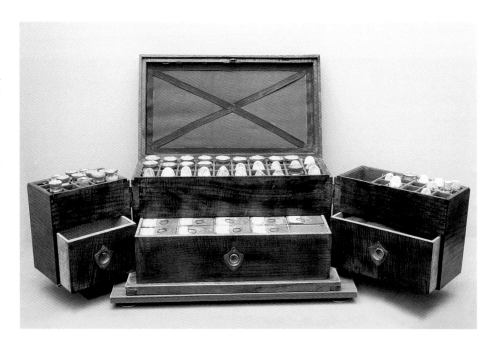

Abb. 259 Schiffsapothekenkasten mit Bestückung durch die Schenckelsche Hof- und Stadt-Apotheke Ludwigsburg, um 1860. Inv.-Nr. IV F 37.

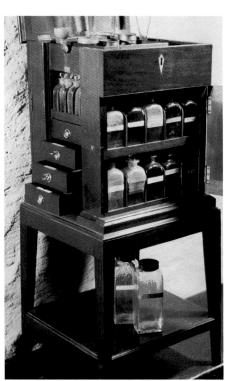

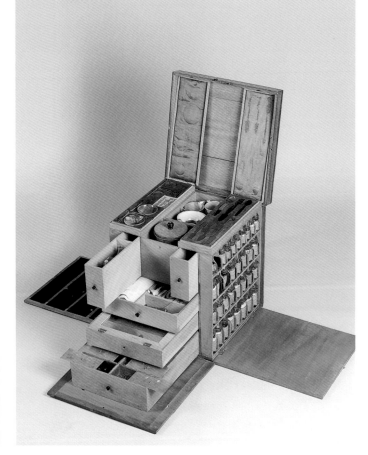

Abb. 258 Reiseapotheke mit Untergestell, vielleicht als Schiffsapotheke genutzt. Ausgestattet mit zahlreichen Standgefäßen und Gerätschaften zur Arzneibereitung. England, um 1800. Inv.-Nr. IV F 32.

Die würfelförmige Arzneikiste auf Abb. 259 war für den Gebrauch auf einem Handelsschiff gedacht und vor allem funktional gestaltet. Die ästhetische Gestaltung trat hier gänzlich in den Hintergrund. Als Beispiel für die Ausstattung auf See ist sie jedoch aufgrund ihrer Bandbreite – von Arzneimitteln bis hin zu Gerätschaften aus den Bereichen Hygiene und Körperpflege – sehr gut geeignet und wird daher hier näher vorgestellt.

Durch Haken und Öse sind Deckel und Front miteinander verbunden. Die Seitenwände werden in Nuten geführt und vom Deckel gehalten. Die Ausrüstung wurde um die Mitte des 19. Jh. von der Schenkelschen Hof- und Stadtapotheke Ludwigsburg bezogen. Die Apotheke trug diesen Namen von 1837–1860, so dass die Ausrüstung um die Mitte des 19. Jh. zu datieren ist. Sie stammt also aus der Zeit vor einer gesetzlichen Regelung und zeigt sich dementsprechend individuell bestückt. Neben Arzneimitteln und Rezepturgerätschaften wurden solche für die Rasur und Körperpflege mitgeführt. In der rechten Seite sind oben 10 kleine runde Fläschchen und darunter 24 größere runde Fläschchen mit grüner Ledertektur und lateinisch-deutschem Etikett untergebracht. Auf der linken Reihe befinden sich in vier Reihen untereinander Fläschchen von drei verschiedenen Volumina. Die Arzneimittel decken verschiedene Notfälle wie Wundbehandlung, Magenbeschwerden, Durchfall, Fieber, Hautleiden und einiges mehr ab. Sie sind in Latein und Deutsch signiert, letzteres ein Hinweis darauf, dass der Umgang damit auch für Laien ermöglicht war.

Die obere Schublade auf der Vorderseite birgt leere Glasflaschen und eine kleine Handpumpe. In den anderen drei Schubladen darunter sind 12 Blechdosen mit Schiebedeckel für getrocknete Drogen, darüber ein Spiegel zum Aufklappen, Rasiermesser, Bürsten und weitere Utensilien zur Körperpflege untergebracht. In einem dahinterliegenden Fach wurden Pulvertüten und Kartenblätter aufbewahrt. Die Karten dienten nicht etwa dem Spiel, sondern das harte Material eignet sich sehr gut zum Zusammenschieben von Pulvern und zum Verreiben von Salben. Die ob der besseren Handhabung schräg zugeschnittenen halben Kartenblätter finden sich noch in manchen Apotheken des 21. Jh. im Einsatz.

Eine weitere Schublade enthält herausnehmbare Fächer für sechs Porzellankruken mit grüner Tektur, drei Zahnpulverdosen aus Pappe, in rotes Papier eingewickelte Pflasterstangen, Binden und Lakritzstangen (eingedickter Süßholzsaft, zur arzneilichen Verwendung). Unter dem Deckel sind Fächer für Waagen, Gewichte und flache Rezeptiergeräte angebracht. Im Mittelteil der obligate Mörser und ein Tischöfchen zur Arzneibereitung, denn es wurden nicht nur fertige Mittel mitgeführt, sondern auch viele Grundmaterialien zur Anfertigung verschiedener weiterer Arzneien.

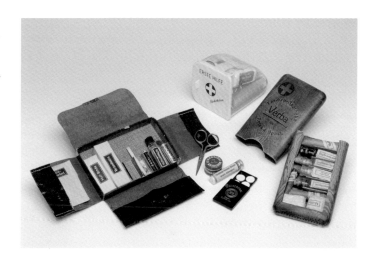

Abb. 260 Links eine Taschen-Apotheke aus dem Jahr 1943. Im Hintergrund „Erste-Hilfe-Maskottchen" für Motorradfahrer, um 1955. Rechts eine Taschen-Apotheke für Reise und Sport, um 1920. Inv.-Nr. IV F 40, IV F 71, IV F 79.

Reisen werden einfacher, das Apothekennetz flächendeckender, die industriell hergestellten Arzneimittel benötigen nur noch einen Bruchteil des Platzes. In Reaktion darauf wird Ende des 19. Jh. ein neuer, handlicher Typ populär, der bequem mitgeführt werden kann und manchmal auch noch mit Nadel und Faden ausgestattet ist. In der „Taschenapotheke" auf Abb. 260 (rechts) finden sich anregende Mittel

wie Hoffmannstropfen und die antiseptisch und adstringie-
rend wirkende essigsaure Tonerde in Tablettenform sowie
ein Stift für Insektenstiche. Ursprünglich waren auch einmal
„Cholera-Tropfen" enthalten, wie das Inhaltsverzeichnis ver-
rät. Sie sollten bei Durchfall, Kolik und Magenkrämpfen helfen. In der etwas jüngeren Taschenapotheke in Reptilien-
lederimitat auf Abb. 260 (links) ist neben Verbandsstoffen
„Nasenwatte gegen Schnupfen", das Schmerzmittel Qua-
dronal, die obligaten Hoffmannstropfen und Hirschtalg enthalten. Das „Erste-Hilfe-Maskottchen" auf Abb. 260 (hinten)
stammt aus der Zeit um 1955. Für Motorradfahrer gedacht,
galt es, die Form so zu gestalten, dass es am Zweirad platz-
sparend untergebracht werden konnte. Dieses Stück passte
unter den Tank und ist hauptsächlich mit Verbandsstoffen
ausgestattet, aber auch Tabletten gegen Übermüdung und
Schmerzen waren einmal enthalten, wie die Gebrauchsan-
weisung belegt.

Feldkästen / Zivilschutz

Die Karikatur in Abb. 261 aus dem 18. Jh. nimmt ironisch
die überspitzt dargestellte Ausstattung eines Apothekers
während eines Feldzuges ins Blickfeld. Er ist beladen mit
Feldapothekenkasten, Gewehr, Totenschädel, Büchern,
Krücken, Flaschen und wird begleitet von einem Hund, der
im Maul eine Klistierspritze trägt. An Arzneimitteln führt er
mit sich: D. Lenkarts Gesundheitstrank für Schwangere, Aqua
Vitae, Böhmischen Likör, Holundersaft, Arcana (Geheim-/
Wundermittel), Hirsch in Fett, Mittel gegen Wanzen, Ratten-
pulver, ein Rezeptbuch und vieles mehr, nicht zu vergessen
natürlich den Stein der Weisen. Wenn hier auch die Ironie im
Vordergrund steht, so wird doch ein ernstes Thema berührt,
die „Apotheke im Felde" – die Militärpharmazie.

Die Versorgung eines bei unmittelbaren Kriegshandlungen
Verwundeten musste schnell eingeleitet werden, diente vorrangig der Erstversorgung und zielte darauf ab, die Einsatz-
fähigkeit schnell wiederherzustellen. Aber auch durch Unfälle
Beeinträchtigte und Erkrankte wollten schnell behandelt
werden. Diese Notwendigkeiten bestimmen maßgeblich die
Bestückung von Feld- und Sanitätskästen, die von Armee-
einheiten mitgeführt wurden und werden. Die Ausstattung

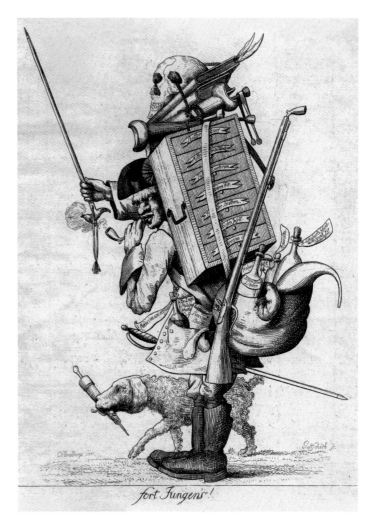

Abb. 261 Karikatur eines Feldapothekers, Radierung von Johann Christian Benjamin Gottschick
(1776–1844), um 1800. Inv.-Nr. VII B 453.

weist daher neben Verbandstoffen und Salben hauptsächlich schmerzstillende, beruhigende, fiebersenkende, anregende und abführend wirkende Arzneimittel auf. In der
Sammlung des Museums befinden sich einige Arznei- und
Verbandstoffbehältnisse des militärischen Bereiches aus der
Zeit des Ersten und Zweiten Weltkrieges, von denen einige
im Folgenden vorgestellt werden.

Aus der Zeit des Ersten Weltkrieges stammt ein zu Pferd
mitgeführter Feldkasten (Abb. 262), der mit Glasgefäßen für

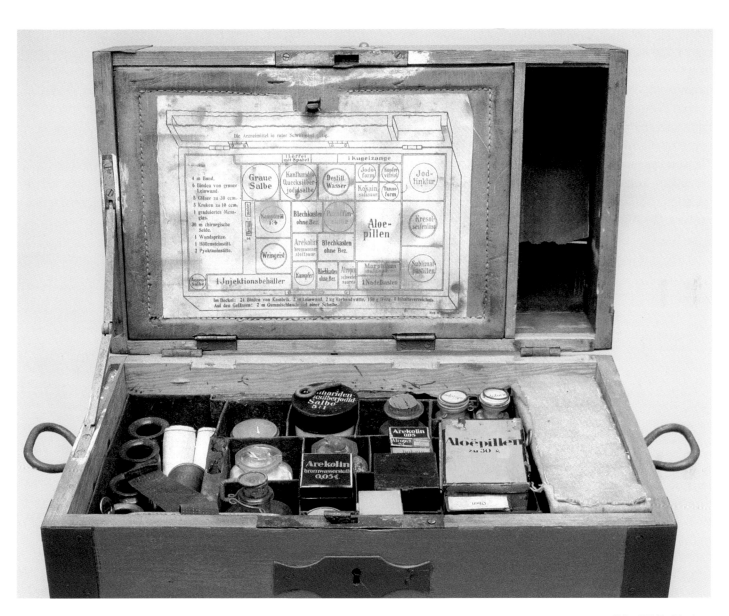

Abb. 262 Zu Pferde transportierte Arznei-kiste (Feldkasten), Deutschland um 1914. Inv.-Nr. IV F 65.

Jodoform (Wundbehandlung, Sepsis), Natrium bicarbonicum, Carbo animalis (Kohletabletten gegen Durchfall) und Augen-salbe (Vaseline) bestückt ist. Blechschachteln bergen weitere Arzneimittel und chirurgisches Material, das im Jahre 1915 zuletzt sterilisiert wurde. Sechs Leinenbinden, eine Klistier-spritze, zwei Porzellansalbenkruken und ein Injektionsbehäl-ter mit Kanülen vervollständigen die Ausrüstung.

Ab 1935 bildeten sogenannte „Einheitstablettenkästen" (Abb. 263) einen Bestandteil der in der Heeresdienstvorschrift geregelten „Truppensanitätsausrüstung" der Wehrmacht. Die Ausstattung erfolgte mit neutral gehaltenen einfach beschrifteten Glas- und Metallröhrchen – für temperaturempfindliche Stoffe auch holzummantelte Röhrchen. Sie bargen Wirkstoffe in Tablettenform. Diese Darreichungsart hatte sich im militärischen Bereich sofort durchgesetzt: Die gepresste Form sparte Platz, was beispielsweise beim Transportwesen vorteilhaft war. Das Militär nutzte die Komprimatform auch als erste für andere Stoffe, z. B. für Teetabletten und Zucker, hier liegt der Ursprung des Würfelzuckers. Die Arzneitabletten der Sanitätsabteilungen wurden

meist nicht von der pharmazeutischen Industrie, sondern von Apothekern in den Arzneimittelabteilungen der Wehrkreissanitätsparks hergestellt. Hier enthalten sind unter anderem: Acetylsalicylsäure (Aspirinersatz, Schmerzen und Fieber), Tannalbin (Durchfallerkrankungen), Rhizoma Rhei (Rhabarberwurzel, Abführmittel), Eukodal (Opioid, starkes Schmerzmittel), Acidum diaethylbarbituricum (entspricht „Veronal", Schlaf- und Beruhigungsmittel).

Im Jahr 1938 waren neue Sanitätstaschen für die Ausrüstung der Sanitätsunteroffiziere eingeführt worden, die bis 1945 stets paarweise am Koppel getragen wurden. Ihr Soll-Inhalt wurde in mehreren Nachtragsverordnungen modifi-

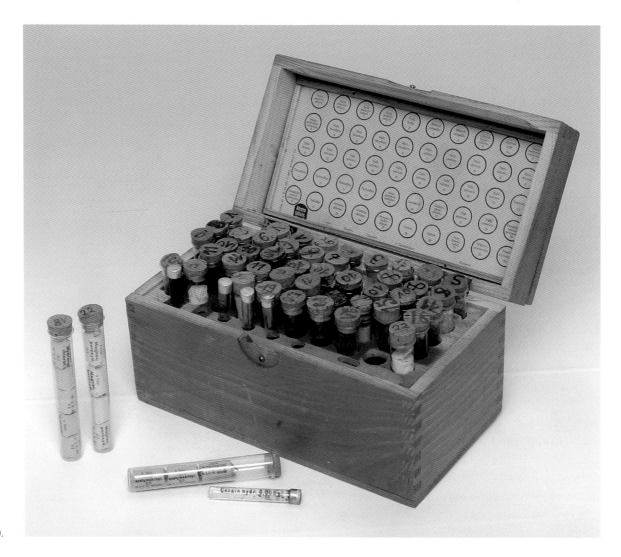

Abb. 263 Einheitstablettenkasten, Deutschland, um 1935. Inv.-Nr. IV F 50.

ziert, wobei Arzneistoffe gegen Neuentwicklungen getauscht oder der Bestand erweitert wurde. Die im Museumsbestand erhaltene Tasche (Abb. 264) war gemäß dem Nachtrag zur Heeresdienstvorschrift von 1940 gefüllt und enthielt Arznei-stoffe in Tablettenform, darunter Acetylsalicylsäure (Aspirin), Abführ-, Opium- (stopfend, bei Durchfall) und Natrontablet-ten gegen Magenübersäuerung und Cardiazol, zur Anregung des Kreislaufes als „Weckmittel" und bei Schockzuständen verwendet. Die Tabletten werden in den ab 1936 vorherr-schenden Aluminiumröhrchen aufbewahrt, welche die kor-kenverschlossenen Glasröhrchen und Metallröhren mit Schraubdeckeln nach und nach ablösten. An Salben wurde in einem Blechkasten Tuben mit Unguentum formaldehyd (Fußschweißsalbe), Frostsalbe und eine salicylsäurehaltige Heilsalbe mitgeführt. Auf die damalige Materialknappheit weist die Aufschrift „Tuben sammeln" hin. Zinkkautschuk-pflaster, Schnellverbände und Seife vervollständigen den Inhalt. Gänzlich ausgestattet wog sie rund ein Kilogramm. Das vorwiegend mit Verbandstoffen befüllte Gegenstück ist nicht erhalten.

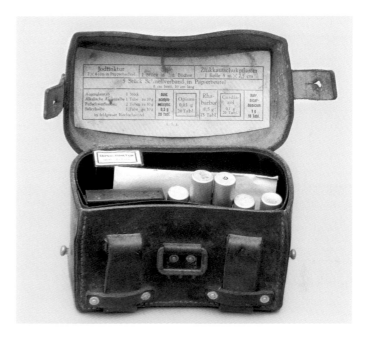

Abb. 264 Sanitätskoppeltasche, Deutschland, 1938. Inv.-Nr. IV F 51.

Nach dem Ersten Weltkrieg mit seinen Giftgaseinsätzen und ersten Bombenangriffen auf Städte stellte der Schutz der Zivilbevölkerung ein viel diskutiertes Thema dar. Bereits einige Jahre vor dem Zweiten Weltkrieg, 1935, wurde ein Gesetz den Luftschutz betreffend erlassen, das im gesamten zivilen Bereich Umsetzung fand. Die „Kleine Luftschutzhausapo-theke" aus dem Jahre 1940 (Abb. 265) ist ein beispielhaftes Ergebnis. Die Firma „Söhngen & Co, Wiesbaden, Fabrik für Sanitäts-Ausrüstungen" stellte sie her, ausgestattet beispiels-weise mit Kali-Seife, um chemische Kampfstoffe abzuwa-schen und mit Kaliumpermanganat sowie Chloramin-Pulver, womit solche Kampfstoffe mittels oxidativer Zersetzung unschädlich gemacht werden sollten. Eine alkalische Augen-salbe konnte bei Augenverätzungen eingesetzt werden. Daneben sollten sich weitere Arznei- und Verbandstoffe wie etwa Schmerzmittel darin befinden, die – ebenso wie der Würfelzucker – in der Kriegs- und Nachkriegszeit verbraucht wurden.

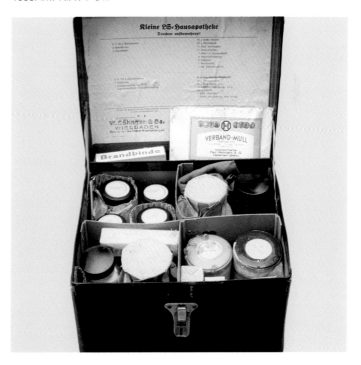

Abb. 265 Kleine Luftschutzhausapotheke, Deutschland, um 1940. Inv.-Nr. IV F 56.

Etiketten

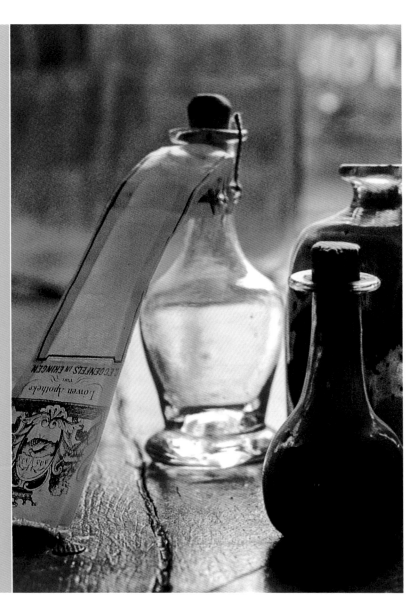

Etiketten aus der Zeit des 18.–21. Jh. bilden den Schwerpunkt dieses umfangreichen Sammlungsgebietes. Als ästhetisch gestaltete Kunstwerke im Miniaturformat geben sie oft auch Zeugnis über die Apotheke, in der sie eingesetzt wurden.

„Ein leserliches, leicht darzustellendes, schönes Schild ist eine Zierde in einer Apotheke und eine Wohlthat auf der Materialkammer, dem Kräuterboden und im Keller". Eindrücklich weist der berühmte Pharmazeut Friedrich Mohr in seinem 1847 erschienenen Standardwerk des 19. Jh. „Pharmazeutische Technik" auf den praktischen und ästhetischen Sinn von Etiketten hin. Verwechslungen zu vermeiden und den gewünschten Arzneistoff schnell auffindbar machen, das ermöglichen Arzneibehälter mit einer deutlich lesbaren und gut sichtbaren Bezeichnung des Inhalts. Dabei sind zwei Anwendungsbereiche zu unterscheiden, die Beschriftung der Apothekengefäße einerseits und die der Abgabegefäße für Patienten andererseits.

Eine direkte Beschriftung auf dem Gefäß ist bis heute über Jahrhunderte hinweg die gängigste Form im Schaubereich der Offizin. Für diese Aufgabe hatten beispielsweise Fayencetöpfer nicht nur Maler angestellt, welche die aufwendigen Schmuckkartuschen fertigten, sondern teils auch spezielle Schriftenmaler, die später die Gefäße beschrifteten. Schreibfehler und spiegelverkehrt gezeichnete Buchstaben zeugen

Abb. 266 Fläschchen mit Anbindeetikett der Löwen-Apotheke Ehingen, Ende 19. Jh. Inv.-Nr. II A 1945.

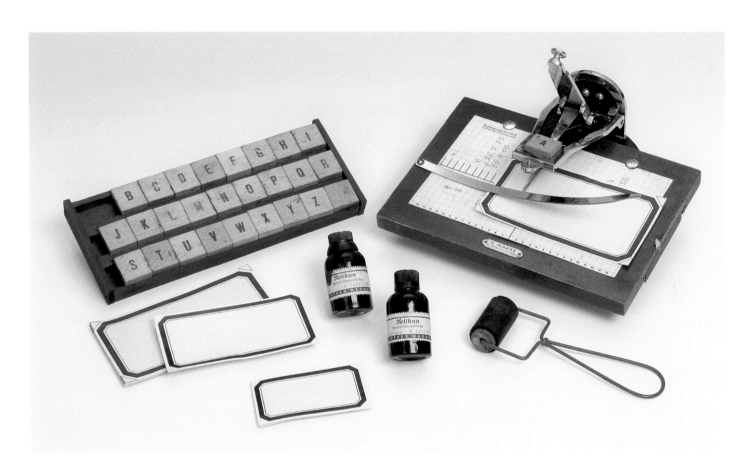

Abb. 267 Apparatur zum Beschriften von Etiketten, Rats Apotheke Nienburg, Anfang 20. Jh. Inv.-Nr. III O 249.

aber davon, dass teils auch schreib- und leseunkundige Beschäftigte die Beschriftungen nach einem nicht verstandenen Vorbild abmalten. Bei solch einem neuen Satz Standgefäße, die der Töpfer anfertigte, gab es auch immer ein paar, deren Kartusche leer blieb. Man verwendete sie als Ersatz für zerbrochene Gefäße oder weil der Inhalt häufiger wechseln sollte. Hier behalf sich der Apotheker schon früh mit Ölfarben, mit denen er den Inhalt verzeichnete, oder mit Pergament- und später Papierschildern (Signaturen), auf denen der Inhalt nachträglich vermerkt wurde. Es gab in der Folge des Buchdrucks außerdem bereits im frühen 17. Jh. Druckwerke in Buchform, die „Etikettenvordrucke" mit gängigen Signaturen enthielten. Sie konnten direkt in der Apotheke ausgeschnitten und auf die Gefäße geklebt werden. Auch Vorratsgefäße und solche, die im für den Patienten nicht zugänglichen und einsehbaren Bereich der Apotheke

standen, wurden direkt oder mit selbst hergestellten Schildern gekennzeichnet.

Am Ende des 19. Jh. kamen Etikettensignierapparate auf (Abb. 267), die eine kostengünstige Alternative zu den in dieser Zeit ebenfalls aufkommenden industriell gefertigten Etiketten darstellten. Geläufig seit den frühesten Tagen des Apothekenwesens war darüber hinaus neben der eingebrannten Kartusche oder der Ölfarbenbeschriftung auch die Beschriftung direkt auf der Tektur, dem Leder- oder Pergamentverschluss von Gefäßen, wie bereits weiter oben ausgeführt. Gegen diese Praxis wenden sich die Apothekenordnungen immer wieder auch noch im 19. Jh., bis sie schließlich zusammen mit der Tektur ganz verschwand.

Abgabebehältnisse, die der Patient erhielt, wurden ebenfalls mit Signaturen versehen, wenn auch wohl noch nicht so früh wie die Apothekengefäße selbst. Vor allem ab dem 16. und 17. Jh., als die Schriftkundigkeit breitere Bevölkerungsschichten erreichte, bekam der Patient sein Arzneifläschchen mit einer sogenannten Anbindesignatur versehen ausgehändigt.

Auf diesen länglichen, dreieckigen Fähnchen, die um den Hals eines Gefäßes gebunden wurden, sollten Inhalt und Herstellungsdatum vermerkt sein, später kamen auch die Herstellerbezeichnung und der Name des Patienten sowie Einnahmehinweise hinzu. Bis in die Biedermeierzeit hinein geschah dies meist handschriftlich auf einfachen, in der Apotheke selbst zugeschnittenen Fähnchen, ab dem 18. Jh. wurden im Kupferstichverfahren vorgedruckte und bei Bedarf von Hand mit den nötigen Informationen versehene

Exemplare gängig (Abb. 268). Die charakteristisch geformte sogenannte Anbindesignatur wird geradezu zu einem Symbol für Arznei. Ob auf Votivbildern, im „Struwwelpeter" oder in der Karikatur, wenn von Arznei die Rede ist, darf das Fläschchen mit der dreieckigen Fahne nicht fehlen.

Mit der Entwicklung des Steindrucks (Lithographie) zu Beginn des 19. Jh. kam eine Technik auf, die es erlaubte, im Vergleich zum Kupferstichverfahren oder eingebrannten Aufschriften kostengünstig nicht nur Schriftaufdrucke, sondern ebenso preiswert und in beliebiger Kombination gefällige Einfassungen herzustellen.

Abb. 268 Fläschchen mit Anbindesignatur aus der Trautweinschen Spital-Apotheke zum Heiligen Geist in Nürnberg, aus der Zeit um 1856, daneben Signaturfahnen der Adler-Apotheke Lobberich, oben, um 1900, der Storchen-Apotheke Mannheim-Neckarau (1912), Mitte, und der Apotheke A. Schreiber in Bramsche, um 1900, unten. Inv.-Nr. IV E 96.

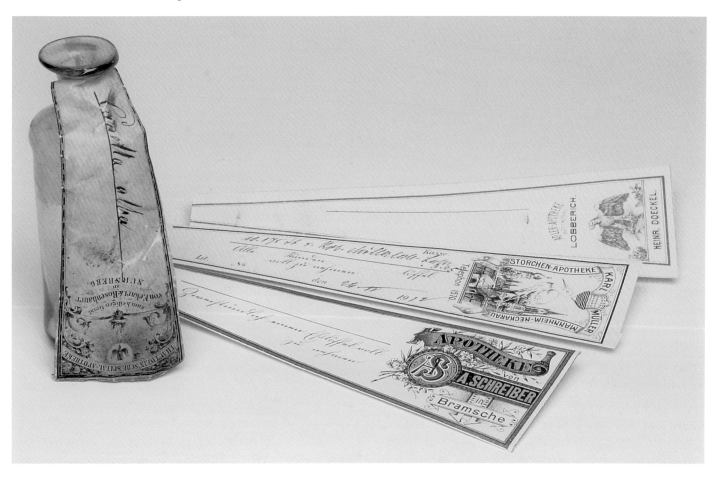

Apotheke von C. Eggenfels
EHINGEN A/D.

Adler-Apotheke von Otto Sido.

Mannheim, den

Löwen-Apotheke von F. Schroeder

Oppenheim, den 18

Morstatt'sche Apotheke

Weingeist.

Cannstatt.

APOTHEKE zu LICHTENAU

von A. LANG

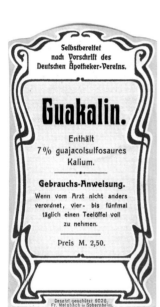

Selbstbereitet nach Vorschrift des Deutschen Apotheker-Vereins.

Guakalin.

Enthält 7 % guajacolsulfosaures Kalium.

Gebrauchs-Anweisung.

Wenn vom Arzt nicht anders verordnet, vier- bis fünfmal täglich einen Teelöffel voll zu nehmen.

Preis M. 2,50.

Gesetzl. geschützt 6028. Fr. Meisbach in Sobernheim.

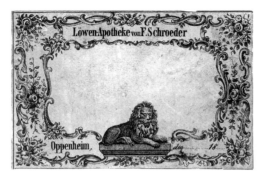

Feinster Medicinal-Leberthran

Königl. privil. Engel-Apotheke
TH. HÖSER
Bad-Homburg.

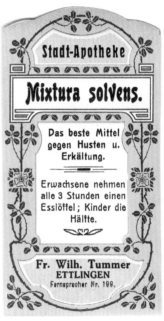

Stadt-Apotheke

Mixtura solvens.

Das beste Mittel gegen Husten u. Erkältung.

Erwachsene nehmen alle 3 Stunden einen Esslöffel; Kinder die Hälfte.

Fr. Wilh. Tummer
ETTLINGEN
Fernsprecher Nr. 199.

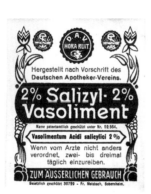

D.A.V.
HORA RUIT

Hergestellt nach Vorschrift des Deutschen Apotheker-Vereins.

2% Salizyl- 2% Vasoliment

Name patentamtlich geschützt unter Nr. 52.554.

Vasolimentum Acidi salicylici 2%

Wenn vom Arzte nicht anders verordnet, zwei- bis dreimal täglich einzureiben.

ZUM AUSSERLICHEN GEBRAUCH

Gesetzlich geschützt 30729 - Fr. Meisbach, Sobernheim.

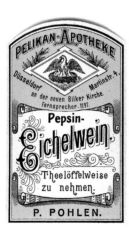

PELIKAN-APOTHEKE

Düsseldorf an der neuen Bilker Kirche. Martinstr. 4. Fernsprecher 1197.

Pepsin-Eichelwein.

Theelöffelweise zu nehmen.

P. POHLEN.

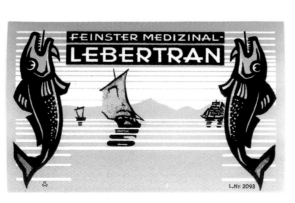

FEINSTER MEDIZINAL-LEBERTRAN

L.Nr. 2093

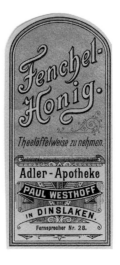

Fenchel-Honig.

Theelöffelweise zu nehmen.

Adler-Apotheke
PAUL WESTHOFF
IN DINSLAKEN
Fernsprecher Nr. 28.

Abb. 269 Etiketten aus dem 19. und frühen 20. Jh. Inv.-Nr. VII A 1232.

Die Technik der Chromolithographie (farbiger Steindruck) verstärkte deren Beliebtheit in allen Gewerbebereichen noch mehr. Auch in den Apotheken bediente man sich der neuen Vielfalt von Buntpapieren mit oder ohne Prägungen, wenn gewünscht, in Gold- und Silberbronzierung und in ebenso mannigfacher wie gefälliger Gestaltungsbreite. Zierliche Putten, geflügelte Genien mit Blütenkränzen, allegorische Darstellungen, Girlanden, Kränze und Rankenwerk – die ganze Bandbreite der üppigen gründerzeitlichen Dekorwelt findet sich en miniature auf diesen kleinen Kunstwerken wieder (Abb. 269, 271).

Apothekenzulieferbetriebe boten in ihren Katalogen bald eine stattliche Auswahl teils sogar gummierter Beispiele aller Sorten an. Die Bandbreite reicht von einfachen und einfarbigen Schildchen für den Handverkauf bis hin zu den aufwendig und mehrfarbig gestalteten „Luxusetiketten", die vor allem im Randsortiment der Apotheken Verwendung fanden, sei es bei Spezialitäten der abgebenden Apotheke oder bei Kosmetika und Seifen und – nicht zu vergessen – bei den beliebten und heilkräftigen Arznei-Weinen.

„*Vier Elemente innig gesellt, bilden das Leben, bauen die Welt*" heißt es in Anspielung auf die antiken Vier Elemente – Feuer, Erde, Wasser und Luft – im „Punschlied", das Friedrich Schiller (1759-1805) im Jahr 1803 für Goethes Mittwochs-kränzchen schrieb. Darauf spielt das Etikett für Punsch-Essenz aus Monheim´s Apotheke in Aachen an (Abb. 270). Dort mischte man dieselbe aus Rum, Arrac, Ananasessenz und Zucker. Auf dem Etikett, das für die Flaschen bestimmt war, in denen die Zubereitung in der Apotheke erworben werden konnte, sieht man fleißige Zwerge bei der Herstellung: Ein Paar plagt sich im rechten Bildrand mit dem Zerkleinern eines Zuckerhutes, ein weiterer ganz links hat alle Mühe mit den schweren Fässern hochprozentigen Inhaltes. Daneben werden Ananasfrüchte herangeschleppt. Die Weinrebe rechts im Bild ist übervoll mit prallen roten Trauben, sie steht für die Grundlage eines guten Punsches, den Wein. Ein Äffchen im Baum links wirft Zitronen in den Kessel, als angenehm saure Zutat. Darüber schweben selig Punschgeister, und nicht vier Elemente, sondern Mann und Frau vereinen sich dort innig.

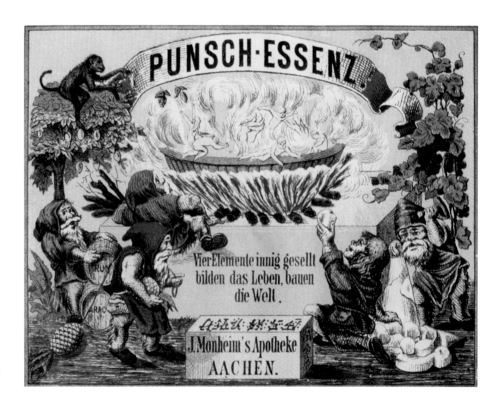

Abb. 270 Etikett für Punschessenz aus Monheim´s Apotheke in Aachen, um 1920.

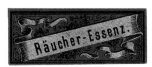

Räucher-Essenz.

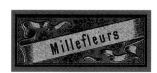

Millefleurs

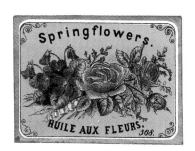

Springflowers.

HUILE AUX FLEURS. 308.

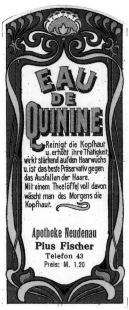

EAU DE QUININE

Reinigt die Kopfhaut u. erhöht ihre Thätigkeit, wirkt stärkend auf den Haarwuchs u. ist das beste Präservativ gegen das Ausfallen der Haare. Mit einem Theelöffel voll davon wäscht man des Morgens die Kopfhaut.

Apotheke Neudenau
Pius Fischer
Telefon 43
Preis: M. 1.20

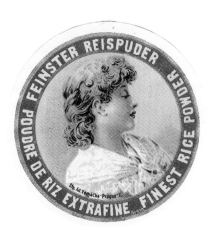

FEINSTER REISPUDER
POUDRE DE RIZ EXTRAFINE FINEST RICE POWDER

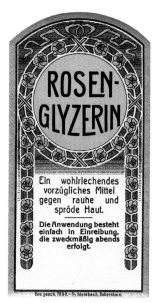

ROSEN-GLYZERIN

Ein wohlriechendes vorzügliches Mittel gegen rauhe und spröde Haut.

Die Anwendung besteht einfach in Einreibung, die zweckmäßig abends erfolgt.

Ges. gesch. 7898. - Fr. Melsbach, Sobernheim.

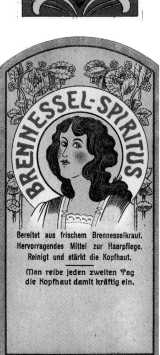

BRENNESSEL-SPIRITUS

Bereitet aus frischem Brennesselkraut. Hervorragendes Mittel zur Haarpflege. Reinigt und stärkt die Kopfhaut.

Man reibe jeden zweiten Tag die Kopfhaut damit kräftig ein.

Gesetzl. geschützt 7519. Fr. Melsbach, Sobernheim.

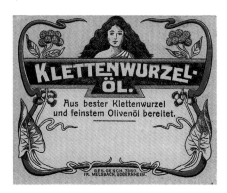

KLETTENWURZEL-ÖL.

Aus bester Klettenwurzel und feinstem Olivenöl bereitet.

GES. GESCH. 7580.
FR. MELSBACH, SOBERNHEIM.

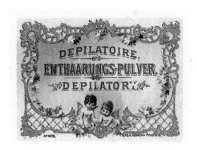

DEPILATOIRE.
ENTHAARUNGS-PULVER.
DEPILATORY.

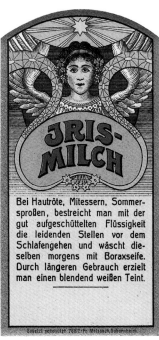

IRIS-MILCH

Bei Hautröte, Mitessern, Sommersproßen, bestreicht man mit der gut aufgeschüttelten Flüssigkeit die leidenden Stellen vor dem Schlafengehen und wäscht dieselben morgens mit Boraxseife. Durch längeren Gebrauch erzielt man einen blendend weißen Teint.

Gesetzl. geschützt 7682. Fr. Melsbach, Sobernheim.

Abb. 271 Etiketten für Kosmetika und Parfum aus der Zeit um 1900. Inv.-Nr. VII A 633, VII A 1233.

Im Rezeptur-, Aufbewahrungs- und Abgabebereich des 19. und 20. Jh. dominierten funktional und schlicht gestaltete Schildchen. Etiketten für die gängigsten Mittel (Handverkaufs-etiketten) standen ab dem Ende des 19. Jh. griffbereit im Rezepturbereich in speziell dafür gefertigten Etikettenspendern (Abb. 272). Bei Entnahme eines Stückes rückten die dahinterstehenden nach vorne. Vorschriftsgemäß konnte darauf noch das Datum der Anfertigung und der Gebrauch handschriftlich in Deutsch erläutert werden, der Apotheken-name und die Bezeichnung des Arzneistoffes waren bereits vorgedruckt vorhanden.

Mit der im 19. Jh. beginnenden Ausdifferenzierung der Eti-kettenfarben im Rezepturbereich erhöhte sich außerdem durch die farbliche Unterscheidung die Arzneimittelsicherheit hinsichtlich des Anwendungsgebietes: Etiketten mit weißer Grundfarbe waren seit 1896 für innerlich anzuwendende Mittel, mit roter Grundfarbe für äußerlich anzuwendende vor-geschrieben.

Einige Jahrzehnte später ergab die weitere Differenzierung eine bunte Farbenvielfalt. Noch in den 1960er Jahren sollten in der BRD die innerlich einzunehmenden Arzneimittel mit weißen Etiketten versehen werden, solche zum parenteralen Gebrauch (z. B. intravenös) mit grünem und Reagenzien mit gelbem Papieretikett gekennzeichnet sein usf.

Die aufgeführten Farbvorschriften für Abgabegefäße wurden in der BRD seit dem Arzneimittelgesetz des Jahres 1968 obsolet. An ihre Stelle traten umfangreiche Reglements zum Inhalt der Beschriftung, beispielsweise unter Einbeziehung von bekannten Gefahrensymbolen. Heute werden in der Apotheke vorwiegend selbstklebende Etiketten verwendet,

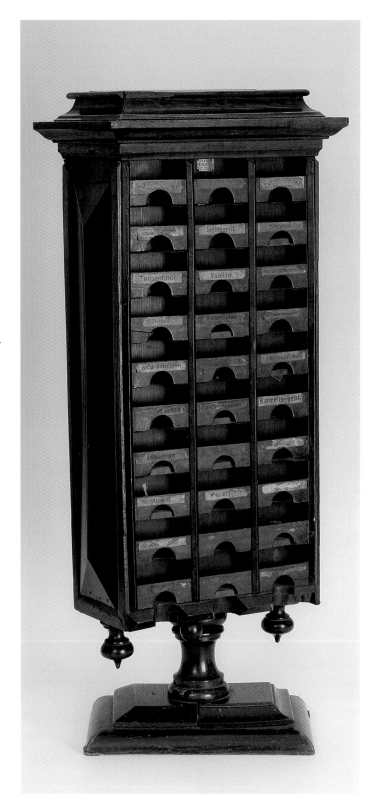

Abb. 272 Etiketten-spender für den Re-zepturbereich, zwei-seitig zu befüllen und drehbar, aus der Isar-tor-Apotheke Mün-chen, um 1930. Inv.-Nr. VII E 204.

welche mit allen wichtigen Informationen versehen industriell gefertigt oder sogar bei Bedarf vor Ort mit dem PC erstellt und sofort ausgedruckt werden können.

Das selbstklebende Etikett kam in den 1970er Jahren auf. Es haftet lange über den Zeitraum hinaus, der für die Haltbarkeit des Arzneistoffes gegeben ist. Damit war eine Jahrhunderte währende Problematik bestens gelöst: Die Vorgängermodelle zeichneten sich besonders auf Glas- und Metallgefäßen sowie bei allen Behältern, die Feuchtigkeit ausgesetzt waren, durch geringe Haftkraft aus. Zeugnis davon geben die in der Fachliteratur über einen langen Zeitraum aufgeführten mannigfaltigen Rezepte für „guten und haltbaren Etikettenlack". Ob Mimosenschleim, Eiweiß, Wasserglas, Gummi arabicum und vieles andere empfohlen wurde: Nichts von alledem hielt zuverlässig über einen längeren Zeitraum. Nach und nach zeigte sich, dass neben dem eigentlichen Klebstoff auch ein zusätzlicher Lacküberzug nicht nur einen schönen optischen Effekt bewirkte, sondern auch die Haltbarkeit dadurch erhöht werden konnte. Das Ablösen wurde auf diese Weise zumindest über eine vertretbare Zeitspanne hinausgezögert.

Werbung

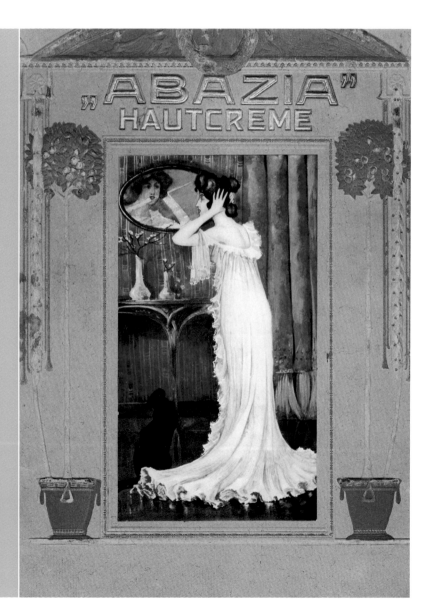

Der Bereich Werbung ist im Sammlungsbestand mit rund 220 ganz unterschiedlichen Exponaten des 17.–21. Jh. vertreten. Als Hauptgruppen können zweidimensionale Objekte wie gedruckte Werbeschriften, Postkarten, Schilder und Plakate von figürlichen Werbeträgern unterschieden werden. Die Werbemittel wurden von den Herstellern in Auftrag gegeben, seien es Einzelpersonen, die mit einer einfachen Flugschrift ihr Mittel anpreisen oder große pharmazeutische Unternehmen mit aufwendigeren Materialien. Daneben befindet sich der Sammlungsbereich „Schaufensterdekorationen" aus der Zeit ab dem frühen 20. Jh. im Aufbau. Von den Mitarbeitern einer Apotheke wurden sie meist selbst zu einem bestimmten Thema phantasievoll angefertigt oder – vermehrt ab den 1930er Jahren – von verschiedenen Stellen wie der Werbeabteilung der Standesorganisation oder vom pharmazeutischen Großhandel gegen Gebühr als Fertigdekoration zur Verfügung gestellt.

Gedruckte Werbeschriften beginnen natürlich mit dem Aufkommen des Buchdruckes ab dem fortgeschrittenen 15. Jh. immer häufiger zu werden. Solche „Flugschriften" wurden bald geläufige Werbeträger (Abb. 274, 275) – neben der mit eindrücklichen Demonstrationen verbundenen mündlich vorgetragenen Anpreisung bestimmter Produkte, z. B. auf dem Marktplatz. Vor allem sog. Geheimmittel wurden auf diese Weise feilgeboten. Darunter verstand man Zubereitungen, deren Zusammensetzung aus unterschiedlichen Gründen

Abb. 273 Jugendstil-Werbung für Abazia Hautcreme. Werbeaufsteller für das Apothekenschaufenster, um 1910. Inv.-Nr. VII A 788.

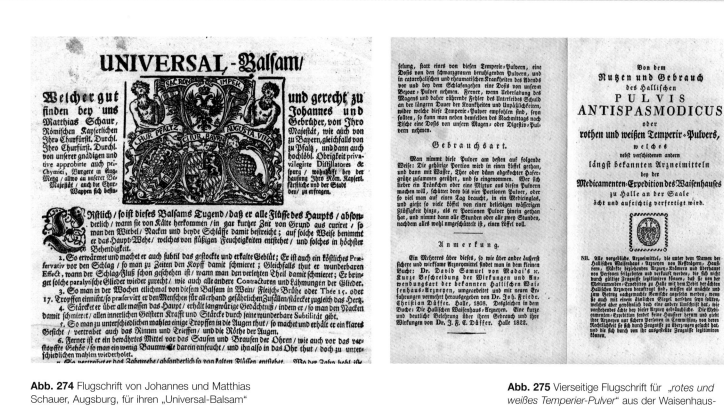

Abb. 274 Flugschrift von Johannes und Matthias Schauer, Augsburg, für ihren „Universal-Balsam" gegen Erkältung, Kopfweh, Schlaganfall u.v.m. Augsburg 1727. Inv.-Nr. VII A 14.

Abb. 275 Vierseitige Flugschrift für „*rotes und weißes Temperier-Pulver*" aus der Waisenhaus-Apotheke Halle. Innen wird aufgeführt: „*Jedes von diesen Pulvern mäßigt die zu heftigen Lebensthätigkeiten ... Wallungen des Blutes, Erhitzung nach heftigen Bewegungen und dem Genuß starker und hitziger Getränke, nach heftigen Leidenschaften, Zorn, Aerger, Schreck ...*". Halle, 1822. Inv.-Nr. VII A 685a.

(von Betrugsabsicht bis hin zum Wunsch nach Konkurrenzschutz) geheim gehalten oder nur unzureichend deklariert waren. Die Bandbreite reichte vom Haarwuchsmittel über das „Haarlemer Öl" („Schwefelbalsam", besondere Handelsform des arzneibuchüblichen Oleum Terebinthinae sulfuratum) oder die weithin versendeten Spezialitäten aus der Waisenhaus-Apotheke in Halle, bis hin zum „garantiert" lebensverlängernden Elixier.

Der Zeitraum zwischen 1850 und 1933 war eine der bedeutenden Phasen in der deutschen Werbegeschichte. Mit dem Steindruck und der dadurch gegebenen Möglichkeit einer schnellen seriellen Reproduktion war im 19. Jh. die wesentliche Voraussetzung gegeben, um Wort und Bild als Einheit „plakativ" und vor allem in großer Anzahl und gleichbleibender Qualität zu verbreiten. Anzeigen in Zeitungen, Beilagen in Zeitschriften, aber auch die kunstvoll bedruckten Verpackungen aus Pappe und Blech erreichten als Werbeträger nun breite Bevölkerungsschichten.

Die durch entsprechende Gesetzgebungsmaßnahmen des preußischen Landtages eingeleitete Liberalisierung des Anzeigenwesens stellte die Grundlage für einen gewaltigen Aufschwung des Presse- und damit einhergehend natürlich auch des Anzeigenwesens in den Jahrzehnten bis zur Jahrhundertwende dar.

Vor allem im 19. und 20. Jahrhundert liefen die Apotheker Sturm gegen das immer mehr um sich greifende „Geheimmittelunwesen" (Abb. 277); der Gesetzgeber reagierte nachhaltig. Die Zulassung als Arzneimittel erfolgt seitdem nur dann, wenn die Zusammensetzung bekannt und der Wirkungsnachweis erbracht ist. Damit verschwanden viele Mittel endgültig vom Markt. Auch Werbung für verschreibungspflichtige Arzneimittel ist heute nur in eng gesteckten Grenzen erlaubt. Der heutige Apotheker wie auch die pharmazeutische Industrie muss neben berufsrechtlichen Vorschriften – wie z. B. dem Verbot von übertriebener Werbung – auch das Heilmittelwerbegesetz beachten. Es untersagt ebenso wie das Gesetz gegen unlauteren Wettbewerb irreführende Werbung und enthält einen Katalog von Verboten für bestimmte Erscheinungsformen in der Publikumswerbung. Beispielsweise ist es nicht erlaubt, mit Gutachten, Zeugnissen, fachlichen oder wissenschaftlichen Veröffentlichungen außerhalb von Fachkreisen zu werben.

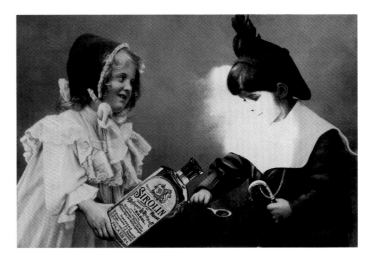

Abb. 276 Linderung bei Husten verspricht die Werbepostkarte für Sirolin-Hustensaft von Hoffmann La Roche Basel. Poststempel aus dem Jahre 1909. Inv.-Nr. VII A 1043.

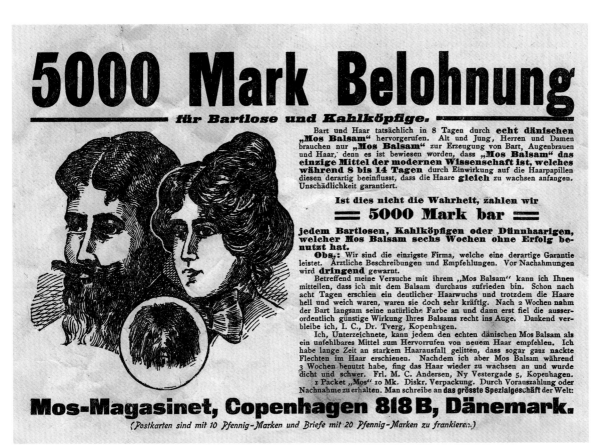

Abb. 277 Geheimmittelwerbung für ein Haarwuchsmittel, gerichtet an *„Bartlose und Kahlköpfige"* in einer Zeitschrift, um 1910. Inv.-Nr. VII A 934.

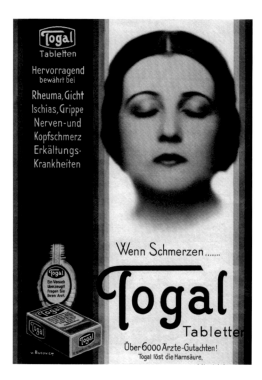

Abb. 278 Werbung für Schmerztabletten, um 1910. Inv.-Nr. VII A 788.

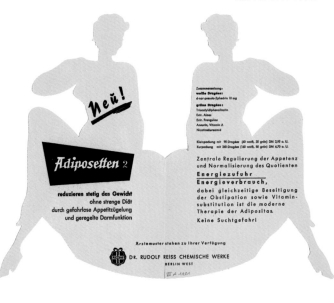

Abb. 280 Plakative Werbung für Haemoricel, ein Mittel gegen Hämorrhoidalleiden der Rudolf Reiss Werke Berlin, um 1930. Inv.-Nr. VII A 1102.

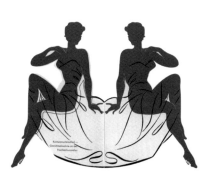

Abb. 281 Das Streben nach einer schlanken Figur war auch in den 1950er Jahren ein beliebtes Thema. Werbung für Adiposetten 2 der Rudolf Reiss Werke Berlin. Inv.-Nr. VII A 1101.

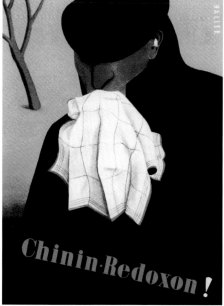

Abb. 279 Ganz im Stil der Moderne präsentiert sich die Werbepostkarte für Chinin-Redoxon der Hoffmann La Roche AG Grenzach, um 1930. Inv.-Nr. VII A 1041.

Figürliche Werbeträger beginnen im 20. Jh. typisch zu werden. Am Ende des Ersten Weltkriegs erblickte beispielsweise der Sarotti-Mohr das Licht der Welt. Mit goldenen Schnabelschuhen, Pluderhose und buntem Turban versüßte er den Deutschen ab 1918 die Kindheit und avancierte zu einer der bekanntesten und beliebtesten Werbefiguren. Zwar gab es bereits seit Ende des 19. Jahrhunderts vermehrt werbestrategisch genutzte Figuren, doch tauchten diese meist noch zweidimensional auf der Verpackung, in Zeitschriften oder auf Emailschildern auf.

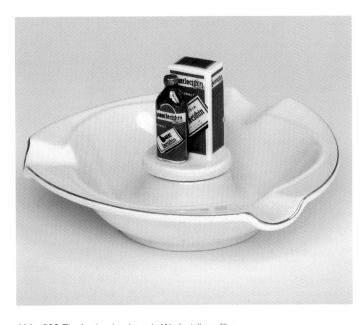

Abb. 282 Ein Aschenbecher als Werbeträger für ein Mittel zur gesunden Lebensführung würde wohl heute nicht mehr eingesetzt werden. Porzellanfabrik Fischer & Co. Oeslau bei Coburg, ca. 1955. Inv.-Nr. VII E 162.

Erst nach dem Zweiten Weltkrieg, mit dem Einfluss amerikanischer Marketingstrategien, begann auch in Deutschland ein regelrechter Boom von lebensecht geformten dreidimensionalen Werbeträgern. Der nüchterne werbetheoretische Hintergrund war stets derselbe. Die Figur ermöglichte eine direkte und emotionale Ansprache des potenziellen Kunden: So verführte sie den Betrachter charmant wie etwa der Sarotti-Mohr oder sie bewegte ihn mit Seriosität zur vernünftigen Handlung. Dies ist die Intention der honorig dreinschauenden Halbfigur von Apotheker I. Klasse August Wilhelm Bullrich (1802–1853), der auf diese Weise die Wirksamkeit des von ihm entwickelten Produktes Bullrich-Salz unterstreicht (Abb. 284).

Seitdem das "Bullrich"-Salz entdeckt, darf jeder essen, was ihm schmeckt.

Hat dein Corpus etwas Stauung, "Bullrich" fördert die Verdauung.

Bei jedem Brand die Feuerwehr, bei Sodbrand aber "Bullrich" her.

Ja schon der Jäger aus Kurpfalz nahm oft und gerne "Bullrich"-Salz.

Labskaus, ein Korn, 'ne Pip im Mund und "Bullrich"-Salz, das hält gesund.

Gross-Hamburg ruft aus vollem Hals, jetzt: Hummel-Hummel "Bullrich"-Salz.

Snuten und Poten ein Genuss doch "Bullrich"-Salz, als Magenschluss.

Abb. 283 Werbeschilder für Bullrich-Salz aus bedrucktem Karton für die Dekoration des Apothekenschaufensters in den 1930er Jahren. Inv.-Nr. VII A 1096.

Die rund 70 cm hohe lackierte Halbplastik aus Hartkunststoff, die Bullrichs Konterfei trägt, datiert in die 1950er-Jahre und war Bestandteil eines größeren und langlebigen Werbepakets, darunter Blechdosen für das Salz, Produktinformationen und Werbespruchbänder. Zeittypisches Dekomaterial für Apothekenschaufenster früherer Jahrzehnte ist heute eine Seltenheit, zumal wenn es so geschlossen erhalten ist wie dieses Ensemble. Es fand Verwendung für eines der ältesten Markenprodukte in der Apotheke, das nach seinem Erfinder benannt und seit 1827 erhältlich ist. Neben dem ansprechenden Produktdekor beeindrucken den heutigen Betrachter vor allem die damaligen Werbetexte.

Ganz im Gegensatz zum heutigen „global marketing", das international einsetzbare Slogans verwendet, hob die Werbestrategie für Bullrich-Salz damals bewusst auf regionale Unterschiede in Deutschland ab und warb daher mit griffigen Zweizeilern unter Einbezug regionaltypischer Besonderheiten und Persönlichkeiten (Abb. 283). *„Gross-Hamburg ruft aus vollem Hals, jetzt: Hummel-Hummel Bullrich-Salz"*, hieß es in Anspielung auf den stets missmutigen Hamburger Wasserträger Michel Johann Wilhelm Bentz (1787–1854), dem die Kinder der Hansestadt den Spitznamen *„Hummel Hummel"* verliehen und nachriefen, woraufhin er in Anlehnung an das Zitat von Götz von Berlichingen mit „M'ors, M'ors" antwortete. Im Südwesten hingegen warb man mit dem Spruch: *„Ja schon der Jäger aus Kurpfalz nahm oft und gerne Bullrich-Salz"* und ehrte damit den tapferen kurfürstlichen Förster und Jäger Friedrich Wilhelm Utsch (1732–1795).

Die lockeren Reime stammen von der Ehefrau des früheren Bundespräsidenten Theodor Heuss, Elly Heuss-Knapp (1881–1952). Sie hielt die Familie nach der Machtergreifung der Nationalsozialisten und dem folgenden Berufsverbot für ihren Mann in den 1930er- und 1940er-Jahren als Werbetexterin über Wasser. Ihr Aufstieg begann mit Werbung für Wybert-Tabletten und Bullrich-Salz, daneben gilt sie als regelrechte „Erfinderin" der Rundfunkwerbung.

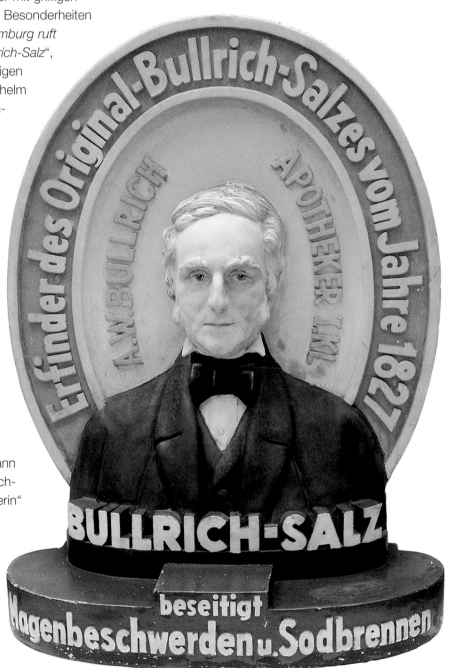

Abb. 284 Der Apotheker Erster Klasse August Wilhelm Bullrich warb im Schaufenster der Apotheke „höchstpersönlich" für das nach ihm benannte Bullrich-Salz. Halbfigur, Hartkunststoff, ca. 1950. Inv.-Nr. VII E 254.

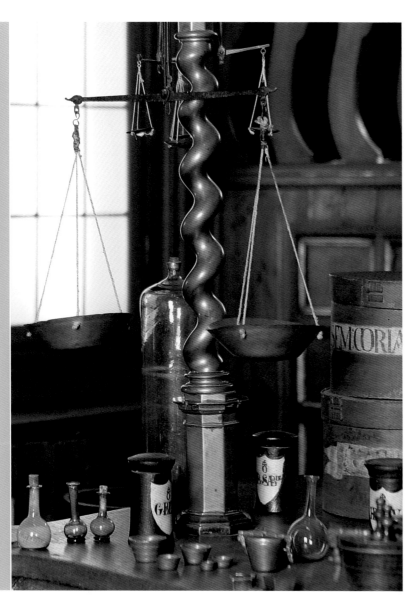

Kaum ein anderes Arbeitsgerät charakterisiert die Arbeit in der Apotheke treffender als die Waage. Hohe Maßgenauigkeit und große Empfindlichkeit des Gerätes ist bei den teils hochwirksamen Substanzen gefordert, sorgfältiges Abwiegen Voraussetzung. So stellen natürlich Waagen und Gewichte einen selbstverständlichen Schwerpunkt des Bestandes dar. Rund 200 qualitätsvolle Waagen und Gewichtssätze repräsentieren den Zeitraum vom 16. Jh. bis heute.

Gewichte

Zur genauen Bemessung der oft recht kleinen Mengen waren die gängigen marktüblichen Maßeinheiten wie die Krämergewichte natürlich denkbar ungeeignet. Im Arznei-buch des Nicolaus von Salerno wird als Gewichtsangabe für Zutaten zu Arzneirezepten die noch recht ungenaue Größe eines Weizenkorns (lat. granum) als kleinste Maßeinheit genannt. Bis ins 18. Jh. hinein begegnet auch noch die ebenfalls früh genannte Maßeinheit „manipulum", aus dem lateinischen stammend und „eine Handvoll" bedeutend. Daneben finden sich bereits im sog. Lorscher Arzneibuch aus der Zeit um 795 Angaben wie „pugnus plenus" (eine Faust voll), „manus plena" (eine Hand voll), „nux plena" (eine Nussschale voll), „ovum plenum" (ein Ei voll) oder „ligula" (ein Löffelchen).

Abb. 285 Waagenhalter auf dem mit Geräten und Gefäßen bestückten Rezepturtisch der Hof-Apo-theke Bamberg, daneben verschiedene Gewichte.

Der Nachteil dieser Maßangaben ist offensichtlich, und so ist es konsequent, dass sich im Hochmittelalter nach und nach ein spezielles Medizinalgewicht herausbildete, das Medizinalpfund, auch Apothekerpfund genannt. Dieses „Medizinalgewicht" war, nach Vorbild des Duodezimalsystems der griechisch-römischen Antike, unterteilt in: Unze, Loth (in der Apotheke wenig gebräuchlich), Drachme sowie Scrupel, Obulus und Gran.

Ein Apothekerpfund entspricht:	
	12 Unzen
	24 Loth
	96 Drachmen
	288 Skrupel
	576 Obuli
1 Apothekerpfund	5760 Gran

Trotz überregional einheitlicher Gewichtsbezeichnung wie „Unze" oder „Drachme" fielen die damit bezeichneten Gewichtsmengen jedoch lange Zeit regional stark unterschiedlich aus. Eine Unze konnte in der einen Stadt 39 Gramm umfassen, in der anderen nur 32 Gramm. Im Pfundbereich summierten sich diese Unterschiede entsprechend. Um dem abzuhelfen, eichte man seit 1555 in der einflussreichen Handelsstadt Nürnberg, von der immer wieder bahnbrechende Innovationen ausgingen, nach der dort im Wortsinn maßgeblichen „silbernen Unz" und fertigte genau geeichte Gewichtssätze an.

In Nürnberg wog das Apothekerpfund ab diesem Zeitpunkt verlässliche 357,8282 g. und wurde natürlich weiterhin in 12 Unzen, 24 Lot, 96 Drachmen, 288 Scrupel, 576 Oboli und

5760 Gran unterteilt. Die Zuverlässigkeit des „Nürnberger Medizinalgewichtes" einerseits und die Fähigkeiten der überregional ob ihrer Kunstfertigkeit berühmten Nürnberger Kupferschmiede andererseits, die bald große Mengen der Gewichtssätze anfertigten, bewirkte schnell eine überregionale Verbreitung und trug dadurch bis Ende des 19. Jh. wesentlich zur Vereinheitlichung der Bemessungsgrundlage im Medizinalbereich bei.

Endgültig abgelöst wurden die speziellen Medizinalgewichtseinheiten erst nach der Reichsgründung, als das heute noch gültige Dezimalsystem ab dem Jahre 1872 eingeführt wurde.

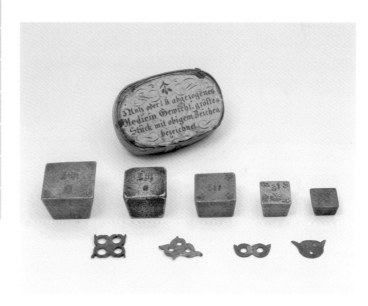

Abb. 286 Spanschachtel für Medizinalgewichte, darunter liegend: Nürnberger Apothekergewichte in pyramidenstumpfform. Unten Obulusgewichte, ganz links vier Obuli, ganz rechts ein Obulus, 18. Jh. Inv.-Nr. VI B 42, VI B 21, VI B 39, VI B 107.

Sinnvoll war auch die unterschiedliche Gestaltung der Form verschiedener Apothekergewichte (Abb. 286). Die Gewichte der Nürnberger Sätze hatten bereits genormte Formen, so ist das ganze und halbe Medizinalpfund pyramidenstumpfförmig. Auch Unzengewichte kommen häufig in dieser Form vor, auf der Oberseite bezeichnen römische Zahlen das

Gewicht, eine „II" für zwei Unzen, eine „III" für drei Unzen, ein „S" (von lat. semis, halb) steht für eine halbe Unze.

Es gab auch Unzengewichte in Form eines doppelten „Z", das dem in der Fachliteratur und bei den Rezepten verwendeten Schriftzeichen für die Unze entsprach. Auch für Drachmen und den Obulus wählte man gerne, aber nicht ausschließlich, ein dementsprechendes Aussehen. Das Drachmengewichtsstück wurde öfters auch der arabischen Zahl „3" nachgebildet, durchaus logisch, wenn man bedenkt, dass drei Skrupel eine Drachme ergeben.

Ein flachgedrücktes, rundliches und durchlochtes Messingplättchen mit zweizackigen Verzierungen war die gängige Ausprägung des Obulusgewichtes (Abb. 286 vordere Reihe). Ein 2-, 3- oder 4-Obuli entsprechendes Gewicht war entsprechend größer und mit 2, 3 oder 4 Durchlochungen gekennzeichnet. Die Zahl der Ringösen zeigt das Gewicht auf einen Blick an: zwei Löcher für zwei Obuli, drei Löcher für drei Obuli usf.

Bis zum 19. Jh. werden in Arzneibüchern und auf Rezepten häufig Schriftkürzel für die Gewichtsmengen verwendet. Neben einem Zeichen z. B. für „Unze" wurde dann in römischen Zahlen die Menge geschrieben, „III" für drei Unzen, „s" oder „ß" stand auch auf den Rezeptblättern wiederum für das bereits erwähnte lateinische „semis", halb (Abb. 287).

In der Apotheke verwendete Gewichte mussten ebenso wie die Waagen geeicht sein. Dies ist auch bei den heute apothekenüblichen elektronischen Präzisionswaagen noch selbstverständliche Praxis. Eichmarken – früher ins Metall geprägte Stempel, heute TÜV-Plakettenähnliche Aufkleber – belegen dies und geben gleichzeitig Auskunft über die Region und die Zeit der Verwendung. Mit einer Eichung war und ist es nicht getan, regelmäßig wird die Genauigkeit aufs Neue geprüft und mit einer weiteren Eichmarke bestätigt. Erreichten

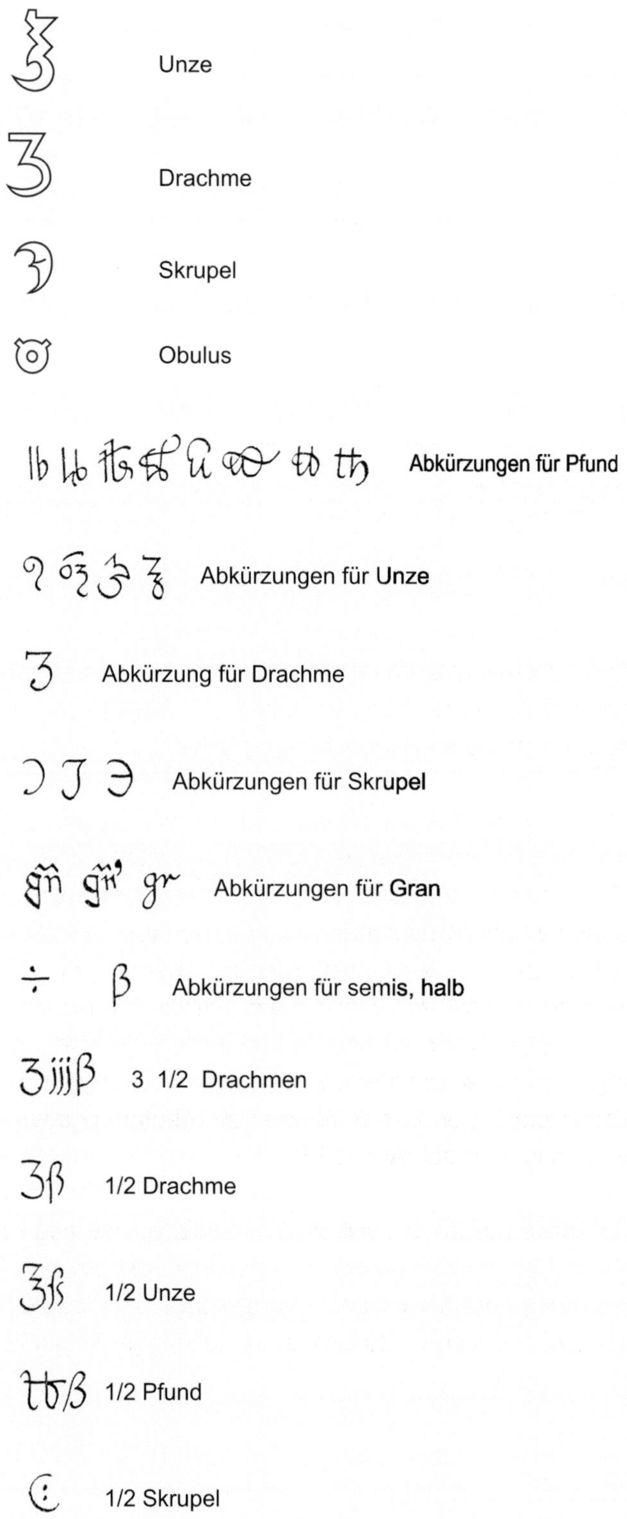

Abb. 287 Gängige Gewichtsformen und übliche Abkürzungen auf Rezepten sowie in Arzneibüchern.

	Unze
	Drachme
	Skrupel
	Obulus
	Abkürzungen für **Pfund**
	Abkürzungen für **Unze**
	Abkürzung für **Drachme**
	Abkürzungen für **Skrupel**
	Abkürzungen für **Gran**
	Abkürzungen für semis, **halb**
	3 1/2 Drachmen
	1/2 Drachme
	1/2 Unze
	1/2 Pfund
	1/2 Skrupel

Waagen und Gewichte dabei nicht die gewünschte Genauigkeit, mussten sie außer Dienst gestellt werden. Manche Gewichte wurden mit Bleipfropfen wieder „auf Maß" gebracht, wenn die reguläre Abnutzung sich in der Verringerung des Gewichtes niedergeschlagen hatte. Diese Praxis bewährte sich jedoch nicht lange, denn der Abrieb war gerade beim weichen Blei sehr groß und die erneute Maßungenauigkeit vorprogrammiert.

Mit der Einführung des metrischen Systems im Jahre 1872 hatten die althergebrachten Medizinalgewichte ausgedient. Nun hieß es nach kurzer Übergangszeit, in Kilo, Gramm und Milligramm zu wiegen. Alle Apotheken stellten gemäß den gesetzlichen Richtlinien auf die neuen Gewichtssätze um, die mit Eich- und Präzisionsstempeln versehen für Maßgenauigkeit garantierten. Gewichtsstücke von 1 Gramm aufwärts zeigten nun auch im Medizinalbereich die uns heute noch geläufige runde Form, meist auf der Oberseite mit einem Knopf zur besseren Handhabung versehen (Abb. 288).

Zum Einsatz der Milligrammgewichte für die Analysenwaagen lag beim Gewichtssatz stets eine Pinzette griffbereit, um die federleichten Gewichtsplättchen vor Schweiß und Rückständen an der menschlichen Hand zu schützen. Um Verwechslungen der Gewichtsstücke beim Abwiegen der hochwirksamen Substanzen vorzubeugen, wählte man ein simples und sicheres System: Gewichtsstücke von 1, 10 und 100 Milligramm waren dreieckig, 2, 20 sowie 200 Milligrammstücke viereckig und die 5, 50 wie 500 Milligrammgewichte sechseckig gestaltet (Abb. 288).

In der Mitte des 20. Jh. verschwanden diese schwierig zu handhabenden Leichtgewichte langsam aus dem Apothekenalltag, nachdem sich Analysenwaagen mit halbautomatischer Bruchgewichtsauflage durchzusetzen begannen.

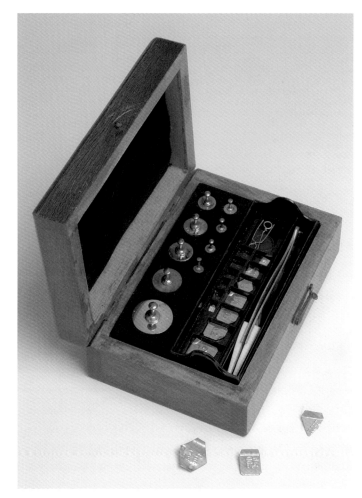

Abb. 288 Gewichtssteine, Grammgewichte und Reiter für den Waagebalken aus Draht sowie eine Pinzette vervollständigen den Gewichtssatz für die Analysenwaage. Im Vordergrund sechs-, vier- und dreieckige Bruchgewichte. Erste Hälfte 20. Jh. Inv.-Nr. VI B 103, VI B 66.

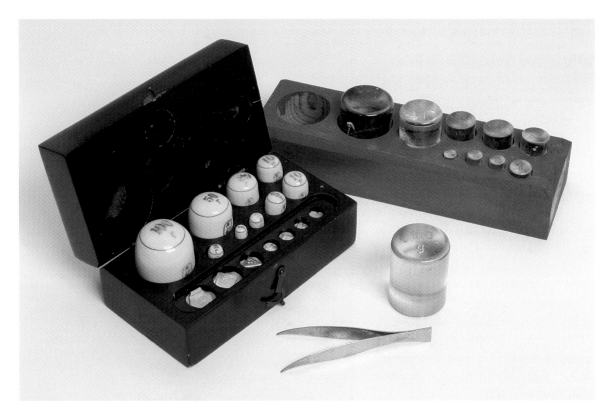

Abb. 289 Links ein russischer Porzellan-Gewichtssatz datiert 1940. Rechts geeichte Glasgewichte aus der DDR, datiert 1947. Inv.-Nr. VI B 98, VI B 47.

Metall – Messing, Eisen, Bronze, später auch Aluminium und Argentan – war der gängige Werkstoff bei der Gewichtsherstellung. Daneben finden sich in den Sammlungen des Museums aber auch alternative Materialien. Von Materialknappheit und Erfindergeist zeugen die Gewichtssätze aus der ehemaligen Sowjetunion und der Deutschen Demokratischen Republik aus Porzellan und Glas (Abb. 289).

Als typisches Apothekergewicht vor allem des 16. bis 18. Jh. werden immer wieder schüsselartige Einsatzgewichte mit Scharnierdeckel bezeichnet, die in schlichter Form oder mit einem reich verzierten sogenannten „Haus" gefertigt wurden (Abb. 290). Darunter wird Gefäß und Deckel des Gewichtssatzes verstanden. Im Inneren befinden sich ineinandergestapelt mehrere mit großer Präzision hergestellte schüsselförmige Einzelgewichte und ein massiver sogenannter Schlussstein. Exemplare aus Bronze wiegen manchmal 32 Pfund, häufiger jedoch 16 Pfund. Weniger wiegende kleinere Gewichtssätze aus Messing – meist 4 Pfund schwer – haben sich recht zahlreich vor allem aus dem 18. Jh. erhalten.

Die jeweiligen Gewichte verhalten sich im Maß 1:2 zueinander, das heißt, die Werte der einzelnen Gewichte werden durchgehend durch Verdoppelung bzw. Halbierung gebildet. Die größte „Schüssel" wiegt also doppelt so viel wie die nächst kleinere und so fort.

Dies lässt sich jedoch keinesfalls mit den Untereinheiten des Apothekerpfundes in Übereinstimmung bringen. Es handelt sich bei den schönen Einsatzgewichten also nicht um Medizinalgewichtssätze. Bei der Frage, wozu sie statt dessen gedient haben, wird man wiederum in Nürnberg fündig, wo auch die qualitätsvollsten Exemplare hergestellt wurden. Hier findet diese Unterteilung Entsprechung im damals gängigen Handels- und Krämergewicht. Daher ist eher anzunehmen, dass in den Apotheken mit solchen Einsatzgewichten nicht Arzneistoffe, sondern die handelsüblichen Waren des Randsortimentes abgewogen wurden, unter Verwendung des üblichen Krämergewichtes.

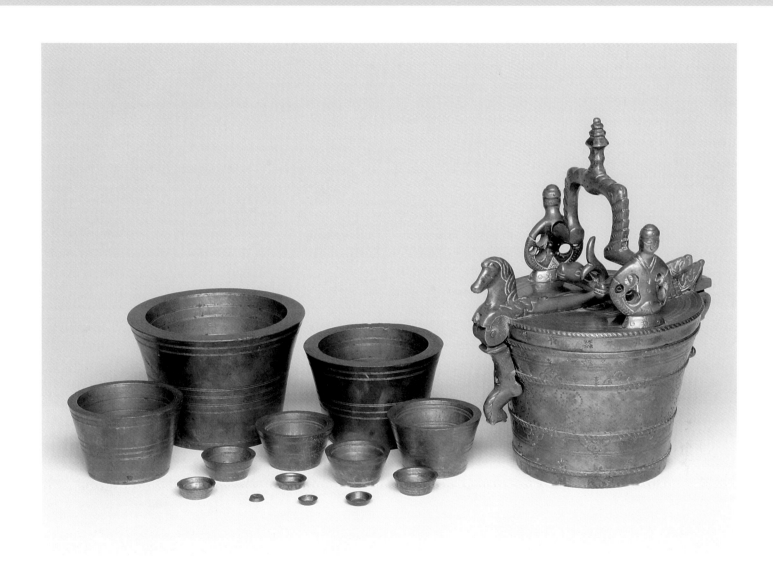

Abb. 290 Reich ver-
ziertes Einsatzgewicht,
Kelchmarke, 18. Jh.
Inv.-Nr. VI B 1.

Waagen und Gewichte

Waagen

Schon vorgeschichtliche Funde belegen den Einsatz waagen-ähnlicher Geräte, die nach dem Hebelprinzip funktionieren und zumindest einen groben Wiegevorgang ermöglichten. Im hoch entwickelten Zweistromland des 3. Jahrtausends v. Chr. zeugt reger Handel als staatsprägende Kraft und die folgerichtige Erwähnung der Benutzung von Waagen in Keilschrifttexten von der bereits lange selbstverständlichen Verwendung des wichtigen Gerätes.

In der Apotheke erforderten die anspruchsvollen Aufgaben bereits früh recht empfindliche Waagen. Dabei dominierte der Typ der zweiarmigen Waage in mannigfaltiger Ausprägung über die Jahrhunderte in allen pharmazeutischen Einsatzgebieten.

Um die Mitte des 19. Jh. gibt Apotheker Friedrich Mohr in seinem damaligen Standardwerk „Phar-

„An Wagen hat man in der Apotheke vielerlei Bedürfnis. Im Laboratorium bedarf man zunächst einer schweren Balkenwage mit messingenen Schalen zum Defectiren... Eine kleiner Wage, von der Größe einer Tarirwage, dient zum Abwägen kleinerer Gewichte. Für größere Gewichte, wie sie im Laboratorium oder bei Ankäufen häufiger vorkommen, bedient man sich einer Schnappwage [Schnellwaage]... Auf dem Kräuterboden bedarf man einer Handwage mit großen und leichten Schalen, um die Ingredienzien zu Thee und Species abzuwägen. Auf der Materialkammer hat man eine große Wage, um die von den Droguisten kommenden Packete nachwiegen zu können, und eine kleinere, um einzelne Gegenstände zur Defectur abzuwägen. In der Officin

mazeutische Technik" einen Überblick zum vielfältigen Einsatz des simplen wie effektiven Gerätes:

ist zunächst die Tarirwage zu betrachten. Sie wird von allen Wagen am Häufigsten gebraucht... Zu Receptirwagen bedarf man je nach der Natur des Geschäftes und dessen Umfange eine ungleiche Anzahl... Eine große Rezeptirwage mit 9 Zoll (230 mm) langem messingenen Balken und 5 Zoll (130 mm) weiten hörnernen Schalen, mit einer Empfindlichkeit, dass sie leer 1 Gran angiebt, dient zu Gewichten bis zu 8 Unzen, oder bei lockeren Substanzen, Magnesia, Blumen und Kräutern zu geringeren Gewichten und größeren Massen. Eine etwas kleinere mit 7 Zoll (180mm)... eine zu Drachmen bestimmte Wage mit 6 Zoll... Die Granwage von 4 Zoll langem Balken ..."

Handwaagen

Die Handwaage wird zwischen Daumen und Zeigefinger gehalten, dabei fungiert die Hand als Aufhängevorrichtung für den Waagbalken (Abb. 291). Dieser ist in der sogenannten Schere beweglich gelagert. Die nach oben weisende Waagenzunge zeigt bei Übereinstimmung mit der Schere die Ausgewogenheit der Messung an. Auch die Aufhängung am Zeigefinger war gängig, dabei konnten Daumen und Mittelfinger auf einfache Weise die Waagenzunge am Schwingen hindern.

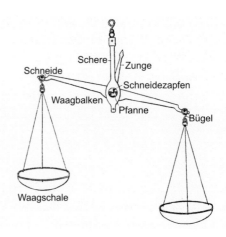

Abb. 291 Schematische Darstellung einer Handwaage.

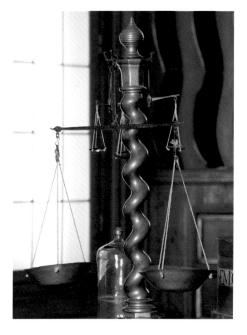

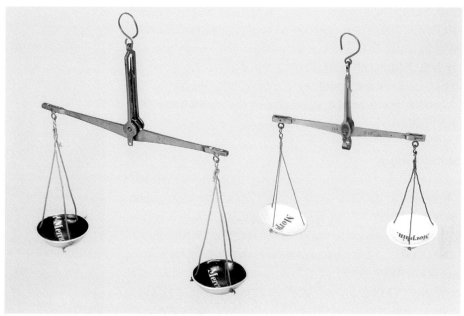

Abb. 292 Handwaagen griffbereit am Waagenhalter des Rezepturtischs der Hof-Apotheke Bamberg. Inv.-Nr. VI A 14, VI A 115.

Abb. 293 Handwaagen zum Abwiegen von Morphin und Quecksilberpräparaten (Mercurialia), Inv.-Nr. VI A 47, VI A 48.

Handwaagen sind von Beginn des Apothekenwesens in jeder Apotheke unentbehrlich. Gleich mehrere Exemplare unterschiedlicher Größe – und schon sehr früh geeicht bis zu einem der Größe angemessenen bestimmten Gewicht – hingen griffbereit in jedem Arbeitsbereich an Stativen oder beispielsweise an schmiedeeisernen Gittern und an säulenartig gestalteten Waagenhaltern auf dem Rezepturtisch (Abb. 292). Sie wurde hauptsächlich zum Abwiegen kleiner Mengen trockener Substanzen im Rezepturbereich verwendet. Bei den Waagschalen ist neben Messing auch Horn und gegen Ende des 19. Jh. neben Porzellan Zelluloid mit einem Hornimitat-Dekor anzutreffen.

In dieser Zeit kamen aufgrund gesetzlicher Vorgaben auch Handwaagen auf, die ausschließlich für das Abwiegen spezieller Stoffe verwendet wurden. Es war zwar aus Erfahrung schon lange üblich gewesen, eine bestimmte Handwaage in

der Apotheke beispielsweise ausschließlich für das Wiegen des intensiv riechenden Moschus zu verwenden. Als Folge einer Polizeiverordnung über den Handel mit Giften aus dem Jahre 1894 beispielsweise durften zum Wiegen des hochwirksamen Morphins und von Quecksilberpräparaten (Mercurialia) jedoch nur noch ausschließlich dafür gekennzeichnete Handwaagen verwendet werden (Abb. 293).

Nach demselben Prinzip wie die Handwaage funktionierten auch die Waagen zum Abmessen größerer Mengen (Abb. 294). Waagebalken und -schalen sind auch bei ihnen in der Regel aus Metall gefertigt, vorwiegend aus Bronze, Kupfer, Messing oder Eisen, wobei neben beidseitig gleich gestalteten Schalen auch solche vorkamen, deren Form dem Arbeitsprozess entgegenkam: Schütten oder nach zwei Seiten hin offene rechteckige Schalen erleichterten den Umgang mit dem jeweiligen Wägegut.

Standwaagen

Die Waage in der Offizin war je nach Zeitgeschmack gefällig gestaltet. Die im 17. Jh. gängiger werdenden Standwaagen wurden entweder direkt auf dem Rezepturtisch aufgeschraubt oder besaßen einen Kastenunterbau, der praktischerweise mit Schubladen versehen sein konnte, welche die Gewichte aufnahmen. Wie bei den Handwaagen weist auch die Zeigerzunge der Standwaage bis ins 19. Jh. meist nach oben.

Das „altehrwürdigste" Beispiel unter den Standwaagen des Museums ist ein adlerbekröntes Prunkstück, das heute den Rezepturtisch der Bamberger Offizin ziert (Abb. 296). Über einem als Schaukasten für zwei hölzerne Standgefäße gebildeten und kunstvoll marmorierten Sockel erhebt sich eine gewundene Säule mit einem Kapitell als Basis. Ein Adler stellt den oberen Abschluss dar, die Klauen in ein Schriftband mit den Initialen „F – H" geschlagen. Das Stück offenbarte bei einer Restaurierung im Jahre 2000 ein nicht ganz unerwartetes Ergebnis: Die drei Waagenteile – Unterbau, Säule und Adler – zeigten voneinander gänzlich verschiedene Farbfassungen und -techniken, die sich nur durch verschiedene Entstehungsorte und durch Überarbeitungen zu unterschiedlichen Zeiten erklären ließen. Auch war unübersehbar, dass der Adler auf einer Säule ruht, die schlicht auf dem Kopf steht, nämlich mit dem Kapitell nach unten auf das Kästchen weisend, anstatt richtigerweise nach oben orientiert zu sein. Dies sprach bereits für eine spätere Zutat zum Kästchen. Dessen nähere Untersuchung legte wiederum nahe, dass es sich dabei ursprünglich um ein Reliquienkästchen handelte. Das Kästchen belegt damit, wie auch die Säule, die einem Chorgestühl entstammen könnte, schlicht

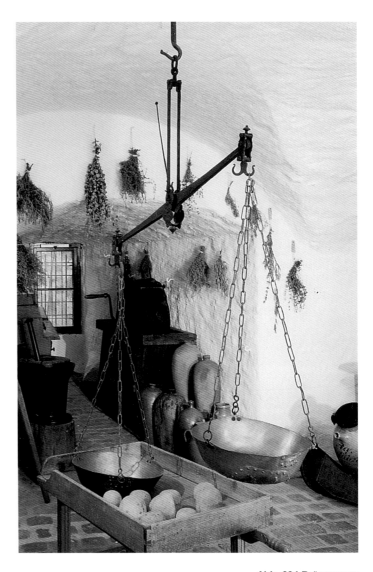

Abb. 294 Balkenwaage zum Abmessen größerer Mengen aus der Stadt-Apotheke Donauwörth, Messing, 18. Jh. Inv.-Nr. VI A 44.

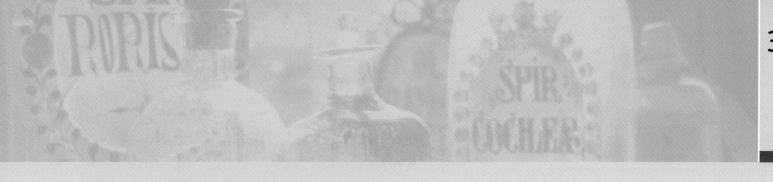

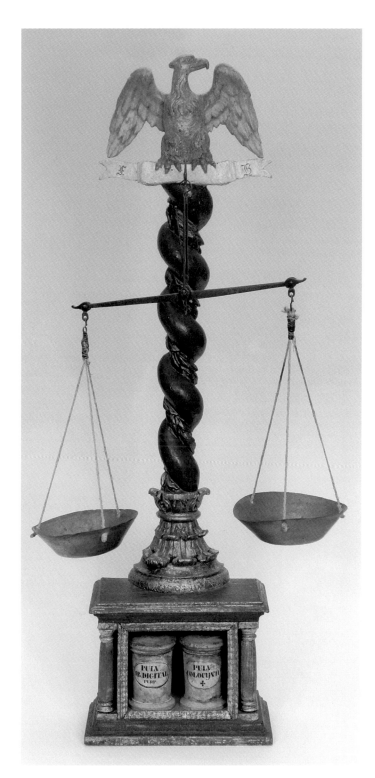

eine Zweitverwendung aus sakralem Umfeld. Wie aber konnte es dazu kommen? Mit der Säkularisation zu Beginn des 19. Jh. begann ein munterer Ausverkauf des Kirchengutes, das nachgewiesenerweise gerne von Handwerkern aufgekauft wurde und nicht selten neu kombiniert und dann, wie hier mit einem eindeutigen Symbol geziert, in neuer Funktion auf den Markt kam. Es handelt sich also bei der Adlerwaage sicherlich um eine in der Apotheke ab dem 19. Jh. verwendete Standwaage, zusammengesetzt jedoch aus hochqualitativ gefertigten und ebenso qualitätsvoll gefassten Teilen, die dem sakralen Bereich des späten 17. und frühen 18. Jh. entstammen.

Ganz anders zeigt sich die Standwaage, die heute im Museum die Offizin der Kronen-Apotheke aus Ulm ziert (Abb. 295). Antikisierende Elemente und schlichte, flächige Form bestimmen ihr Aussehen. Die klar gegliederte Obeliskenform der Säule zeigt sich zeittypisch schwarz gebeizt. Auch der bekrönende Pinienzapfen legt beredtes Zeugnis vom Empire-Stil des frühen 19. Jh. ab.

Abb. 295 ▶
Standwaage, Deutschland, 19. Jh. Inv.-Nr. VI A 42.

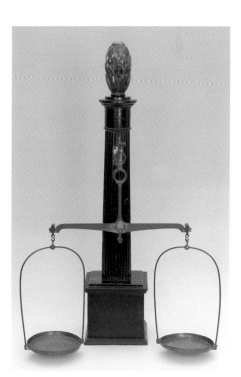

◀ **Abb. 296** Standwaage mit Adlerfigur, 18. Jh., Süddeutschland. Inv.-Nr. VI A 115.

Analysen- und Rezepturwaagen

In der Mitte des 18. Jh. trat im Erscheinungsbild der Wäge-
instrumente, die nun vermehrt in einem bestimmten Bereich
zu sehr anspruchsvollen Tätigkeiten eingesetzt wurden, ein
entscheidender Wandel ein. Die exakten Naturwissenschaften
entwickelten sich in diesem Zeitraum rasant, die Chemie for-
mierte sich zu einer selbständigen Wissenschaft. Die Mess-
instrumente mussten damit Schritt halten und ermöglichten
gleichzeitig die stetige Erweiterung der Kenntnisse in diesen
Bereichen. Genauere Instrumente ergaben genauere Ergebnisse, viele offene Fragen klärten sich und andere traten dadurch neu auf. Das facettenreiche Wechselspiel aus Erkennt-
nisprozess und technischem Fortschritt ließ eine neue Epoche aufkommen.

In der Apotheke setzte sich in diesem Zusammenhang zunehmend ein aus der Standwaage weiterentwickelter Waa-
gentyp durch. Aber nicht nur in den Apotheken, auch in
allen anderen Bereichen, in denen Messgenauigkeit im Milligrammbereich erforderlich war, zeigten sich die aufkommenden Präzisionswaagen und vor allem der neue Typ der
hochempfindlichen Analysenwaage schnell unentbehrlich.

Je kleiner die zu wiegende Menge, desto geringer muss das
Eigengewicht der Waagbalken sein, um exakte Messergebnisse zu erhalten. Bei der Umsetzung dieses Ziels wurden
alle Teile neu überdacht und mit neuen Materialien und Kon-
struktionen experimentiert (Abb. 297). Im Bereich des Waagebalkens lässt sich das gut verdeutlichen. Der massive
schwere Balken mit rundem oder ovalem Querschnitt, wie
ihn bisherige Waagen aufwiesen, garantierte Stabilität. Sein
Eigengewicht aber war für die gestiegenen Ansprüche viel
zu groß. Erstes Ziel musste es also sein, die Masse zu ver-

ringern bei gleichzeitiger Wahrung der Stabilität. Nach und
nach lösten langgezogene, durchbrochene und dadurch
leichtere Waagebalken mit flachem Querschnitt und trapez-
artiger Form die althergebrachte Konstruktion ab.

Die Unterbringung in einem Holzkasten mit beweglichen Glas-
wänden schützte die gesamte Analysenwaage vor Staub,
Korrosion, Wärmeeinwirkung und Luftzug beim langen Wäge-
vorgang. Die Waagenzunge zeigte nun nach unten auf eine
deutlich abgesetzte Skala. Auch die Lagerung des Waagebalkens auf einer Schere wurde aufgegeben, stattdessen
lagerte die in Form einer scharfen Schneide gestaltete Dreh-
achse der Waage nun auf einer ebenen Stahlplatte, dann
auf einem glatt polierten Gegenlager aus hartem Edelstein,
meist Achat. Neu kamen auch Vorrichtungen zum Arretieren
und Entarretieren der Waagschalen aus der Ruhestellung
und solche zur Überprüfung der Gleichgewichtslage hinzu,

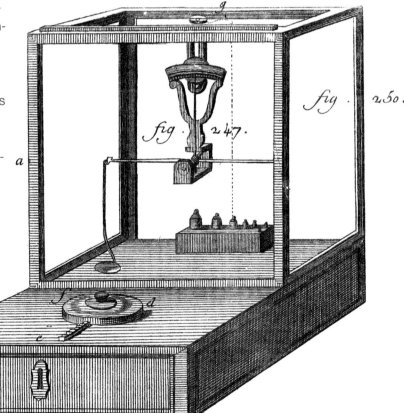

Abb. 297 Detaildarstellung einer analytischen Waage
in Diderot's Encyclopédie, 1770. Inv.-Nr. VII B 761.

um die Schneiden nicht durch unnötige Bewegung abzunutzen. Einfache Lupen an der Skala erleichterten bald die Ablesung der Messung. Die Wägeergebnisse der langarmigen Waagen waren sehr gut und bildeten eine entscheidende Voraussetzung für den wissenschaftlichen Fortschritt der vorindustriellen Zeit. Als am Ende des 18. Jh. in Folge der Französischen Revolution dort zuerst die „neuen" Maße und Gewichte – Kilometer und Kilogramm – eingeführt wurden, erlaubten diese Präzisionsgeräte bei Wägegut im Bereich von einem Kilo bereits Messungen, die auf ein Milligramm genau waren. Ein Nachteil bestand jedoch in der nervenzehrend langen Wägezeit, hervorgerufen durch den langgezogenen Wägebalken, der mit sehr langsamen Bewegungen einen ausgedehnten Zeitraum brauchte, um in die Ruhestellung zurück zu kommen. Man berichtet von Justus von Liebig, er habe sich die Wartezeit beim Auspendeln des Waagebalkens oft mit dem Genuss einer ganzen Zigarre „verkürzt".

Die Entwicklung des Ingenieurs Paul Bunge (1839–1888), der im Jahre 1866 eine kleine Fabrik gründete und sich auf Waagenherstellung spezialisierte, brachte in diesem Punkt einen entscheidenden Fortschritt (Abb. 298). Als Ingenieur hatte er sich mit Brückenbau beschäftigt und das Problem der langen Auspendelzeit des Waagebalkens aufgrund seiner Vorkenntnisse einfach und genial gelöst. Er verkürzte den Waagebalken entscheidend, womit durch die Verringerung der Masse eine wesentlich kürzere Ausschwingzeit erreicht war. Der dadurch verloren gegangenen Stabilität begegnete er mit einem bautechnischen Kniff: Er leitete die angreifenden Kräfte einfach nach oben ab, indem er den Waagebalken mit einer aus dem Brückenbau vertrauten Konstruktion verband. Betrachtet man die Waagebalkenkonstruktion mit dem nach oben weisenden Dreieck, liegen Vergleiche mit den damals im ganzen Land gebauten neuen Eisenbahnbrücken mehr als nahe.

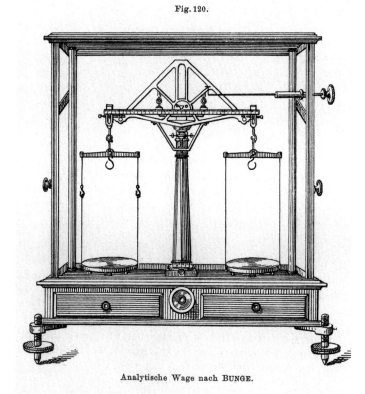

Fig. 120.

Analytische Wage nach BUNGE.

Abb. 298 Schematische Darstellung einer Analysenwaage nach dem von Paul Bunge (1839–1888) entwickelten Prinzip. Bibl.-Sign. A-Rea 1.

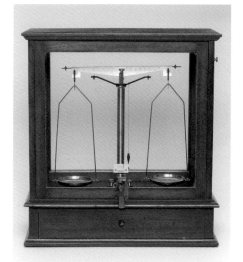

Abb. 299 Analysenwaage mit Waagebalken aus Leichtmetall, erste Hälfte 20. Jh. Inv.-Nr. VI A 111.

Die nächsten Jahre erbrachten weitere Verbesserungen vor allem im Bereich der Gewichtsauflage (Abb. 299). Bislang waren die „Leichtgewichte" mittels einer Pinzette aufgelegt worden. Zunächst erfolgte eine Konstruktion, die das halbautomatische Auflegen von Bruchgewichten durch Verschieben von Ringgewichten ermöglichte. Vonnöten war nun nur noch die manuelle Auflage der ganzen Grammgewichte. Kombiniert mit einer Luftdämpfung, die das Schwingen des Balkens weiter verkürzte und einer verbesserten optischen Projektion zur einfacheren Ablesung der Messergebnisse erhielt man ab den 1930er Jahren schließlich ein Gerät, das nun – im Gegensatz zu den früheren langarmigen Vertretern – zu Recht den Beinamen „Schnellwaage" verdiente.

Die Technik der mechanischen Präzisions- und Analysenwaage wurde über die folgenden Jahre weiter ausgefeilt. Zuletzt ließen sich Messfehlermöglichkeiten durch digitale Anzeige der Messergebnisse weiter verringern. Erst mit dem Aufkommen elektronischer Elemente wurden am Ende des 20. Jh. die ausgereiften mechanischen Bauteile verdrängt. Mechanische Waagen haben seitdem im Präzisionsbereich ausgedient.

Tarierwaagen mussten natürlich nicht im Milligrammbereich der Analysenwaagen messen und benötigten daher weniger aufwendige Technik. Dennoch nutzten sie, wie beispielsweise der durchbrochene Waagebalken zeigt, abgestimmt auf die notwendigen Erfordernisse, die Erkenntnisse der Zeit. Sie dienten vor allem der Erleichterung des Abwiegens von vorwiegend flüssigen, aber auch von trockenen Arzneistoffen, da direkt auf der Waage in das Arzneigefäß abgefüllt werden konnte. Das Gewicht des auf die eine Waagschale gestellten Gefäßes wurde auf der anderen Seite mit dem sog. Tariergewicht ausgeglichen (austariert), bis die Waagenzunge wieder im Lot stand. Dazu verwendete man bis zur Mitte des 19. Jh. oft getrocknete Bohnenkerne, ab dann

Schrotkügelchen, sog. Tarierschrot aus Metall und später auch aus Porzellan. Nach Auflage der gewünschten Gewichtsmenge auf der einen Waagschale konnte auf der anderen Seite eine bestimmte Menge Arzneistoff in das Gefäß gegeben und so exakt eingewogen werden. Auch Tarierwaagen versah man zur Schonung des Waagenmechanismus und zur Erleichterung der Abfüllarbeit mit einer einfachen Arretiervorrichtung für die Waagschalen.

Ein Tarierwaagentyp war sehr beliebt in den Apothekenoffizinen des späten 19. und frühen 20. Jh. und verband in der Offizin angenehmes Äußeres mit gutem Nutzen (Abb. 300). Äskulap oder auch seine Tochter Hygieia dienten als Waagensäule, die Schlange als Richtzeiger für die inzwischen üblicherweise nach unten zeigende Waagenzunge. Die Figuren wurden ab dem Ende des 19. Jh. mit kleinen Unterschieden von einigen Herstellern angefertigt. Diese stammen aus dem Sortiment von Paulus und Thewald, einem Lieferanten pharmazeutischer Bedarfsartikel vom Ende des 19. Jh. und schmückten den Rezepturbereich der Adler-Apotheke in

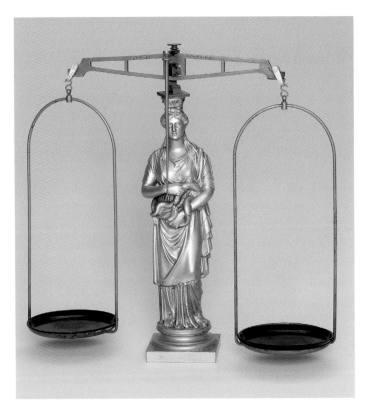

Abb. 300 Tarierwaagensäule mit der Göttin Hygieia als figürlichem Waagschalenhalter. Paulus u. Thewald, Ende 19. Jh. Inv.-Nr. VI A 91.

Ratingen. Die historisierenden Figuren sind ganz im Stile der Gründerzeit kombiniert mit damals modernster Tarierwaagentechnik.

Etwa aus der gleichen Zeit stammt eine interessante Innovation des Grundtypus Waage (Abb. 301), die Erfindung zur Vereinfachung der Pulverabmessung und -abfassung von Apotheker Gustav Nithack (gest. 1913). Er besaß ab 1878 die Kronen-Apotheke in Obernigk bei Breslau und genoss im Apothekerstand großes Ansehen. Seit 1902 war Nithack Vorstandsmitglied des Deutschen Apothekervereins und

daneben lange Jahre Vorsitzender des schlesischen Apothekervereins. Er beschäftigte sich nicht nur vordringlich mit der Verbesserung der Arbeitssituation der Landapotheker, sondern auch mit der Vereinfachung der täglichen Arbeitsabläufe. Im Jahre 1891 meldete er eine speziell für den Rezepturbereich vorgesehene Waage (Dispensierwaage) zum rationellen Abwiegen kleinerer Mengen abgabefertiger Arzneipulver zum Patent an, die bald darauf von der Fabrik Winkler und Jenke in Breslau gefertigt wurde. Auch wenn seine Erfindung auf den ersten Blick nicht den vertrauten Anblick einer Waage bietet, integriert sie doch alle charakteristischen Waagenteile.

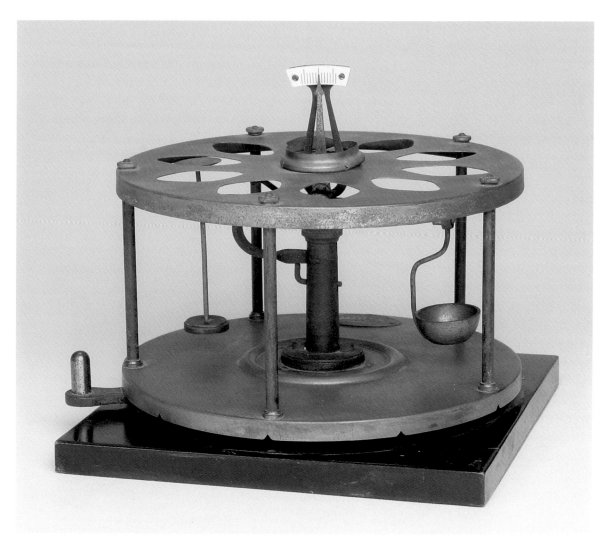

Abb. 301 Nithacksche Waage, Deutschland, um 1892. Inv.-Nr. VI A 32.

Waagsäule, -balken und -schalen sind mit einem Rundläuferprinzip kombiniert: Die Waagensäule kann nach und nach in Einzelschritten um ihre eigene Achse rotieren, indem ein kleiner seitlich angebrachter Hebel bewegt wird. Damit dreht sich der an der Säule befestigte zweiseitige Waagenarm mit der Säule um ein exakt berechnetes Stück im Kreis weiter. Die leere Waagschale ragt – durch das Gewicht auf der gegenüberliegenden beschwerten Waagschale angehoben – dann durch eine der zehn Öffnungen auf der Oberseite hinaus, hebt dabei z. B. eine auf dieser Öffnung stehende Kapsel für Arzneipulver an, deren Durchmesser größer als der der Öffnung sein muss. Wenn diese durch eingefülltes Pulver beschwert wird, sinkt die Waagschale wieder unter die obere Deckplatte herab, wobei die Kapsel auf der Öffnung zum Stehen kommt. Nun ist ein Weiterdrehen bis zum nächsten Stopp möglich, die Waagschale steigt durch die nächste Öffnung nach oben und so fort, bis auf allen 10 Öffnungen gefüllte Kapseln stehen.

In der Pharmazeutischen Zeitung von 1891 wird über die Neuerung ebenso begeistert wie ein Jahr später über die „Neue Nithack'sche Waage" – das verbesserte Nachfolgemodell – berichtet: *„Diese Waage ermöglicht das schnelle Abwiegen gleich schwerer Mengen dadurch, dass Pulver, Thees usw. in schneller Aufeinanderfolge unmittelbar in die Kapsulaturen abgewogen werden, indem das seitliche Verschieben eines Handgriffes genügt, um die mit der abgewogenen Substanz beschwerte Kapsulatur durch eine leere, neu zu füllende zu ersetzen. Somit bietet die Nithack'sche Dispensierwaage bei der Division von Pulvern und bei dem Abfassen [Portionieren] von Handverkaufsartikeln grosse Erleichterung und Zeitersparnis; namentlich ermöglicht sie dem Rezeptar ein schnelles, ruhiges und exaktes Arbeiten, indem sie viele zeitraubende Manipulationen beseitigt; ausserdem aber...ersetzt sie durch Ihre saubere und exakt gearbeitete Konstruktion die kleineren Handwaagen vollständig, indem durch sie Mengen von 1 cgrm bis 10 grm genau und schnell abgewogen werden können..."*

Zeittypisch – die Industrialisierung war in vollem Gange – wird darauf abgehoben, dass einige bislang auseinandergezogene Arbeitsschritte mittels dieser neuen Waage rationell aufeinander abfolgen und dadurch bei gleichzeitiger Gewährleistung von Qualität und Präzision kostbare Arbeitszeit eingespart werden soll.

„Die Nithack'sche Waage dürfte sich unstreitig bald der Beliebtheit der gesammten Apothekerkreise erfreuen..." – diese 1891 getroffene Feststellung sollte sich – trotz des interessanten Konstruktionsansatzes – jedoch nicht bewahrheiten. In der Praxis setzte sich das Gerät nicht durch. Beim Betrieb klemmte und hakelte das gute Stück recht häufig und gereichte dem Rezeptar dadurch wohl eher nicht zur Freude: es dürften größere Mengen Pulver auf dem Rezeptiertisch gelandet sein; von *„schnellem, ruhigen und exakten Arbeiten"* kann jedenfalls keine Rede sein. In welcher Stückzahl die Waagen produziert wurden, ist heute nicht mehr nachvollziehbar. Viele jedoch können es nicht gewesen sein, denn bislang ist dem Deutschen Apotheken-Museum nur diese eine Exemplar bekannt.

Ab dem frühen 20. Jh. benutzte man an Stelle der Handwaagen, die abhängig von ihrer jeweiligen Größe nur bis zu bestimmten Gewichtsgrenzen geeicht waren, und anstelle anderer, doch nicht recht praktikabler Erfindungen wie etwa der Nithackschen Waage, zunehmend sogenannte „Universalwaagen". Mit diesen Feinwaagen waren alle Wägungen vom kleinsten Grammbereich bis hin zu 50 Gramm in einem Arbeitsgang auszuführen. Unterschiedliche Typen waren auf dem Markt, jedoch setzte sich die Universalwaage nach Sartorius in den meisten Offizinen durch. Das hier abgebildete Modell wurde ab 1956 in der Offizin der Engel-Apotheke in Gießen genutzt (Abb. 302).

Gewichte und Waage sind im schlichten Holzgehäuse integriert. Eine seitliche Schraube arretiert die Waagschalen von unten einfach und effektiv. Mit einem Acrylglasdeckel, der nach hinten in den Waagenkasten verschoben werden kann, sind die verchromten und heute unvollständig erhaltenen Gewichte bis hin zu Milligrammgewichten geschützt untergebracht. Eichzeichen aus den Jahren 1956–1982 belegen die langjährige Verwendung der kleinen und präzisen Waage im Rezepturbereich.

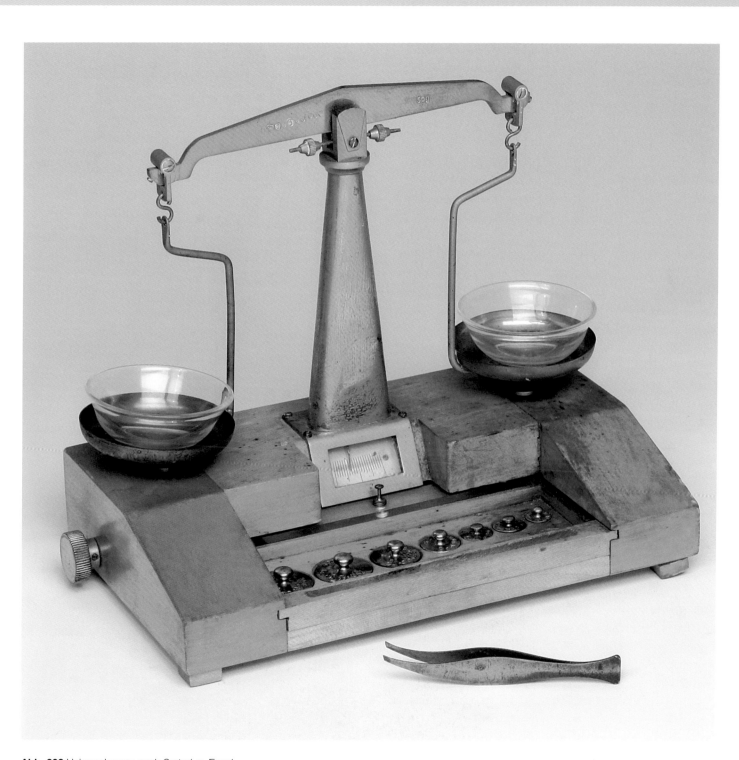

Abb. 302 Universalwaage nach Sartorius, Engel-
Apotheke Gießen, 1956. Inv.-Nr. VI A 122.

Industrialisierung - Apothekengeräte

Der Sammlungsbereich, der technische Gerätschaften aus der Zeit der Industrialisierung umfasst, ist ein recht neuer Punkt im Sammlungskonzept des Museums. Er befindet sich seit Anfang der 1990er Jahre im Aufbau und umfasst derzeit rund 350 teils großformatige Geräte und Maschinen.

Die Industrialisierung veränderte auch den Arbeitsplatz Apotheke im Verlaufe des 19. Jh. und vor allem im 20. Jh. in vielerlei Hinsicht. In diesem Sammlungsbereich treten die umfassenden Auswirkungen der Industrialisierung allein schon in dem Aspekt der technischen Neuerungen anschaulich entgegen. Die Verlagerung der Arzneimittelherstellung aus der Apotheke in die Industrie ging in einem jahrzehntelangen Prozess vonstatten, während dem auch in den Apotheken die bisherigen Herstellungstechniken angepasst wurden. Mannigfaltige neue Geräte und Maschinen setzten sich als rationelle Alternative zu den althergebrachten Gerätschaften für den Labor- und Rezepturbereich mehr und mehr durch. Neben der bewährten Kohle wurden vor allem Gas und ab der Wende zum 20. Jh. Strom die neuen Energieträger, die nicht nur als Heizquelle, sondern vor allem in Kombination mit neuen Apparaturen als deren Antriebsenergie in Gebrauch kamen.

Mit der Fortentwicklung der Dampfmaschine durch James Watt im Jahre 1770 begann die Dampfkraft sich in Europa durchzusetzen und in vielen Lebensbereichen innovative Auswirkungen zu entfalten. Wenn auch Dampf vorwiegend zum Antrieb von Maschinen verwendet wurde, so richtete sich das Augenmerk in manchen Bereichen auch auf Dampf als Heizquelle. „Destillierte Wässer" (reines destilliertes Wasser und vor allem Mischungen von ätherischen Ölen mit Wasser) waren Grundlage vieler Arzneizubereitungen und wurden daher in der Apotheke stets in größeren Mengen benötigt. Die herkömmlichen offenen Öfen, auf denen mit Alembik oder Retorte destilliert wurde, wichen in der Folge ab der Mitte des 19. Jh. zunehmend den Dampfdestillierap-

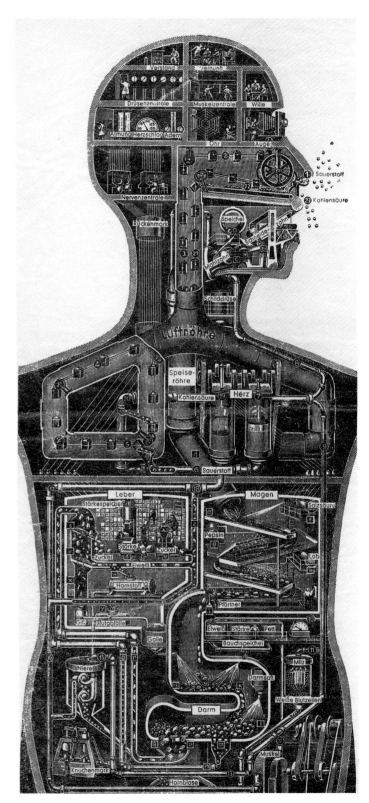

Abb. 303 *„Der Mensch als Industriepalast"*. Darstellung in einem Prospekt für Kräuterpräparate aus den 1950er Jahren. Inv.-Nr. VII A 938.

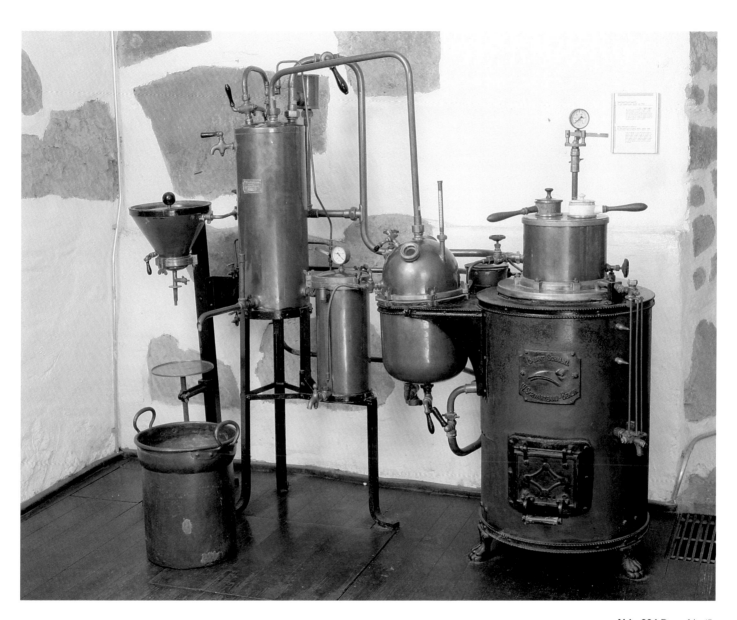

Abb. 304 Dampfdestil-
lationsapparat, Bauart
Schnabel, Firma W.
Schwarzenau Berlin,
um 1890. Inv.-Nr. III O
303.

paraten (Abb. 304). Die Herstellung von destilliertem Wasser
in der Apotheke gestaltete sich durch die mit Kohle oder Gas
und später elektrisch beheizten Öfen – damals hochmoder-
ne „Multifunktions-Apparate" – wesentlich effektiver. Daneben konnten im selben Arbeitsgang unter Ausnutzung der
Dampfwärme nicht nur eine stattliche Anzahl weiterer Arz-
neiherstellungsprozesse wie Schmelzen (Fette, Wachs etc.),
Lösen (Zucker in Wasser etc.), Eindampfen (Reduzieren des

Wassergehaltes z. B. von Honig, Salzlösungen etc.) und Abkochen unterstützt werden, sondern auch zahlreiche arbeitskraftsparende Nebengeräte angeschlossen werden.

Auf dem abgebildeten Apparat befindet sich über dem gusseisernen Kohleofen auf der rechten Seite ein Dampfbad zur Bereitung von Aufgüssen (Infusa) und Abkochungen (Decocta). Ein zylindrisches Einsatzgefäß aus Zinn nimmt das Rohmaterial auf, der zweite Einsatz aus Porzellan wird vorwiegend für gerbsäurehaltige Drogen benutzt. Unter Wärmeeinwirkung lösen sich bestimmte Wirkstoffe in der Trägersubstanz, z. B. in Wasser. Je nach Temperatur werden dabei unterschiedliche Wirkstoffe aus ein und derselben Grundsubstanz ausgelöst: Aufgüsse – ein vom Tee- und Kaffeekochen vertrauter Vorgang – werden zubereitet, indem auf das Rohmaterial heißes Wasser gegeben wird und die Mischung im warmen Dampfbad, je nach gewünschtem Ergebnis noch eine kürzere oder längere Weile ausgezogen wird („zieht"). So wurde z. B. ein abführendes Infusum aus Rhabarberwurzel, Infusum Rhei, hergestellt. Für Abkochungen wird das Ausgangsmaterial hingegen mit kaltem Wasser aufgesetzt und zum Kochen gebracht, um dann ebenfalls im Dampf weiter im ähnlichen Temperaturbereich zu bleiben. Dies war ein gängiger Weg, um eine fiebersenkende Arznei aus Chinarinde, das Decoctum Chinae, herzustellen.

Links daneben schließt ein Vakuumapparat mit typischer kugeliger Deckelform, einem runden Schaufenster und massiven Flügelschrauben an. Da die Siedepunkttemperatur abhängig vom Luftdruck ist, verringert sie sich im Vakuum deutlich, Wasser beispielsweise siedet im Vakuum bereits bei 40 Grad. Dieser physikalische Fakt wird in der Vakuumapparatur ausgenutzt: Nach der Erzeugung eines Vakuums durch eine an der Apparatur anzusetzende Luftabsaugpumpe können Destillationsvorgänge bei Temperaturen von weit unter 100 Grad durchgeführt werden. Dadurch wird die Destillation auch solcher Stoffe ermöglicht, deren Struktur bei höheren Gradzahlen verändert bzw. zerstört würde.

In dem kleinen zylindrischen Kupfergefäß (links der Vakuumapparatur) wird reines destilliertes Wasser gesammelt. Durch die separate Kühlung des Apparates wird der im täglichen Betrieb entstehende überschüssige Dampf zur Erzeugung von destilliertem Wasser genutzt. Es kann bei Bedarf mittels eines Hahnes abgelassen werden.

Das hohe zylindrische Kupfergefäß (links daneben) dient der Kühlung: Aus dem Vakuumapparat stammende Dämpfe werden über ein Rohr dort hineingeführt. Im Zylinderinneren, das mit nachlaufendem kalten Wasser gefüllt ist, verläuft dieses Rohr spiralförmig nach unten, der Dampf kühlt sich dabei zu Flüssigkeit ab und läuft aus dem Rohr an der Unterseite hinaus in ein Auffanggefäß.

Den Abschluss der Apparatur (links) bildet ein doppelwandiger Dampftrichter. Dessen im Dampfbetrieb gleichmäßig warme Oberfläche ist u. a. für Schmelzvorgänge und für die Trennung von Stoffen nützlich. So fand er bei der Herstellung der „Mairansalbe" (Unguentum Majoranae) Verwendung. Diese Salbe wurde bis zur Mitte des 20. Jh. bei Husten und Schnupfen zum Einreiben auf Brust und Stirn genutzt, und zu Grippezeiten stellten Apotheken diese Salbe in großen Mengen her. Dazu befeuchtete man grob gepulverte Majoranblätter mit Weingeist, ließ das Gemisch einige Stunden in der Wärme stehen, und erhitzte es anschließend in einem separaten Gefäß zusammen mit Schweineschmalz. Nun mussten jedoch die Blätter, die ihren ätherischen Ölgehalt inzwischen an Alkohol und Fett abgegeben hatten, wieder aus der entstandenen Masse entfernt werden, wozu die Masse einfach in den warmen und mit Filtermaterial bestückten Dampftrichter gefüllt und filtriert wurde. Das Schmalz mit dem darin gelösten ätherischen Öl tropfte herab, die Majoranblätter blieben im Filtermaterial zurück. Die herauslaufende homogene Masse – durch den Majoran grün gefärbt – wurde in Salbenkruken gefüllt und erstarrte zur beliebten „grünen Mairansalbe".

Die Multifunktionsapparate zur Drogenextraktion werden jedoch bereits recht früh in ihren Einsatzbereichen minimiert. Bis zum Jahre 1926 wurden Aquae destillatae in der Regel durch Destillation von Drogen mit Hilfe des Dampfapparates in der Apotheke hergestellt. Die Herstellungsvorschrift im 1926 erschienenen sechsten amtlichen Arzneibuch (DAB 6, 1926) schrieb diese Herstellungsweise nicht mehr vor.

Statt dessen wurden nun ätherische Öle in Wasser gelöst, also Rosenwasser nicht mehr durch Destillation im Dampfapparat angefertigt, sondern schonender und wirksamer durch Lösen von – oft bereits fertig im Großhandel bezogenen – Rosenöl in Wasser gewonnen. Als „Aqua destillata" wird seitdem – im Gegensatz zu den Jahrhunderten zuvor – einzig nur noch destilliertes Wasser bezeichnet. Lösungen ätherischer Öle werden seitdem unter dem Begriff „Aqua aromatica" (aromatisches Wasser) geführt.

Auch wässrige Pflanzenauszüge werden vermehrt durch alkoholische Auszüge ersetzt. Und 1926 fanden sich im neuen Arzneibuch nur noch Rezepturen für zwei Decocta, verblieben war auch lediglich noch eine Vorschrift für ein einziges Infus. Die sinnvollen Neuerungen basierten auf wissenschaftlichen Erkenntnissen und der parallel immer perfekteren industriellen Fertigung, womit die wichtigsten Anwendungsgebiete der Dampfapparate wesentlich eingeschränkt waren. In der Nachkriegszeit kamen sie jedoch in vielen Apotheken wieder zu Ehren, um Engpässe zu überbrücken. Spätestens mit dem Inkrafttreten des siebten amtlichen Deutschen Arzneibuches (DAB 7) im Jahre 1968 wurden sie im Apothekenbetrieb gänzlich obsolet.

Die Salbenherstellung war von Anfang an eine der gängigsten Standardaufgaben der pharmazeutischen Technik, die Salbenbüchse als Attribut des Apothekenheiligen Damian greift dies symbolisch auf. Auch heute stellt diese Tätigkeit noch einen beträchtlichen Anteil an der Rezepturarbeit in der Apotheke. Die einfachste Form der Herstellung ist die in einer Reibschale, hier werden Wirkstoffe innig mit der Salbengrundlage vermengt und zu Salben verrieben.

Bei größeren Mengen ist es jedoch schwierig, eine homogene und knötchenfreie Masse mit gleichmäßiger Wirkstoffverteilung herzustellen. Dafür taten sogenannte Salbenmühlen bereits im 19. Jh. hervorragende Dienste und waren ein noch in den 1960er Jahren in der Apothekenbetriebsordnung vorgeschriebenes Ausstattungsgerät des Laboratoriums (Abb. 305). Mit Hilfe von Walzen – am besten bewährten sich drei

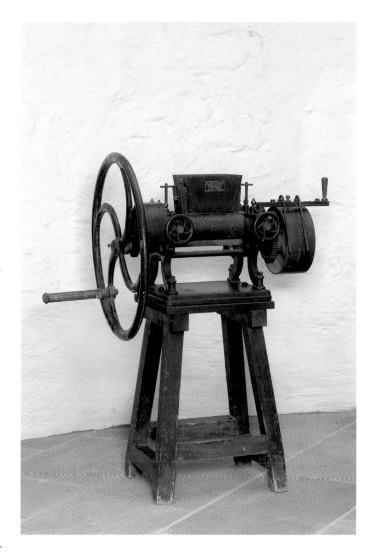

Abb. 305 Dreiwalzensalbenwerk für Transmissions- oder Handbetrieb, um 1870. Inv.-Nr. III O 305.

Industrialisierung - Apothekengeräte

hintereinanderliegende, die gegenläufig rotieren – wurde eine optimale Homogenität und einwandfreies Aussehen der Salbenmasse erreicht. Die zuvor bereits in der Reibschale gut angeriebene Salbenmasse wird zwischen der ersten und zweiten Walze aufgelegt oder mittels eines eckigen Fülltrichters aufgebracht. Die Walzen werden dann – bei den älteren Exemplaren per Handrad und später elektrisch – in Bewegung gesetzt. Infolge der gegenläufigen Rotation der Walzen wird die Masse zunächst zwischen der ersten und zweiten Walze hindurchgedrückt, dann in den Spalt zwischen zweiter und dritter Walze gezogen. Nach Durchlaufen der dritten Walze wird die Masse zu einem Abstreifer mitgenommen und dadurch von der letzten Walze abgetrennt und in ein Auffanggefäß geleitet. Für Apotheken, in denen große Mengen Salben hergestellt wurden, eignete sich ein auf dem Fußboden stehendes großes Gerät. Kleinere Mengen wurden mit Tischmodellen verarbeitet, die nach demselben Prinzip arbeiten.

Die fertige Salbenmasse wurde anschließend in Kruken oder in metallene, zunächst noch bleihaltige Tuben gefüllt, welche ab dem 20. Jh. dem irdenen Salbentiegel Konkurrenz machten. Mit der Zeit wurden aus dem Prinzip der Spritze spezielle Tubenfüllgeräte entwickelt, die eine einfachere und sauberere Abfüllung ermöglichten. Geräte wie beispielsweise das auf Abb. 306 zu sehende gehörten zur Standardausstattung von Apotheken und wurde bis in die 1980er Jahre in der Rosen-Apotheke Wanfried benutzt.

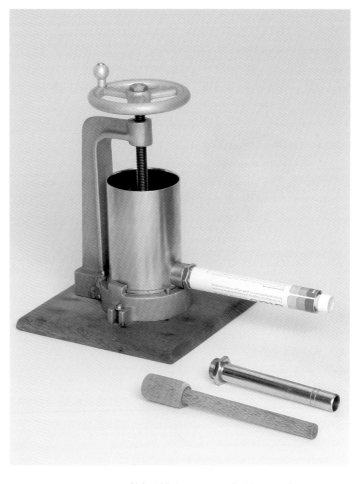

Abb. 306 Apparat zum Befüllen von Tuben aus der Rosen-Apotheke, Wanfried, um 1960, Tube aus den 1980er Jahren. Inv.-Nr. VI D 279, VI D 280.

Die Salbenmasse kam in einen senkrecht stehenden Zylinder, der in der Regel fest montiert war. Am Fuß befand sich eine zylindrische Auslassöffnung, auf die kurze Abfüllröhren von unterschiedlichem Durchmesser geschraubt werden konnten, je nachdem, welche Tubengröße befüllt werden sollte. Darauf steckte man eine leere Tube auf, mit dem offenen Tubenende voran. Durch Drehung des Handrades senkte sich eine runde Platte auf die Salbenmasse und komprimierte sie so, dass sie aus der Abfüllröhre hinaus in die Tube gedrückt wurde. War die Tube befüllt, zog man sie ab und verschloss das Tubenende durch Umbiegen und Zusammendrücken mit einer speziellen Tubenzange, die den charakteristischen Tubenfalz erzeugte.

Auch in der heutigen Apotheke sind Geräte zur Salbenherstellung Pflicht, sie werden in der Apothekenbetriebsordnung vorgeschrieben. Verschiedene kleine Tischmodelle sind auf dem Markt, beispielsweise der nach dem lateinischen Namen für Salbe (Unguentum) genannte Unguator (Abb. 308), bei dem mit Rührstäben, die am unteren Ende flügelartig gestaltet sind, die Wirkstoffe homogen in der Salbenmasse verteilt werden. Die Masse wird zudem direkt in der Salbenkruke, die der Patient erhält, verarbeitet, was die Keimbildung deutlich minimiert. Hier abgebildet ist eines der ersten Modelle dieses 1993 eingeführten Typs. Es wurde bis zur Entwicklung des Nachfolgemodells im Jahre 1999 in der Hirsch-Apotheke in Heidelberg verwendet.

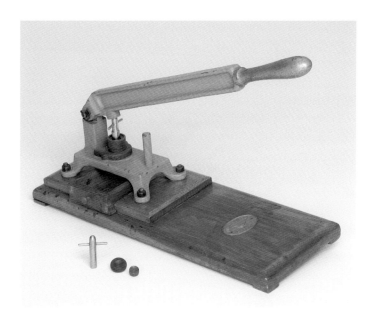

Abb. 307 Handtablettenpresse nach dem Hebelprinzip, Firma Robert Liebau, Chemnitz, um 1930.
Inv.-Nr. VI D 277.

Nachdem in England eine formgepresste und dadurch komprimierte neue Arzneiform („tablets") Mitte des 19. Jh. patentiert worden war, setzte sie sich – zunächst gegen den
Widerstand der Apotheker – auch in Deutschland rasant
schnell durch. Die schnelle Akzeptanz lag in der idealen
Kombination von verbesserter Arzneimittelsicherheit durch
exakte Dosierungsmöglichkeiten im Ausgangsmaterial und in
der extrem effizienten Herstellungsweise begründet, die eine
Anfertigung in großen Mengen im Industriebetrieb, aber
auch in der Apotheke ermöglichte. Der Widerstand der Apotheker betraf vor allem Sicherheitsaspekte. Sie wollten keine
Verantwortung für Arzneimittel übernehmen, die nicht in der
eigenen Apotheke hergestellt worden waren. Auch mit der
leicht möglichen Verwechslungsgefahr der zunächst recht
ähnlich aussehenden unterschiedlichen Präparate bei der
Entnahme aus dem Warenlager wurde argumentiert. Um die
Jahrhundertwende zum 20. Jh. war es daher zunächst verboten, industriell gefertigte Tabletten auf Vorrat zu halten. Die
preußische Apothekenbetriebsordnung von 1902 weist aus
diesem Grunde den Apotheker an, eine „Vorrichtung zur

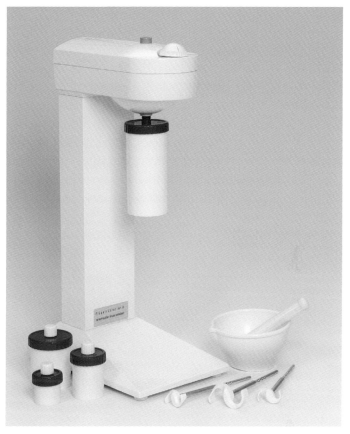

Abb. 308 Salbenrührgerät, sog. Unguator, und
Zubehör, GAKO Konietzko GmbH, Bamberg,
1994 Inv.-Nr. III O 214.

Herstellung von zusammengepressten Arzneizubereitungen"
im Rezepturbereich zu haben, um Tabletten nach Rezept
anfertigen zu können. Dies wird 1910 endgültig revidiert,
und die industrielle Herstellung setzt sich in den folgenden
Jahren gänzlich durch.

Zur Herstellung von Tabletten in der Apotheke stand eine
breite Palette von Tablettenmaschinen zur Verfügung. Das
auf Verdichtung beruhende Funktionsprinzip wurde dabei
auf unterschiedliche Weise variiert. Das einfachste Gerät
ermöglichte die Herstellung je einer Tablette mittels eines
Hammerschlages (Abb. 172). Schneller ging die Anfertigung
mittels einer Tablettenpresse, bei der durch Niederdrücken

eines Hebels die Verdichtung des zuvor über einen Füllschuh in die Tablettenform (Matrize) eingebrachten Pulvers erreicht wurde (Abb. 307).

In manchen Apotheken wurden bis in die 1960er Jahre große Mengen der Arzneiform aus losen Pulvern hergestellt. Hier bewährten sich die zunächst mittels eines Handrades, dann durch Strom angetriebenen damals hochmodernen gusseisernen Standpressen, die rund 1,40 m Höhe erreichten. Ebenfalls über einen Füllschuh gelangte das zu komprimierende Pulver (Trägermasse und Wirkstoff) genau dosiert in eine Matrize und wurde dort mit einem Oberstempel durch Druck von oben her verdichtet. Mit der anschließend nach

oben gerichteten Rückbewegung des Stempels wurde das nun gepresste Komprimat – die Tablette – aus dem Unterstempel von unten aus der Matrize herausgedrückt und gelangte von dort über eine schräge Ebene in einen Auffangbehälter.

Auch im kleinen Bereich griff die mit der Industrialisierung einhergehende Rationalisierung. Mit einem Gerät wie dem Emulgor (Abb. 309, 310) konnten schnell und einfach verschiedenste homogene Emulsionen hergestellt werden. Emulsionen sind milchähnliche innige Mischungen von Flüssigkeiten, die sich eigentlich nicht miteinander mischen lassen, wie Wasser und Öl.

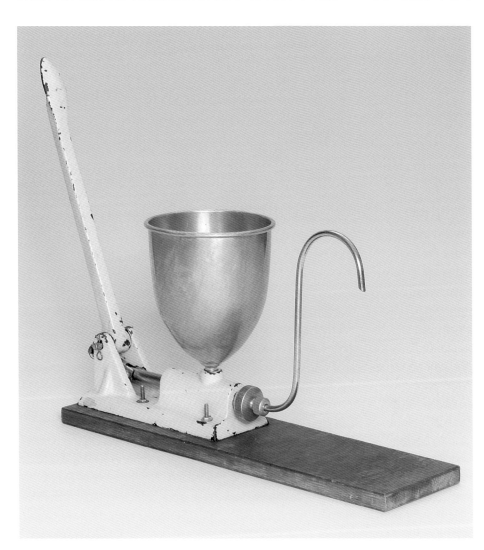

Abb. 309 Gerät zur Herstellung von Emulsionen, sog. Emulgor. Inv.-Nr. III O 217.

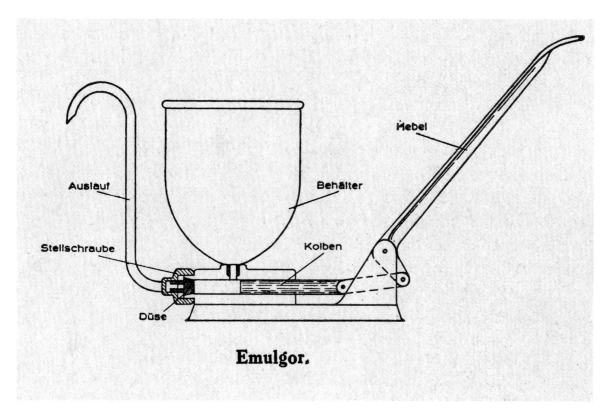

Emulgor.

Abb. 310 Emulgor, Schnittzeichnung.

Die zu emulgierende Mischung wird bereits als einfaches Schüttelgemisch (Grundemulsion) in den Metall-Behälter gefüllt, der einen Liter Fassungsvermögen hat. Beim Anheben des Handhebels wird der waagerecht geführte, eingeschliffene Kolben im Zylinder unterhalb des Behälters zurückgezogen, es entsteht ein leichter Unterdruck, durch den ein Teil der Flüssigkeit aus dem Behälter in den Kolben gezogen wird. Beim Senken des Handhebels wird der Kolben nach vorne in Richtung der Auslassdüse gedrückt. Es entsteht dabei starker Druck im Zylinder. Die zu emulgierenden Flüssigkeiten werden dadurch in eine sehr feine, am Ende des Zylinders sitzende Mischdüse gepresst und hierbei in feinste Teilchen zerlegt, wobei gleichzeitig die Homogenisierung stattfindet. Diese Düse ist auch der entscheidende Teil des Gerätes. Denn je kleiner die dispersen Teilchen werden, desto stabiler wird die Emulsion. Die Düse ist verstellbar, wodurch auch die Verarbeitung zähflüssiger Emulsionen möglich wird. Die Emulsion steigt, nachdem sie die Düse durchlaufen hat,

im Auslaufrohr an und gelangt von dort in bereitgestellte Gefäße. Mit dieser Maschine wurde bis in die 1970er Jahre in der Löwen-Apotheke an der Glashütte in Düsseldorf vor allem im Herbst und im Winter in großen Mengen Lebertranemulsion hergestellt. Mit Vanille- oder Orangenextrakt vermischt, der den markant scheußlichen Geschmack verbessern half, stärkten damit Generationen von Eltern die Abwehrkräfte ihrer Kinder und beugten gleichzeitig der berüchtigten Rachitis (Vitamin-D-Mangel) vor. Erst mit der Durchsetzung von Multivitaminpräparaten, die das im Lebertran vorwiegend enthaltene Vitamin D in exakter Dosierung enthalten, wurde die Lebertranemulsion zur Freude der Kinder (und ihrer Eltern) obsolet.

Medaillen und Plaketten

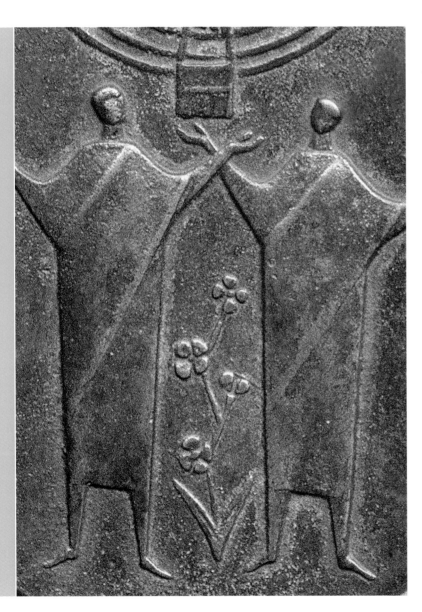

Dieser weit gefasste Sammlungsschwerpunkt umfasst rund 350 Objekte, darunter vornehmlich Medaillen und Plaketten. Auch Gegenstände, die im eigentlichen Sinne nicht der Medaillenkunde zuzurechnen sind, wie Münzen, Notgeld und Exponate aus der Ordenskunde – beispielsweise Ehren- und Verdienstabzeichen – werden hierbei subsummiert.

Medaillen sind Schau- oder Gedenkmünzen mit Reliefdarstellung, die zur Erinnerung an ein Ereignis oder eine Person aus Metall und später Porzellan gegossen, seit dem 16. Jh. auch geprägt werden. Sie besitzen im Gegensatz zu Münzen keinen Zahlungswert. Mit der Renaissance zunächst in Italien verbreitet, wurden sie bald auch nördlich der Alpen beliebt.

Im Medaillenbestand befinden sich Stücke aus der Zeit ab dem 16. Jh., die überwiegende Mehrzahl entstand jedoch im 19. und vor allem im 20. Jh. Darunter finden sich solche, die beispielsweise auf Gesellschaften und Gilden, Universitätsinstitute und auf den Großhandel oder die pharmazeutische Industrie Bezug nehmen. Medaillen auf Personen herrschen jedoch vor (u.a. Apotheker, Naturwissenschaftler, Standespolitiker, Pharmaziehistoriker). Stellvertretend dafür sei hier die Hermann-Thoms-Medaille gewürdigt, die von der Deutschen Pharmazeutischen Gesellschaft zum 100. Geburtstag des berühmten Pharmazeuten Thoms (1859–1931) gestiftet wurde (Abb. 314). Die Silbermedaille wurde nach dem Entwurf von Fritz Kaiser im Jahre 1959 gegossen.

Abb. 311 Medaille auf Cosmas und Damian (Ausschnitt). Entworfen von Anita Blum-Paulmichl (1911–1981), 1968. Inv.-Nr. VII D 80.

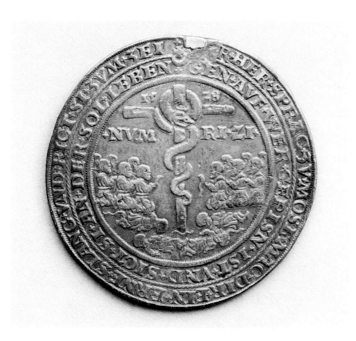

Abb. 312 Silberner Pesttaler mit Beschwörungsformeln aus dem Jahre 1528, signiert von Utz Gebhart. Inv.-Nr. VII D 277.

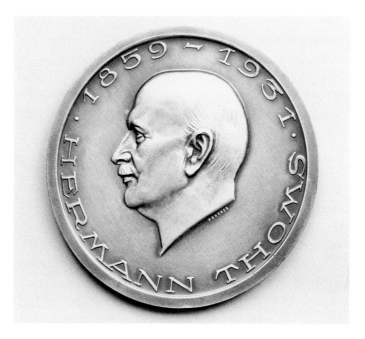

Abb. 314 Medaille auf Hermann Thoms (1859 – 1931) nach dem Entwurf von Fritz Kaiser (1891 – 1974), 1959. Inv.-Nr. VII D 71.

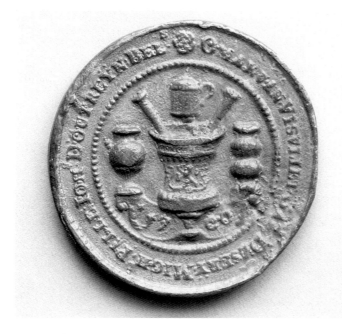

Abb. 313 Später Bleiabguss einer niederländischen Medaille der Apothekergilde Middelburg, um 1700. Inv.-Nr. VII D 12.

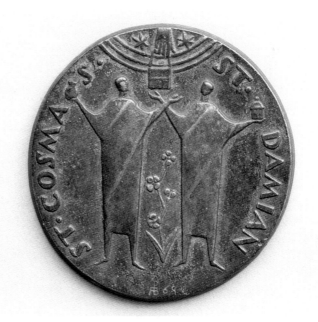

Abb. 315 Medaille auf Cosmas und Damian. Entworfen von Anita Blum-Paulmichl (1911–1981), 1968. Inv.-Nr. VII D 80.

Zwei silberne Medaillen aus dem Jahre 1563 stellen die ältesten datierten Stücke der Sammlung dar. Eine davon (Abb. 316) zeigt auf der Vorderseite den Wiener Apotheker Abraham Sanger (1529–1600) und auf der Rückseite seine Ehefrau Anna im Alter von 23 Jahren. Vielleicht war die Hochzeit der beiden Anlass für die Herstellung der gegossenen Medaille. Für sie werden mehrere Hersteller diskutiert: Lautensack (1524–1561/66); Deschler (gest. 1571); „Konterfetter der Gruppe Wien" (1560–1564).

Bei der gegossenen Medaille (Abb. 317) auf den Coburger Apotheker Cyriacus Schnauß (1512–1588) ist der Hersteller unbekannt, vielleicht ließ er sie von einem verwandten Künstler anfertigen, Friedrich Schnauß (gest. vermtl. 1587). Cyriacus war eifriger und früher Anhänger des Reformators Martin Luther (1483–1546) und hatte sich nach Lehrjahren in Bamberg, Stettin und Stargard in Coburg niedergelassen, um dort um 1538 eine Apotheke zu eröffnen, die er auch lange Jahre, zunächst ohne die erst 1555 erfolgte Genehmigung des Stadtrates, erfolgreich führte. Seine Leidenschaft galt der Poesie, aber auch der Erstellung religiöser Schriften. Angenehmes mit Nützlichem verbindend eröffnete Schnauß um 1540 Coburgs erste Druckerei, in der er seine Werke erfolgreich verlegte. Als wohlhabender und erfolgreicher Bürger wird er auf der Medaillenvorderseite der zeitgenössischen Mode entsprechend mit gepflegtem Bart, rundem Faltenkragen, Samtwams mit üppigen Ärmeln und mit pelzverbrämter Schaube dargestellt. Die Umschrift zeigt die Worte „CIRIACUS SCHNAUS * APOTHEKER ZUM GOLDEN STRAUS * NAT 8 AUG 1512". Folgerichtig krönt die Rückseite ein freilich recht phantasievoll gestalteter Straußenvogel, das bürgerliche Wappenfeld mit Adler und männlicher Halbfigur, ein Mohr vielleicht, flankiert von einem stattlichen Mörser. Die Umschrift zeigt den Wahlspruch des Apothekers „WIL MICH GOT ERNEREN * SO KAN IM NIEMANT WEREN * KOBURGK 1563".

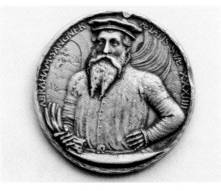
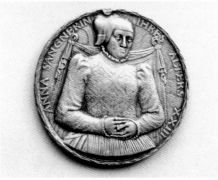

Abb. 316 Medaille auf Anna und Abraham Sanger, Wien, 1563. Inv.-Nr. VII D 283.

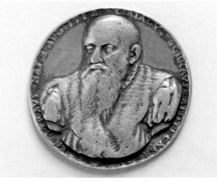
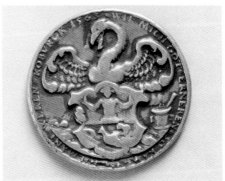

Abb. 317 Medaille auf Cyriacus Schnauß, 1563. Inv.-Nr. VII D 66.

Notgeld

Bereits während des Ersten Weltkrieges, besonders aber in
der späteren Inflationszeit sahen sich Städte und Gemeinden
gezwungen, Notgeld auszugeben, um den auftretenden
Mangel an Geldstücken und später auch an Geldscheinen
für die immensen Inflationssummen auszugleichen. Daneben
gab es aber auch Gewerbebetriebe, die Gutscheine für Produkte oder Dienstleistungen mit Geldwert erstellten und an
ihre Kunden abgaben. Entstanden war der Mangel an Hart-
geld zunächst bereits im Ersten Weltkrieg durch die steigen-
den Warenpreise und die Erhöhung der Löhne, denen andererseits keine Vermehrung der umlaufenden Geldzeichen
gegenüberstand, wie die damalige Begründung vieler Städte
lautete. Aber auch später musste wieder auf dieses Mittel
zurückgegriffen werden, nach dem Zweiten Weltkrieg kam
es in den Jahren 1947/48 zu einer weiteren Notgeldperiode
im Vorfeld der Währungsreform.

Die Gestaltung der Geldersatzmittel zeigt je nach Auftraggeber und Materialwahl eine Bandbreite von schlicht zweckmäßig bis hin zu Darstellungen voller Lokalkolorit oder Firmen-
stolz.

Im Inventar des Museums befinden sich Geldersatzscheine
beispielsweise aus der Stadt Schleiz (Abb. 318), dem Geburtsort von Johann Friedrich Böttger (1682–1719). Sie werden
vom Konterfei des Apothekers – und Entdeckers der Porzellanrezeptur – als berühmtesten Bürgers der Stadt geziert.
Die Geldscheine vom Dezember 1921 entsprachen einem
Wert von Fünfzig Pfennigen. In der Mitte zeigen sie das
Wappen der Stadt Schleiz; beidseitig flankiert von der Abbildung eines 50-Pfennig Stücks. Unten ist vermerkt: *„Dieser
Gutschein verliert seine Gültigkeit 1 Monat nach Bekanntma-
chung. Schleiz den 1. 12. 1921"*. Auf der Rückseite findet
sich der Vermerk: *„Notgeld der Stadt Schleiz"*.

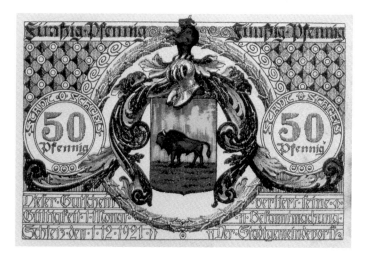

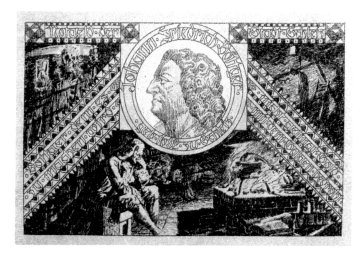

Abb. 318 Notgeldschein mit Konterfei von
Johann Friedrich Böttger, Schleiz, 1921. Inv.-Nr.
VII D 267.

Medaillen und Plaketten

Auch in Neuhaus, der Geburtsstadt von Friedrich Wilhelm Sertürner (1783–1841), kam es zur Einführung von Notgeld. Der Schein im Wert von zwei Mark wurde am 1. November 1921 ausgegeben und zeigt das Portrait des berühmten Apothekers und sein Geburtshaus. Zur Erklärung wird beigegeben: *„Dr. Sertürner Entdecker des Morphiums wurde in Neuhaus geboren"*. Das Pathos des vergangenen Jahrhunderts klingt in einem weiteren Aufdruck deutlich nach: *„Deine Hütte verfallen / Dein Grab verweht / Dein Werk wird bleiben solange die Erde steht"* (Abb. 320).

Die Stadt Einbeck, wo Sertürner lange Jahre seines Lebens eine Apotheke führte, nimmt wesentlich weniger Pathos für ihren berühmten Bürger in Anspruch. Im Dezember des Jahres 1920 gab sie einen Notgeldschein im Wert von 25 Pfennig aus, der die Darstellung eines bei einer Kerze lesenden Wissenschaftlers mit Büchern und Retorte zeigt. Rechts findet sich außerdem ein Gast am Biertisch einer Wirtschaft in der berühmten Bierbrauerstadt und darunter die Zeilen: *„Sertürner erfand hier das Morphium / Und da sagt man, das Bier macht dumm"*. Die Rückseite ziert mittig das Stadtwappen, links und rechts sind Abbildungen von Einbeck zu sehen (Abb. 321).

Notgeld in Form eines rechteckigen stabilen Pappstückes war in der Apotheke Hemau zwischen 1915–1922 in Umlauf (Abb. 319). Apotheker Paul Anschütz hatte darauf neben seinem Namen und dem der Apotheke auch handschriftlich die Zahl 657 angebracht, um den Überblick zu bewahren und Fälschungen vorzubeugen. Die Rückseite zeigt die heute stark verblasste Aufschrift: *„Gut für 20 Pf."* Auch die Hof-Apotheke Wörth reagiert mit Notgeld auf den Mangel an Kleingeldstücken, allerdings mit münzähnlichen Zahlungsmitteln, wie das verzinkte achteckige Notgeld im Werte von 10 Pfennig belegt (Abb. 319).

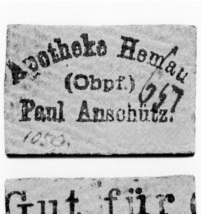
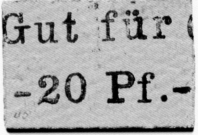

Abb. 319 Geldersatzstücke aus der Apotheke Hemau, 1916–1922, und der Hof-Apotheke Wörth, um 1920. Inv.-Nr. VII D 225, VII D 91.

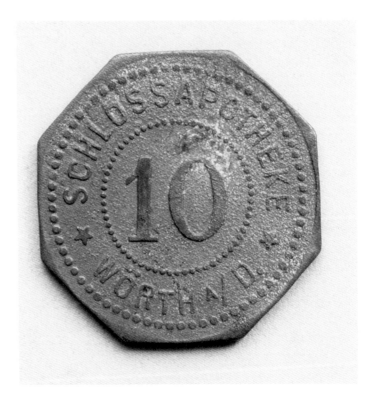

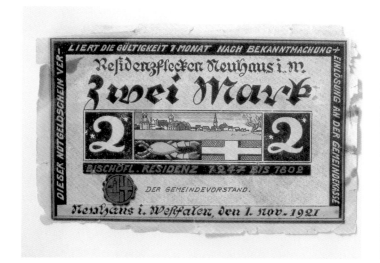

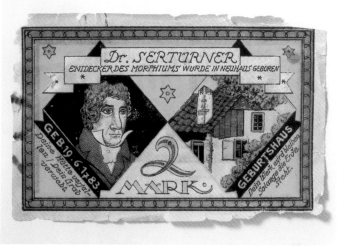

Abb. 320 Pathos: *„Deine Hütte verfallen, Dein Grab verweht, Dein Werk wird bleiben ..."*. Notgeldschein der Stadt Neuhaus mit Portrait des Apothekers Sertürner. Inv.-Nr. VII A 364.

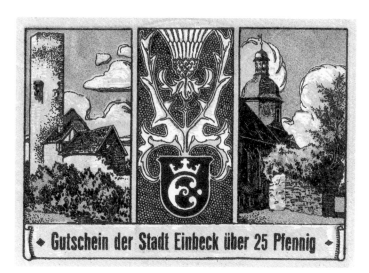

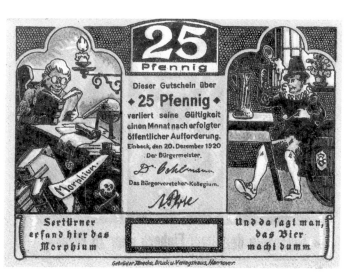

Abb. 321 Pragmatik: *„Sertürner erfand hier das Morphium / Und da sagt man, das Bier macht dumm"*. Notgeldschein mit Apotheker Sertürner, Stadt Einbeck, 1920. Inv.-Nr. VII A 369 a.

Pharmazeutische Philatelie

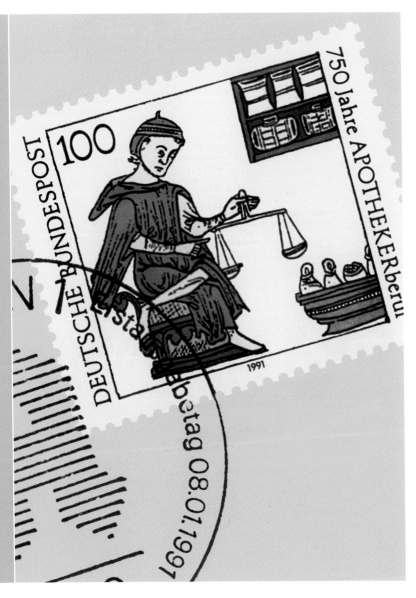

Abb. 322 links: Ersttagsbrief (Ausschnitt) 750 Jahre Apothekerberuf, 8.1.1991. **rechts:** Briefmarken aus verschiedenen Ländern und Themenbereichen der pharm. Philatelie, 20. Jh.

Ein kleiner Bereich innerhalb der Museumsbestände ist der pharmazeutischen Philatelie vorbehalten. Die Motivsammlung unter dem Oberbegriff Pharmazie erstreckt sich bislang zum einen über sechs Alben mit Briefmarken. Die ersten wurden von Walter Maiwald (1909–1979), Hannover, angelegt, der seine private Sammlung – vier systematisch geordnete Alben mit rund 300 Blättern – dem Museum schenkte. Darin finden sich Marken aus der ganzen Welt. Er hob dabei als Gliederung auf fünf Hauptthemen ab: „Rückblick auf Entwicklungen, Personen, Länder", „Das heutige Berufsbild in der Öffentlichkeit", „Der Apotheker und seine Tätigkeit", „Grundstoffe pflanzlicher, tierischer und mineralischer Herkunft" sowie „Arzneimittel und Randsortiment". Motivische Unterthemen sind beispielsweise „Berühmte Apotheker", „Pharmazeutische Tagungen", „Das Apothekensymbol" und vieles mehr. Zum anderen gehören in diesen Sammlungsbereich derzeit neun halbformatige Alben mit Ganzsachen (Ersttagssendungen, Briefumschläge, Postkarten mit bereits eingedruckter Marke) und einer ansehnlichen Zusammenstellung von Sonderstempeln sowie von Freistempeln vornehmlich der pharmazeutischen Industrie.

Der weitaus größte Teil der Briefmarken- und Ganzsachensammlung besteht aus Belegen ab der zweiten Hälfte des 20. Jh. Sie wird stetig weiteraktualisiert: Nach Maiwalds Tod führte Apotheker Otto Föcking, Kleve, die Briefmarkensammlung bis zum Jahre 2004 ehrenamtlich weiter und füllte dabei rund 30 Albumblätter. Seither wird auch dieser Teil vom Museum betreut. Dem Bereich „Sonder- und Freistempel" widmet sich ebenfalls seit vielen Jahren Apotheker Thomas H. Siegel, München, im Ehrenamt.

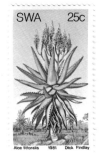

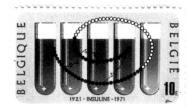

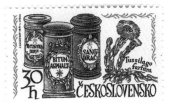

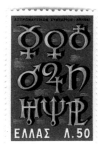

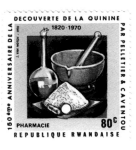

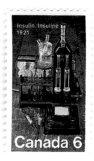

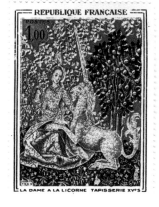

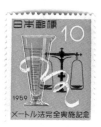

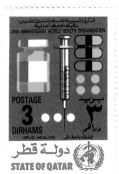

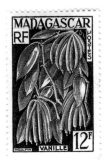

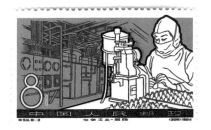

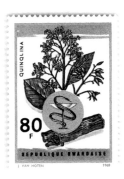

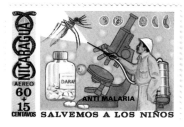

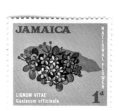

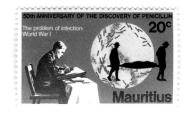

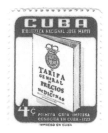

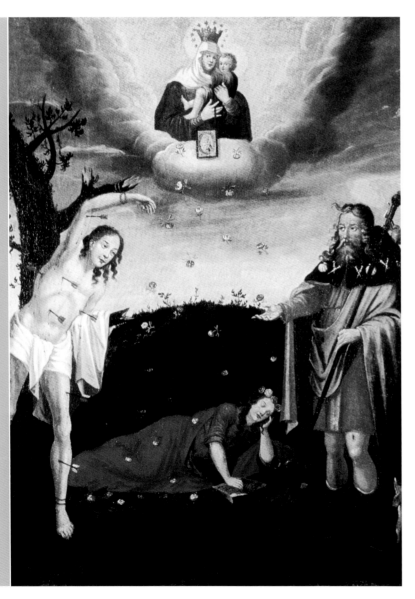

Die häufig nicht erkennbaren Gründe für die Entstehung einer Krankheit führten früher fast zwangsläufig zur Ansicht, Erkrankungen seien von den Göttern geschickte Strafen und Prüfungen der Menschen, eben Schicksal. Damit bestand von Anfang an ein enger Bezug zwischen Heilslehre und Heilkunde. Häufig wurde die Funktion von Priester und Heiler von derselben Person ausgeübt. Wenn göttliches Handeln die Gesundheit beeinflussen kann, dann muss der gläubige oder reuige Patient durch entsprechende kultische Vermittlung auch wieder gesund werden können. Bis heute sind solche Anschauungen in vielfältiger Form noch lebendig.

Zeugnisse gleich welcher Art, die vom Zusammenhang von Glaube und Heilkunde berichten, bilden mit rund 150 Objekten einen weiteren Sammelschwerpunkt des Deutschen Apotheken-Museums: Darunter finden sich Skulpturen, Gemälde, Votivbilder, Grafiken, aber auch kunsthandwerkliche Gegenstände wie eine Kinderrassel aus Silber (Abb. 324), bei der sich christliche, „heidnische" und pragmatische Elemente anschaulich mischen: Das Kind wird dabei einerseits vom Evangelisten Markus beschützt, dessen Symbol, der geflügelte Löwe, mit seinem Attribut, dem Buch, in der Mitte eines Filigran-Kranzes ruht. Das aufgeschlagene Buch trägt die Inschrift PAX / TIBI / MAR / CE / EVAN / GELI / STA / MEUS (Friede sei mit dir Marcus mein Evangelist).

Abb. 323 Gnadenbild von Carmel mit Mutter Gottes in der Wolkenglorie. Darunter die wichtigsten Pestheiligen: Hl. Sebastian (rechts), Hl. Rosalia (Mitte) und Hl. Rochus (links). Mittelitalien, 17. Jh. Inv.-Nr. VII B 416.

Allein auf den Evangelisten aber verließ man sich nicht: An der Rassel ist zudem ein rotes Korallenamulett befestigt, das den Säugling dem Volksglauben nach vor Fieber schützen sollte. Zur Abwehr von Unglück dienen daneben kleine silberne Glöckchen und zur Erbauung des kleinen Erdenbürgers ein elfenbeinerner Sauger an einer silbernen Kette.

In der griechischen Antike wurde Asklepios, ein Sohn Apolls, als mächtiger Heilgott in speziellen Kultstätten verehrt. Sie standen den Kranken auch zum „Tempelschlaf" offen. Während der dort verbrachten Nacht hoffte man, der Gott würde im Traum erscheinen, Heilung bringen oder die richtige Behandlung offenbaren. Seine Tochter Hygieia galt als Göttin der Gesundheit. Unter dem Namen Äskulap übernahmen die Römer den fremden Gott, den sie in der Schlange verkörpert sahen (Abb. 325 a, b).

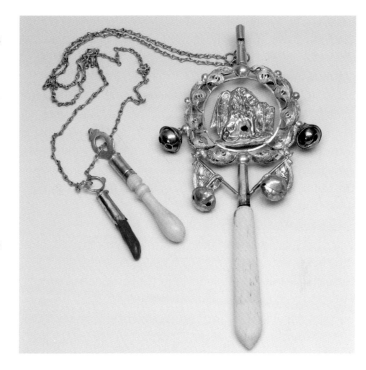

Abb. 324 Kinderrassel aus Silber, um 1800. Inv.-Nr. VII E 6.

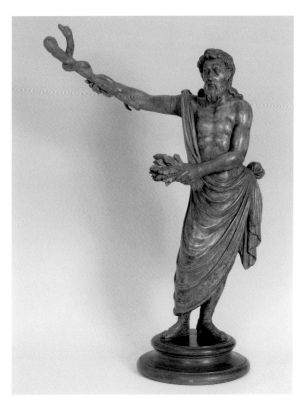

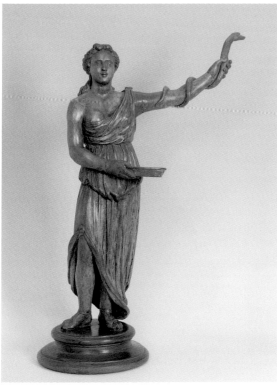

Abb. 325 a Der antike Heilgott Asklepios, Frankreich, 18. Jh. Inv.-Nr. VII E 69.

Abb. 325 b Die antike Heilgöttin Hygieia, Frankreich, 18. Jh. Inv.-Nr. VII E 69.

Heilige Helfer in der Not / Christus als Apotheker

Für das Christentum waren Christus und Maria die bedeutendsten Helfer bei Krankheiten, zu denen sich im Laufe der Zeit noch ca. 70 Heilige gesellten. Sie wurden zumeist bei speziellen Gebrechen um Hilfe angerufen, in erster Linie in Gebetform, aber auch mit Geldstiftungen oder schlicht durch Erwerb von Andachtsbildern. Von besonderer Bedeutung wurden die „Vierzehn Nothelfer", die sich um Maria gruppieren (Abb. 328). Man glaubte, Gott hätte sie mit besonders weitreichenden Privilegien ausgestattet und sie könnten daher bei Not und Krankheit großen Einfluss nehmen.

Zu diesem Kreis zählte beispielsweise der Heilige Blasius (Abb. 326), auf den man bei Halskrankheiten vertraute, und der Heilige Veit, an den man sich bei Kinderkrankheiten, Besessenheit und bei krampfartigen Erkrankungen wandte. Er wurde zum Namenspatron für die volkstümliche Bezeichnung krampfartiger Anfälle, den „Veitstanz". Für Augenleiden war die Anrufung der Heiligen Ottilie üblich (Abb. 327), die meist mit einer Art Bischofsstab, einem aufgeschlagenen Buch und einem Augenpaar abgebildet wird.

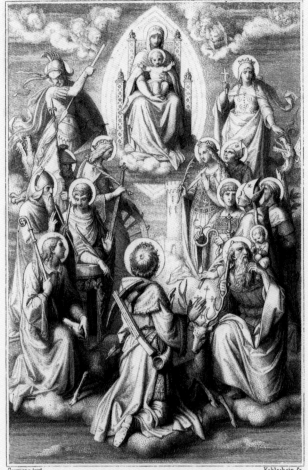

Quatuordecim sancti Auxiliatores.

Eigenthum des Vereins zur Verbreitung relig. Bilder in Düsseldorf.
Seul Dépôt à Paris chez A.W.Schulgen, Râiteur. 25 rue St Sulpice.

Abb. 328 Die Vierzehn Nothelfer, Kupferstich, Franz Heinrich Commans (1869–1909), ca. 1900. Inv.-Nr. VII B 622.

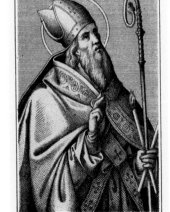

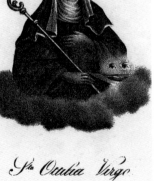

Abb. 326 St. Blasius, Kupferstich, 19. Jh. Inv.-Nr. VII B 631.

Abb. 327 St. Ottilia, Kupferstich, 19. Jh. Inv.-Nr. VII B 602.

In der bildenden Kunst entwickelte sich seit dem 16. Jh. das anschauliche Bildmotiv „Christus als Apotheker", das den Heiland in einer Apothekenoffizin zeigt. Die Standgefäße sind mit den „Seelenarzneien" der Tugenden gefüllt, denn die Heilung des Körpers war für die Menschen früherer Jahrhunderte noch untrennbar mit dem Heil der Seele verbunden. Weltliche Arznei vermag zwar der sterblichen Hülle des Menschen zu helfen, wahre Heilung und Rettung hingegen ist nur bei Christus zu finden – das vermittelt das Motiv von Christus als Apotheker dem Betrachter. Im Bestand befin-

den sich derzeit drei Gemälde mit unterschiedlicher Umsetzung des Bildmotivs. Eines davon zierte vormals die Karmeliten-Apotheke in München (Abb. 329). Hier tritt Christus mit Dornenkrone am Rezepturtisch entgegen, vor sich die heilkräftigsten aller Arzneien, die Seelenarzneien, z. B. Gottesgnade, Barmherzigkeit, Beständigkeit, Keuschheit, Hoffnung und Liebe. Die Apothekerwaage wird hier zur Seelenwaage, das himmlische Arzneibuch, die Bibel, rundet die Darstellung ab. Das Gemälde entstand zu Beginn des 18. Jh. im süddeutschen Raum.

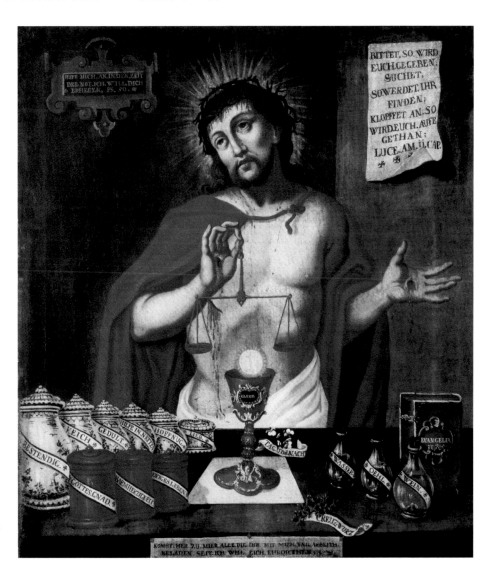

Abb. 329 Christus in einer Apothekenoffizin, Karmeliten-Apotheke, München, Ölgemälde, erstes Viertel des 18. Jh. Inv.-Nr. VII B 755.

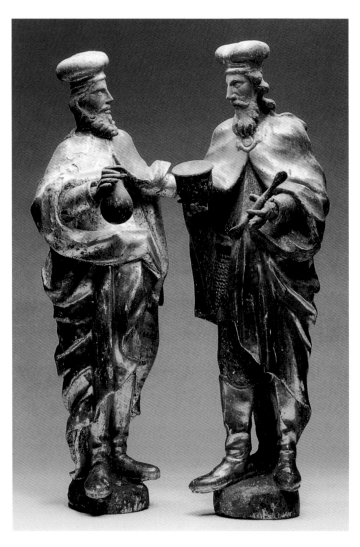

wird häufig auch mit einer Salbenbüchse anstelle der Reibschale dargestellt. Dem Hl. Cosmas ist ebenfalls sein charakteristisches Symbol, das Harnschauglas, beigegeben. Die „Harnschau" – Prüfung des Harns auf Farbe und Trübung mittels eines gegen das Licht gehaltenen Glasgefäßes – war bis ins 19. Jh. gängiges Mittel ärztlicher Diagnose. Die beiden vollplastisch gestalteten Figuren stammen wahrscheinlich aus der Schweiz und entstanden im 18. Jh. – jedoch nicht für eine Apotheke, sondern für ein sakrales Umfeld.

Der Hl. Sebastian wurde während der Christenverfolgung unter Kaiser Diokletian im 4. Jh. zum Tode verurteilt. Von zahllosen Pfeilen numidischer Bogenschützen verwundet,

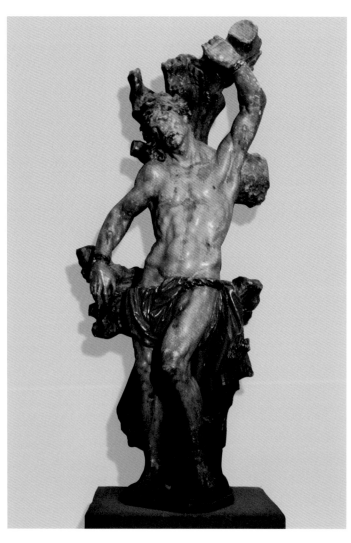

Abb. 330 Links Hl. Cosmas mit Harnschauglas, rechts Hl. Damian mit Reibschale und Salbenspatel, Schweiz, 18. Jh. Inv.-Nr. VII E 40–41.

Abb. 331 Hl. Sebastian, Süddeutschland, 18. Jh. Leihgabe des Kurpfälzischen Museums Heidelberg.

Die Brüder und Ärzte Cosmas und Damian (Abb. 330) sind die Schutzpatrone von Arzt und Apotheker. Beide starben im Zuge der Christenverfolgung Kaiser Diokletians um 303 den Märtyrertod. Die Wahl von Zwillingsheiligen für Medizin und Pharmazie versinnbildlicht die enge Verwandtschaft beider Heilberufe. Als typisches Attribut hält der Hl. Damian eine zur Salbenherstellung benötigte Reibschale in der rechten und einen Salbenspatel in der linken Hand. Der Heilige

sank er wie tot nieder, gesundete aber bald darauf vollständig. Die Pfeile bilden den Schlüssel zur Verehrung des Hl. Sebastian als Schutzpatron gegen die Pest: Lange nahm man an, sie sei durch „Pestengel" hervorgerufen, die mit pestbringenden Pfeilen auf die Menschen gezielt hatten. Da Sebastian von Pfeilen zwar getroffen, aber wieder genesen war, lag die Annahme nahe, er könne der Pest Einhalt gebieten. Die farbig gefasste Barockfigur des Hl. Sebastian (Abb. 331) entstand in Süddeutschland zu Beginn des 18. Jh. und wurde dem Deutschen Apotheken-Museum als Leihgabe des Kurpfälzischen Museums Heidelberg überlassen.

Die Legende besagt, dass Rochus als Pilger nach Rom zog, sich unterwegs den Pestkranken widmete und dabei im italienischen Piacenza selbst an der Pest erkrankte. Er zog sich in eine Hütte außerhalb der Stadt zurück. Ein Engel trat zu ihm und pflegte seine Wunden mit Balsam, ein Hund brachte täglich Brot und er genas. Der Hl. Rochus wurde ab dem 14. Jh. zu einem der volkstümlichsten Heiligen und gilt neben dem Hl. Sebastian als der eigentliche Pestpatron. Auf die Legende weisen bei dieser in der Schweiz gefertigen Figur vom Beginn des 17. Jh. der Pilgerstab in der Hand und eine Jakobsmuschel als Zeichen der Pilgerfahrt am Gewand, eine Pestbeule auf dem Oberschenkel und ein kleiner Hund mit einem kleinen Brotlaib im Maul hin (Abb. 332).

In der Gestalt der Hl. Maria Magdalena – im Museumsbestand repräsentiert durch eine anmutige süddeutsche Skulptur aus der Zeit um 1450 – verschmolzen mehrere Heiligenlegenden zu einer Person, unter anderem die der reuigen Sünderin Maria Magdalena, welche Christus die Füße salbte. Hierauf nimmt ihr charakteristisches Attribut Bezug, die Salbenbüchse, weswegen viele auch in ihr eine heilkundige Schutzheilige sahen, die man in der Not um Hilfe anrufen konnte (Abb. 333).

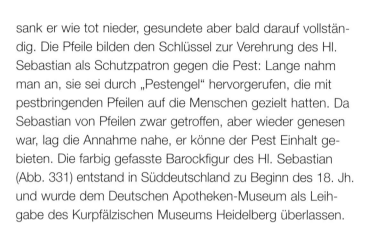

◀ **Abb. 332**
Hl. Rochus, Schweiz,
Anf. 17. Jh Inv.-Nr.
VII E 9.

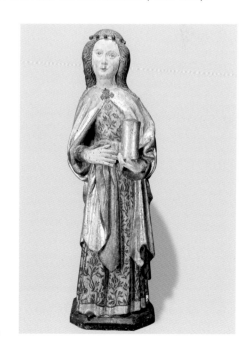

Abb. 333 ▶
Hl. Maria Magdalena,
Süddeutschland, um
1450. Inv.-Nr. VII E 33.

Votivgaben

Dem Brauch, sich mit Weihegaben (Votiven) an die Götter zu wenden, begegnet man bereits in der Antike. Im christlichen Abendland wurde dieser Ritus in abgewandelter Form übernommen. Bis heute finden in zahlreichen katholischen Wallfahrtsorten und Kapellen aus verschiedensten Anlässen Stiftungen von Weihegaben statt. Ausschlaggebend sind persönliche Motive, z. B. der Wunsch nach Kindern oder die erhoffte Heilung von einer Krankheit. Mit einer Votivgabe ist der Wunsch nach bzw. der Dank für die Erfüllung eines Wunsches also unmittelbar verbunden. Wunsch oder Dank zu trennen, erlauben die mitgegebenen Beischriften jedoch nur in seltenen Fällen.

Mit der Gabe stilisierter Gliedmaßen (Abb. 335) assoziierte der Weihende das erkrankte bzw. geheilte Körperteil wie auch seine gesamte Person selbst. Im Falle der vergleichsweise kostspieligen Silbervotive ist der Sachwert als regelrechte Spende zu verstehen, für die man eine Gegenleistung erwartete.

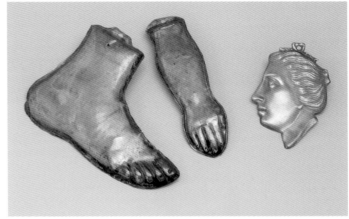

Abb. 335 Votivgaben, Holz und Silberblech, Deutschland, 19. und 20. Jh. Inv.-Nr. VII E 136–138, 140.

Das häufig anzutreffende Motiv einer Person auf dem Krankenlager (Abb. 334) repräsentiert die allgemeinste Darstellung von Krankheit. Ebenso weisen die auf dem Tisch stehenden Arzneibehälter und der Mörser auf die angeschlagene Gesundheit hin. Die Bildunterschrift „Gott und Maria sei Dank" steht als Dank für die nach der Anrufung erfolgte Heilung von einer schweren Erkrankung.

Die Darstellung eines gewickelten Säuglings (Abb. 336) drückt zumeist Kinderwunsch aus. Doch mag das Bildnis auch als Dank für das glückliche Ereignis der Geburt stehen oder die Anheimstellung eines verstorbenen Kindes in Gottes Hand bedeuten.

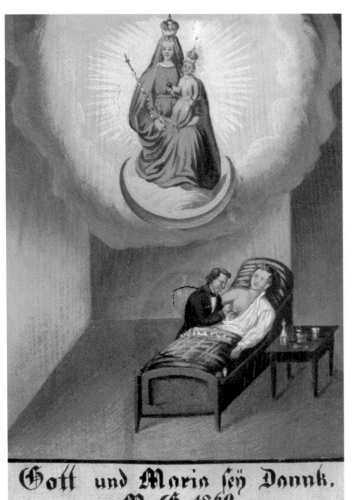

Abb. 334 Votivtafel, Ölmalerei auf Holz, Süddeutschland, 1860. Inv.-Nr. VII E 132.

Die Kröte gilt seit der Antike als Symbol der Gebärmutter. Man schrieb dem Tier magische Kräfte zu, die der volkstümliche Glaube mit dem weiblichen Organ verband. Krötenvotive wie das Wachsmodell im Sammlungsbestand (Abb. 337) wurden allgemein für jede Art von „Frauenleiden" gespendet.

Abb. 337 Votivgabe Kröte, Wachs, Deutschland, 19. Jh. Inv.-Nr. VII E 139.

Abb. 336 Votivgabe Wickelkind, Wachs, Deutschland, 19. Jh. Inv.-Nr. VII E 0135.

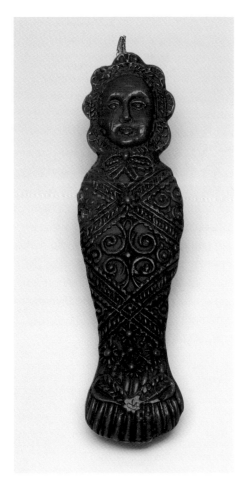

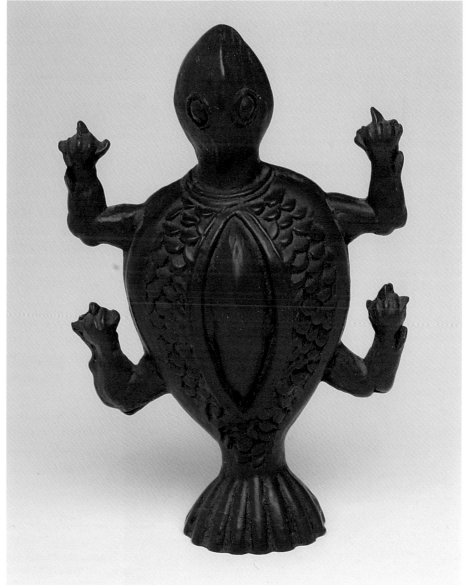

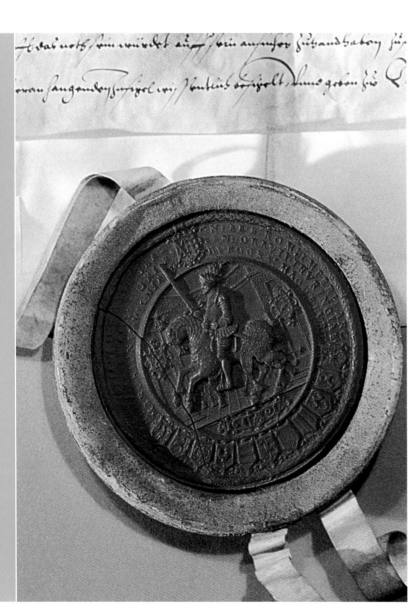

Hier werden rund 2.100 Objektnummern verzeichnet, darunter auch Konvolute von mehreren Dutzend Einzelstücken, die unter einer Inventarnummer zusammengefasst wurden, so dass der tatsächliche Bestand weitaus höher zu beziffern ist.

Im Museumsbestand werden nicht nur Archivalien (Urkunden und Akten) im engeren Sinne bewahrt, sondern auch zahlreiche weitere Handschriften, die mit dem Apothekenwesen im engeren oder weiteren Sinne verbunden sind. Dazu wurden in verschiedenen Bereichen Schwerpunkte gebildet: bei Belegen zur Ausbildung – vom Lehrbrief bis zur Einschreibebescheinigung der Universität; bei solchen zum rechtlichen Umfeld des Apothekenbetriebes – vom landesherrlichen Privileg bis hin zum Kaufvertrag; bei Quellen aus dem Bereich Arznei und Rezeptur – z. B. Rezepte und Arzneimanuale; bei Schriftzeugnissen von und zu Pharmazeuten – Briefe und Manuskripte bedeutender Pharmazeuten, Lebenserinnerungen, Stammbücher etc. Daneben werden kontinuierlich Unterlagen archiviert, die aus dem laufenden Betrieb des Museums hervorgehen, wie beispielsweise die gesamte Korrespondenz seit Gründung der Deutschen Apotheken Museum-Stiftung ab dem Jahre 1937, die Inventarkarteien, die Fotodokumentation des Bestandes und eine umfangreiche Pressespiegelsammlung.

Abb. 338 Privilegerneuerung (Ausschnitt), aus dem Jahre 1602 für die ehem. Apotheke in Wittenberg von Lukas Cranach d. Ä. Inv.-Nr. VII A 62.

Ausbildungszeugnisse

Zeugnisse zur Apothekerausbildung – wie über die Lehr- und Gehilfenzeit (auch Servier- oder Konditionierzeit genannt) oder die Approbation – liegen mit rund 80 Beispielen aus dem 17. bis 20. Jh. vor. Während bis zur Mitte des 18. Jh. Pergament als Beschreibmaterial vorherrscht, beginnt danach Papier mehr und mehr zu überwiegen. Im Barock wurden diese Nachweise über die Stationen der Lehr- und Gehilfenjahre nach Vorlagetext des Apothekers als kalligraphische Meisterwerke, oft mit üppigem allegorischen Dekor, von Spezialisten für den stolzen Apothekerlehrling bzw. -gehilfen erstellt (Abb. 339). Die Inhalte zeigen sich dabei stets stark formalisiert – so wie wir es auch aus heutigen Arbeitszeugnissen kennen: Der Lehrherr weist sich als Apotheker aus, nennt Namen und Geburtsort seines Lehrlings bzw. Gehilfen, führt auf, in welcher Apotheke und wie lange dieser dort beschäftigt war und beurteilt dann dessen Fähig-

keiten, gerne mit Attributen wie „wohllöblich", „fleißig", „ehrlich", „brav" und „flink". Es folgen Unterschrift und Datum, zur rechtskräftigen Beglaubigung wird ein Siegel angebracht, das meist vom Zeugnisgeber selbst stammt. Manch einer hängte nach Abschluss der Wanderschaft ein besonders gutes und schön gestaltetes Exemplar als Zierde und Beweis seiner qualifizierten Ausbildung in der eigenen Apotheke gut sichtbar in der Offizin auf.

Ein reich verzierter Gehilfenbrief im Museumsbestand (Abb. 340) wurde im Jahre 1676 für Lorenz Canut Leincker (um 1650–1719) aus Aarhus in Dänemark – den späteren Besitzer der Apotheke zur Goldenen Kugel in Nürnberg – angefertigt, nachdem er ein Jahr lang im Rahmen seiner Wanderschaft in der Apotheke zum Schwarzen Adler in Preßburg als Gehilfe gearbeitet („serviert") hatte. Der Apotheker „Paulus Mittosch Genanter Burger und Apotheker zum Schwartzen Adler in der Königlich Freyen Haupt Stadt Preßburg in

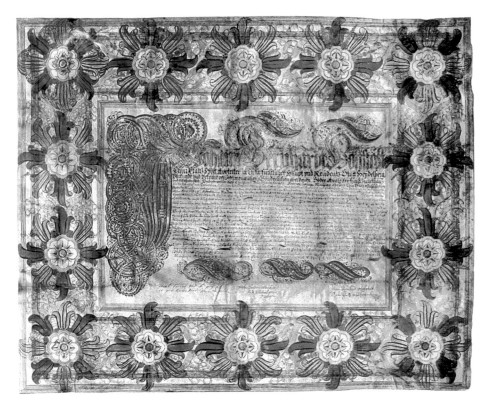

Abb. 339 Lehrbrief, ausgestellt von Johann Bernhard Hoffstatt, „Chur Pfaltz Hoff Apotecker in Churfürstlicher Haupt und Residentz Statt Heydelberg" (Pächter der Hof-Apotheke Heidelberg), für Christian Burkhard Heyles aus Bacharach, nach dem Abschluss seiner vierjährigen Lehrzeit. Dreifach beglaubigt durch Unterschriften des Jacob Israel, Rektor der Universität Heidelberg, Friedrich Christian Winkler und Hoffstatt selbst am 9. September 1673. Inv.-Nr. VII A 593.

Nider Hungarn" bescheinigt darin Leincker mit *„sattsamem Genügen"*, dass er *„in meiner Officin Ein Jahr lang nach ein-ander alß ein Apothecker Gesell serviret und nicht allein sol-che zeit über ehrbar, gottförchtig, auffrecht, redlich, und in seinen laboribus [Arbeiten] fleißig, bedachtsam... sondern auch... sowohl in Galenicis, alß Chimicis Medicamentis zu exercieren"* gewusst hat. Das gute Zeugnis ist überaus qua-litätsvoll gestaltet: Die ersten beiden Zeilen – den Namen des Gehilfen sowie die Dauer der Servierzeit betreffend – sind jeweils in Goldbuchstaben hervorgehoben. Der gesamte Text wird von anmutigen und naturgetreu abgebildeten Pflanzen in Kupferstichmanier eingerahmt. In der Mitte des oberen Schmuckbandes thront ein Wappen mit dem kaiserlichen Doppeladler. Die linke Ecke ziert eine grazile Schachbrett-blume, die rechte eine halbgeöffnete Tulpe. Rosen, Nelken,

Narzissen, Pfingstrosen, Margeriten und weitere Blumen umrahmen das Zeugnis auf vier Seiten, wobei die untere einmal nach innen umgeklappt werden muss, um die dortige Schmuckbordüre – mit Pflanzen und dem mittig zentrierten Wappen von Ungarn – sehen zu können. Dadurch – wie auf unserer Abbildung – wird die eigenhändige Unterschrift von Paul Mittosch und ein Teil des geflügelten Löwen verdeckt, der den unteren Abschluss der großformatigen und die gesamte linke Seite einnehmenden Initiale bildet. Sie zeigt zwei stolze Mitglieder des Heeres in Uniform, die mit Dudel-sack und Pfeife aufspielen – unter dem nochmals abgebilde-ten Doppeladler mit dem Landeswappen auf der Brust. Auf ein ehemals vorhandenes Siegel weisen Durchlochungen an der Unterkante des Dokumentes hin.

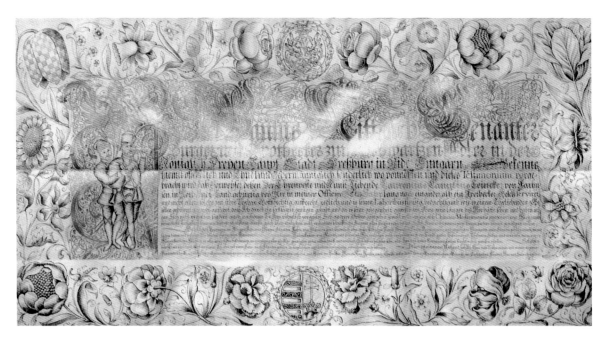

Abb. 340 Gehilfenbrief für Lorenz Canut Lein-cker, Preßburg, 1676. Inv.-Nr. VII A 588.

Auch an den Ausbildungszeugnissen gehen die sich ändern-den Moden der jeweiligen Zeit nicht spurlos vorbei. Im Laufe des 19. Jh. werden sie mehr und mehr sachlich gestaltet (Abb. 341). Auf einem in der Mitte gefalteten Bogen führt nun der zeugnisgebende Apotheker selbst die Feder und beurteilt die menschlichen und fachlichen Qualitäten seines Gehilfen. Ein Wachs- oder Oblatensiegel und die amtliche Bestätigung durch die aufsichtsführende Behörde bekräfti-

gen das Zeugnis auch von offizieller Seite. Mit der akademi-schen Ausbildung fiel der Lehrherr im 20. Jh. dann schließ-lich als Legitimationsgeber endgültig fort. Der Apotheker stellt zwar weiterhin Zeugnisse aus, beispielsweise für die Praktikantenzeit, die jedoch nur noch als ein Beleg von vie-len für die von staatlicher Seite erteilte Approbation nötig sind (Abb. 342).

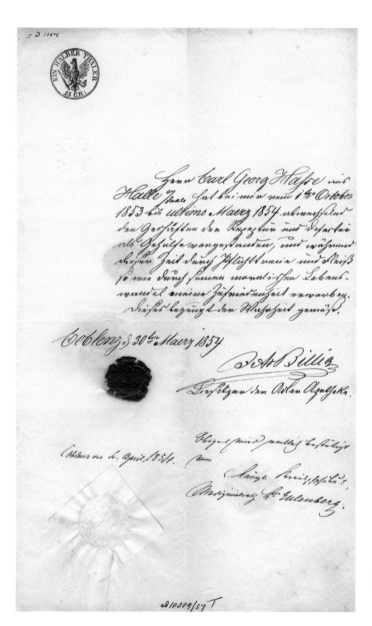

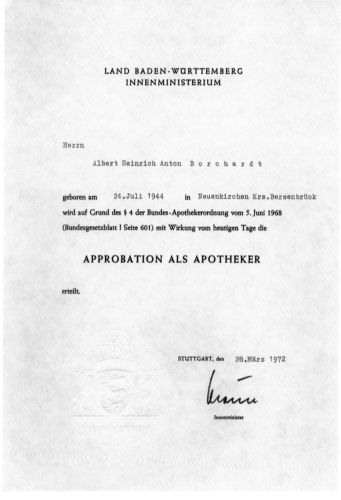

Abb. 341 Gehilfen-
zeugnis für Carl Georg
Hasse, Koblenz, 1854.
Inv.-Nr. VII A 837/05.

Abb. 342 Staatliche
Approbation im späten
20. Jh. Leihgabe Dr.
Albert Borchardt, Hei-
delberg.

Privilegien

Die Erlaubnis zum Betrieb einer Apotheke war im deutsch-sprachigen Raum ab dem frühen 14. Jh. in der Regel mit einem Eid verbunden („Apothekereid"), der im rechtlichen Sinne Berufsordnung und Betriebserlaubnis zugleich dar-stellt. Die rund hundert Jahre später daneben tretende Form des Dienstbriefes galt wie der Eid für ein bestimmtes Gebiet, war aber auf die individuelle Person des jeweiligen Apothe-kers zugeschnitten. Neben Eid und Dienstbrief kam in die-sem Zeitraum auch das Apothekenprivileg auf. Als Privileg bezeichnet man eine Verordnung, Berechtigung oder Sonder-regelung zugunsten einer Person, einer Gruppe oder eines Grundstückes. Nachfolger mussten sich das Privileg zum Betreiben der betreffenden Apotheke von der Obrigkeit bestätigen lassen; auch wenn der Landesherr wechselte, musste es von seinem Nachfolger bestätigt – erneuert – werden. Im Verlauf der Jahre wurden die Apothekenprivile-gien vererblich und veräußerlich. Bei der Verleihung handelt es sich um einen Rechtsakt, über den eine Urkunde ange-fertigt wird. In den Sammlungen des Museums befinden sich rund zwei Dutzend Apothekenprivilegien aus dem 16. bis 19. Jh.

Das älteste Beispiel – die Erneuerung des Privilegs für die Adler-Apotheke von Conrad Fluth (1538–1608) im sächsi-schen Wittenberg – stammt aus dem Jahre 1602 (Abb. 343). Das Schriftstück ist eigenhändig unterschrieben von Kurfürst Christian II. von Sachsen (1583–1611) und mit dem Reichs-siegel bzw. Erzmarschallsiegel (von 1601) versehen (Abb. 338). Interessant ist nicht nur das Alter und der Aussteller, sondern vor allem die Apotheke, für die es galt: Fluth hatte nämlich jene Adler-Apotheke gekauft, die bislang im Besitz der Familie eines der bedeutendsten Maler der deutschen Renaissance gewesen war, der Familie von Lukas Cranach d. Ä. (1472–1553). Friedrich der Weise (1463–1525) hatte sie im Jahre 1520 an den Hofmaler Lucas Cranach als Pfründe überwiesen, obwohl er kein Apotheker war.

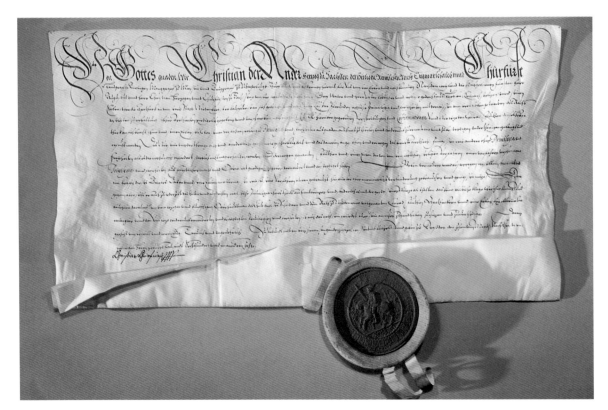

Abb. 343 Privileg-erneuerung aus dem Jahre 1602 für die ehe-malige Apotheke von Lukas Cranach d. Ä. (1473–1553) in Witten-berg. Inv.-Nr. VII A 62.

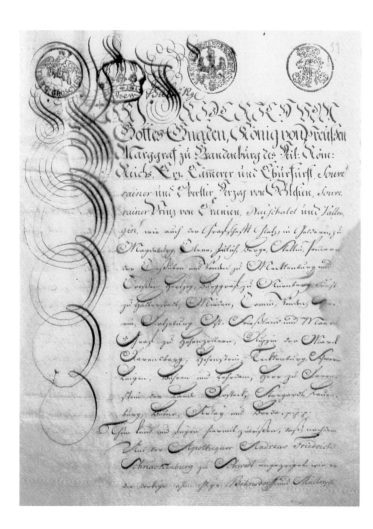

Ein umfangreiches Aktenkonvolut im Museumsbestand zeigt eine außerordentlich seltene Vollständigkeit: Von der Adler-Apotheke in Schwedt an der Oder sind zum einen Privilegien aus der Zeit ab 1691 – dem Jahr, in dem Markgraf Philipp Wilhelm eine Privilegerneuerung bestätigt – bis hin zu mehreren Erneuerungen aus den Jahren 1744–1789 erhalten. Darunter auch solche durch den Preußenkönig Friedrich II. (1712–1786) im Jahre 1779 (Abb. 344), und eine – leider schlecht erhaltene – Bestätigung vom Jahr 1744 mit dem charakteristischen Schwung unterschrieben. Die weitere teils sehr bewegte Geschichte der Apotheke lässt sich gut durch einige Kaufverträge, eine Inventaraufstellung des 19. Jh. und Briefe mit den Medizinalbehörden des 19. und 20. Jh. nachvollziehen, bis sich das Ende des Privatbetriebes mit einigen Unterlagen zur zwangsweisen Verstaatlichung der Apotheke im Jahre 1949 abzeichnet.

Abb. 344 Privilegerneuerung für die Adler-Apotheke Schwedt an der Oder durch Friedrich den Großen (1712 – 1786) im Jahre 1779. Inv.-Nr. VII A 855.

Inventarverzeichnisse

Von nachhaltigem Interesse für die pharmaziegeschichtliche Forschung ist die Frage, wie die tatsächliche Ausstattung einer Apotheke mit Arzneimitteln in den jeweiligen Zeiten ausgesehen hat. Die amtlichen Arzneibücher nennen ebenso wie die Arzneitaxen, in denen die Arzneipreise festgeschrieben sind, zwar eine große Bandbreite von Mitteln. Welche davon tatsächlich in den Apotheken angefertigt oder vorrätig gehalten wurden, lässt sich daraus jedoch kaum erschließen. Darüber geben vielmehr Inventarverzeichnisse Auskunft. Diese eher zufällig überlieferten und daher seltenen

Quellen wurden beispielsweise bei Besitzerwechseln zum Festlegen des Kaufpreises, bei Erbstreitigkeiten oder anlässlich einer Apothekenbesichtigung (Visitation) angefertigt.

Beim ältesten Verzeichnis im Bestand (Abb. 345) handelt es sich um eine zweiseitige Auflistung nach Gruppen von *„Allerley materialia, sampt petroleo und dergleich..."* darunter Pillen, Pulver, Sirupe, Pflaster, Kräuter, Wurzeln und Öle sowie deren Wert, der gesamt immerhin 468 Gulden (florin) ergibt: *„Pilulas faciunt 8 fl / Pulveres faciunt /12 fl 16 k / Spetierum* *faciunt 20 fl"* usf. Nicht alles konnte genau bemessen werden, manches wurde auch geschätzt: *„Was angegen nit gewogen ist, als... Lorbeer öhl... Auch Distilierten öhl und... Was noch mit einander verhandeln soll hab ich auf dismahl geschetzet – 100 fl"*. Leider ist nicht bekannt, von welcher Apotheke das Warenlager – vielleicht anlässlich eines Verkaufes – in der Zeit um 1600 beziffert wurde.

Als herausragendes Beispiel dieses Sammlungsbereiches ist das Inventarverzeichnis der Stadt(Markt)-Apotheke in Arnstadt zu nennen (Abb. 346). Es entstand wohl anlässlich eines Besitzerwechsels um das Jahr 1635. Auf 17 Blättern listet der neue Inhaber, Daniel Hüner-Wolff, sorgfältig die gesamten Vorräte an Arzneimitteln in der übernommenen Apotheke auf: rund 720 einzelne Posten. Von den für das Zeitalter der Chemiatrie charakteristischen Präparaten führt die Liste im Verhältnis zu der sehr großen Zahl von althergebrachten Konfekten, Sirupen, Latwergen, destillierten Wassern, Pflastern, Harzen und einfachen pflanzlichen Drogen nur sehr wenige auf. Auch von den ab dem 16. Jh. neu in Europa eingeführten Heilmitteln werden einige vorrätig gehalten: Tabak (als Schnupftabak), Chinawurzel, Guajakholz und Perubalsam. Am Schluss der in Pfund, Unze, Loth, Drachme, Skrupel und Gran bemessenen und einzeln auf Heller und Pfennig bezifferten Auflistung ergibt sich ein Warenlager im Wert von rund 346 Gulden.

Über die Vorräte einer kleineren Apotheke gibt die Inventarliste der Adler-Apotheke in Schwedt an der Oder aus dem Jahre 1789 Aufschluss (Abb. 347). Aus Anlass des Verkaufs an Apotheker Wider wurde in seinem Beisein wie auch des in Konkurs gegangenen bisherigen Besitzers Apotheker Schnakenburg und eines Konkursverwalters das Warenlager nach dem gültigen Arzneitaxenpreis von einem dazu extra vereidigten Apotheker des Nachbarortes geschätzt. Dabei werden auf 32 tintenbeschriebenen Seiten immerhin fast 600 verschiedene Arzneimittel aufgezählt, die in der Offizin, dem Keller und auf dem Kräuterboden vorrätig waren. Interessant sind auch die Angaben zur Ausstattung mit (dem Verwalter erwähnenswert erscheinenden) Gerätschaften: Eine Destillierblase mit Helm und einem Kühlfass befand sich zusammen mit einer Presse im Laboratorium. In der

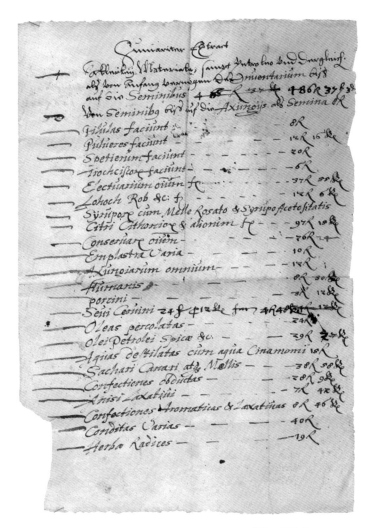

Abb. 345 Warenverzeichnis einer Apotheke, Ende 16./Anf. 17. Jh. Inv.-Nr. VII A 0174.

Offizin waren zwei große und zwei kleine kupferne Pfannen, verschieden große Waagschalen, Schneidebretter, eine Schere und eine Zange in Benutzung. An Mörsern gab es auf dem Kräuterboden und in der Offizin immerhin vier aus Serpentin, einen mittleren aus – nicht näher bezeichnetem – Metall und zwei weitere große, einer davon aus Eisen. Die Erwähnung einer *„Coffe Mühl"* und einer erst in dieser Zeit populär werdenden *„Pillen Maschin"* zeigt, dass auch in der kleinen Apotheke modernes Gerät seinen Platz gefunden hatte.

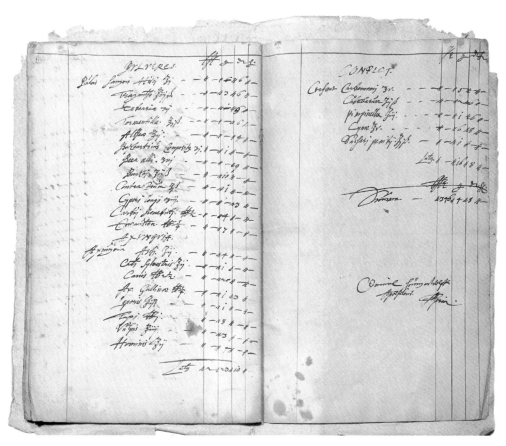

Abb. 346 Die beiden letzten Seiten im Inventarverzeichnis der Stadt-Apotheke in Arnstadt mit Unterschrift von Apotheker Daniel Hüner-Wolff, um 1635. Inv.-Nr. VII A 368.

Abb. 347 Inventarliste der Adler-Apotheke in Schwedt an der Oder, 1789. Inv.-Nr. VII A 859.

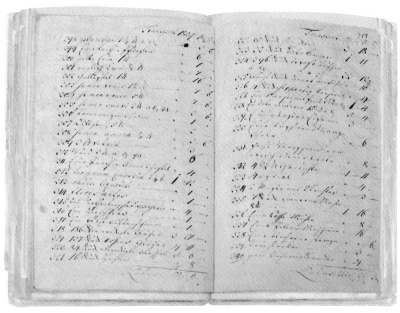

Rezeptmanuale

Viele Apotheker legten sich bis in die jüngste Zeit handschriftliche Sammlungen von Rezepturvorschriften (Manuale) zur Herstellung von Arzneimitteln an – manchmal auch für die Produkte des Randsortiments der Apotheke, beispielsweise für die hauseigenen Spezialitäten, vom Kopfschmerzpulver bis hin zu wohlschmeckenden Kräuterdestillaten – sei es in Form zusammengehefteter Zettel, sei es als ledergebundenes Buch. Die jüngsten Exemplare aus dem 20. Jh. liegen im Museumsbestand in Ringbuchform vor, wobei auch handschriftliche Aufzeichnungen kombiniert mit Zeitungsausschnitten aus der Fachpresse begegnen.

Die Beweggründe für die Anlage solcher, oft aus verschiedenen Quellen kompilierter Handbücher sind mannigfaltig: So war es einmal der Wunsch, die in der Apotheke gängigsten Rezepturanleitungen stets griffbereit am Rezepturtisch zur Hand zu haben, zum anderen der Umstand, dass die Originalwerke in der Apotheke gar nicht oder nur zum Teil vorhanden waren oder so die wertvollen Bücher geschont wur-

den und außerdem Arbeitsplatz gewonnen war. Die Manuale enthalten auch häufig Rezepturen, die von einem in der Nähe der Apotheke ansässigen Arzt häufig verschrieben wurden. Ferner hat sich der ein oder andere Apotheker Mittel, die er in seiner Lehrlings- und Gesellenzeit kennen- und schätzengelernt hat, notiert oder auch ein gedrucktes Werk, dessen Erwerb aus irgendeinem Grunde nicht möglich war, zur Gänze abgeschrieben. Auch wurden gerne die für den Autor des Manuals wichtigsten Teile von mehreren verschiedenen Druckwerken handschriftlich zusammengestellt. Manche Manuale verblieben über Jahrhunderte in derselben Apotheke und wurden dort fortlaufend ergänzt. In jedem Falle aber bilden diese Zusammenstellungen eine pharmaziehistorische Quelle ersten Ranges.

Das älteste Rezeptmanual des Museumsinventars stammt aus der zweiten Hälfte des 16. Jh. (Abb. 348). Das Titelblatt vermerkt in sorgfältiger Handschrift: *„Newe medicin unnd Artzeney Buch Inn welchem vonn allerlay gebrechen Krannckh vnd Schwachaitten, auch sonnst anderen zufelligen Leibsblödigkaitten, so dem menschen begegnen oder widerfahren möchten, gehandelt und Tractiert wirdt."* Danach begegnet ein ausführliches Register, dann schließen Rezepte gegen die Pest an, gefolgt von weiteren, die klassisch nach den Körperregionen von Kopf bis Fuß geordnet sind. Darunter Vorschriften, deren Qualität durch die Namen berühmter Gewährsmänner gesteigert wird: So wird einmal *„Churfürst Moritzens Recept ganntz gewiß für gifftige böse fieber, auch wer gifft beckommen hat, ganntz bewehrt"* (wohl Kurfürst Moritz von Sachsen 1521–1553) und zum anderen *„Des Königs vonn Franckreich Recept für die Pestilennz…"* aufgeführt. Am Ende begegnen einige Kapitel zu ausgewählten

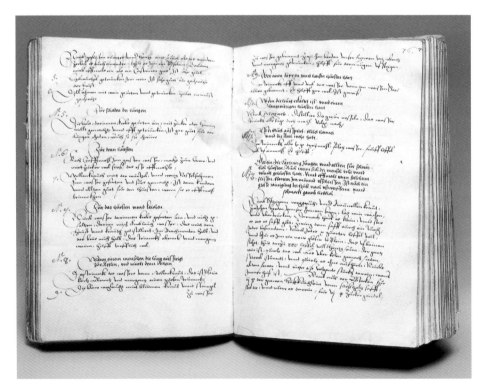

Abb. 348 Manual aus der zweiten Hälfte des 16. Jh. Inv.-Nr. VII A 229.

Themen, beispielsweise Rezepturen für „*Schlafarzneyen*", „*Aquae Vitae*" und manch ein pflanzliches Präparat. Ob diese Sammlung – ganz oder zu Teilen – von einem Druckwerk abgeschrieben wurde, ist unklar, bislang konnte kein damit übereinstimmendes Werk ausfindig gemacht werden.

Im Jahre 1652 begann Hans Jakob Distellin sein Manual (Abb. 349) zu führen, weitere Lebensdaten des eifrigen Schreibers sind bislang nicht bekannt geworden. Nach einem amüsanten Gedicht über Bucheigentum und Diebstahl unter dem Titel „*Des Menschen Natur und Lügenschafft*" führt Distellin zunächst eine „*Verteutschung der lat[einischen]. Wörtter*" auf, indem er auf den ersten drei Seiten Begriffe aus dem Arbeitsalltag des Apothekers übersetzt, z. B. „*compositum – zusammen gethan*". Es schließen sich rund 40 Seiten mit lateinisch-deutschen Pflanzennamen an, die einen guten Einblick in die volkstümliche Benennung mancher Pflanzen geben, etwa „*Guaiacum – Frantzosenholtz*". Dann folgt ein ausführlicher Rezeptteil, den spätere

Schreiber fortführen. Die letzte Datierung stammt aus dem Jahr 1752. Das Buch ist also in einem Zeitraum von rund 100 Jahren weiter ergänzt worden.

Hier stellvertretend für einige weitere und ähnlich heterogen gestaltete Rezeptsammlungen aus dem 20. Jh. steht das Manual des Apothekers Hans Viehweger aus der Hof-Apotheke in Altenburg (Thüringen). Diese „*Zusammenstellung einiger Vorschriften*" begann er in der Zeit um 1940 und führte sie nach seiner Flucht in den Westen bis mindestens 1963 weiter. In einem schmalrechteckigen Leitz-Ordner sind unter den Registerbuchstaben A–Z zahlreiche Rezepte mit der Schreibmaschine notiert. Viele der Seiten wurden sekundär verwendet, z. B. Briefrückseiten und Werbeschriften. Aus der Zeit des Krieges stammen Vorschriften für eine alkalische Augensalbe oder ein „*Luftschutzmittel*". Weitere, beispielsweise für Schmerztabletten, Grippepulver und Blähungstee stehen dabei einträchtig neben solchen für Lebkuchengewürz, Schuhcreme und Haarwasser.

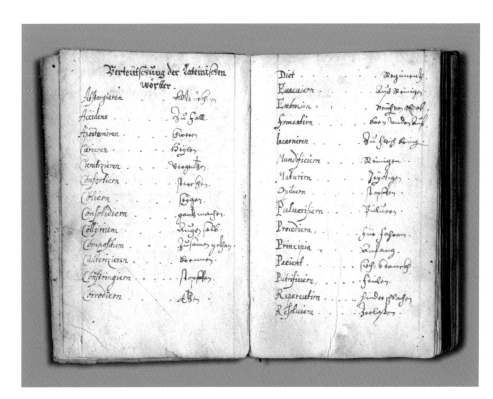

Abb. 349 Manual des Hans Jakob Distellin, begonnen 1652. Inv.-Nr. VII A 963.

Rezeptblätter

Seit den frühesten Tagen des Apothekenwesens vermittelt das Arzneirezept zwischen dem Arzt, dem Apotheker und dem Patient. Im deutschsprachigen Raum wird die schriftliche Fassung eines Rezeptes zuerst im Nürnberger Apotheker-eid, der zwischen 1338 und 1360 aufgezeichnet worden ist, erwähnt. Er verpflichtet den Apotheker, all das, was ihm mündlich oder eben schriftlich aufgetragen wird, anzufertigen und darüber hinaus mit dem Verordnenden Rücksprache zu halten, wenn ihm ein genannter Arzneistoff fehlt. Damit war das bis ins 20. Jh. geltende Verbot, einen Arzneistoff ohne Rücksprache gegen einen anderen auszutauschen, ange-sprochen (Substitutionsverbot, Verbot des „quid pro quo" – „dieses anstelle von jenem" zu nehmen).

Das vom Arzt ausgestellte Rezept brachte der Patient zur Apotheke, wo es – nach Anfertigung der jeweils verordneten Arznei – als Rechnungsbeleg verblieb. Der Rezeptaufbau war – und ist es bis heute, wenn auch in veränderter Form – standardisiert: Nach der Aufforderungsformel „recipe" (lat. „Nimm!", oft abgekürzt als rp. oder rec.) folgte die Auffüh-rung der Arzneistoffe in lateinischer Bezeichnung mit der jeweiligen Mengenangabe (u. a. Unze, Drachme, Skrupel) und ein Hinweis zur Darreichungsform bzw. zum Gebrauch. Der Arzt konnte auch schlicht nur den Namen des gewünsch-ten Arzneimittels aus einem Arzneibuch aufschreiben, nach dem dann der Apotheker das Rezept anfertigen sollte. Die Unterschrift des Arztes gab dem Rezept den notwendigen offiziellen Charakter. Die handschriftlichen Blätter sind übri-gens nicht nur für das heutige Auge schwer zu entziffern; vielmehr war die „Unleserlichkeit" ärztlicher Verordnungen schon immer ein wenig gefürchtet.

Im Sammlungsbestand befinden sich rund 350 Originalre-zeptblätter des frühen 18. bis 20. Jh., die hervorragende Quellen zum Arzneiwesen der vergangenen Jahrhunderte darstellen. Als ein Beispiel aus der Fülle des Bestandes sei die bedeutende Rezeptsammlung der ehemaligen Gmelin-schen Apotheke in Tübingen aus den Jahren 1723–1778 näher gewürdigt. Sie umfasst rund 180 Einzelrezepte, die aus der Feder von mindestens 14 verschiedenen Ärzten

stammen. Die Vielfalt der verordneten Mittel erlaubt einen guten Einblick in die Verordnungsgrundlagen und Therapie-formen in der Universitätsstadt Tübingen im 18. Jh. Verall-gemeinerungen lassen sich dadurch jedoch nicht ableiten. So ergibt etwa ein Vergleich mit Rezepten desselben Zeit-raumes, die jedoch in Duisburg entstanden sind, große Unterschiede bei den meistverwendeten Stoffen zwischen der einen und der anderen Stadt.

Fast 90% der Rezepte, die in der Apotheke der berühmten Naturwissenschaftlerfamilie Gmelin in Tübingen angefertigt wurden, sind in der Württembergischen Pharmakopöe aus dem Jahre 1750 aufgeführt, die anderen finden sich fast aus-nahmslos in der Augsburger Pharmakopöe von 1710. Auf vielen ist dem Namen des Patienten auch der Beruf beige-fügt. Daraus ist deutlich zu sehen, dass ein breiter Teil der Bevölkerung in die Apotheke kam: Handwerker (z. B. Pe-rückenmacher, Strumpfwirker, Gürtler, Korbmacher, Leinen-weber), Kaufleute, Universitätsangehörige und verschiedene Adlige (Gräfin von Hohenzollern, Baron von Ulm) sind unter den Patienten genannt.

Die Rezeptur für ein „stärckendes Hauptpulver" (Abb. 350), also gegen Kopfschmerzen, ist nicht nur aus einzelnen Zuta-ten zusammengesetzt, sondern beinhaltet außerdem mehre-re verschiedene Arzneimischungen (Composita). Jedes ein-zelne davon enthält mehrere Zutaten, so dass in der Rezept-vorschrift auf diese Weise immerhin 77 einzelne Bestandteile vereint werden. In der zweiten Rezeptzeile wird beispiels-weise das „Pulvis analepticus frigidus Mindereri incompletus" genannt. Die Rezeptur dieses Compositums taucht in den gängigen Pharmakopöen der Zeit auf und ist erneut aus zwei weiteren Arzneimischungen hergestellt, die jede für sich schon je 15 Zutaten enthalten. Interessant ist dabei die Gesamtzusammensetzung, alle Zutaten entspre-chen der damaligen Behandlung von Kopfschmerzen, die zu den hitzigen Krankheiten gezählt wurden, gegen welche ent-sprechend der Vier-Säfte-Lehre abkühlende Mittel anzuwen-den waren. So wundert es nicht, dass im darin enthaltenen „Mindererschen Pulver" ein Gemisch der „fünf kühlen Steine"

(Gemmae frigidae), bestehend aus gepulvertem Granat, Hyacinth, Saphir, Carneol und Smaragd, vermischt mit Blattgold wie Blattsilber, auftritt. Die Vorschrift beinhaltet weiterhin Mittel, die als „stärkend für die geschwächten Membranen des Hauptes" galten, wie eben das Minderersche Pulver oder das „Pulvis confortans". Die Vielzahl der Zutaten in der Rezeptur aus dem Jahre 1728 bewirkte übrigens dass einzelne nur in fast „homöopathischen" Dosen vorhanden waren, z. B. die gepulverten Eberzähne – nach der Signaturenlehre ebenfalls gut gegen stechende Schmerzen – in einer Menge von ca. 0,8 mg. Nebenbei: heute gilt nicht ein einziger der angewandten Bestandteile des Rezeptes als wirksam gegen Schmerzen, so dass dem Patient zumindest durch dieses Mittel sicherlich nicht geholfen war.

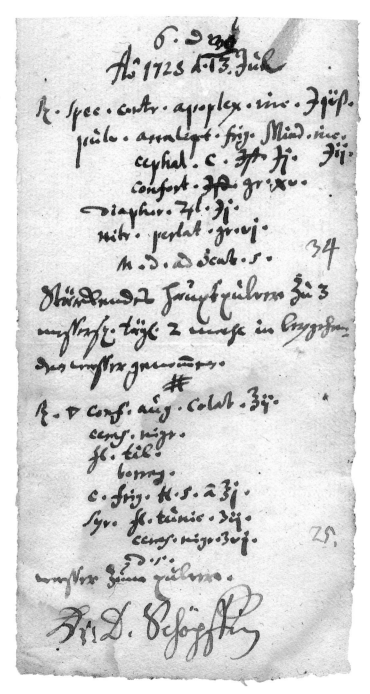

Abb. 350 Rezeptur für ein „*stärckendes Hauptpulver*", eine Arznei gegen Kopfschmerzen, ausgestellt am 13. Juli 1728 von Dr. D. Schöpfling, Tübingen. Inv.-Nr. VII A 411.

Rp. Species contra apoplexiam incomplete (2 Skrupel); Pulvis analepticus frigidus Mindereri incompletus (2 Skrupel); Pulvis cephalicus Camerarii (1 Skrupel); Pulvis confortanus (15 Gran); Pulvis diaphoreticus (1 Skrupel); Nitrum perlatum (6 Gran); Misce da ad scatulam Signa; Stärckendes Hauptpulver zu 3 Messerspitzen täglich 2 mahl in beygehendes Waßer eingenommen.

Die Rezeptur für das „beygehende Wasser" folgt danach:

Rp. Aqua confortativae Aug... colat (2 Unzen); Aqua Cerasorum nigrorum; Aqua Florum tiliae; Aqua florum borraginis; Aqua cordiales frigore H?S. aa (1 Unze); Syrupi florum Tunicae (2 Unzen); Syrupi cerasorum nigrorum (6 Unzen); d. s. Waßer zum Pulvere.
Dr. D. Schöpfling

Schriftzeugnisse von Pharmazeuten

Berühmte Pharmazeuten sind mit einer stattlichen Brief-, Manuskript- und Autographensammlung vertreten. Darunter finden sich Belege von Ludwig Andreas Buchner (1813–1897), Martin Heinrich Klaproth (1743–1817), Heinrich Friedrich Linck (1767–1851), Andreas Sigismund Marggraf 1709–1782), Johann Christian Wiegleb (1732–1800) oder Karl Ludwig Willdenow (1765–1812), aber auch unveröffentlichte wissenschaftliche Arbeiten, wie eine Handschrift von Johann Wolfgang Doebereiner (1780–1849) oder ein Romanmanuskript und weitere Schriftstücke des Apothekers und Schriftstellers Kaspar Ludwig Merkl (1885–1967) aus den 1930er Jahren. Auch ein Manuskript mit handschriftlichen Korrekturen zu dem ab 1968 erschienenen Standardwerk, dem „Lexikon der Arzneimittelgeschichte" von Wolfgang Schneider, und vieles mehr ist in diesem Sammlungsbereich beinhaltet, der mit einem Beispiel näher beleuchtet werden soll.

Als hervorragender Pharmazeut und Wissenschaftler hatte sich Friedrich Wilhelm Sertürner (1783–1841) bereits in sehr jungen Jahren um die Forschung verdient gemacht, indem er nach dem „schlafmachenden Prinzip" der Mohnpflanze gesucht und dabei 1803/4 das erste Alkaloid entdeckt hatte, das Morphin. 2012 kam mit seinem schriftlichen Nachlass einer der spektakulärsten Neuzugänge der letzten Jahrzehnte in den Museumsbestand. Darunter befinden sich alle wichtigen Zeugnisse und Diplome sowie private wie fachliche Korrespondenz und hunderte von Manuskriptseiten. Auch zwei bislang unbekannte Porträtminiaturen Sertürners und seiner Gattin von C. F. Overmeyer waren dabei.

Herausragendes Dokument für die lange ersehnte Anerkennung der Morphin-Entdeckung ist das Schreiben des „Institut de France - Académie Royale des Sciences" in Paris vom 22. Juni 1831. Man erkennt ihm darin nicht nur die Entdeckung der alkalischen Eigenschaft des Morphins zu, sondern würdigt auch seine Leistung, den Weg für weitere medizinische Entdeckungen bereitet zu haben.

Mehr als 400 Seiten wissenschaftlicher Aufzeichnungen bilden den Hauptteil des Nachlasses: Darunter Entwürfe, Reinschriften, Skizzen, zeichnerische Druckvorlagen und Druckfahnen mit handschriftlichen Korrekturen. Zwei Reinschrift-Manuskripte können einer Schrift Sertürners zugeordnet werden, die seit langem im Besitz des Apotheken-Museums ist (Abb. 351, Inv.-Nr. VII A 230). Das nunmehr vollständige Konvolut bildet eine dreiteilige Abhandlung, darunter das unveröffentlicht gebliebene Manuskript zur Schwefelweinsäure (Abb. 351), mit der er sich in der Zeit von 1816–1820 intensiv beschäftigte und dabei die Äthylschwefelsäure entdeckte. „Von den Verbindungen der mächtigen Säuren mit indifferenten Stoffen" lautet der Titel, und auf dreieinhalb eng mit Feder beschriebenen Seiten führt er dazu seine Theorien aus. Noch auf der vierten Seite schließt sich, weniger deutlich abgesetzt als der Titel, ein weiterer Bereich an: „Beweis, dass die Macht der Imponderabilien, namentlich der Wärme, im Verhältnis ihrer Masse steht ...".

Anschließend werden zugehörige Versuchsanordnungen, deren Ergebnisse und weiterführende Gedanken geschildert. Daneben spielt auch die Einschätzung der Folgen seiner eigenen Arbeiten für den Wissenschaftsbetrieb eine Rolle: „Denn was ich für den Sauerstoff und dessen noch unzerlegte verschiedene Familienmitglieder in Anspruch genommen habe, gilt nun auch von den Säuren und zwar erscheint alles in einer solchen lichtvollen Gestalt, daß dadurch sogar jene Lehre vervollständigt und geläutert wird, indem die überaus großen Lücken welche darin seit Lavoisier noch vorhanden waren, gefüllt sind".

In anderer Strichstärke als die der Feder des Gesamttextes ist von seiner Hand in der rechten oberen Ecke vermerkt: „Einige interessante Notizen aus meinen jüngeren Jahren als Beweis, wie ich früher gedacht und meiner Ansicht treu geblieben bin." Links oben ist der Begriff „früher" näher erläutert: „Aus den Jahren 1814–1818". Eine weitere Notiz datiert wiederum diese später hinzugefügten Notizen: „Zum Druck bestimmt Hameln den 20. Jan. 1840". Sertürner verstarb wenig später (1841), das Manuskript kam nicht mehr zur Veröffentlichung.

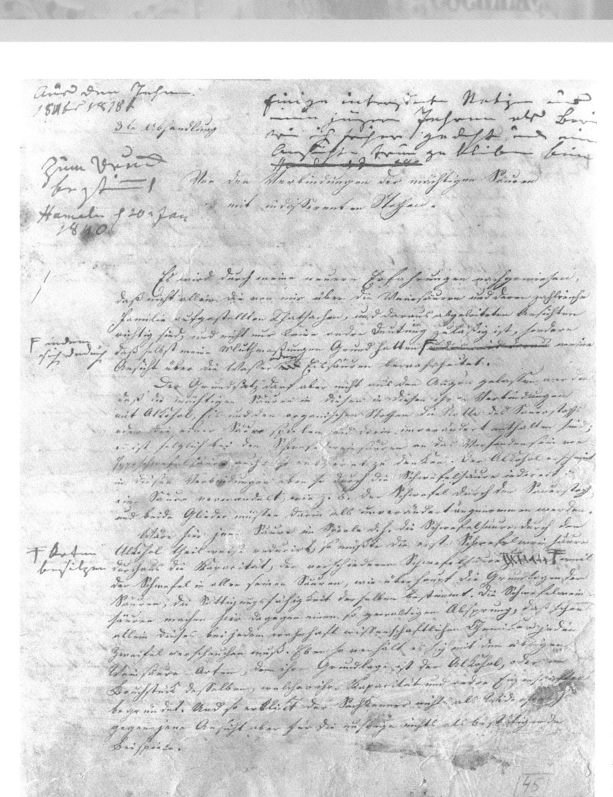

Abb. 351 Erste Seite des Manuskriptes *„Von den Verbindungen der mächtigen Säuren mit indifferenten Stoffen"* von Friedrich Wilhelm Sertürner. Inv.-Nr. VII A 230.

Stammbücher

Sogenannte Stammbücher sowie Einzelblätter daraus kommen im Bestand mit rund 20 Exemplaren vor. Diese Büchlein im langrechteckigen Oktavformat umfassen in der Regel um die 200–300 (ehemalige Blanko-)Seiten, sind sorgfältig in Leder gebunden und mit Goldschnittdekor und Goldprägung geziert.

Schon durch die häufig auf dem Buchrücken eingeprägten Worte „Denkmal der Freundschaft" wird der Sinn dieser Büchlein angedeutet. Es handelt sich dabei um Vorläufer der Poesiealben, die bereits im Barock beim Adel, vor allem aber im 18. Jh. im bürgerlichen Milieu sehr beliebt waren. Freunde des Stammbucheigners und seine Familie, Berufskollegen, während der Wanderschaft oder auf sonstigen Reisen kennengelernte Personen und manchmal auch wichtige Vertreter des öffentlichen Lebens erhielten die Gelegenheit, sich darin mit ihrer oft sehr phantasievollen, romantischen und lyrischen Umsetzung des Themas „Denkmal der Freundschaft" zu verewigen (Abb. 352).

Für die Sammlungen des Museums sind dabei natürlich ausschließlich Stammbücher von Interesse, die von einem Apotheker geführt wurden und/oder in denen sich berühmte Apotheker verewigt haben. So finden sich beispielsweise Eintragungen des Gründers des ersten privaten Institutes für angehende Pharmazeuten in Deutschland (Bad Langensalza), Johann Christian Wiegleb (1732–1800) und von Karl Gott-fried Hagen (1749–1829), der das erste experimentelle pharmazeutisch-chemische Laboratorium der Königsberger Universität einrichtete und als einer der Begründer der wissenschaftlichen Pharmazie in Deutschland gilt; sein „Lehrbuch der Apothekerkunst", lange Zeit ein Standardwerk, erschien in zahlreichen Auflagen. Der jüngste Beleg stammt aus der Feder des berühmten Professors der Pharmazie und Pharmakognosie in Bern, Alexander Tschirch (1856–1939). Das Stammbuch des Apothekers H. A. Sander, der um die Wende vom 18. zum 19. Jh. im Städtchen Striegau beheimatet war, zeigt auf 228 Seiten 49 Eintragungen in Prosa oder

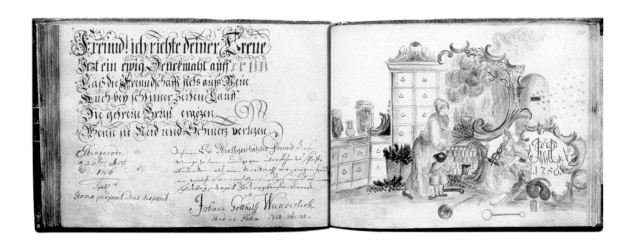

Abb. 352 Stammbuch von C. F. Kratz, ca. ab 1756–1773 als Provisor der Rats-Apotheke in Halberstadt tätig. Die Eintragungen stammen aus den Jahren 1751–1772. Aufgeschlagen die Seite mit einer Widmung von Johann Gotthilf Wunderlich und seiner Darstellung eines alchemistisch angehauchten Apothekenlabors. Datiert 20. März 1756. Inv.-Nr. VII A 331.

in Gedichtform aus den Jahren 1799 bis 1805, zwei Aquarelle, zwei Federzeichnungen und eine aufwendige Seidenstickerei von Dorothea Hancken, einer Nachbarin Sanders. Die Eintragungen stammen aus seinem privaten Umfeld, von Nachbarn, Freunden und Verwandten. Sie bestehen ganz zeittypisch aus Gedichten, Sinnsprüchen, Freundschaftsbeteuerungen und Zitaten in deutscher Sprache.

Schon das Titelblatt belegt die Verbundenheit Sanders zur Pharmazie: Die mit farbiger Tusche kolorierte Zeichnung (Abb. 353) zeigt im Hintergrund, teils von einem gemusterten Faltenwurf in der linken Bildhälfte verdeckt, Teile einer Apothekeneinrichtung mit Schubladenfront und Standgefäßreihen. Die von der Decke herabhängenden exotischen Tiere sind an der Wende zum 19. Jh. nur noch als augenzwinkerndes Zitat zu verstehen. Den Vordergrund links beherrscht der antike Heilgott Asklepios mit Stab und Schlange. Ihm gegenüber am rechten Bildrand wendet sich aus einer Wolke voll blendender Helligkeit heraus eine Göttin – vielleicht Panaceia oder Athene – mit wallendem bunten Helmbusch und einer Waage in der erhobenen linken Hand dem Betrachter zu. Aus einer Schale in ihrer rechten Hand gleiten die Ingredienzen der Arzneibereitung auf das typische Handwerkszeug des Apothekers, auf Mörser, Schmelztiegel, Kolben und Fläschchen.

Das 380 Seiten umfassende Stammbuch des Schaffhauser Apothekers Jakob Friedrich Pfister (1765–1826) erweist sich als interessanter Beleg aus der Zeit der Privatinstitute für die Apothekerausbildung. Pfister führte es als Apothekergehilfe in den Jahren 1784–1787, während der Zeit seiner Wanderschaft, die ihn nach Langensalza, Magdeburg, Berlin, Dresden sowie Wien und wieder nach Schaffhausen zurück führte. Im heute Bad Langensalza genannten Ort erweiterte er fast ein Jahr lang seine pharmazeutischen Kenntnisse an dem kurz zuvor erst, nämlich im Jahre 1779, errichteten ersten Privatinstitut für angehende Pharmazeuten von Johann Christian

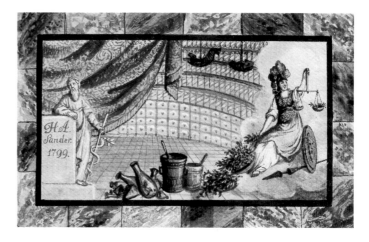

Abb. 353 Eine Apothekenoffizin als Titelseite des Stammbuches von Apotheker H. A. Sander, begonnen 1799. Inv.-Nr. VII A 815.

Wiegleb (1732–1800). Es finden sich daher natürlich Eintragungen von Wiegleb und seiner Familie, aber auch interessante Bilddokumente, so beispielsweise eine Darstellung des Wieglebschen Laboratoriums (Abb. 46) und Portraitsilhouetten der Familie (Abb. 354), wie auch von anderen Personen. Eine weitere Widmung stammt von James Watt (1736–1819) aus dem Jahre 1787, der u.a. durch seine entscheidende Modifizierung der Dampfmaschine Berühmtheit erlangte. Die überwiegende Zahl derer, die die Feder zum Eintrag in Pfisters Stammbuch zückten, waren Mitstreiter am Wieglebschen Institut, daneben finden sich Reisebekanntschaften und Lehrherren mit ihren Familien.

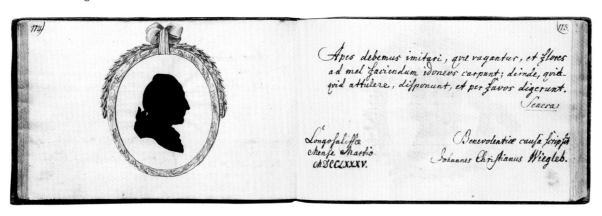

Abb. 354 Stammbuch von Jacob Friedrich Pfister (1765–1826), begonnen 1784. Aufgeschlagen eine Seite mit Widmung und Portrait von Johann Christian Wiegleb (1732–1800). Inv.-Nr. VII A 1097.

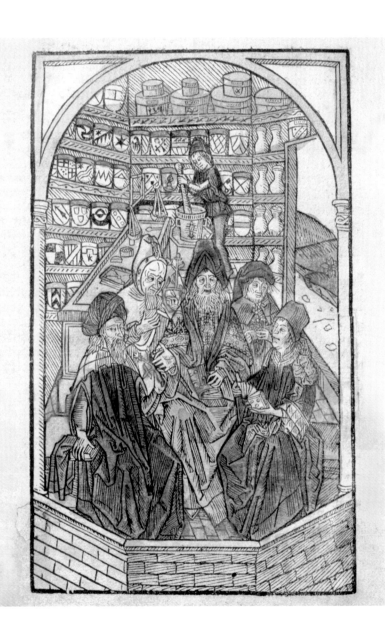

Rund 1.200 Holzschnitte, Kupferstiche, Stahlstiche und Lithographien, aber auch einige Aquarelle, Ölgemälde sowie Darstellungen in weiteren Techniken aus dem 15. bis 20. Jh. finden sich in diesem Inventarbereich verzeichnet. Der weitaus größte Teil des Bestandes entstammt der Druckgrafik.

Beim Bildmotiv steht natürlich das Apothekenwesen im Mittelpunkt: Apotheken und ihre Ausstattung, Portraits berühmter Apotheker, Karikaturen rund um die Heilkunde und pharmazeutisch relevante Pflanzendarstellungen. Eine Auswahl aus zwei Grafikschwerpunkten wird im Anschluss vorgestellt.

Darstellungen von Apotheken

Ein kolorierter Holzschnitt, das Frontispiz aus dem „Gart der Gesundheit" von Johannes de Cuba, erschienen 1485 bei P. Schöffer, Buchdrucker in Mainz, eröffnet als ältestes Stück den Bilderreigen mit der stilisierten Darstellung einer frühen Apotheke (Abb. 355). Im Vordergrund beraten Kapazitäten der damaligen Heilkunde, etwa Avicenna, Dioskurides und Galen, mit ihren Lehrbüchern in der Hand, einige auch mit einer Heilpflanze.

Im Bildhintergrund wirkt ein Apotheker mit Stößel an einem großen Mörser. Auf dem Rezepturtisch sind weitere wichtige Apothekerutensilien zu sehen, so die unentbehrliche Waage, ein Arzneibuch für die Rezepturen und ein Salbenspatel. Die

Abb. 355 Kapazitäten der Heilkunde beraten in einer stilisierten Apothekenoffizin, Holzschnitt, Mainz 1485. Inv.-Nr. VII B 536.

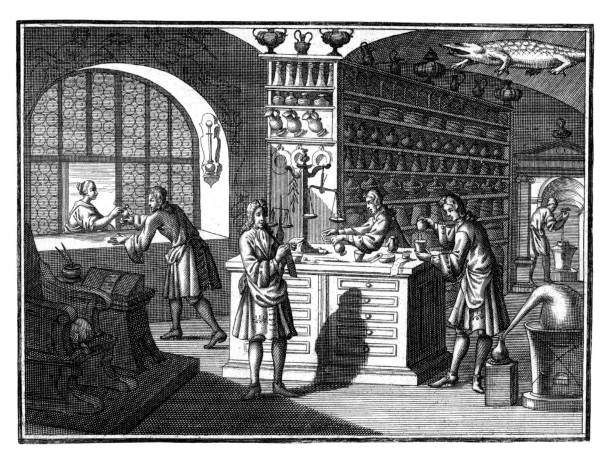

Abb. 356 Blick in eine Offizin aus der Zeit der Wende zum 18. Jh. Kupferstich, August Chr. Fleischmann um 1699. Inv.-Nr. VII B 730.

drei Sichtseiten des Raumes öffnen sich zum Betrachter hin und sind mit Regalen ausgestattet, die vom Boden bis zur Decke reichen. Die rechte Seite ist mit irdenen Gefäßen gefüllt, alle sorgfältig mit einem Deckel verschlossen. Die gesamte Stirnwand und die linke Seite zeigen eine stattliche Menge an Holzbüchsen. Geziert sind sie mit dem Wappendekor, wie er sich auch auf den frühen Holzdosen im Museumsbestand wiederfindet (vgl. Abb. 229, 230). Auf der obersten Regalreihe ruhen große und kleine Spanschachteln. Die sehr frühe Darstellung eines Apothekeninnenraumes greift dabei symbolisch die typischen Charakteristika der Apotheke auf: Waage, Mörser, Arzneibuch und Standgefäße bilden die unverzichtbare Grundausstattung; betont wird natürlich auch der enge Bezug zum Arzt und den Autoritäten der damaligen Heilkunde. So vermittelt die Abbildung ein stilisiertes, formalisiertes Bild einer idealtypischen Offizin.

Rund 250 Jahre später ist die Apotheke eine bereits lange etablierte und gut entwickelte Einrichtung der städtischen Gemeinschaft. Das spiegelt sich auch in den zeitgenössischen Darstellungen wider. Der beispielhaft dafür abgebildete Kupferstich entstand um 1699 und vereint – erneut in stilisierter Form – apothekenrelevante Tätigkeiten (Abb. 356).

Der zentrale Blick in die Offizin erfasst eine Bildergeschichte, erzählt mit mehreren Personen. Vier davon illustrieren verschiedene typische Arbeitsschritte bei der Arzneibereitung: Zunächst wird das Rezept gelesen, dann die Zutaten vermengt, danach die fertiggestellte Arznei in eine Flasche gefüllt und zuletzt wird die Medizin über das Fenster an eine schöne Dame abgegeben. Die Arzneiflasche ist natürlich mit der typischen Anbindesignatur versehen. Die idealtypische Ausstattung der Offizin beinhaltet sämtliche klassischen Ausstattungsgegenstände. Es werden Regale mit Apothekenge-fäßen dargestellt, wobei sich in den unteren beiden Span-schachteln und Holzstandgefäße mit der für diese Zeit cha-rakteristischen diagonalen Signaturbanderole aneinander rei-hen. Darüber stehen gläserne Flaschen und irdene Behälter sowie Sirupkannen. In den beiden obersten Regalen bergen weitere Spanschachteln und Standgefäße die seltener gebrauchten Materialien. Als Bekrönung zieren Prunk- und Schaugefäße die Oberkante des Regals. Die Regalfront wird zur Aufstellung und Aufhängung von Zinnkannen und weite-ren Gefäßen genutzt.

Auf dem von allen Seiten zugänglichen Rezepturtisch sind neben Rezepturgerätschaften auch zwei Waagen und die typischen, pyramidenstumpfförmigen Medizinalgewichte zu sehen.

Linker und rechter Bildrand wie auch der Bildhintergrund deuten symbolisch weitere Funktionen im Apothekenalltag an. Ein Lehnstuhl mit kleinem Schreibpult und Tintenfass steht für die Aufsichtsfunktion des Apothekers und seine kaufmännische Tätigkeit. Der Destillierofen mit Retorte und Vorlagegefäß rechts im Bild weisen sinnbildlich auf das nun

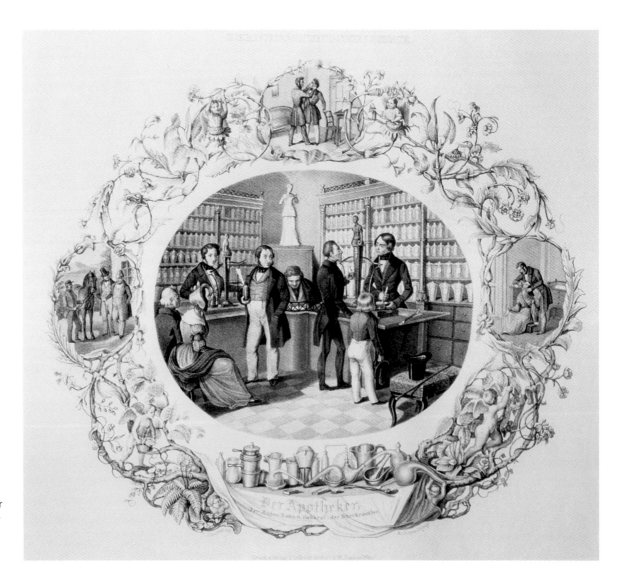

Abb. 357 Offizin einer Apotheke der Bieder-meierzeit, um 1840, Lithographie. Inv.-Nr. VII B 368.

übliche Apothekenlabor hin, das realiter natürlich in einem separaten Raum der Apotheke untergebracht ist. Im Hintergrund arbeitet ein einfach gekleideter Mann in der Stoßkammer am großen Mörser, der zum Spritzschutz mit einer Platte abgedeckt ist.

Blickfang für den von außen in die Offizin sehenden Patienten bildet einerseits das von der Decke herabhängende ausgestopfte Krokodil, das auf die in der Apotheke verwendeten exotischen Rohstoffe verweist. Diesem bereits damals altertümlich anmutenden Schauobjekt wird auf der anderen Seite moderne Technik an die Seite gestellt. In der Fensterleibung hängt ein physikalisches Gerät, wohl ein Barometer, vom Apotheker voller Stolz dem Patienten als kostenlose Serviceleistung präsentiert.

Ein gutes Jahrhundert nach der vorangehenden entstanden, zeigt sich im Apothekeninterieur des Biedermeiers ein bereits vollzogener entscheidender Wandel (Abb. 357): Im städtischen Umfeld früher, im ländlichen später, wurde die Offizin im Verlaufe des 18. und 19. Jh. ein für die Patienten zugänglicher Raum. Die Kunden nehmen dementsprechend auch den gesamten Bildvordergrund ein.

Ein älterer Herr und eine modisch gewandete Dame warten auf einer angenehm gepolsterten Bank auf die anzufertigenden Arzneien. Daneben steht ein stattlicher, gut gekleideter Herr im mittleren Alter, der bereits seine Arzneiflasche von einem hinter dem Rezepturtisch mit Waage arbeitenden Gesellen erhalten hat und sich dem Gespräch zwischen einem weiteren Kunden und dem Gehilfen zuwendet. Dieser Patient, ganz in schwarz gekleidet und recht verhärmt wirkend, wendet sich mit einem Rezept in der Hand ratsuchend an den Gehilfen hinter dem Rezepturtisch, der ihm hinter einer weiteren Waage stehend zuhört. Daneben vertreibt sich ein kleiner Junge die Wartezeit.

Im Zentrum des Bildes, flankiert von Gehilfen und Patienten sitzt der Apotheker hinter dem abgewinkelt gearbeiteten Rezepturtisch und notiert sich etwas. Die Heilgöttin Hygieia

wacht symbolisch über die Offizin, im Zentrum hinter dem Apotheker vollplastisch auf einem Podest stehend dargestellt, aber auch als bekrönende Halbfigur auf beiden Rezepturwaagen thronend. Standgefäße verschiedener Materialien, teils mit runder Signatur, teils ohne, reihen sich in den Regalen im Hintergrund aneinander.

Das Bildoval wird von Rankenwerk umspielt, in dem sich zwischen Margeriten, bittersüßem Nachtschatten, Glockenblumen und vielen anderen Pflanzen anmutige Putti tummeln. Medaillonartig sind weitere Berufsbilder eingeflochten: Der Augenarzt, Zahnarzt und Vieharzt begegnen dabei im oberen, linken und rechten Bildrand.

An der Unterseite wird auf einer damastgedeckten Tafel ein Stillleben aus malerisch drapierten Apothekengerätschaften dargeboten: Flaschen, Vorlagen, Infundierbüchsen, Retorten, Messgefäße, Reibschale, Salbenspatel, Pulverschieber und runde Pillendöschen stehen symbolisch für die vielen weiteren Tätigkeitsbereiche in der Apotheke.

Auch die Darstellungstechnik entspricht der anbrechenden modernen Zeit. Der unkomplizierte Steindruck (Lithographie) hat nun in den graphischen Künsten Einzug gehalten. Die Zeichnung des beschaulichen Szenarios stammt vom Wiener Genremaler Carl Schustler, der um 1841 in einigen Wiener Ausstellungen vertreten war. Sie wurde von A. R. Dreyer lithographiert sowie in der Druckerei des Malers, Radierers und Lithographen Matthias Rudolf Toma (1792–1869) um 1840 in Wien gedruckt.

Grafiksammlung

Karikaturen

Karikaturen aus dem Bereich der Heilkunde liegen im Museumsbestand ab dem Zeitraum des 17. Jh. vor. Die älteste Karikatur und gleichzeitig wertvollste Zeichnung ist dem barocken Umfeld der sogenannten „Carracci-Schule" zuzuordnen (Abb. 358). Annibale Carracci (1560–1609) entstammt einer bekannten italienischen Malerfamilie, die eine Vielzahl von Schülern ausbildete und auf Zeitgenossen wie Nachfolger großen Einfluss ausübte. Aufgrund der Versuche des berühmten italienischen Barockmeisters, Gesichtszüge charakteristisch zu überzeichnen, wurde es regelrecht modern, bestimmte Eigenheiten eines Menschen oder Berufsstandes pointiert herauszuarbeiten. Es entstand – von Bologna ausgehend – geradezu eine Flut von Karikaturen aus den Federn verschiedenster Meister. Dafür stellt diese Zeichnung ein sehr schönes Beispiel dar: sie zeigt das Brustbild eines im Halbprofil dargestellten Pharmazeuten mit Mörser. Theoretische, praktische und soziale Elemente des Berufsbildes werden dabei mit physiognomischen Eigenarten des Mannes und bestimmten Attributen des Berufsstandes angedeutet. Als Apotheker weist sich der ältere Herr durch einen Mörser aus, den er, wie den Stößel, in kräftigen Händen hält; Zeichen einerseits für seine stattliche Erscheinung, aber auch für die handwerkliche Seite des Berufsbildes. Daneben war aber auch ein fundiertes theoretisches Wissen des Apothekers vonnöten. Auf Gelehrsamkeit und Belesenheit weist als Attribut die Brille hin, die sich mit den Gesichtszügen ganz selbstverständlich und schwungvoll in einer Linie vereint. Konzentration und Nachdenklichkeit spiegeln sich in seinem Antlitz wider. Während er sorgfältig seine Tätigkeit verrichtet, nutzt er, der täglich mit Heilung einerseits und dem Tod andererseits zu tun hat, der als Kaufmann wie als Ausübender eines heilkundlichen Berufes im Leben steht, den gleichmäßigen Bewegungsablauf beim Verreiben der Substanzen zum gedanklichen Abschweifen. Das füllige Gesicht spiegelt dabei weniger den nachdenklichen Asketen, sondern einen erfolgreichen und gutsituierten Mann wider. Die Zeichnung entstand wohl in der Mitte des 17. Jh. und ist in der Nachfolge des führenden Bologneser Malers Bartolomeo Passarotti (1529–1592) zu sehen.

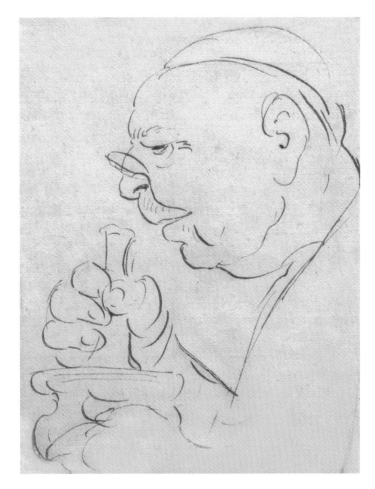

Abb. 358 Apotheker am Mörser, Caracci-Schule, Mitte 17. Jh., Federzeichnung. Inv.-Nr. VII B 545.

Zweihundert Jahre später hat sich im Bereich der Karikatur weniger die freundlich überspitzte Herausarbeitung von charakteristischen menschlichen Eigenheiten, denn der beißende Spott durchgesetzt. Die Karikatur wird nun zu einem beliebten künstlerischen Stilmittel für handfeste Kritik an den herrschenden Zuständen der Zeit. Ob die gesellschaftlichen Gegebenheiten oder einzelne Berufsstände, allen voran Anwälte und Ärzte, vom bissigen Humor der Federn vieler bedeutender Künstler blieben auch die Pharmazeuten nicht verschont. Die gefürchteten Cholerawellen des 19. Jh. ließen die Menschen aus Verzweiflung über die schreckliche Seuche in der Not an alle möglichen Heilsversprechen glauben. Die 1831 anonym entstandene kolorierte Federlithographie „Die Mond-

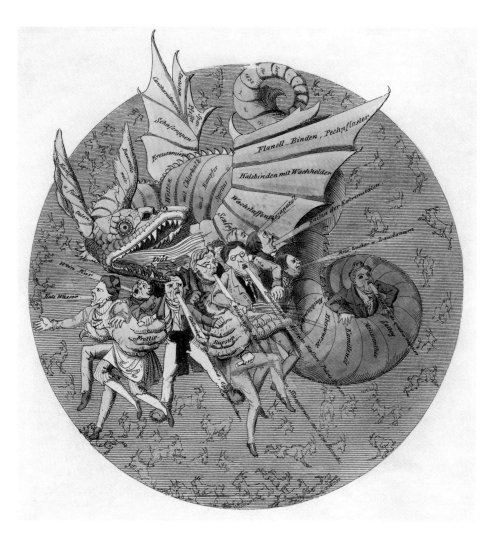

süchtigen oder allerneuste Gespensterfurcht vor der so gräßlich genannten – aber schon seit Jahrhunderten bekannten – Cholera" nimmt daher die mannigfaltigen „Therapieempfehlungen" und die damalige Machtlosigkeit der Heilkunde demgegenüber ins Visier (Abb. 359). In einem der Himmelskarte ähnlichen Kreis hält die Cholera, durch einen Drachen symbolisiert, in ihren Pranken die Menschen fest im Griff. Weit weg von den Geschehnissen auf der Erde erschallt ein vielstimmiger und lauter Kanon aus ihren Mündern, denn jeder ruft energisch seine eigene, natürlich einzig wahrhafte Therapieform aus. Gelehrte mit Brillen raten zu Waschungen und Reibungen, zum Griff zur Ipecacuanawurzel oder zum Kne-

ten der eigenen Exkremente. Asketen propagieren kaltes Wasser und ein wohlgenährter Herr rät zu „Reis, Zucker und Laudanum" (Opiumextrakt). Der Odem des Drachen selbst empfiehlt „Diät" als bestes Heilmittel. Fast sein gesamter Leib ist mit weiteren Ratschlägen beschriftet: „Halsbinden mit Wacholder", „Westen mit Chlorkalk", „Spiritus", „Schafsrippen", „Knoblauch", „Melisse" und „Kamillenöl" werden nebst vielem anderen aufgezählt. Die Schwanzspitze hingegen zeigt keine Ratschläge mehr. Sie ist in bissiger Anspielung auf die im nächsten Jahr zu erwartenden „unfehlbaren" Therapieratschläge mit den Worten „Leer für 1832" versehen.

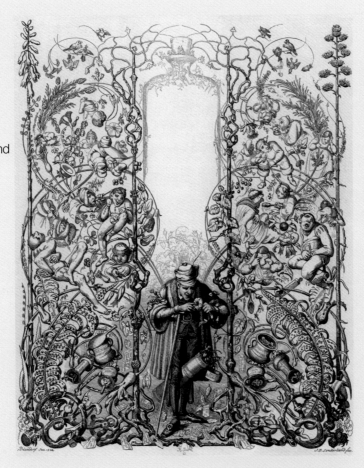

Kam ein alter, rost´ger
Kalter, frost´ger
Dürrer, eingeschrumpfter
Abgestumpfter,
Arzeneienschmecker,
Gläserlecker,
Apotheker, langsam
Mühvoll-Gangsam,
Durch den Garten schleichend
Und sah keichen
Bäum´ und Pflanzenarten
An im Garten,
Um die Eigenschaften,
Die da haften
An den schönen Sachen,
Auszumachen:
Was für blöde Augen
Möchte taugen?
Was für Ohrenklingen
Aufzubringen?
Und was auszuwittern
Wider´s Zittern
Was die Gicht in Fingern
Möchte ringern,
Und was die in Füßen
Auch versüßen?
Was das Lungenkeuchen
Möchte scheuchen?
Wider Magendrücken
Was zu pflücken?
Wider Seitenstechen
Was zu brechen?

Und was abzurupfen
Wider´n Schnupfen?
Woraus Thee zu kochen
Zur Sechs Wochen?
Nüchtern was zu kauen
Zum Verdauen?
Was sich ließ im Stillen
Drehn zu Pillen,
Oder was verbergen
In Latwergen?
Was da zu bestimmen,
Zum Bauchkrimmen,
Und was zu vereinigen
Zum Blutreinigen?
Was zusammen zu scharren
Zu Katharren?
Als so weit beklommen
Er gekommen,
Sah ich Bäume wanken
Wie die Kranken,
Daß von welken Stielen
Blätter fielen,
Und am Boden klebten
Gleich Rezepten.
Als fortfuhr das Mustern,
Ward zu Hustern
Aller Nachtigallen
Liederschallen;
Und die Rosenhecken
All vor Schrecken
Wurden leichenfarber
Als Rhabarber.

Abb. 360 Friedrich Rückert,
Der Apotheker, 1842, Radie-
rung von J. B. Sonderland.
Inv.-Nr. VII B 451.

Eine wenig schmeichelhafte Einschätzung von der Heilkraft der Arznei zeigt sich auch in den Zeilen des Dichters und Orientalisten Friedrich Rückert (1788–1866). Er hatte nach dem nie verwundenen Tod seiner beiden Kinder in den Jahren 1833/34 kein rechtes Vertrauen mehr zur Heilkunde der Zeit fassen können. Das Gedicht wurde unter anderem in dem Werk „Bilder und Randzeichnungen zu deutschen Dichtungen" abgedruckt, die in 10 Lieferungen zwischen 1838 und 1844 erschienen sind. Für diese Ausgabe steuerte der Künstler J. B. Sonderland (1805–1878) eine Radierung mit un-

zähligen Details von geradezu überbordendem Charakter bei, datiert und signiert Januar 1842 (Abb. 360).

Im Zentrum schwebt eine luzent gestaltete Arzneiflasche mit Kork, die von kleinen gewitzten Teufelchen umflogen wird. Davor ein gebeugter Apotheker mit Mütze und kostbarem Mantel, der eine geöffnete Botanisiertrommel – bereits mit verschiedensten Kräutern gefüllt – zwischen den Beinen hält. Die ganze Gestalt wirkt wenig vertrauenserweckend. Seine Aufmerksamkeit richtet sich auf eine Windenblüte, die aus dem üppigen Rankenwerk mit exzellent naturgetreu darge-stellten Pflanzen hervorwächst, welches dominant das rechte und linke Bilddrittel einnimmt. Dort treiben zahlreiche grotesk überzeichnete Gestalten mit unterschiedlichen Gebrechen ihr Unwesen. Im unteren Bereich stürzen pharmazeutische Gerätschaften mit solchen des täglichen Gebrauchs – dar-unter Nachttöpfe – übereinander. Alle sind sorgsam mit Sig-natur versehen. So finden sich Anspielungen auf damals gängige Arznei- und Wundermittel wie Brechweinstein *„Tar-tarus emeticus"*, Opiumtinktur *„Tinctura Opii"*, Rizinusöl *„Oleum ricinus"*, Belladonnaextrakt *„Extr. Belladonnae"* und Neapolitanische Salbe *„Unguentum Neapolitanum"*, dazu ein Rezeptblatt mit der – vollkommen nutzlosen – Zusammen-stellung von Brechweinstein und weißem Zucker (*„Tart. Stib./ Sacch. Alb."*) und der Anweisung *„zweistündlich ein Pulver"*.

Wesentlich wohlwollender nimmt der jung verstorbene Kari-katurist Josef Benedict Engl (1867–1907) den damals belä-chelten Typus des „Landapothekers" aufs Korn. Engl war ab 1896 Mitarbeiter der berühmten satirischen Wochenzeit-schrift „Simplicissimus". In seinen ersten Jahren beim „Simpl" veröffentlichte er Zeichnungen, in denen die kämpferische wie bürgerlich-demokratische Haltung der Redaktion recht deutlich zum Ausdruck kam. Zu seinen späteren Lieblings-motiven wählte Engl als energische Vertreter „bayerischer Belange" dann eher Münchner Vorstadttypen. Bevorzugte Ziele seiner spitzen Feder waren nun eher die „Hofbräuhäus-ler" und Landpfarrer, aber auch das bayerische Militär und der bayerische Adel.

In diese Zeit fällt auch die für den Museumsbestand in jün-gerer Zeit erworbene Zeichnung „Der Landapotheker" (Abb. 361). Dessen unschuldig-einfältige Hoffnung auf den ersehn-ten Verdienstorden verewigte Engl 1904 mit flottem Tusche-strich auf festem Bütten. Der Karikaturist war übrigens einer der wenigen Simplicissimus-Mitarbeiter, die auch die Texte für ihre Zeichnungen selbst verfassten. So lebt auch dieses Werk von der unmittelbaren und lebendigen Text-Bild-Kom-bination.

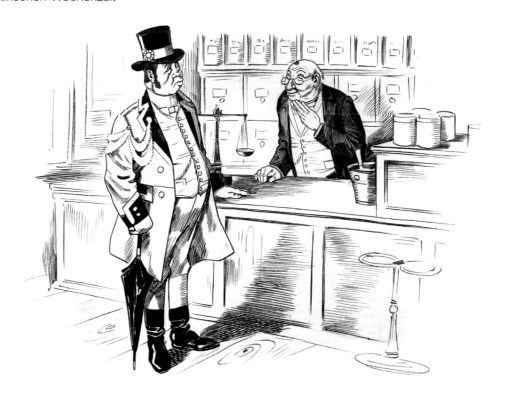

Abb. 361 *„Auf ihr Abführmittel konnte Hoheit drei Tage lang das Schloß nicht verlassen. Wo dachten Sie denn hin?" „Unter uns gesagt, an den Verdienstorden!".* J. B. Engl, 1904, Feder-zeichnung. Inv.-Nr. VII B 854.

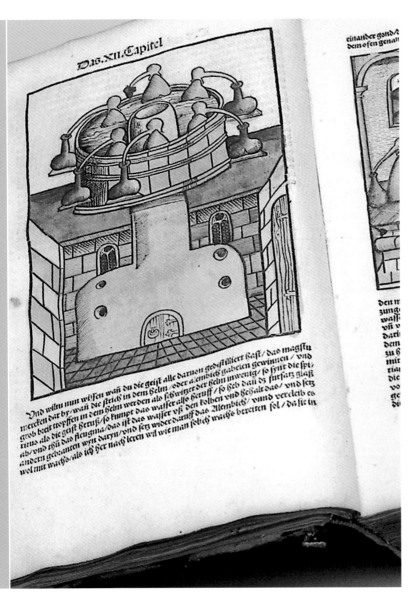

Das Deutsche Apotheken-Museum beherbergt als Präsenz-bestand eine anspruchsvolle Spezialbibliothek zur Geschichte der Pharmazie und der ihr verwandten Gebiete, die stetig erweitert wird. Neben dem weitaus umfangreichsten Teil, der pharmaziehistorisch und museologisch ausgerichteten Hand-bibliothek, liegen die Sammelschwerpunkte in der soge-nannten Schaubibliothek vor allem bei Arznei- und Kräuter-büchern, Pharmakopöen und Arzneitaxen sowie bei Apothe-kenfestschriften. Der Gesamtbesand umfasst rund 10.000 Monographien, Sonderdrucke und pharmazeutische wie pharmaziehistorische Periodika.

Rund 1.500 Werke stammen aus der Zeit vor 1900, davon 200 aus dem 16. und 17. Jh. Zu nennen sind hier als älteste Inkunabeln der „Hortus Sanitatis" (Drucker J. v. Meyden-bach, Mainz) von 1491 (Abb. 362), das „Licht des Apothe-kers – Luminare Majus" – von Johannes Jacobus Manlius

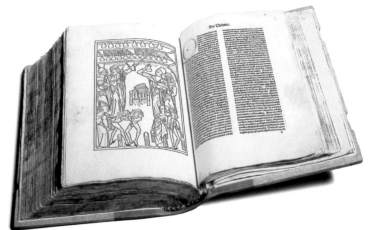

Abb. 362 Hortus sanitatis, Jacob v. Mey-denbach, Mainz 1491. Bibl.-Sign. 2 Hor 1/1.

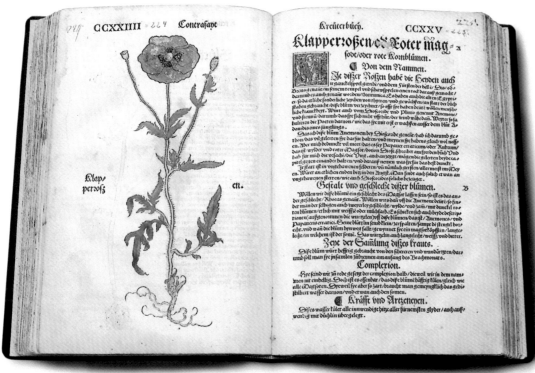

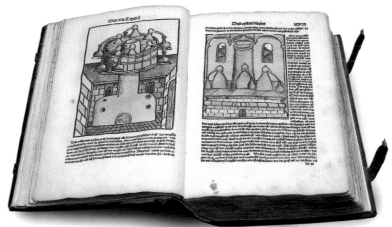

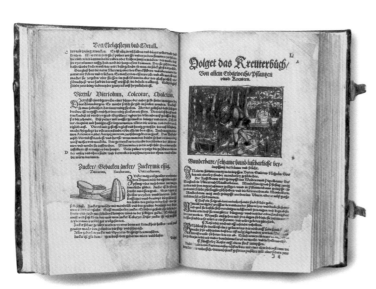

de Bosco (15. Jh.), erschienen 1504, und das 1507 gedruckte Standardwerk der Destillierkunst, das „Liber de arte distilandi" von Hieronymus Brunschwig (um 1450–1512/13, Abb. 365).

Mit Kräuterbüchern sind im Bestand viele bedeutende Autoren vertreten, Otto Brunfels (um 1489–1534) mit seinem „Contrafayt Kreüterbuch..." von 1532 (Abb. 363) und das „New Kreuterbuch..." von Leonhard Fuchs (1501–1566); Eucharius Rößlin (gest. 1553/54) mit seinem kolorierten „Kräuterbuch von aller Kraüter, Baüm, Gestaüd, und Frücht..." von 1546 (Abb. 364); der berühmte Hieronymus Bock (1489–1554) mit dem „Kreüterbuch..." in mehreren Exemplaren, wie auch die Kräuterbücher von Adam Lonitzer (1528–1586) und Peter Andreas Matthiolus (1501–1578) in verschiedenen Ausgaben des 16. und 17. Jh. und viele weitere. Besonders aufwendig ausgestattet zeigt sich ein großformatiger Prachtband: Der Apotheker Basilius Besler (1561–1629) schuf mit seinem Werk über den Garten des Fürstbischofs von Eichstätt, dem „Hortus Eystettensis" ein vorbildlich werdendes Werk mit Pflanzenabbildungen von höchster Qualität, das gleich mit zwei Exemplaren, der besonderen von 1713 und einer ca. aus dem Jahre 1731 im Bestand vertreten ist (Abb. 367). Außergewöhnlich kunstvoll gestaltet zeigt sich auch das Kräuterbuch von Elisabeth Blackwell (1712–1770), das in der deutschen Ausgabe des Jahres 1750 vorliegt (Abb. 366).

Mit rund 350 Arzneitaxen und einer etwas geringeren Anzahl von Pharmakopöen bietet die Bibliothek zudem umfangreiche Einblicke in die Entwicklung des Apothekenwesens der letzten Jahrhunderte. In einer solchen Sammlung darf natürlich eine Erstausgabe der ersten deutschen Pharmakopöe nicht fehlen, das „Dispensatorium Pharmacopolarum" von Valerius Cordus (1515–1544) aus dem Jahre 1546 (Abb. 369), und ebenso wenig die Augsburger Pharmakopöe (Abb. 368) oder die erste Württembergische Pharmakopöe aus dem Jahre 1741 und viele weitere Besonderheiten.

Auch die rund 800 Apothekenfestschriften sind in dieser Vollständigkeit selten anzutreffen. Die vorwiegend seit dem 20. Jh. gepflegte Tradition, zum Jubiläum der eigenen Apotheke eine kleine, oft liebevoll und aufwendig gestaltete illus-

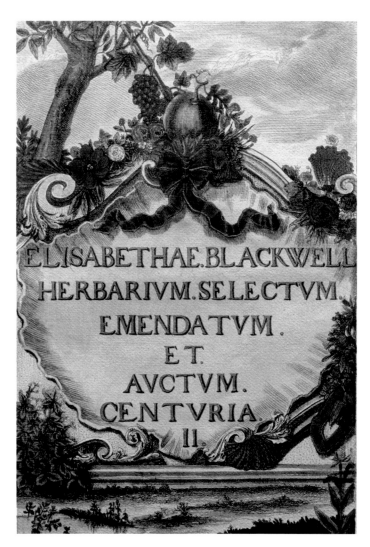

Abb. 366 Elisabeth Blackwell, Vermehrtes und verbessertes Kräuterbuch, Nürnberg 1750. Bibl.-Sign. 2 Bla 2/1.1-2.

trierte Festschrift in geringer Auflage zu erstellen, sucht in anderen Berufszweigen ihresgleichen.

Die Bibliotheksdatenbank kann von der Homepage des Museums aus bequem online recherchiert werden. Eine Ausleihe ist jedoch nicht möglich. Die Bibliotheksräume können anstelle dessen an jedem Werktag genutzt werden, wobei um Voranmeldung gebeten wird.

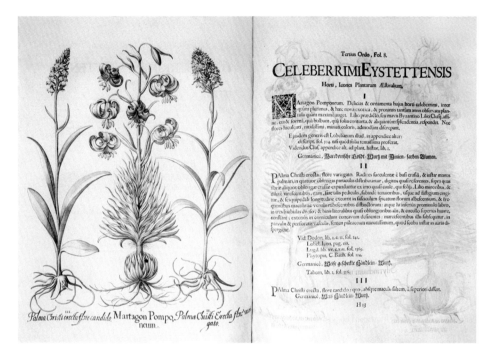

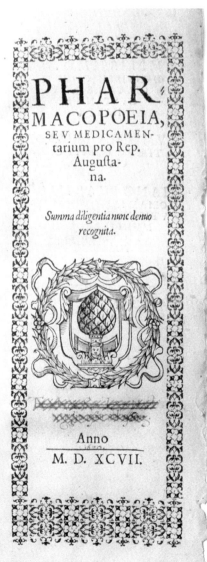

Abb. 367 Basilius Besler, Hortus Eystettensis, Eichstätt 1713. Bibl.-Sign. 2 Bes 1/1.

Abb. 368 Die Augsburger Pharmakopöe: Pharmacopoeia sev medicamentarium pro Rep. Augustana, Augsburg 1597. Bibl.-Sign. 2 Dis 1/4.

Abb. 369 Die Erstausgabe der Nürnberger Pharmakopöe: Valerius Cordus, Pharmacorum omnium, quae quidem in usu sunt, conficiendorum ratio, Nürnberg 1546. Bibl.-Sign. Cor 3/3.

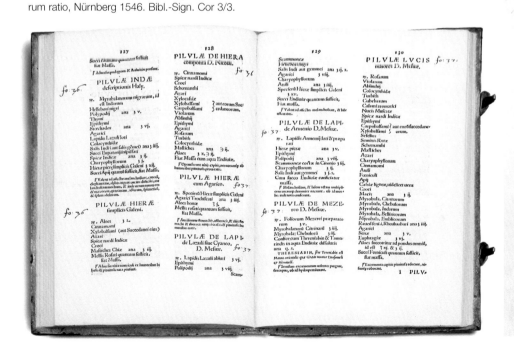

Sammlungsmanagement

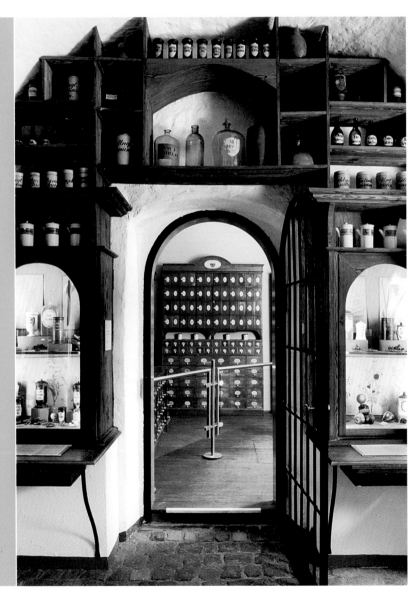

Warum sind eigentlich nicht alle Objekte in der Dauerausstellung? Wieso wird weiter gesammelt, auch wenn die Schauräume keinen Platz für neue Objekte mehr bieten? Was machen die wissenschaftlichen Mitarbeiter eigentlich, wenn das Museum eingerichtet ist und scheinbar nur noch eine Arbeit bleibt, nämlich es zu beaufsichtigen? Diese und andere häufig gestellte Fragen spiegeln den Blick des Besuchers auf die Einrichtung von außen wider. Das Museum wird ihm in der Regel nämlich nur in einer kleinen Facette sichtbar, in den öffentlich zugänglichen Museumsräumen der Dauerausstellung. Dass es außerdem Magazin-, Bibliotheks-, Archiv-, Verwaltungsräume usw. gibt und wofür diese genutzt werden, ist den wenigsten bekannt. Beim Blick von innen heraus – aus Sicht der Museumsfachleute – ist die Dauerausstellung dagegen nur der kleinste Teil der eigentlichen Aufgabe.

Professionell geführte Museen, und als solches darf sich das Deutsche Apotheken-Museum mit Stolz bezeichnen, werden nach den Richtlinien des Internationalen Museumsrates als „non-profit-institution" betrieben. Solche Museen agieren als Teil der Denkmalpflege und der Forschung und haben einen öffentlichen Bildungsauftrag, der sehr ernst genommen wird. Ein Museum, das wie das Deutsche Apotheken-Museum außerdem auf die Geschichte eines Berufs, einer Institution, abhebt, nimmt zudem wichtige Aufgaben in der Öffentlichkeitsarbeit des Berufsstandes wahr.

Abb. 370 Blick von Raum 5 (Materia medica) auf die Offizin der Apotheke zur Krone, Ulm

Die Sammlung bildet die wichtigste Grundlage für die mannigfaltigen Aufgabenstellungen der Institution. Das Deutsche Apotheken-Museum arbeitet auf der Basis jener vier Säulen, die im „Internationalen Ethik-Codex der Museen" festgeschrieben sind: Das *Sammeln* von Objekten, das dauerhafte *Bewahren* der Objekte und sämtlicher verfügbarer Informationen dazu, das bestandsorientierte *Forschen* sowie das *Vermitteln* der auf dieser Grundlage gewonnenen Erkenntnisse an die Öffentlichkeit. Um den vier genannten Aufgabenstellungen gerecht zu werden, müssen die Sammlungen nach einem museologisch definierten Konzept betreut und erweitert werden sowie in einem stets sehr geordneten und damit übersichtlichen Zustand sein. Dafür ist neben der Grundvoraussetzung eines soliden und interdisziplinär orientierten Fachwissens ein versiertes Sammlungsmanagement unabdingbar.

Stichwort Sammeln: Im Deutschen Apotheken-Museum wird nach einem Konzept gesammelt, auf Grundlage von Kriterien, die im Fachgebiet Museologie entwickelt wurden. Der räumliche Schwerpunkt umfasst den deutschen Sprachraum einerseits und innerhalb dessen den Zeitraum von der Antike bis in das 21. Jh. andererseits. Der chronologische Schwerpunkt liegt dabei zwischen dem 13. und 20. Jh.

Das auf Basis dieser Determinanten detailliert formulierte Sammlungskonzept des Deutschen Apotheken-Museums ermöglicht die notwendigen Schwerpunktbildungen innerhalb der mannigfaltigen pharmaziehistorischen, kunst-, kultur- und technikgeschichtlichen Sachgruppen. Die Umsetzung der grundlegenden Aufgabenstellung, des Sammelns, erfordert Sachkenntnis und Sorgfalt. Die Museumssammlung wird durch gemeinnützig einzusetzende Spenden und mit öffentlichen Mitteln gefördert und garantiert im Gegensatz zu den ebenfalls wichtigen Privatsammlungen – die aus vielen Gründen angelegt, aber aus ebenso vielen auch wieder aufgelöst werden – die dauerhafte Erhaltung eines Objektes an einem der Öffentlichkeit zugänglichen wie auch bekannten Ort. Dabei geht es um die Erhaltung von Kulturgütern ersten Ranges. Auch, aber nicht immer, steht jedoch das kunsthistorisch hervorragende Stück eines bekannten Meisters im Fokus des Interesses. Daneben besteht die Verpflichtung, z. B. Entwicklungsstränge durch Sammeln und Erhalten der Objekte langfristig nachvollziehbar zu machen. Interessant sind daher für ein kultur- und technikhistorisch orientiertes Museum wie das Deutsche Apotheken-Museum nicht nur Objekte aus der Hand eines berühmten Meisters. Auch auf den ersten Blick weniger spektakuläre Gegenstände werden gezielt aufgenommen, vor allem solche, die Fortschritte, Neuerungen, Modeströmungen, aber auch Notlösungen, Fehlentwicklungen und vieles mehr für die Nachwelt sichtbar und begreifbar dokumentieren.

Wie wird in einem Museum gesammelt? Auf Basis des Sammlungskonzeptes, das bei jedem möglichen Neuzugang die grundsätzlichen Entscheidungskriterien bereitstellt. Manch ein Objekt kommt aufgrund eines Angebotes an das Museum ins Haus, nach einem anderen wird – oft über einen langen Zeitraum – gezielt und an unterschiedlichsten Orten gesucht. Letzteres ist sehr zeitaufwendig und erfordert regelrechte Detektivarbeit und viel Kreativität. Wird ein Exponat zum Kauf avisiert oder beim regelmäßigen Studium der Auktionskataloge entdeckt, muss außerdem die sachliche wie fachliche Infrastruktur vorhanden sein, um eine effektive Recherche im Bestand durchführen zu können. Damit wird schnell geklärt, ob das Stück ins Sammlungskonzept passt oder ein vergleichbares Duplikat bereits im Inventar vorhanden ist und das angebotene in der Regel daher nicht aufgenommen wird. Das wäre – um nur zwei Gründe zu nennen – durch gleich oder später anstehende Restaurierungskosten und stete Lagerhaltungskosten kaum zu rechtfertigen.

„Original oder Fälschung?" ist eine weitere Frage, der bei möglichen Neuzugängen mit Fachkenntnis nachgegangen wird. Informationen über das Umfeld des Objektes wie über das Exponat selbst werden eingeholt, Vergleiche gezogen, Gespräche geführt und das Stück bis ins Detail untersucht, damit eine Entscheidung getroffen werden kann. Wenn ein geeignetes Objekt zum Kauf angeboten wird, ist natürlich außerdem die Finanzierung zu klären.

Stichwort Bewahren: Das Objekt selbst muss unter optimalen Bedingungen erhalten werden: Klimastabile Verhältnisse im Museum und Magazin sind Grundvoraussetzung und müssen langfristig finanziert werden; alle Exponate werden außerdem regelmäßig systematisch und im Detail auf Schadensbefall (Schimmel, Motten, Holzwurm, Tintenfraß etc.) geprüft. Gegebenenfalls notwendige Restaurierungsmaßnahmen müssen ebenfalls finanziert werden können. Zum Thema Bewahren gehört andererseits, so viele Informationen wie möglich zu jedem einzelnen Objekt zu erschließen und schriftlich zu fixieren, um dessen Geschichte und Kontext wenigstens annähernd nachvollziehbar zu erhalten. Die Recherchen dazu sind oft langwierig und erfordern wissenschaftliche Einarbeitung in mannigfaltige Themen – von A(-rzneimittelkunde) bis Z(-eitgenössische Kunst). Die fachgerechte Inventarisierung – Nummerierung, Bestimmung, Datierung, Beschreibung usw. bis hin zur Lagerraumverwaltung der vielen hundert jährlich hinzukommenden Stücke und die zugehörige Fotodokumentation ist dabei ein absolutes – und zeitaufwendiges – „Muss" im Museumsalltag. Im Deutschen Apotheken-Museum wird dies durch eine sorgfältig geführte EDV-gestützte Bestandskartei sehr erleichtert. Manchmal ergibt sich auch erst Jahrzehnte nach der Aufnahme in die Sammlung noch eine interessante Information zum Exponat durch ein Gespräch, Notizen in einem neu hinzugekommenen Nachlass oder aus anderer Quelle. Die neue Angabe wird dann in der Kartei nachgetragen, ergänzt Bestehendes oder wirft neue Fragen auf, denen dann nachgegangen wird.

Stichwort Forschen: Wie in der Universität, so wird auch im Museum Forschung betrieben, Museen sind Teil der Forschungslandschaft. Im Unterschied zum universitären Betrieb geht die wissenschaftliche Fragestellung und Untersuchung hier jedoch vom eigenen Objektbestand aus. Die Ergebnisse werden der Öffentlichkeit in Form von Publikationen, Vorträgen, Ausstellungen etc. zur Verfügung gestellt. Daneben wenden sich häufig wissenschaftliche Institutionen mit Anliegen, die im engeren und weiteren Sinne mit der Sammlung zu tun haben, an die Museumsadresse. Auch hier wird – wenn es auf Basis des Bestandes möglich ist – recherchiert, um bei bestimmten Fragen weiterzuhelfen.

Stichwort Vermitteln: Die Museumsbestände und die Vielzahl der damit zu verbindenden historischen wie aktuellen Themen werden auf unterschiedliche Weise der Allgemeinheit zur Verfügung gestellt: Presse- und Öffentlichkeitsarbeit ist dabei ein zentraler Bereich, dem mit der Dauerausstellung, Übersichtsführungen und regelmäßig neu zu erarbeitenden Themenführungen, mit Publikationen und Vorträgen wie auch mit Leihgaben für Ausstellungsvorhaben anderer Häuser oder der Vorbereitung von Sonderausstellungen, Aktionstagen, Museumsnächten und Museumsfesten Rechnung getragen wird. Auch hier ist bereits im Vorfeld viel Zeit vonnöten, sind Einfallsreichtum und Assoziationsfähigkeit gefragt, und erneut gilt es, die Finanzierung zu sichern. Ebenso interessant, aber häufig auch mit einigem Rechercheaufwand verbunden, ist die Beantwortung von Anfragen an das Museum als Institution, von der man als Privatperson wie als Medienanstalt natürlich Antworten auf alle Fragen im pharmaziehistorischen Bereich im weitesten Sinne erwartet. Hier gibt es natürlich immer Überschneidungen mit dem Bereich Forschung.

Zu den vier genannten Basisaufgaben kommt freilich noch der für jeden Betrieb übliche Verwaltungsaufwand hinzu – Personalwesen, Buchhaltung, Sortimentspflege und Nachbestellungen für den Museumsshop, Koordination von Handwerkern, um nur einiges zu nennen. Auch das gehört, wie in jedem anderen Betrieb, im Museum dazu und erfordert erfahrungsgemäß stets mehr Zeit, als allen Beteiligten lieb ist.

Sammeln, Bewahren, Forschen, Vermitteln – im Dienste der Öffentlichkeit, der Bildung und der Denkmalpflege. Dies umreißt die facettenreichen Aufgabenstellungen eines Museums. Die Dauerausstellung ist das Schaufenster dieses komplexen Gebildes. Das Museum in seiner Gesamtheit ist ein Archiv für Dinge, die es sach- und fachkundig für die heutige wie zukünftige Allgemeinheit erhält und anhand derer historische wie aktuelle Zeitstränge und Entwicklungen anschaulich verdeutlicht werden können. Damit trägt das Museum als unverzichtbare Institution langfristig und nachhaltig zum Erhalt unseres kulturellen Erbes bei.

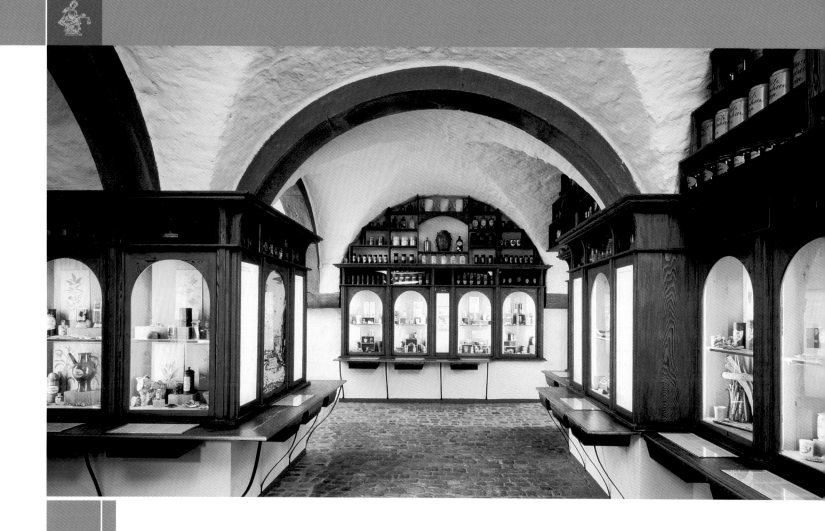

Anhang

Literatur / Abbildungsnachweis

Überblickswerke mit weiterführender Literatur

Axel Helmstädter u. a., Leitfaden der Pharmaziegeschichte, Eschborn 2001

Wolf-Dieter Müller-Jahncke und Christoph Friedrich, Geschichte der Pharmazie 2, Eschborn 2005

Rudolf Schmitz, Geschichte der Pharmazie 1, Eschborn 1998

Literatur zu Themen- und Sammlungsschwerpunkten

Karl-Heinz Bartels, Drogenhandel und apothekenrechtliche Beziehungen zwischen Venedig und Nürnberg, Frankfurt 1966

Gabriele Beisswanger u. a., Frauen in der Pharmazie, Stuttgart 2001

Gerhard Bott, Böttgersteinzeug und frühes Meißener Porzellan, Nürnberg 1982

Karin Büchner, Apotheken-Etiketten um die Jahrhundertwende, München 1982

Helmut Peter Conradi, Apothekengläser im Wandel der Zeit, Würzburg 1973

Fritz Ferchl, Apotheker-Etiketten um die Jahrhundertwende, in: Zur Geschichte der Deutschen Apotheke. Beilage der Deutschen Apotheker-Zeitung, Stuttgart 1934, 17–24

Karl Funke, Das Schaufenster der Apotheke, Berlin 1928

Siegfried Genz (Hg.), Die Mörsersammlung Ernst Genz, Berg 1993

Holger Götzendorff, Der lange Weg zum Apotheken-Wahrzeichen, Pulheim 1991

Dietlinde Goltz, Mittelalterliche Medizin und Pharmazie. Dargestellt an Geschichte und Inhalt des Antidotarium Nicolai. Veröffentlichungen der Internationalen Gesellschaft für Geschichte der Pharmazie 44, Stuttgart 1976

George B. Griffenhagen, Pharmaceutical Philately. Ata Handbook 114, 1990

Barbara Grün, Die Apotheke in Notzeiten – Kriegsapotheken, Reiseapotheken und homöopathische Apotheken vom 17. Jahrhundert bis heute, Kataloge des Deutschen Apotheken-Museums 3, Heidelberg 1996

Gisela Haase, Sächsisches Glas – Geschichte, Zentren, Dekoration, München 1988

Georg Habich, Die Medaille der italienischen Renaissance, Stuttgart, Berlin 1924

Georg Habich (Hg.), Die deutschen Schaumünzen des 16. Jh., München 1929–1934

Bernd Hakenjos, Susanne Jauernig, Böttger – Steinzeug und – Porzellan, ausgewähltes Meißen, Berlin 2004

Stefan Hansen (Hg.), Moments of Consistency – eine Geschichte der Werbung, Bielefeld 2004

Sami K. Harmaneh, Bibliography on Medicine and Pharmacy in Medieval Islam. Veröffentlichungen der Internationalen Gesellschaft für Geschichte der Pharmazie 25, Stuttgart 1964

Wolfgang-Hagen Hein, Die Pharmazie in der Karikatur, Ingelheim 1964

Wolfgang-Hagen Hein, Emailmalereigläser aus deutschen Apotheken. Monographien zur pharmazeutischen Kulturgeschichte 1, Frankfurt 1972

Wolfgang-Hagen Hein, Holm-Dietmar Schwarz, Deutsche Apotheker-Biographie, Stuttgart 1975, 1978, 1994, 1997

Wolfgang-Hagen Hein, Dirk Arnold Wittop Koning, Deutsche Apotheken-Fayencen. Monographien zur pharmazeutischen Kulturgeschichte 5, Frankfurt 1977

Wolfgang-Hagen Hein, Dirk Arnold Wittop Koning, Das Apotheken-Etikett, Eschborn 1994

Axel Helmstädter, Spagyrische Arzneimittel – Pharmazie und Alchemie der Neuzeit. Heidelberger Schriften zur Pharmazie- und Naturwissenschaftsgeschichte 3, Stuttgart 1990

Erika Hickel, Chemikalien im Arzneischatz deutscher Apotheken des 16. Jh. unter besonderer Berücksichtigung der Metalle, Braunschweig 1963

Erika Hickel, Arzneimittel-Standardisierung im 19. Jh. in den Pharmakopöen Deutschlands, Frankreichs, Großbritanniens und der Vereinigten Staaten von Amerika, Stuttgart 1973

Herbert Hügel, Einrichtung und Revision der Apotheken, Stuttgart 1949

Konrad Hüseler, Deutsche Fayencen, Stuttgart 1956–1958

Gabriele Huhle-Kreutzer, Die Entwicklung arzneilicher Produktionsstätten aus Apothekenlaboratorien. Quellen und Studien zur Geschichte der Pharmazie 51, Stuttgart 1989

Elisabeth Huwer, Thonwaaren nach Art der Italiener – 125 Jahre Forschung zur Deutschen Renaissance-Fayence. Jochem Pfrommer u. Rainer Schreg (Hg.), Zwischen den Zeiten. Festschrift für Barbara Scholkmann, Rahden 2001

Wolfgang Hömberg, Der Norddeutsche Bronzemörser im Zeitalter von Gotik und Renaissance. Quellen und Studien zur Geschichte der Pharmazie 23, Stuttgart 1983

Hans R. Jenemann, Zur Geschichte der Waage in der Wissenschaft. Historia scientiae naturalis – Beiträge zur Geschichte der Laboratoriumstechnik. Darmstadt 1982, S. 97ff.

Susanne Keller, Pharmazeutische Lehr- und Gehilfenbriefe aus dem 17. und 18. Jahrhundert. Pharmaziehistorische Forschungen 5, Frankfurt 2004

Beate Kirk, Der Contergan-Fall: Eine unvermeidbare Arzneimittelkatastrophe? – Zur Geschichte des Wirkstoffes Thalidomid. Greifswalder Schriften zur Geschichte der Pharmazie und Sozialpharmazie 1, Stuttgart 1999

Bruno Kish, Scales and Weights, New Haven / London 1965

Adalbert Klein, Deutsche Fayencen im Hetjens Museum, Kunstmuseum der Stadt Düsseldorf, Düsseldorf 1962

Dirk Arnold Wittop Koning, Pharmazeutische Münzen und Medaillen. Monographien zur pharmazeutischen Kulturgeschichte 2, Frankfurt 1972

Fritz Krafft, Christus als Apotheker – Ursprung, Aussage und Geschichte eines christlichen Sinnbildes, Marburg 2001

Ursula Kranzfelder, Zur Geschichte der Apothekenabgabe- und Standgefäße aus keramischen Materialien, München 1982

Edmund Launort, Der Mörser, München 1990

Frank Leimkugel, Wege jüdischer Apotheker. Die Geschichte deutscher und österreichisch-ungarischer Pharmazeuten, Frankfurt 1991

Fritz Lüdy-Tenger, Alchemistische und Chemische Zeichen, Vaduz 1981

Jörg Meißner, Strategien der Werbekunst: 1850–1933, Berlin 2004

Benno R. Meyer-Hickel, Über die Herkunft der Mumia genannten Substanzen und ihre Anwendung als Heilmittel, Kiel 1978

Michael Michalak, Das homöopathische Arzneimittel. Heidelberger Schriften zur Pharmazie- und Naturwissenschaftsgeschichte 5, Stuttgart 1991

Bernhard Müller, Militärpharmazie in Deutschland vor 1945. Quellen und Studien zur Geschichte der Pharmazie 68, Stuttgart 1993

Irmgard Müller, Untersuchungen zur Arzneimittelversorgung an Bord vom Beginn der Entdeckungsreisen bis zur Einführung der Dampfschiffahrt, Düsseldorf 1969

Irmgard Müller, Die pflanzlichen Heilmittel bei Hildegard von Bingen, Freiburg 1993

Wolf-Dieter Müller-Jahncke, Apothekerbildnisse auf Medaillen und Plaketten. Deutschsprachiger Raum. Veröffentlichungen der Internationalen Gesellschaft für Geschichte der Pharmazie 48, Stuttgart 1980

Wolf-Dieter Müller-Jahncke, Christoph Friedrich, Geschichte der Arzneimitteltherapie, Stuttgart 1996

Claus Nissen, Die botanische Buchillustration, ihre Geschichte und Bibliographie, Stuttgart 1951

Gerhard Pfeiffer, Technologische Entwicklung von Destilliergeräten vom Spätmittelalter bis zur Neuzeit, Regensburg 1986

Klaus Priesner u. Karin Figala, Alchemie. Lexikon einer hermetischen Wissenschaft, München 1998

Heinz Rankenburg, Die Apothekerausbildung im Spiegel der deutschen Prüfungs- und Approbationsordnungen von 1875–1989. Pharmaziehistorische Forschungen 1, Frankfurt, Berlin, Bern, New York, Paris, Wien 1996

Museum für Kunst und Gewerbe Hamburg (Hg.), Jörg Rasmussen (Bearb.), Italienische Majolika, Hamburg 1984

Axel Hinrich Murken, Bernhard Bösing, Medicina in nummis – Die Heilkunde im Spiegel der Medaillen. Studien zur Medizin-, Kunst- und Literaturgeschichte 35, Herzogenrath 1996

Robert Opie, The art of the label, London 1990

Ernst Rebel, Druckgrafik, Stuttgart 2003

Martin Ruch, Religiöse Volkskunst aus drei Jahrhunderten, Offenburg 1996

Wolfgang Schneider (Hg.), Lexikon der Arzneimittelgeschichte, Frankfurt 1968–1975

Erich Schöner, Das Viererschema in der Antiken Humoralpathologie. Sudhoffs Archiv für Geschichte der Medizin und der Naturwissenschaften Beiheft 4, Wiesbaden 1964

Gerald Schroeder, NS-Pharmazie. Die Gleichschaltung des deutschen Apothekenwesens im Dritten Reich. Ursachen, Voraussetzungen, Theorien und Entwicklungen, Stuttgart 1988.

Fritz Robert Schröder, Das Apotheken-Schaufenster – Praktische Winke für seine Gestaltung, Stuttgart 1955

Gunnar Werner Schwarz, Zur Entwicklung des Apothekerberufs und der Ausbildung des Apothekers vom Mittelalter bis zur Gegenwart. Diss. rer. nat. Frankfurt/M. 1976

Holm-Dietmar Schwarz, Das Nürnberger Apothekergewicht. Deutsche Apothekerzeitung 121. Jg., 1981, S. 99ff.

Thüringer Museum Eisenach (Hg.), Arnstädter Fayencen, Ausstellungskatalog, Eisenach 1997

Heinz Zimmermann, Arzneimittelwerbung in Deutschland von Beginn des 16. bis Ende des 18. Jahrhunderts. Quellen und Studien zur Geschichte der Pharmazie 2, Würzburg 1974

Abbildungsnachweis

Wann immer möglich, wurden Abbildungen von Gegenständen verwendet, die sich im Besitz der Deutschen Apotheken Museum-Stiftung befinden. Die Bildunterschrift schließt daher jeweils mit der Inventarnummer (Inv.-Nr.) des gezeigten Sammlungsgegenstandes ab. Befinden sich mehrere Objekte auf einem Foto, werden die Inventarnummern stets von links nach rechts dem Aufbau im Bild folgend gelistet.

In den seltenen Fällen, in denen es nötig wurde, auf nicht-museumseigene Illustrationen zurückzugreifen, findet sich ein Verweis auf die Herkunft, den Aufbewahrungsort etc. der Vorlage in der zugehörigen Bildunterschrift.

Wenn nicht ausdrücklich in der Bildunterschrift anders vermerkt, befinden sich die Rechte für sämtliche Abbildungen bei der Deutschen Apotheken Museum-Stiftung.

Folgende Fotografen fertigten im Auftrag des Deutschen Apotheken-Museums Aufnahmen an:

Lothar Baur, Heidelberg (Aufnahmen von 1989 bis heute)
Abb. Nr.: 5, 7, 8, 15, 19, 22, 42, 60, 121, 148, 149, 175, 177, 178, 179, 181b, 185–187, 197, 201–203, 205, 207, 209, 213–215, 258, 259, 262, 265, 312–317, 319, 333, 334, 338, 343, 344, 346–349, 351, 353, 362–368.

Dieter Keller, Mühltal (Museumsräume 2000 und 2004)
Abb. Nr.: Titelfoto, 64, 66, 68, 69, 370.

Lossen Foto, Heidelberg (Museumsräume 1999)
Abb. Nr.: 62, 63, 67, 92,102, 125, 238, 329.

Claudia Schäfer, Mannheim (Aufnahmen 2005)
Abb. Nr.: 32, 35, 40, 43, 44, 70–89, 91, 93, 98–101, 106, 108, 110, 111, 114–116, 118–120, 124, 128, 133, 136–147, 150–158, 160–162, 165–170, 172, 173, 176, 181a, 188–196, 198, 199, 204, 206, 208, 210, 212, 216–220, 222–227, 230–237, 243, 254, 262, 264, 267, 268, 272, 282, 284, 285, 286, 288–290, 292–296, 299–302, 304–309, 324, 325, 332, 335–337.

Alle anderen Fotografien:
Archiv Deutsches Apotheken-Museum

Scans und Bildbearbeitung sämtlicher Abbildungen:
ID-Kommunikation Mannheim, Michael Kleinböhl

Kontakt

Deutsches Apotheken-Museum
Schloss Heidelberg
D-69117 Heidelberg
Tel. +49 (0) 62 21 - 2 58 80
Fax +49 (0) 62 21 - 18 17 62
e-mail: info@deutsches-apotheken-museum.de
web: www.deutsches-apotheken-museum.de

Öffnung/Eintritt

Aktuelle Öffnungszeiten und Eintrittspreise finden Sie unter:
www.deutsches-apotheken-museum.de.

Führungen & Co.

Klassische Übersichtsführung? Exklusive Abendführung?
Themenführung? Rallye für Schulklassen? Kindergeburts-
tagsprogramm?

Audioguide in mehreren Sprachen.

Mehr über unser vielfältiges Angebot unter:
www.deutsches-apotheken-museum.de

Gesamtplan

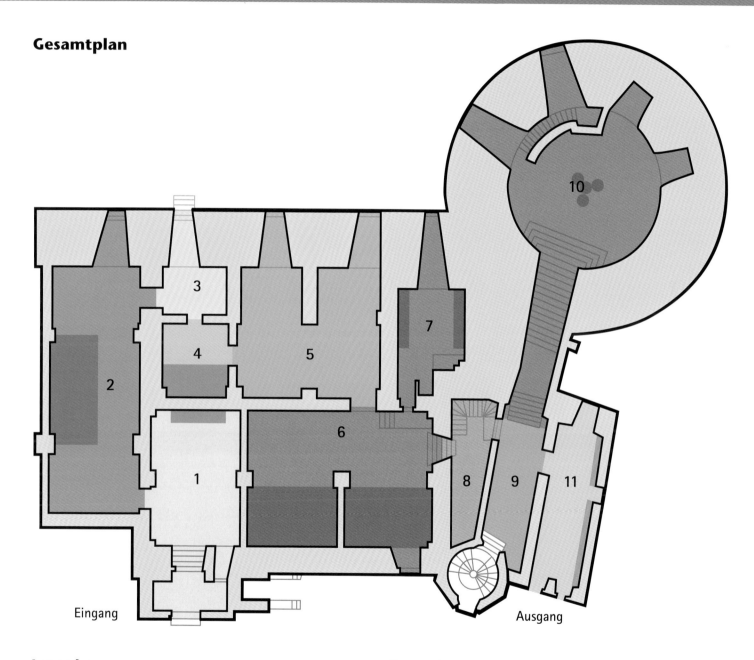

Eingang

Ausgang

Legende:

Raum 1	Empfang / Info	**Raum 6**	Die Apothekenoffizin
Raum 2	Geschichte des Apothekenwesens	**Raum 7**	Die Material- und Kräuterkammer
Raum 3	Museumspädagogik – Kinderapotheke	**Raum 8**	Das Apothekenwahrzeichen
Raum 4	Biedermeierapotheke	**Raum 9**	Wechselausstellungsbereich
Raum 5	Das Arzneimittel im Wandel der Zeit	**Raum 10**	Das Laboratorium
		Raum 11	Museumsshop / Ausgang

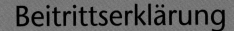
Der Förderverein
Deutsches Apotheken-Museum e.V.

Um das Deutsche Apotheken-Museum für den Besucher als lebendige und wandlungsfähige Institution zu erhalten, ist ein Museumsförderverein mit zahlreichen Mitgliedern eine wichtige Voraussetzung.

Ziel und Zweck des Fördervereins Deutsches Apotheken-Museum e.V. ist die Erhaltung, die Pflege und der weitere Ausbau der Sammlungen.

In dieser Zielsetzung unterstützt der Förderverein das Deutsche Apotheken-Museum finanziell, durch Beratung und mit ehrenamtlichen Tätigkeiten. Der Verein verfolgt dabei ausschließlich gemeinnützige Ziele.

Tragen Sie durch Ihre Mitgliedschaft zur nachhaltigen Förderung und Erweiterung des Museumsangebotes bei. Wir würden uns freuen, Sie in unserem Kreis engagierter Freunde begrüßen zu können!

Mitgliedschaft im Förderverein
Deutsches Apotheken-Museum e.V.

Wir möchten Sie einladen, durch die Mitgliedschaft das Deutsche Apotheken-Museum in seinen Aufgaben zu unterstützen.

Die Vorteile einer Mitgliedschaft für Sie:

* **Freier Eintritt**
  Kostenloser Zugang zum Schloss Heidelberg und dem Deutschen Apotheken-Museum
* **Infos rund ums Museum**
  Zusendung der einmal jährlich in der Pharmazeutischen Zeitung erscheinenden 16-seitigen Broschüre „Deutsches Apothekenmuseum" mit aktuellen Berichten aus dem Museum
* **Exkursionen**
  Alle zwei Jahre findet die Mitgliederversammlung des Fördervereins an wechselnden Orten in Deutschland statt. Entdecken Sie mit dem attraktiven Rahmenprogramm die pharmaziehistorischen Schätze des Landes.

Sie können dieses Formular kopieren und die Kopie per Post schicken oder per Telefax senden (Fax: 0 62 21–18 17 62)

Beitrittserklärung:

Ja, ich werde durch meinen Beitritt Erhalt und Pflege des Deutschen Apotheken-Museums unterstützen.

An den Förderverein
Deutsches Apotheken-Museum e.V.
c/o Deutsches Apotheken-Museum
Schloss Heidelberg
69117 Heidelberg

| Name |
| Straße |
| PLZ / Wohnort |
| Telefon |
| Unterschrift |

Als Mitgliedsbeitrag übernehme ich jährlich:

€   (Mindestbeitrag € 30,-)